皮膚病理のすべて I

基礎知識とパターン分類

編集
真鍋 俊明
安齋 眞一
宮地 良樹

文光堂

■ 編 集

真鍋俊明　京都大学名誉教授

安齋眞一　日本医科大学医学部皮膚科学　教授
日本医科大学武蔵小杉病院皮膚科　部長／皮膚病理診断室　室長

宮地良樹　京都大学名誉教授

■ 執筆者一覧 （執筆順）

真鍋俊明　京都大学名誉教授

外川八英　千葉大学大学院医学研究院皮膚科学　助教

加来　洋　京都大学大学院医学研究科皮膚科学　助教

泉　美貴　昭和大学医学部医学教育学講座　教授

安齋眞一　日本医科大学医学部皮膚科学　教授
日本医科大学武蔵小杉病院皮膚科　部長／皮膚病理診断室　室長

堀口裕治　ほりぐち皮ふ科クリニック　院長

香月奈穂美　高松赤十字病院病理科部　副部長

原田大輔　医療法人 堺町御池病理診断科クリニック　理事長

伊藤僚子　医療法人 堺町御池病理診断科クリニック　医師

序 文

　京都大学皮膚科退任後奉職した滋賀県立総合病院院長時代，何よりの愉しみは，週一回の皮膚病理カンファレンスであった．病院経営や人事などに忙殺される日々の日常のなかで，大好きな皮膚科臨床に接することができるささやかな至福のひとときであった．そのカンファレンスには皮膚科医と病理医，形成外科医が数名ずつ参加し，症例提示に続いて，皮膚病理標本をともに鏡検し，診断に至るというものであったが，多くの場合，臨床所見から私が臨床診断を提示し，京都大学病理部名誉教授で当時病院の研究所長だった真鍋俊明先生が最終病理診断を下すというスキームであった．

　このカンファレンスで従来と最も異なっていたのは，まず担当病理医が粛々と病理所見を述べ，炎症にせよ腫瘍にせよ，どのパターンになるかを検討し，臨床情報を加味して「組織パターンから読み解く」という手法が一貫してとられていた点である．従来，ともすると皮膚科医はどうしても「絵合わせ」的に病理診断をしてきたが，それとは全く異なる斬新な経験であった．私が滔々と臨床診断を述べた直後に，真鍋先生が顕微鏡をみながら「違いますね」と一刀両断に斬られるのは，悔しくもあったが自虐的な悦びの瞬間でもあった．理詰めのパターン分類読み解き方式で導かれた結論には抵抗の術がなかったからである．

　私もこれまで臨床皮膚科医として皮膚病理の重要性を痛感し，自分の専門ではなかったが文光堂も含めていくつかの皮膚病理教本を編纂してきた．しかし，これまでの「絵合わせ方式」ではなかなか自分の皮膚病理診断力が向上しないもどかしさも実感していた．真鍋先生に学ぶなかで，いままで皮膚科医に欠けていたのはこの「組織パターンから読み解く」技法であったことを直感的に合点した．

　ちょうどその頃，文光堂社長で皮膚科医でもある浅井麻紀氏が病院を訪ねてこられ，「自分も皮膚病理が苦手だったので，是非究極の皮膚病理書がほしい」といわれたことから，その場で刊行が即決されたのが本書「皮膚病理のすべて」である．三部作という大著になり，しかもその第一巻の「皮膚病理のすべて　Ⅰ　基礎知識とパターン分類」はほぼ全編を真鍋先生が単独執筆されるという大胆な企画となった．続刊される炎症編，腫瘍編は，第一巻の刊行後，各執筆者に本書を熟読いただき，その趣旨を十分理解していただいてから執筆をお願いするという念の入れようである．私は皮膚科医としての希望をひたすら企画に反映させるためのファシリテーターとして編集に参加したが，皮膚病理を極めたいという皮膚科医や病理医の意図を十分に斟酌することができたと自負している．

　本書が，わが国における皮膚病理診断の新たなパラダイムシフトを誘起し，多くの皮膚病理に興味を持つ皮膚科医や病理医に「目からウロコ」の教書になることができれば編者としてこれに勝る喜びはない．

2019 年 5 月

編者を代表して

宮地 良樹

京都大学名誉教授

目次

第 I 章　皮膚の構造と機能　　　　　　　　　　（真鍋俊明）　1

1　皮膚の発生 ··· 2
2　皮膚の正常構造 ·· 10

第 II 章　皮膚組織の変化とその用語　　　　　　（真鍋俊明）　59

1　皮膚臨床所見を表現する用語 ·· 60
2　皮膚病理組織変化を表現する用語 ··································· 68

付録①　代表的皮膚病変の臨床像 ····························（真鍋俊明）111
付録②　間質細胞で特有の名称で呼ばれる細胞 ···········（真鍋俊明）118

第 III 章　皮膚臨床所見を説明する病理組織変化　（真鍋俊明）125

1　臨床所見が病理所見とどのように符合するのか ················ 126

第 IV 章　ダーモスコピー像の病理学的説明　　　（外川八英）155

第 V 章　生検の仕方　　　　　　　　　　　　　（加来　洋）177

1　生検の目的と基本的な考え方 ·· 178
2　炎症性疾患の生検時の注意点 ·· 180
3　腫瘍性疾患の生検時の注意点 ·· 183
4　生検時のその他の特殊な注意点 ····································· 184
5　生検前の準備〜写真撮影・消毒・局所麻酔〜 ·················· 188
6　皮膚生検の方法・種類 ·· 190
7　病理検査依頼書の記載事項 ··· 193

第 VI 章　皮膚生検・摘出材料の取り扱い方，切り出し方法　（泉　美貴）195

1　皮膚摘出材料の固定 ･･･ 196
2　検体の切り出し ･･ 199
3　標本作製上のコツなど ･･･ 206

第 VII 章　組織切片の作製法，一般的組織染色法と免疫組織化学および蛍光抗体法　（安齋眞一）211

1　組織切片の作製法 ･･･ 212
2　一般的な組織染色法と特殊染色 ･････････････････････････････････ 214
3　免疫組織化学染色 ･･･ 218
4　蛍光抗体法 ･･･ 231

第 VIII 章　顕微鏡の取り扱い方　（堀口裕治）233

1　顕微鏡の原理 ･･･ 234
2　顕微鏡を上手に使う8つのポイント ･･･････････････････････････ 237
3　標本観察時の注意点 ･･･ 243
4　組織写真の撮影法 ･･･ 246
COLUMN　分解能の概念 ･･･ 247

第 IX 章　顕微鏡標本をみる前に知っておくべき基本　（真鍋俊明）249

1　顕微鏡を使う前に必ず確認すべきこと：患者の確認 ･････････････ 250
2　顕微鏡を使っての検索法 ･･･････････････････････････････････････ 252
3　疾患の定義や概念の把握と病理組織診断 ･････････････････････････ 259
4　診断基準の把握 ･･･ 260
5　病変の多彩性とその取り扱い方 ･････････････････････････････････ 262
6　病理所見の目的別分類と診断者のとるべき態度 ･･･････････････････ 263

7	診断困難な場合の対応	265
8	技術の限界と能力の限界	269
9	病理診断を行う者がとるべき態度	272
10	臨床病理相関の重要性と臨床医とのキャッチボール	273
11	病理診断の精度管理	274

第X章　顕微鏡による皮膚病理組織の診断
（真鍋俊明）277

1	皮膚病理組織診断への迫り方：総論	278
2	炎症性皮膚疾患のパターン分類の構成	285
3	炎症性皮膚疾患におけるパターン分類による診断へのアプローチ	288
4	炎症性皮膚疾患におけるパターン分類表	290
5	腫瘍性皮膚疾患のパターン分類の構成	345
6	腫瘍性皮膚疾患におけるパターン分類による診断へのアプローチ	359
7	腫瘍性皮膚疾患におけるパターン分類表	362
8	組織診断の手順	407

付録①　組織標本でみてわかる感染性病原微生物と
みえない場合に感染症を推測させる所見 （真鍋俊明，香月奈穂美）409

付録②　組織標本でみえる外因性および内因性異物 （真鍋俊明）434

付録③　組織標本に現れるアーチファクトのいろいろ
（真鍋俊明，原田大輔，伊藤僚子）441

索引 448

I

皮膚の構造と機能

　本書は「皮膚病理のすべて」と題されているが，皮膚病理について1冊や2冊の本ですべてを記載することはできない．それは，皮膚病理と一言で言っても，そこにはいろいろな側面，見方，捉え方が存在するからである．本書は，そのなかで，皮膚疾患の病理組織診断をつける際に知っておくべき事実や診断をつける際の態度，方法論を提示するものである．

　病理組織の観察は，組織の破壊のされ方を認識することから始まる．それにより，病理診断をつけ，病態を把握するのである．破壊のされ方を認識するには，いわゆる正常構造を熟知していなければならないし，病態を把握したり形態的変化の意味を正しく捉えるためには構成成分の作られ方やその機能を理解しておかなければならない．**「病理診断を下す専門家は組織の破壊像を認識することによって疾患の診断をしていき，細胞形態，組織形態の変化をみて機能の変化，病態を知る」**という言葉はこのことを意味しているのである．本章では，皮膚の発生，その一般構造と部位による差，構成成分の機能を，病理診断や病態の把握に必要とされる程度に，簡単にまとめておく．本書の後章を読み進める際，あるいは次巻以降での提示症例理解のうえで，振り返って読み直し理解を深めて頂きたい．

第Ⅰ章 皮膚の構造と機能

1 皮膚の発生

皮膚発生の由来

　大きく分けると，皮膚は表皮と真皮からなる．表皮は外胚葉（ectoderm）から発生し，真皮は中胚葉（mesoderm）から発生する．真皮内に含まれる毛包系，脂腺系，アポクリン管・腺系，エクリン管・腺系は二次的に表皮から分化してくる上皮細胞成分で，外胚葉由来である．その他，身体外表寄りの口腔粘膜や腟粘膜，毛母・毛包・毛の変形とされる爪も外胚葉由来である．神経やメラノサイト（melanocyte：色素細胞）は同じ外胚葉でも神経外胚葉（neuroectoderm）に由来する．真皮内に存在する血管，筋，脂肪組織や間質内に存在するいわゆる線維芽細胞とそれらから産生される膠原線維，細網線維，弾性線維などは中胚葉に由来する（図Ⅰ-1）．

胎児皮膚の形成

　胎生初期には，胎児表面は羊膜から連続する単層立方上皮細胞で覆われており，胎生5週頃までには，表層の扁平な胎児表皮（periderm）と下層の立方状の胚細胞層（germinative

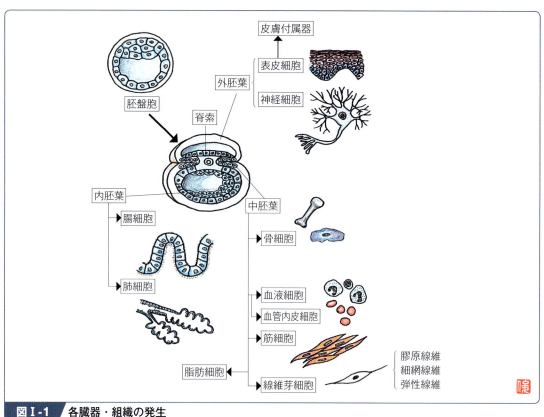

図Ⅰ-1　各臓器・組織の発生

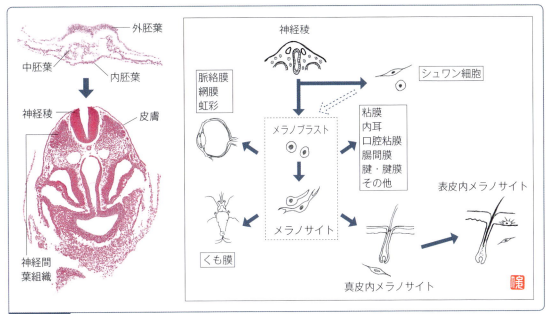

図 I-3 メラノサイトの発生

胎生ごく初期に外胚葉である神経稜から発生したメラノサイトの前駆細胞は，間葉組織（神経間葉組織）内に入り込み，移動しながら他組織に定着するものを残しながら，皮膚ではまず真皮内に到達し，細い紡錘細胞として存在する．やがて表皮内に移動し，樹枝状の表皮内メラノサイトとして，表皮基底細胞層に定住する．

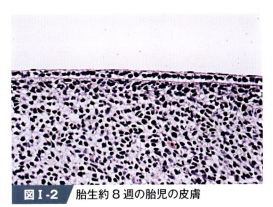

図 I-2 胎生約 8 週の胎児の皮膚

表皮は表層の扁平な胎児表皮と下層の立方状の胚細胞層からなっている．

layer）の 2 層となる（図 I-2）．後者の細胞は増殖を続け，胎生 14〜15 週にはグリコーゲンに富む明るい細胞として 2〜3 層の細胞層を形成する．胎生 17 週以降になると，胎児表皮は脱落し，代わって構成される 4 細胞層からなる表皮が明瞭となってくる．これらがやがて下層から基底細胞（胚細胞）層，有棘細胞層，顆粒細胞層と角質細胞層と呼ばれるものになる．胎生 10 週頃には，それまで平坦であった真皮と表皮の境界部は波打つようになり，真皮乳頭ができ，内部に毛細血管網や知覚神経末端を含むようになる．表皮内の構成細胞ともなるメラノサイトの前駆細胞は，胎生期のごく初期に神経稜で発生する．やがて周囲間葉組織（神経間葉組織）に入り込み，シュワン細胞とメラニン芽細胞に分かれた後，後者は間葉組織内を移動し，脈絡膜，網膜，虹彩などの眼球組織，くも膜，腸間膜，腱組織などいろいろな組織に入り込み定着する．一方で多くのものは皮膚へと到達する（図 I-3）．皮膚にやってきたメラノサイトはまず真皮に到達し，細い紡錘形の細胞（真皮内メラノサイト）として存在するようになる．胎生 8〜10 週目になると表皮内に入り込み，やがて樹枝状の表皮内メラノサイトとして表皮基底細胞層に定着する．この頃には真皮内メラノサイトの多くは次第に消失していくといわれている．メルケル細胞（Merkel cell）は胎生 8〜12 週に，骨髄由来のランゲ

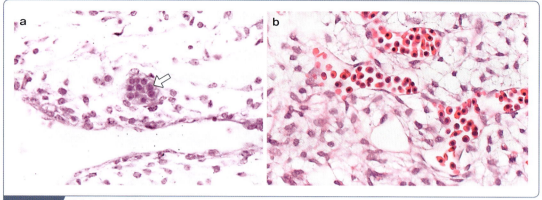

図Ⅰ-4 胎生初期の血管形成

aが胎生3.5週（Carnegie stage 12），bが胎生4.5週（Carnegie stage 13）時の血管形成像を示している．造血細胞が島状に集まり，周囲を円形核とそれに連続する扁平な細胞質が取り囲んでいる．血島の形成像である（⇨）．4.5週になると赤芽球も成熟をみせ，内皮細胞は連結して血管構造を形成していっているのがわかる．周囲の多角形の細胞から，線維芽細胞や平滑筋細胞が発生してくる．

ルハンス細胞（Langerhans cell）も胎生7週目までには表皮内に到着し定住するようになる．同じ骨髄由来の肥満細胞やマクロファージも胎生13週頃には真皮内にみつかるという．

真皮・血管の形成

真皮の間質は，胎生初期では酸性ムコ多糖類に富み，多くの間葉系幹細胞を含んでいる．やがて線維芽細胞へと分化した細胞が線維成分を形成するようになる．胎生6週頃には膠原線維がわずかにみられるようになり，やがてその量が増えていく．胎生16週までには成熟した膠原線維ができるため，真皮乳頭，付属器周囲性の結合織と真皮網状層の結合織の区別ができるようになる．胎生24週頃には弾性線維も現れる．線維成分が増えるにつれ，細胞成分は減少する．この間葉細胞から原始内皮細胞ができ（図Ⅰ-4），内皮細胞へと分化する．原始内皮細胞は，互いが部分的に結合し内腔を形成しながら連なり広がったり，小細胞塊ができ構成細胞の内側寄りの細胞質内に細胞膜に囲まれた空胞がまず形成され，それらが弾け壊れることによって内腔を形成し血管腔を有する管状構造を作る（図Ⅰ-5）．それらがさらに広がり，連続することによって血管網ができていく．胎生12週頃である．この血管の形成の仕方をvasculogenesisと呼んでいる．動脈，静脈の血管叢が形成されるのは胎生後期であるが，この時期では既に形成されている血管から内皮細胞が増殖し，類似した様式で新たな血管が形成され周囲へと広がっていく．この過程がangiogenesisである．残念ながら，両者とも日本語で脈管形成と呼ばれており，それぞれを識別する用語がないのが現状である．同時期（胎生24週頃）から，真皮の下層に脂肪細胞が出現するようになり皮下脂肪織が形成されてくる．皮膚では，胎生5週目頃から神経線維が認められるようになるが，マイスナー小体（Meissner's corpuscle）やファーター・パチニ小体（Vater-Pacini corpuscle）は胎生後期になって形成される．

毛包の形成

毛包の形成は胎生12週頃から始まる（図Ⅰ-6）．まず，眉毛部や頭皮で毛芽が認められるようになり，やがて尾側にもみられるようにな

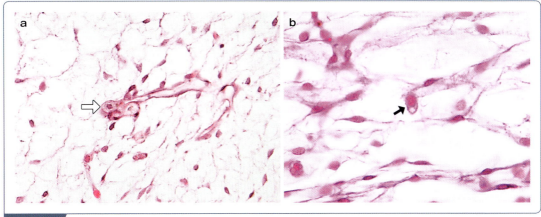

図I-5 胎生6.1週（Carnegie stage 21）にみる血管形成

この頃になるといったん形成された血管構造から，新たな血管が作られてくる．aでは腫大，膨隆した内皮細胞がみられる．1つは核分裂像を示している（⇨）．bでは突出した内皮細胞の細胞質内に空胞がみられる．この空胞は初期の血管内腔の形成を表すといわれている（➡）．

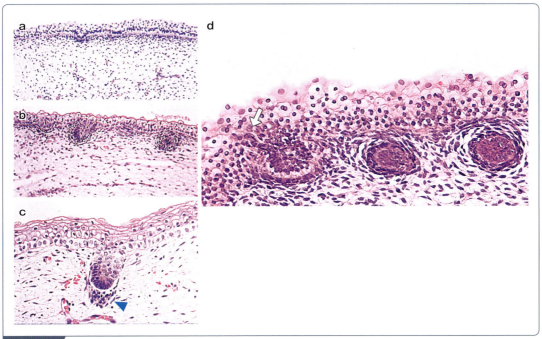

図I-6 胎生12週頃からの毛包の形成

表皮基底細胞層には密な細胞集合巣，つまり毛芽が形成されている（a）．毛芽は初め，球状に，やがて円柱状となり，真皮へやや斜めに伸展していく（b）．毛芽細胞はやや円柱状で垂直に向かう傾向を示す．毛芽下部の真皮間質には腫大した核を持つ間葉系細胞が存在し，あたかも下方へ毛芽細胞を引っ張っていっているようにみえる（c：▶）．一方，表皮内を上昇する細胞もみられる（d：⇨）．

る．躯幹の毛包形成は胎生16週以降で，胎生20週には細い毳毛［産毛（lanugo）］が手掌，足底等を除いた皮膚全体にみられるようにな

る．したがって，毛包形成は部位によって異なることになる．毛包や毛を形成する原基（follicular germ）（これを毛芽ともいう）の発

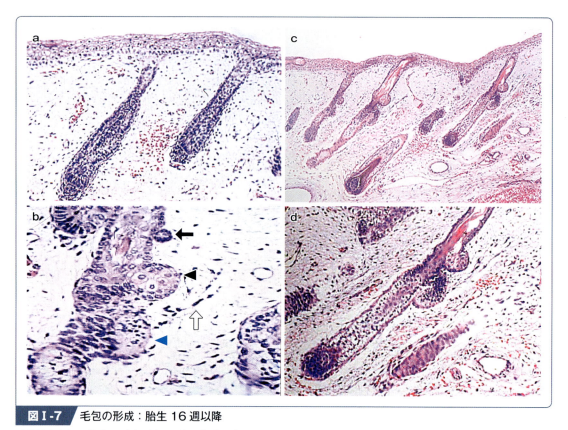

図 I-7 毛包の形成：胎生 16 週以降

毛芽はさらに下降する（a）．壁の一部で軽度の膨らみがみられ始め，下方先端は陥凹してくる（a）．やがて，膨大部はアポクリン管（➡），脂腺（▶），バルジ（▶）となり，バルジには立毛筋となる紡錘形細胞（⇨）が接続している（b）．脂腺下部の毛包（外毛根鞘）は明るくなり，毛球部の形成が明瞭で赤みを帯びた内毛根鞘もみられるようになる（c，d）．毛管が形成され，c では表皮内を貫いている．d では毛も認められる．

生は表皮基底細胞層で起こる．ここでは周囲の細胞に比し，やや大きく円柱状の細胞が柵状に配列し密な小塊を形成している．この原基からできる毛包を一次毛包（primary follicle）という．一次毛包は太い索状構造物として真皮内を下降する途中に，その側方にも毛包原基が出現し，伸長することによって別の毛包を形成する．これが二次毛包（secondary follicle）である．一次毛包直下や二次毛包周囲の真皮には，必ずといってよいほど間葉系細胞の集簇巣を伴っている．いずれの毛包も，球状からやがて円柱状となり，やや斜めに真皮内を下降し，頭皮では皮下脂肪織まで突出していく．胎生 16 週頃には，毛包には 3 箇所の上皮細胞集塊からなる突起が形成されてくる．これらは，上方からアポクリン管・腺，脂腺管・腺と立毛筋付着部の原基である（図 I-7）．

毛包原基（毛芽）は，実際には毛包・毛母・脂腺・アポクリン腺という一連の構成成分，ユニットを形成するのである．下降する毛包の先端は毛球部となり，毛包の下降に伴って随伴し増殖してきた間葉系細胞が毛包周囲に少数の細胞を残しながら，最終的に毛球内に毛乳頭として入り込むようになる．取り残された間葉系細胞が結合織性（または線維性）毛根鞘を形成し，毛乳頭を包み込む毛球部の上皮部分は毛（髪）（hair）を形成する毛母基となる．毛母基で作られた毛は上行し毛包の中を突き抜けて外表に出ていくことになる．毛の形成は，胎生 17 週に眉毛や前頭部でみられるようになり，

頭部全体に広がる．下降してきた毛芽の上皮成分の主体は上皮性毛根鞘を形成し，この中央部分は毛管となり，毛つまり毛幹や毛根を包む管となるのである．一方，毛芽は表皮層内でも，上方へと増殖，伸展し，毛管の開口部を作る．表皮の細胞と表皮内毛包の細胞は厳密にはその起源に差があり，やや異なる．

アポクリン腺の形成

毛包に起源をもつアポクリン原基の胚細胞は最上部の突起部で増殖し，下方へと細く索状に伸びていき，皮下脂肪組織に入り，胎生24週目頃かららせん状となる．多くが将来アポクリン管となるが，先端部分からアポクリン腺が形成されてくる．アポクリン管は一般に毛包管内に開口する．胎生期にはすべての毛包にはアポクリン腺が存在しているが，やがて消退し，生後は特定の領域のみに存在するようになる．アポクリン腺の亜型とされる乳腺や肛門性器部腺は表皮から直接形成されてくる．

脂腺の形成

ほとんどの脂腺も毛包から発生する．まれに表皮から直接発生すると考えざるを得ないものもある．毛包に関連する脂腺の原基は毛包の漏斗部と峡部の境に存在する．胚細胞は増殖し，やがて脂腺管細胞，脂腺細胞へと分化する．毛包管腔へつながる脂腺管は短く，末梢ですぐに脂腺葉を形成する．脂腺細胞が脂肪産生を起こすのは母親から胎盤を通してやってくるアンドロゲンの影響による．この現象は胎生15週頃からすでに始まっているためか，脂腺細胞への成熟は早期にみられる．産生された皮脂は胎児を包み込む胎脂として機能し，胎児外表面を保護する役目を果たしている．立毛筋付着部の間葉系細胞は紡錘形となり，やがて平滑筋となる．

エクリン腺の形成

エクリン腺の原基は，手掌や足底部皮膚からみられ始める．胎生10週頃のことである．アポクリン腺系とは異なり，毛包原基とは関係なく，表皮から直接発生してくる（**図I-8**）．表皮突起の底部に胚細胞の集合巣がみられるようになり，やがて表皮から垂直に充実性だが細い索状物として下降し，真皮内直導管，真皮内曲導管，曲分泌腺部分を形成していく．一方，逆に表皮内にも上行し，らせん状表皮内導管（acrosyringium）を作り表皮表面に開口するようになる．胎生13週頃から内腔が形成されてくる．まず，表皮内導管の隣り合った細胞が互いに接する細胞胞巣の中央部分で，細胞質内に空胞が形成されてくる．この空胞が弾け破れるように空隙ができ，それが広がって管状の内腔が形成されてくる（**図I-9**）．その後，内腔側の細胞と辺縁の基底細胞〔汗孔細胞（poroid cell）〕が現れ，内腔側の細胞は角質化してくる．真皮内導管の部分は，細胞胞巣の中央部分が直接離開，拡張することによって内腔を形成してくる．エクリン腺の分泌部分も同様に開口し，周囲の細胞が明調細胞（clear cell）と暗調細胞（dark cell）へと分化する．筋上皮細胞は胎生24週目頃に現れるようになる．

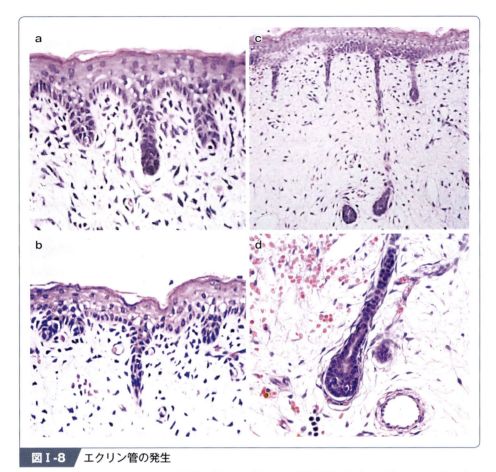

図 I-8　エクリン管の発生

胎生10週以降にみられる．表皮突起様の構造の下端から細胞集簇巣が発育し（a），下方へ伸展する（b）とともに表皮内を上昇し始める．真皮内下降は続き，下部では膨大し，やがて内腔の形成がみられるようになる（c, d）．

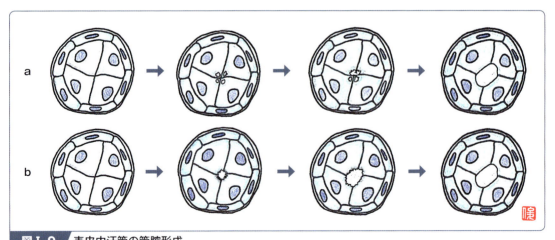

図 I-9　表皮内汗管の管腔形成

表皮内汗管の管腔形成には2つのメカニズムが知られている．1つのメカニズム（a）では，初めに充実性の胞巣ができ，やがて内腔細胞が中央で接するところで，それぞれの細胞に細胞内空胞ができる．やがて弾けて融合した空隙を形成し，それが広がって大きな内腔を作る．もう1つでは，中央で接した各細胞が先端で離開し，直接内腔を形成する（b）．

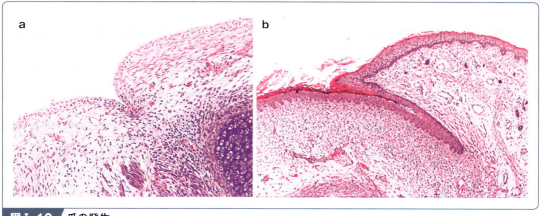

図 I-10　爪の発生

胎生 10 週頃（a），指の先端近くの表皮に軽い陥凹が認められる．陥凹部先端の周囲には紡錘形細胞がまとわりついている．胎生後期（b）の爪の部分には爪母がみられるようになる．

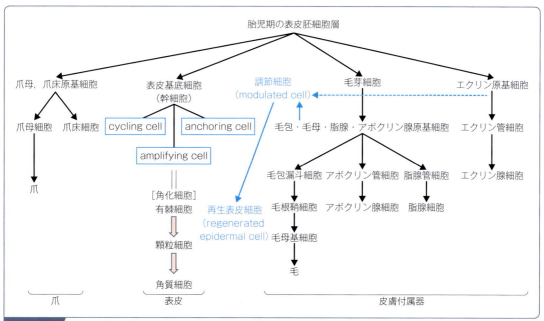

図 I-11　表皮，皮膚付属器，爪の発生における相互関係

エクリン管細胞，毛包・毛母・脂腺・アポクリン腺ユニットの原基細胞から青字で示した調節細胞と呼ばれる細胞を経て表皮細胞の再生が起こることがあるとする説がある．

爪の形成

爪は，胎生 13 週目頃からその形態が明らかになり，爪床に 3 層（基底層，有棘層，角質層）が認められるようになる．胎生 14 週目には，爪床の近位部は爪母細胞が成熟したものと考えられる角質化した細胞で覆われる（図 I-10）．胎児の皮膚で，最初に角化を示すのは爪である．爪甲の角化は胎生 20 週までに完成される．

表皮，毛包・毛母・毛髪・脂腺・アポクリン腺系，エクリン腺系，爪の発生における相互関係をまとめると図 I-11 のようになる．

第Ⅰ章　皮膚の構造と機能

2 皮膚の正常構造

　解剖学的に，皮膚組織とは表皮と真皮と呼ばれる構造を併せた部位を指す（図Ⅰ-12）．外界に直接接する部位が表皮で，その下に真皮が存在している．真皮の下にある皮下脂肪織（subcutaneous fat tissue）ないし皮下組織（hypodermis）と呼ばれる領域は皮膚組織とはいえないが，皮膚に接し連続して存在しており，皮膚の構造の一部である皮膚付属器の多くを内包している．また，皮膚に栄養を与える血管系の本幹がこの中を走行しており，両組織は病理学的に密接に関連しているため，本書では皮膚組織の一部として取り扱うことにする．

　皮膚は，全身を覆っており，それぞれの部位でその果たすべき機能や目的が異なっている．そのため，その構成成分は，身体の部分によって量的，質的に異なる．本項ではまず年齢を問わず存在する一般的な構造について述べ，その後，部位による組織像の差について述べていくこととする．

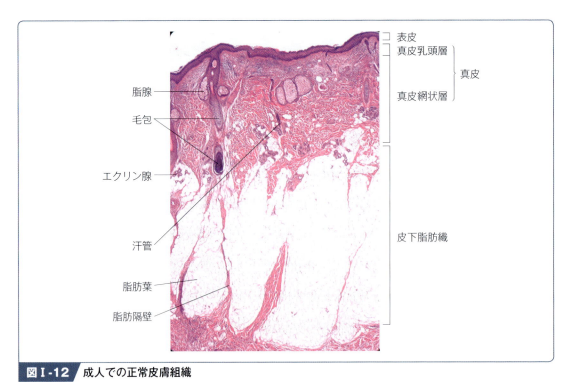

図Ⅰ-12　成人での正常皮膚組織
皮膚は表皮と真皮からなり，皮膚付属器である毛包，脂腺，汗腺・汗管は真皮内あるいは皮下脂肪織に埋め込まれる形で存在している．

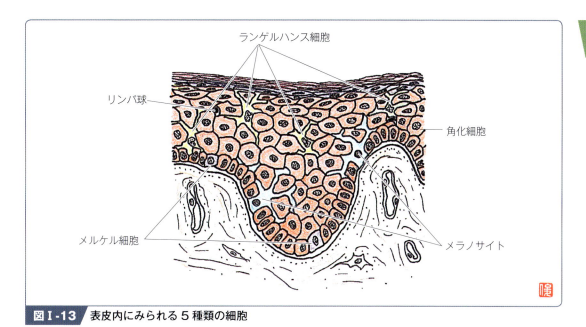

図 I-13 表皮内にみられる5種類の細胞

A 一般構造

表皮（epidermis）

　健常状態で表皮層に存在する細胞には角化細胞（keratinocyte），メラノサイト（melanocyte），メルケル細胞（Merkel cell），ランゲルハンス細胞（Langerhans cell）とリンパ球（lymphocyte）の5種類が知られている（図 I-13）．また，乳頭表皮の基底層や上基底層，乳管の末端部上皮内に淡明な細胞として存在するトーカー細胞（Toker cell）もこれに入れておくべきかも知れない．このうち，表皮の大半を占めるのは角化細胞由来の細胞で，これらが積み重なり表皮を重層扁平上皮としている．角化細胞はHE染色標本で明瞭に認識できるが，残りのメラノサイト，メルケル細胞，ランゲルハンス細胞，そしてトーカー細胞，時にリンパ球は，いわゆる表皮内明細胞（epidermal clear cell）としてみられ，その識別は困難なことが多い．

1．角化細胞

　角化細胞は，実は1種類の細胞ではない．実際に表皮を構成する表皮角化細胞（epidermal keratinocyte）の他に，表皮内を貫通する毛包部の末端毛包部角化細胞（acrotrichial keratinocyte），表皮内を貫通する汗管部の末端汗管部角化細胞（acrosyringeal keratinocyte）がある．両者を合わせて付属器角化細胞（adnexal keratinocyte）と呼んでいる（図 I-14）．いずれも重層扁平上皮で，角化と細胞間橋の存在を示す．ついでに指摘しておけば，毛包上皮（毛包漏斗部や峡部の上皮）も毛包から出芽する脂腺管も重層扁平上皮である．

　主体となる表皮角化細胞は，成熟するにしたがい上方（外方）へ移動し，その形態を変化させ，通常4層，手掌・足底では5層を形成する．基底細胞層，有棘細胞層，顆粒細胞層，角質細胞層（角質層または角層とも呼ぶ）がそれで，手掌・足底では後二者の間に透明層が存在する（図 I-15）．この一連の成熟に伴う形態の変化と層形成の過程をケラトン（keraton）や表皮形成（epidermopoiesis）と表現してい

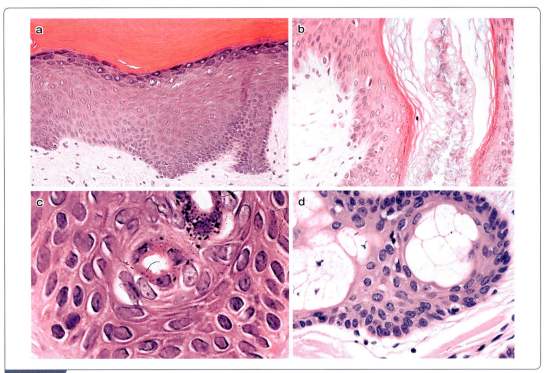

図 I-14 角化細胞のいろいろ

角化細胞には，表皮角化細胞（a），末端毛包部角化細胞（b），末端汗管部角化細胞（c）と脂腺管角化細胞（d）がある．

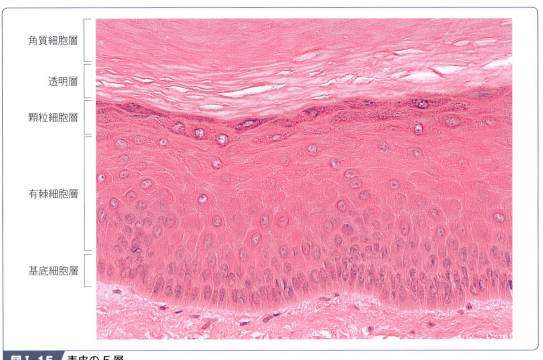

図 I-15 表皮の5層

足底の皮膚を示している．そのため透明層が認められているが，他の領域ではこの層は欠如していることが多い．

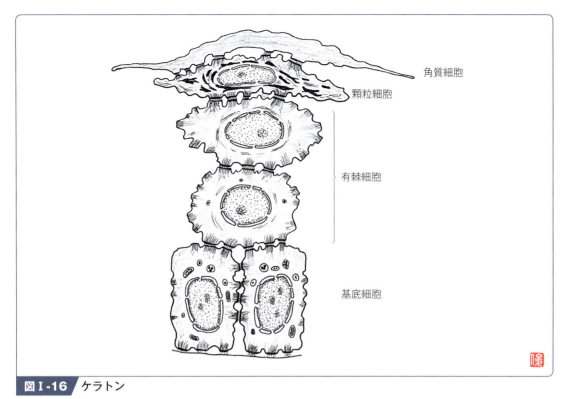

図 I-16 ケラトン

1つの基底細胞は，次第に成熟していき，有棘細胞，顆粒細胞，角質細胞になる．この一連の成熟過程をケラトンと呼んでいる．(Freeman RG : The keraton A biological unit of the epidermis. Am J Dermatopathol 1 : 35-37, 1979)

る（図 I-16）．いずれの細胞も同じ表皮角化細胞の異なる成熟段階の細胞である．このなかで透明層は長期にわたって刺激が加わった場合に形成される変化で，病的状態といえなくもない．人はものを持ったり，立って歩いているため，手掌や足蹠は常時刺激されこの層が出現する．また，慢性的に刺激が加わったり，長期の搔破が加わった領域ではこの層が出現する．

基底細胞は立方形ないし低円柱形で，基底膜に沿って配列する．核は卵円形ないし楕円形で比較的大きい．細胞質は上部の層に存在する角化細胞よりやや好塩基性にみえる．健常状態では，まれにこの層やすぐ上の上基底層（suprabasal layer）との俗称で呼ばれる層に限局して核分裂像がみられる．有棘細胞層では，細胞は多角形で，さらに上昇すると次第に扁平化してくる．細胞と細胞の間にはわずかに間隙を認め，そこには多数の細胞間橋〔intercellular bridges（spines）〕が横切っている．この構造は細胞間浮腫の場合により明瞭となる．顆粒細胞層では，細胞は菱形を呈しており，細胞質には濃い好塩基性のケラトヒアリン顆粒が充満している．この層は，通常1～3層の厚さからなっている．最表層の角質細胞層は，扁平で核のない，細胞質がエオジンに濃く染まる角質細胞（corneocyte）からなる．この層の厚さは，前腕屈側部では0.02 mm程度で足底部皮膚では0.5 mmにも及び，部位による差が大きい．1つの角質細胞は，25個の基底細胞を覆うほどの幅があるという．角質細胞はいわば死細胞であるが，角質細胞の辺縁で互いに密に接着，結合し，上下に存在する角質細胞と接する面は離開し，セラミド，遊離脂肪酸，コレステロールなどの脂質類を蓄えている．正常の皮膚角質細胞層は，組織切片でみるとこれら脂質類が抽出され消失するためこの間がより離開し，ななこ

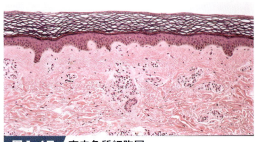

図I-17 表皮角質細胞層

ななこ織状の形態を示している．離開した空隙にはセラミド，遊離脂肪酸，コレステロールなどの脂質類が存在していた．

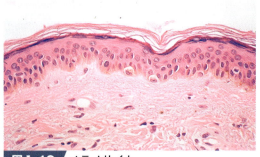

図I-19 メラノサイト

メラノサイトは基底細胞層に存在し，淡明な細胞質を有する細胞として認識される．このため，表皮内明細胞の1つとして認められる．

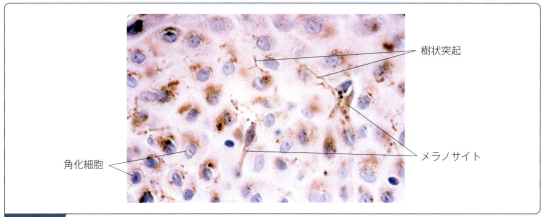

図I-18 メラニン顆粒を有するメラノサイト

通常，メラノサイト内のメラニン顆粒は目立たない．メラニンの過剰産生やメラノサイトから角質細胞へのメラニン顆粒の伝達遮断（melanin blockade）があると樹状突起内に残存するメラノサイトがよく認識できる．図では周囲角化細胞の核上部の細胞質内にもメラニンが集簇している．

織（basket-weave）状となっている（**図I-17**）．透明層は手掌や足底部皮膚で顆粒細胞層と角質細胞層の間に存在する均一で薄いピンク色から不透明にみえる層である．

2．メラノサイト

メラノサイトは全身の皮膚にみられる．皮膚では，表皮と毛を作る毛母基のところに存在している．表皮では，基底細胞層で表皮真皮境界部に接して樹状の細胞となっている．この樹状の細胞質突起は角化細胞間に挟まれて，メラニン伝達が不良となり，細胞質内貯留が明瞭とならない限りHE標本上認められることはない（**図I-18**）．むしろ基底細胞層に淡明な細胞質を有する細胞として認識される（**図I-19**）．メラノサイトの数はその存在部位によって異なり，角化細胞との比率が大きいところで4個の角化細胞に対して1個のメラノサイトが存在し，小さいところで10個に対して1個である．加齢によってメラノサイトは減少するが，男女差，人種差は少ないといわれている．

メラノサイトが産生するメラニンは紫外線を吸収する働きを有し，メラノサイト内のメラノソームという細胞内小器官で産生される．一般にメラニンやメラニン顆粒と呼ばれているもの

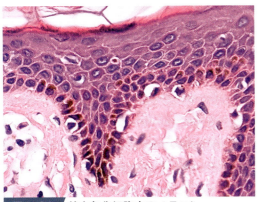

図 I-20　基底角化細胞内のメラニン
紫外線照射などを受けると基底細胞のメラニン量は増加してくる．メラニンは笠をかぶるように核上部に位置する．図のメラノサイトは固定時の細胞質収縮のためか，空隙を形成し明るく抜けてみえる．

は，このメラニン化したメラノソームのことである．メラノサイトには，いわば縄張りがあり，大体等間隔に散在し，その間にある角化細胞を樹状突起が取り囲んでいる．メラニン顆粒はこの突起を介して角化細胞に送られ，角化細胞の核上部に笠のようにかぶさって存在する（図 I-20）．紫外線から核を守るには良い位置に局在しているのである．通常，基底細胞層にメラニン顆粒の沈着は多いが，角質細胞層を含め表皮全層にわたって存在する．メラノサイト自体に存在するメラニンの量が少ないことにもよるが，標本作製の固定時に核周辺の細胞質が収縮によって空隙を形成するため，一見メラノサイトが明るく抜けてみえるようになる．これが表皮内明細胞と呼ばれるゆえんである．

　ヒトにみられるメラニンには，黒色のユーメラニン（eumelanin）と黄色のフェオメラニン（pheomelanin）が存在する．一般にみられるのはユーメラニンである．フェオメラニンは赤毛の原因となる．その他，脳内にはニューロメラニンがある．メラニンは好銀性（argyrophil）でしかも嗜銀性（argentaffin）があるため，フォンタナ・マッソン（Fontana-Masson）染色などの鍍銀法によって染め出される．その細胞がメラノサイトであるか否か

は，メラニン産生に関与する酵素の存在をみるため，未固定の状態で中間物質である DOPA［ドーパ（3,4-ジヒドロキシフェニルアラニン）］を与え，メラニンが産生されることをみて同定する．最近では，免疫組織学的にチロシナーゼ（tyrosinase）を染めたり，メラノソーム内のタンパク質である MelanA を染める方法もとられている．その他，MiTF，SOX10 もその同定に用いられる．

3．メルケル細胞

　皮膚には各種類の知覚受容体が存在している．痛み刺激を感じる侵害受容器（nocireceptor），温度を感じる温度受容器（thermoreceptor），触覚に関係する物理的刺激受容器（mechanoreceptor）がその一部である．物理的刺激受容器には急速反応性と遅反応性のものがある．そして，遅反応性の器官には毛包円盤（hair disc）とルフィニ小体（Ruffini corpuscle）がある．前者は皮膚が圧迫され凹まされた時にのみ反応するが，外方へ引き伸ばされた時には反応しない．後者は凹んだ時も伸展した時にも反応するという．この構造は，顕微鏡では確認し難く，むしろ肉眼的に観察できるといわれているが，一般に毛包円盤の数は少なく，また不規則に分布していてわかり難い．電子顕微鏡でみると，毛包円盤を構成するのは表皮内基底層にあるメルケル細胞と真皮乳頭にありメルケル細胞に接する部分がやや膨らんだ無髄神経末端からなっている（図 I-21）．メルケル細胞はその細胞質突起を伸ばし角質細胞間に伸展してみえる．細胞質には神経伝達物質と思われる顆粒を豊富に含んでいる．核は不整で周囲に比較するとやや淡い．組織学的にみると，毛包円盤（毛盤）部の表皮は肥厚し，表面は円形ないし卵円形となっている．円盤部ではメルケル細胞は群がって存在し，この部では表皮突起は欠損しているが，円盤部外側では表皮突起が長く，その縁を包み込むようになっている．また，この部の真皮は血管に富んでいる．HE 標本上は，やや淡明な角質細胞に似た細胞としてみえ

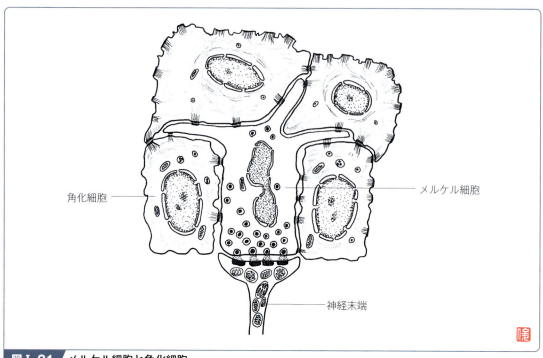

図 I-21　メルケル細胞と角化細胞

メルケル細胞は通常 HE 標本でそれと認識することはできない．毛包円盤を形成する細胞として存在し，樹状突起を有し，細胞質内には神経伝達物質の顆粒が認められる．

るため，いわゆる表皮内明細胞の範疇に含まれている．周囲の角化細胞とはデスモソームで接着していることが知られている．メルケル細胞も神経稜由来で，皮膚に移行し，表皮内に定着したものとされる．免疫組織学的には，サイトケラチン（特に CK20），EMA，デスモソームタンパクのほか，シナプトフィジン，NSE が陽性となる．

4．ランゲルハンス細胞

　ランゲルハンス細胞は，骨髄由来の細胞で，免疫系で重要な働きをなす樹状細胞の一種で，抗原提示細胞として機能する．表皮上部に明るく抜けてみえる表皮内明細胞として存在する（図 I-22）．表皮内では，表皮構成細胞の 2～4％を占めるという．この細胞もメラノサイトと同様，細胞質突起を有している．細胞質突起は角化細胞間に伸展し，E-cadherin で接着しているが，デスモソームでの接着はない．ランゲルハンス細胞の核は淡いクロマチンからなり，その形態は陥凹し，くびれがあったり，腎臓形にみえることがある（図 I-23）．同じ表皮内に明細胞として認められるメラノサイトやメルケル細胞，トーカー細胞とはその局在部位が異なる．電子顕微鏡でみると，テニスラケットのような構造を示すバーベック顆粒（Birbeck granule）を含んでいる（図 I-24）．この構造は，ランゲリン（langerin）というマンノースを含む病原微生物の分解産物を取り込みエンドソームに送るのを促進する膜貫通型の C 型レクチンと関係している．ランゲルハンス細胞は，CD1a という細胞表面マーカーを有しており，これを免疫組織学的に検出することによって同定される．この CD1a は非ペプチド型の抗原を T リンパ球に提示する．

　ランゲルハンス細胞が表皮内抗原を認識すると真皮へ移行し，リンパ管に入り局所リンパ節

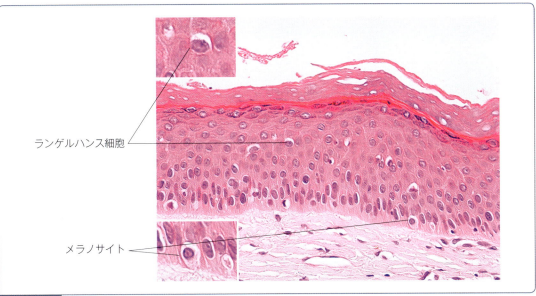

図 I-22　ランゲルハンス細胞

表皮中層から上部に存在する．HE 標本では表皮内明細胞として認められる．核は淡いクロマチンを有して切れ込みやくびれを示し，しばしば腎臓形の形態を示す．メラノサイトとはその局在部位で異なる．

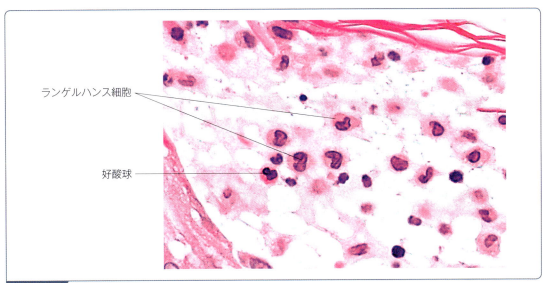

図 I-23　ランゲルハンス細胞

強拡大で核形態を示している．核の切れ込みやくびれ，腎臓形の輪郭が明瞭である．図はアレルギー性接触皮膚炎にみられるランゲルハンス細胞集簇巣を示している．

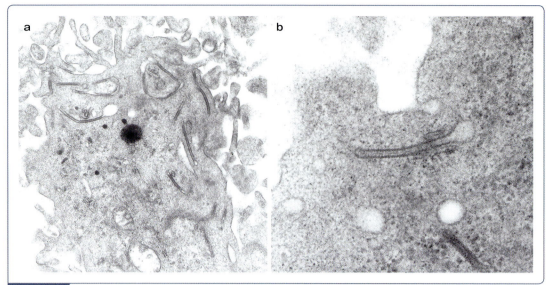

図Ⅰ-24　バーベック顆粒の電顕写真

a：ランゲルハンス細胞には超微細構造上の特徴がある．それがバーベック顆粒である．b：細長い管状の構造がみられ，その末端は膨化し，テニスラケットを想起させる．

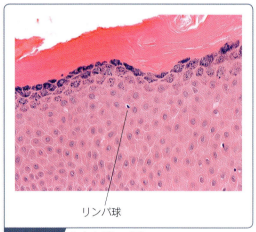

リンパ球

図Ⅰ-25　表皮内リンパ球

リンパ球は表皮内にも常在している．中央の点状の黒色核を有し，周囲が透明に抜けているのがリンパ球である．

でTリンパ球と接触し活性化される．その後，血中へと入り表皮内抗原のあった場所へと戻り，そこでサイトカインを放出し，抗原を中和しようとする．

5．リンパ球

　表皮には，γδTリンパ球を含め，上皮内リンパ球がごく少数常在している．最近ではT細胞，B細胞の名称がよく使われるが，組織切片を顕微鏡で観察する際は区別がつかないため，本書では従来通りリンパ球の名称を用いる．表皮内のリンパ球は角質細胞間で圧迫変形した形でみられたり，周囲と離開して表皮内明細胞として認められる（図Ⅰ-25）．ランゲルハンス細胞と同様，表皮内での免疫現象における前哨基地となっていると考えられる．また，真皮にはCD4陽性のヘルパーTリンパ球と細胞傷害性Tリンパ球がこれも少数ながら常在している．これらの細胞の中には，皮膚リンパ球抗原のような特殊化した受容体を持っており，選択的に皮膚に戻ってくるものがある．その他，メモリーTリンパ球，制御性Tリンパ球（Treg）も少数散在する．Bリンパ球は時に認められる程度で，あってもごく少数である．

6．トーカー細胞

　トーカー細胞とは，主に乳房乳頭部の表皮内に時としてみられる周囲の角化細胞よりやや大きな淡明な細胞質と卵円形で1～2個の小型の核小体を有する核を示す細胞である（図Ⅰ-

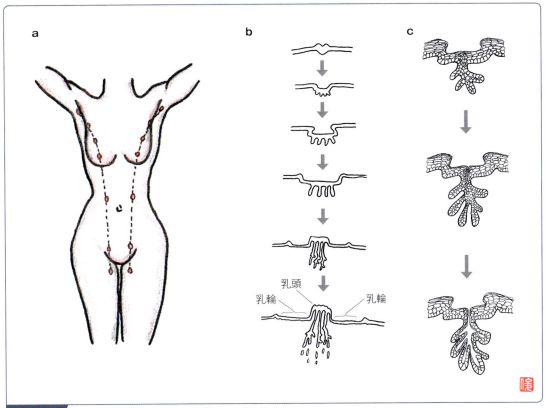

図Ⅰ-27 乳線における乳頭，乳腺組織の形成過程

a：乳線に沿って副乳組織ができることがある．b：乳頭・乳腺組織の原基は表皮の軽い突起，そして陥凹から始まり，乳管，乳腺組織の形成とともに乳頭部が膨隆し形成される．周囲は乳輪部となる．c：乳輪部は初め腺組織として発生する．

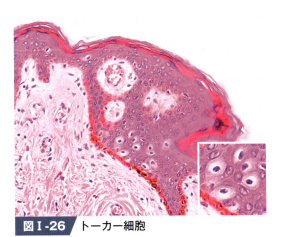

図Ⅰ-26 トーカー細胞

主に乳房乳頭部の表皮内に淡明な細胞質を有する細胞として存在する．

26)．正常乳頭でその約10％に認められるほか，外陰部，副乳頭，乳線（milk line）に沿った表皮にみられる．Paget病，pagetoid dyskeratosis，clear cell papulosis にみられる淡明な細胞との鑑別上知っておかなければならない細胞である．

　トーカー細胞の由来は不明であるが，胎生期あるいは生後に乳腺組織が発生，発育する時に不完全な形で残存した細胞や，乳管末端部の導管細胞が表皮内に移行したものであるとの説がある．胎生5週頃に腋窩から鼠径部にかけて両側性に乳腺の芽が軽い盛り上がりとして出現してくる．これらを仮想的に結んだ線を乳線と呼んでいる．この領域から乳頭ができてくる．ヒトの場合は胸部の一対が残り，他は退化し消失あるいは退縮する．初め，この領域の皮膚は袋状に陥凹してくる（図Ⅰ-27）．この陥凹した表皮の部分に，乳管・乳腺組織を作る原基が15〜20箇所くらいにできてくる．胎生20〜

32週くらいの間に，これが下方へ増殖伸展し乳管が形成されていく．胎生32週以降に乳腺の小葉が形成される．新生児期，乳頭の部分は軽く陥凹していて乳腺小窩（mammary pit）と呼ばれている．やがて，個体が成長するにしたがって，陥凹していた袋状の表皮部分は逆に突出し，乳管・乳腺原基のある部分が乳頭となり，皮膚表面へ開口する．そして乳管の存在しない陥凹部辺縁が乳輪となる．乳腺は皮膚との関係が深く，アポクリン腺の変形であるともいわれている．いわゆる肛門性器部腺も同様の発生を示すものかもしれない．肛門性器部腺とは，主に大陰唇と小陰唇の間の溝［陰唇間溝（nympholabial furrow）］の部分に存在するアポクリン腺様構造であるが，表皮と直接連続する導管を有し，間質組織の状態も乳腺組織に類似している（最近ではanorectal gland of mammary gland typeともいう）．これらの腺組織が発生する時，原基となる細胞や導管細胞が表皮内に残存することは十分に考えられることで，それはエクリン管や毛包漏斗部の発生と同様と考えられる．

トーカー細胞は，免疫組織学的にエストロゲン受容体（ER），プロゲステロン受容体（PgR），CK7，EMAに陽性で，p63，CD138，p53，HER2/NEU陰性である．

基底膜（basement membrane）- 表皮真皮境界部（epidermal-dermal junction）

表皮と真皮の間はいわゆる基底膜と呼ばれる比較的中性ムコ多糖類に富む薄い層状構造によって介在されている．一般に健常皮膚では，HE標本上でこの層をみることは困難であるが，periodic acid-Schiff反応を利用したいわゆるPAS染色によって，ピンク色の薄い均一な帯状・線状物として見い出される（図I-28）．通常，0.5～1.0μmの厚さを有する．電子顕微鏡的には，内透明板（lamina lucida interna），緻密層（lamina densa），外透明板

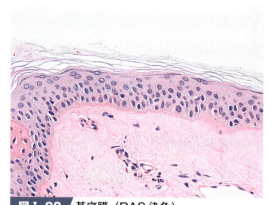

図I-28 基底膜（PAS染色）
表皮下の基底膜を示している．PAS染色でピンク色に染まる線状構造が基底膜である．血管周囲にも基底膜は存在する．

（lamina lucida externa）からなっている．透明板にはラミニン，水疱性類天疱瘡抗原，瘢痕性類天疱瘡抗原，フィブロネクチン，AA3，GB3などが確認されており，緻密層にはIV型コラーゲン，硫酸ヘパリンやコンドロイチン硫酸などのプロテオグリカン，後天性表皮水疱症抗原KF-1，LDA-1などが存在する．基底膜は，上皮細胞や内皮細胞，平滑筋細胞，横紋筋細胞やシュワン細胞から作られる．上皮細胞の再生が長期間繰り返し起こるような場合には，基底膜が肥厚してくる．

基底膜は上皮細胞下に存在することで，細胞の極性を決定するほか，細胞分化の誘導，細胞の移動時における誘導路としての働き，物質の移動の規制などの機能を持つ．

表皮・真皮の境界線は平坦であることは少なく，多少の凹凸がみられる．表皮が下方へ延長した構造を表皮突起（rete ridge）と呼ぶ．通常は連続した釣り鐘状あるいはスカート状の構造を呈している．しかし，手掌や足底部では直線状に連続して延長したようになっており，この部の汗管はこの突出部の一部から伸びていっている．

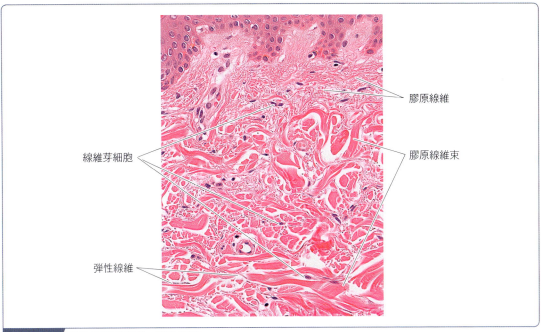

図 I-29 真皮の膠原線維，弾性線維

真皮 (dermis)

　真皮は表皮の 15〜40 倍の厚さを持つ線維性結合織よりなり，毛包，脂腺，アポクリン腺，エクリン腺などの皮膚付属器や血管，リンパ管，筋肉，神経が介在している．真皮の厚さは身体の各部で異なっており，眼瞼で一番薄く，背部で一番厚い．

　真皮結合織には，疎性結合織と緻密結合織からなる部分がある．前者は表皮直下の真皮乳頭層，毛包や汗管，汗腺などの皮膚付属器の周囲［付属器周囲結合織 (periadnexal connective tissue)］，血管の周囲［血管周囲結合織 (perivascular connective tissue)］に分布し，これらの部位はいずれも柔軟性，可動性が求められているところである．真皮網状層は緻密結合織からできている（図 I-29）．この部に存在する膠原線維束は互いに直角に網目構造を作るように，そして皮表にほぼ平行に走る傾向を示す．いわば，二次元的なシート状の網が積み重なり，シートとシートの間はプロテオグリカンや水で埋められ，引っ張られた時の皮膚独特の強さ，軟らかさや滑らかさを作る基となっている．弾性線維は真皮網状層に存在する．したがって，真皮乳頭層と真皮網状層を正しく認識したり識別するためには，膠原線維の厚さ，弾性線維の存在を確認するとよい．HE 標本上では偏光（第IX章参照）をかけることによって真皮網状層の膠原線維束が同定できるし，特殊染色を利用して確認してもよい（第VII章参照）．真皮内にみられる正常構成細胞，線維，基質とその産生細胞を表 I-1, 2 にまとめた．

　この他，真皮には場所によって横紋筋細胞が存在したり（図 I-30），平滑筋細胞が束状にみられる．また後者では，毛包に接続して平滑筋細胞からなる立毛筋が存在している．

表Ⅰ-1　真皮にみられる正常構成細胞

真皮にみられる正常構成細胞	
線維芽細胞*（fibroblast）	肥満細胞（mast cell）
内皮細胞（endothelial cell）	好中球（neutrophil）
周皮細胞（pericyte）	リンパ球（lymphocyte）
平滑筋細胞（smooth muscle cell）	組織球（マクロファージ）[histiocyte（macrophage）]
横紋筋細胞（striated muscle cell）	好酸球（eosinophil）
シュワン細胞（Schwann cell）	

*形態学的には線維芽細胞と一括りで呼んでいるが，いくつかの違った機能を果たす細胞を含んでいる可能性がある．また，可塑性があるため組織の状態によってその機能や形態が異なることがある．

表Ⅰ-2　真皮内にある線維と基質およびその産生細胞

	線維／基質	産生細胞
線維	膠原線維（collagen fiber；Ⅰ型コラーゲン）	線維芽細胞
	細網線維（reticulin fiber；Ⅲ型コラーゲン）	線維芽細胞
	弾性線維（elastic fiber）	線維芽細胞 平滑筋細胞
基質	ヒアルロン酸 コンドロイチン硫酸 デルマタン硫酸	線維芽細胞

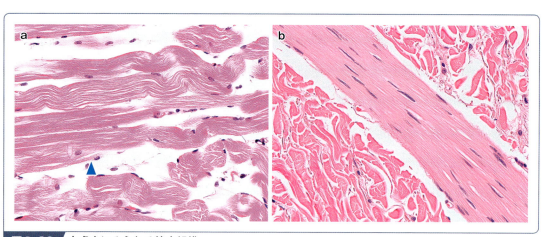

図Ⅰ-30　皮膚内にみられる筋肉組織

a：横紋筋．b：平滑筋．aでは長軸に走る筋線維に垂直に細い紋状構造が認められる．横紋（▶）である．核は一般に細胞（筋線維）辺縁に存在する．bは立毛筋を構成する平滑筋を示している．細胞は細く密に集簇する．その核は細胞中央部にみられる．

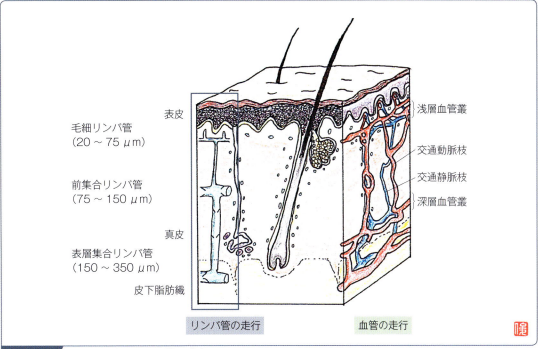

図Ⅰ-31 真皮の血管とリンパ管の走行

1．血管

　皮膚の構造を理解するには，まず血管の走行を大雑把に理解しておく必要がある．組織切片では，いくつかの血管の断面が所々に認められるのみであるので，それぞれの血管の種類，大きさをみてどのように走行しているものであるかを推測することが大切である（図Ⅰ-31）．

　皮膚を養う動脈は皮下脂肪織からやってくる．この中にはいわゆる中等大の筋性動脈（medium-sized artery）が含まれている程度で，皮膚組織に存在する動脈は小動脈以下である．枝分かれして上行した動脈は，真皮内に入ると皮下脂肪織直上あたりで血管網を形成する．そこから枝分かれした血管は交通動脈枝として周囲に小さい血管を放出しながら真皮内を上昇し，真皮網状層上部で再び血管網を形成した後，真皮乳頭を養う環状の血管を出し，毛細血管係蹄を形成する．この部の毛細血管の中には，表皮に密接し，その基底膜が表皮下基底膜と融合するものがある．毛細血管を経て，細静脈，静脈となった血管は，必ずといってよいほど動脈に伴走する形で下降し，同様に各部位で血管網を形成していき，皮下脂肪織へと戻っていく．真皮網状層上部の血管網を浅層血管叢（superficial vascular plexus），真皮網状層深部の血管網を深層血管叢（deep vascular plexus）と呼ぶ．代表的血管の形態像を図Ⅰ-32に示す．

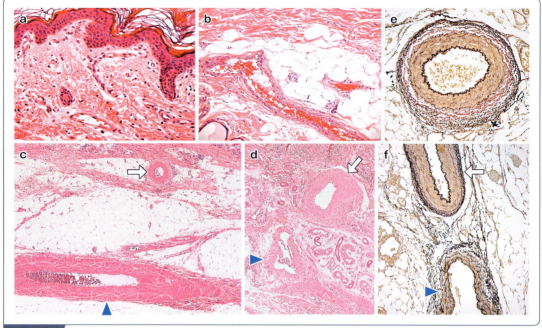

図Ⅰ-32　血管のいろいろ

a：真皮乳頭層内の毛細血管と乳頭層・網状層間にある浅層血管叢．b：真皮下部から皮下脂肪織にかけてみられる細動脈．c：皮下脂肪織内の動脈（⇨）と静脈（▶）．一般に静脈の方が大きく，その壁は層状となり厚い．d：真皮下部にみられる動脈（⇨）と静脈（▶）．静脈には弁が存在している．e：弾性線維染色でみた動脈壁．内弾性板が明瞭であるが壁（中膜）には厚い弾性線維はない．f：弾性線維染色．動脈（⇨）と静脈（▶）で，静脈では内弾性板は比較的薄く中膜内に弾性線維が入り込んでいる．

　皮膚には動静脈間の吻合がみられることが多く，特に手足の指趾，爪甲下に存在する．この細動脈と細静脈の間に介在する装置をグロムス装置［（糸球体）glomus apparatus］という（図Ⅰ-33）．この装置は交感神経の制御を受けており，体温調節に関与しているといわれている．グロムス装置は動脈側，静脈側の成分からできており，前者はスーケー・ホイアー管（Sucquet-Hoyer canal）と呼ばれている．その壁は内皮細胞，内弾性板を欠く内皮下細網線維と3～5層のグロムス細胞（glomus cell）と呼ばれる平滑筋細胞類似の卵円形の細胞からなる中膜からできている．無髄神経線維と密接な関係を持っている．

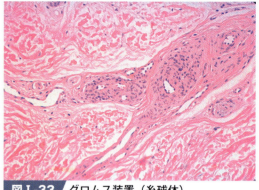

図Ⅰ-33　グロムス装置（糸球体）

正常でみられる動静脈吻合装置である．壁の厚い血管が動脈側で，左下に向かって静脈側へと移行していっている．体温調節に関与しているとされる．

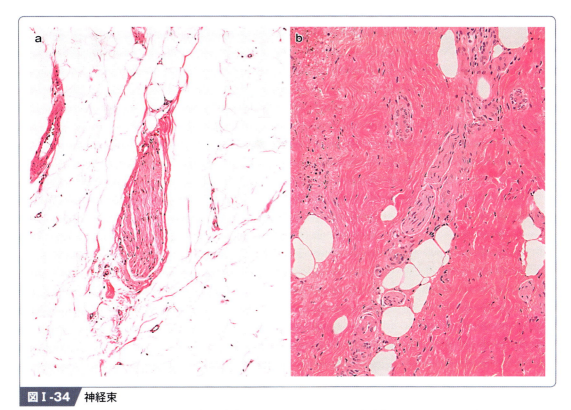

図 I-34　神経束

皮下脂肪組織に存在する大きな神経束（a）と真皮内のやや細くなった神経束（b）である．神経束を包み込むように膠原線維が存在している．これを神経周膜と呼ぶ．内部に存在する神経線維を包む膠原線維は神経内膜と呼ばれる．

2．神経および神経終末

　皮膚は，重要な知覚器官でもあり，神経との関係が深い．しかし，HE標本上認められるものは，大きな神経束（図I-34），マイスナー小体（Meissner's corpuscle）（図I-35），ファーター・パチーニ小体（Vater-Pacini corpuscle）（図I-36）くらいのもので，無髄神経などの細い神経線維や神経末端はほとんどみえない．有髄神経線維は軸索（axon）を有し，髄鞘（neurilemma）［ミエリン鞘（myelin sheath）］またはシュワン鞘（Schwann's sheath）と呼ばれる構造が取り囲んでいる（図I-37）．その周りを薄い結合組織被膜［神経内膜（endoneurium）］が包み，集簇して束となった神経線維の束が神経周膜（perineurium）で囲まれる（図I-38）．大きな神経線維束では神経周膜で囲まれた神経束がいくつか集まり，こ

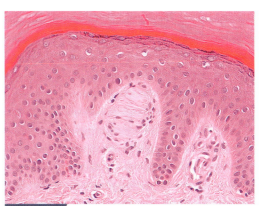

図 I-35　マイスナー小体

無毛部の皮膚の真皮乳頭内に存在する．楕円形ないし卵円形の層板構造物で，薄い線維被膜で囲まれている．30×80μm大で縦に長く，長軸に対して横走する扁平な細胞（シュワン細胞？）と細線維様構造を含んでいる．触・圧覚に関与する．

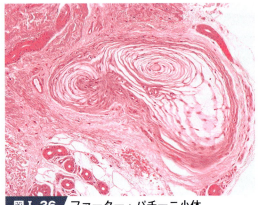

図Ⅰ-36　ファーター・パチーニ小体
皮下脂肪織に存在する同心円状の層状構造物で，直径0.9 mm大である．一見輪切りにされたタマネギのようにみえる．深部圧受容体と考えられている．

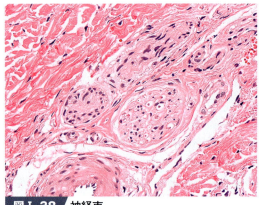

図Ⅰ-38　神経束
横切，縦切された神経束を示している．内部に存在する核はシュワン細胞の核である．核周辺部がやや白く抜けてみえる．縦切された図で細胞質が白く抜けた中に赤い点状物がみえるが，これが軸索である．その周囲のピンク色の円形あるいは波打つような線維状構造がミエリン鞘である．

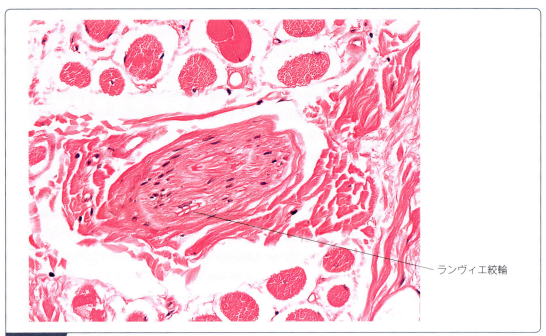

ランヴィエ絞輪

図Ⅰ-37　ランヴィエ絞輪（Ranvier's node）
縦切された神経束で十字形の構造物が時に連続してみえる．これがランヴィエ絞輪にあたり，ランヴィエ十字と呼ばれる．1つのシュワン細胞が作る髄鞘と隣に接する髄鞘の接合部に相当する．

れらが神経上膜（epineurium）と呼ばれる被膜様結合織でさらに囲まれている．軸索はボディアン（Bodian）染色や免疫組織学的にシナプトフィジンを染めることで確認することができる．ミエリンはクリューヴァー・バレラ（Klüver-Barrera）のルクソールファストブルー染色や免疫組織学的にはS100タンパクやミエリン塩基性タンパク（myelin basic protein）を

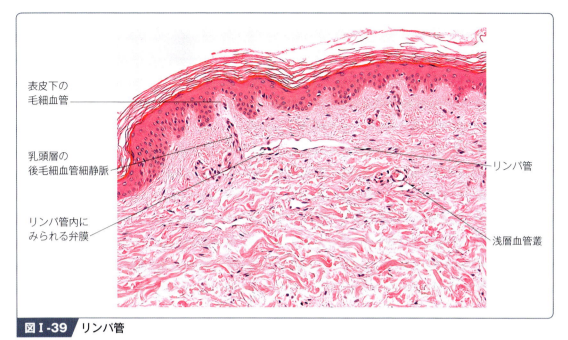

図I-39 リンパ管

真皮乳頭層と網状層が接する部分に横走するリンパ管を示している．左側には弁膜もみられる．このリンパ管の左には血管が存在する．

染めることによって認めることができる．これらの神経末端は無毛部の皮膚である手掌，足底，指趾，口腔，陰唇，亀頭，陰核，乳首などの皮膚や粘膜組織に多く分布してみられる．交感神経を主体とする自律神経線維は血管，立毛筋，アポクリン腺，エクリン腺を支配している．脂腺は交感神経支配を受けず，ホルモン刺激に反応する．

3．リンパ管およびリンパ装置

リンパ管は盲端から発する管で，中央に向かって集まり，胸管を経て静脈角から血管へとつながる．つまり，リンパ液はリンパ管-血管（静脈・心臓・動脈・毛細血管）-間質-リンパ管を循環する．ほとんどすべての皮膚組織にはリンパ管が存在している（図I-39）．もちろん表皮にはリンパ管は存在しない．表皮直下の真皮に直径20〜75μm程度の毛細リンパ管があり，ここに端を発する．この部位のリンパ管に弁はない．真皮網状層では皮膚付属器周囲や血管周囲に多く分布するように広がっている．真皮深部に行くにしたがって，リンパ管は大きくなり直径75〜150μmの弁を有する前集合リンパ管へとつながる．前集合リンパ管は真皮深部から皮下脂肪織にある直径150〜350μmの表層集合リンパ管へと移行している（図I-31）．表層集合リンパ管辺りではその壁に所々で平滑筋細胞を認める．健常な皮膚から生検してきた組織切片では，リンパ管は虚脱しており，その同定は難しいことが多く，また毛細血管との鑑別が困難である．浮腫の強い状態では，リンパ管が拡大してみられる．表在性および深在性リンパ管網を形成しているといわれている．微細構造上は，リンパ管に基底膜や周皮細胞は存在せず，薄い弾性線維によって取り囲まれている．リンパ管内皮細胞は，免疫組織学的にD2-40によって同定される．

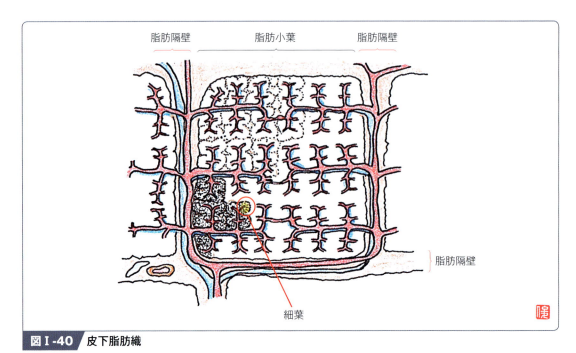

図 I-40 皮下脂肪織

皮下脂肪織の構造のシェーマである．赤い網状構造が動脈系，青い網状構造が静脈系で脂肪隔壁内を走行し，脂肪小葉内に分枝していっている．この小血管に栄養された脂肪細胞の集まりが細葉である．細葉が集まって小葉を形成する．

皮下脂肪織（subcutaneous fat tissue，hypodermis）

　皮下組織は，脂肪細胞を多数含み，真皮網状層下部の結合織から懸垂するように連続する脂肪隔壁によって小葉に分割されている．小葉は約 1 cm³ 大である．脂肪隔壁は真皮と同様の間葉系成分を含んでいて，脂肪葉を栄養する血管も脂肪隔壁内を走行している．これから枝分かれした細動脈は脂肪葉に入り込み，この細動脈にまとわりつくような脂肪細胞の房を栄養する（図 I-40）．この房状の脂肪細胞の集まりが微細小葉（microlobule）や，細葉（acinus）と呼ばれるものである．微細小葉は 1 mm³ 大である．下部では，この隔壁は下層の筋膜に移行している．部位によって，皮下組織にはエクリン腺やアポクリン腺の曲分泌部，毛包の毛球部が存在している．皮下脂肪織の厚さは性差もあるが，部位によって異なり，中年の女性の腰部で一番厚く，眼瞼，陰茎，陰嚢ではほとんど存在しない．

　脂肪細胞は，大きな円形（実際には球形）ないし卵円形の細胞としてみられ，単一空胞状の細胞質を有し，核は細胞質辺縁に圧迫された状態で存在するが，組織切片で認められないこともある（図 I-41）．細胞質はトリグリセリドを主体とする中性脂肪を多量に含むため，透明に抜けてみえる．HE 標本では，組織標本作製時に使用される有機溶媒により脂肪成分が抽出されるため抜けて透明にみえ，実際には脂肪は存在しない．いわば二次的変化である．胎生期の肩甲骨間や生後でも（特に栄養状態の悪い時には），25〜45 μm 大とやや小型で多角形の小さな脂肪滴を含み，多数のミトコンドリアのために顆粒状好酸性にみえる細胞質を有する褐色脂肪細胞（brown fat cell）がみられることがある（図 I-42）．ミトコンドリアに富む細胞は一般的に，肉眼的にみると褐色にみえる．

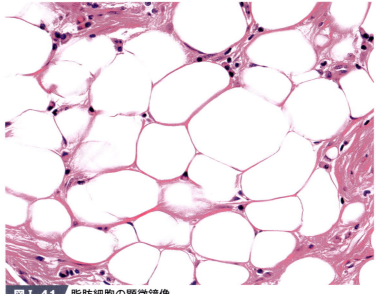

図I-41 脂肪細胞の顕微鏡像

透明にみえる円形の構造物が脂肪細胞である．内容物は標本作製時に抽出され，組織切片内には脂肪成分は存在していない．核は細胞壁に付着して扁平となっているが，組織切片上現れていないことが多い．

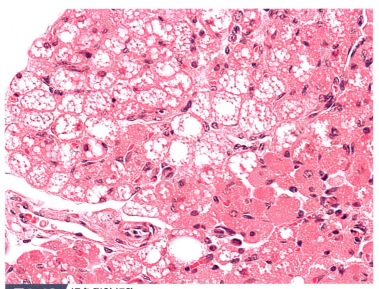

図I-42 褐色脂肪細胞

組織切片上，好酸性顆粒状にみえる．脂肪滴を含むと多空胞状となったり，大きな空胞を数個含む．肉眼的に褐色にみえるためこの名称がある．組織学的にはミトコンドリアに富み，好酸性にみえる．褐色にみえるのはミトコンドリアと鉄成分に富むためである．

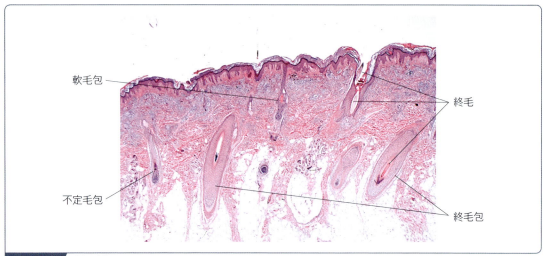

図Ⅰ-43　毛と毛包

毛を包む毛包には，その毛の種類と大きさによって，軟毛包，終毛包，不定毛包に分けられる．軟毛の太さは直径0.03 mm以下，終毛の太さは0.06 mm以上である．

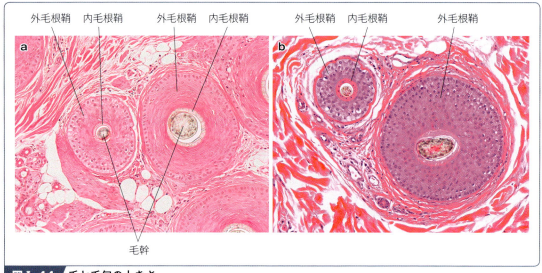

図Ⅰ-44　毛と毛包の大きさ

aでは左が不定毛，右が終毛に相当する．bでは左が軟毛，右が終毛である．太さの違いに注意．1つの毛包での壁の厚さの違いが縮毛に関係することがある．bの終毛では，毛がやや楕円形となっている．後述するが，aの毛包は両方とも毛包幹部の上部で横切されているため，内毛根鞘は赤色のトリコヒアリン顆粒を持たず青灰色となっている．bの軟毛の毛包は毛包幹部の下部で横切されているため，内毛根鞘が赤色にみえる．bの終毛の毛包は峡部であるため内毛根鞘はなく外毛根鞘の内腔側が襞状となっている．

皮膚付属器（epidermal appendage）

1．毛と毛包

毛には，軟毛（vellus hair）と終毛（terminal hair）（あるいは剛毛，硬毛）がある（図Ⅰ-43）．軟毛の太さは直径0.03 mm以下，終毛の太さは大体0.06 mm以上である（図Ⅰ-44）．軟毛は短くメラニン色素はほとんどないが，終毛は一般に長く，メラニン色素は多量に存在している．どちらともいえない中間サイズのものを不

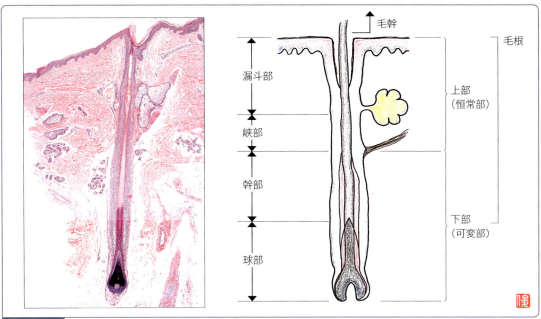

図Ⅰ-45 毛包部位の名称

定毛（indeterminate hair）と呼ぶ場合もある．また，胎生期に作られる軟毛を毳毛（産毛）と呼んでいる．一般に，毛の色はメラニン色素の量によるが，黒褐色のユーメラニンではなく，赤黄色のフェオメラニンを持つ人は赤毛となる．毛の形は，白人やアジア系では円形から卵円形で毛包中央部に存在するが，アフリカ系の人間では楕円形から腎臓形で，これは壁の厚さの異なる毛包内で偏在したり，その毛包の形態によって生じるとされている．解剖学的に，毛は表皮より外に存在する毛幹（hair shaft）と皮膚内にある毛根（hair root）および毛球（hair bulb）からなる（図Ⅰ-45）．毛根部は，毛包で包まれた部分のうち，表皮開口部から後述する角質形成帯（keratogenous zone）に至るまでの部分をいい，それ以下が毛球部の毛で，下部先端には毛を作る毛母基が存在している．

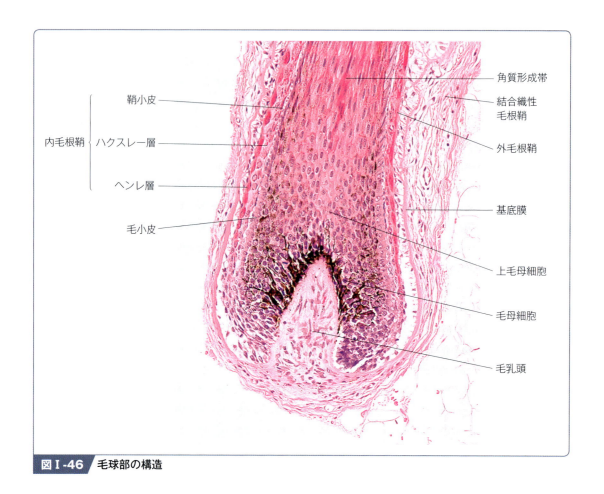

図 I-46 毛球部の構造

　組織学的に，毛母基の部分は，小型で円形の核を持ち，細胞質に乏しい毛母細胞（matrical cell）が存在する（図 I-46）．この層にはメラノサイトが混在している．上方に行くにつれ，核小体の明瞭な細胞［上毛母細胞（supramatrical cell）］となり細胞質も増加する．終毛は毛髄，毛皮質，毛小皮の 3 層からなっている．毛髄は毛球部にのみ存在し，毛の最内側に位置する，大型で立方状の細胞からなる 1～2 列の縦に配列する細胞層である（図 I-47）．軟毛や不定毛ではみられない．毛皮質とは毛の大部分を占めるもので，毛球部では，上毛母細胞および楕円形の細胞からなりいまだ核の存在する角質形成帯という領域へと移行する（図 I-48，49）．細胞質にはトノフィラメントやメラニンを含んでいる．角質形成帯の最上部までが毛球部である．さらに上方に行くにしたがって核は消失し，ケラチン線維，メラニンのみを含み，やや不透明な無構造物としての毛となる．この領域から毛包膨大部（バルジ，毛包隆起部ともいう）までの領域が実際には毛根にあたる．角質形成帯での毛の形成がうまくいかないと，細胞質が黄色からオレンジ色で屈折性，光輝性となったり［黄橙色角質細胞（yellow orange corneocyte）］，核融解により核の陰影が残存してみられることになる［陰影細胞（shadow cell）；図 I-50］．毛小皮とは，毛の最外層に当たるうろこ状の薄い角質細胞からなる層で，上向きに鋸歯状を呈している．この構造は，後述する下向きに鋸歯状となった内毛根鞘の鞘小皮と噛み合って互いを繋ぎ止め，毛が簡単に抜けないような構造となっている．

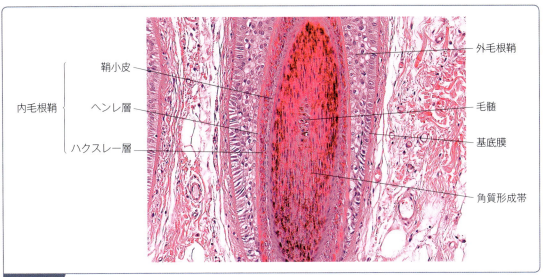

図I-47 毛球部

図I-46より少し上方の部分にあたる．毛幹には核が残存し，角質形成帯の部分で，内部にやや明るく大きい細胞が存在しているところが毛髄（medulla）である．

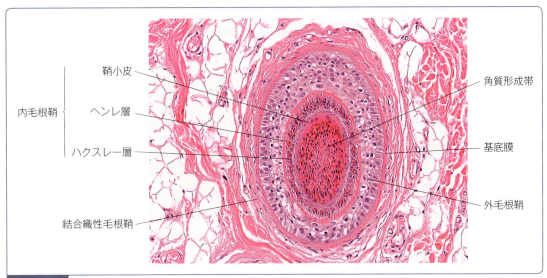

図I-48 毛球部

毛幹には核が残存している．角質形成帯の部分である．その周囲に内毛根鞘のハクスレー層（Huxley layer）と外側にヘンレ層（Henle layer）がみえるがヘンレ層ではトリコヒアリン顆粒が消失している．A-fringeとB-fringeの間の領域である．

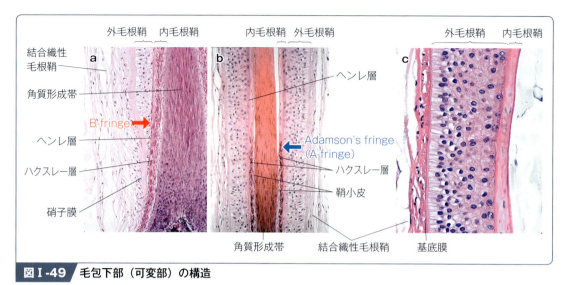

図Ⅰ-49　毛包下部（可変部）の構造

球部（a），球部から幹部（b），そして幹部（c）を示している．後述するが内毛根鞘の構造，A-fringe（毛の角質化が完了する点），B-fringe（ヘンレ層のトリコヒアリン顆粒の消失点）の構造に注意．

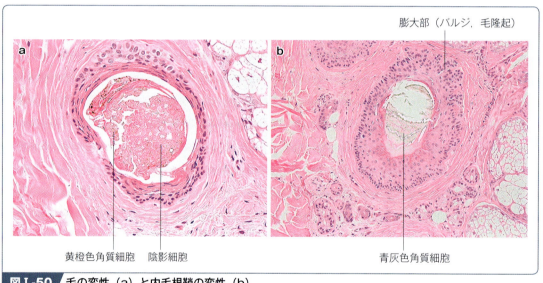

図Ⅰ-50　毛の変性（a）と内毛根鞘の変性（b）

毛包峡部近くになると内毛根鞘はヘンレ層もハクスレー層も1枚のようになって青灰色，光輝性となる．これを青灰色角質細胞（blue gray corneocyte）という．ここでは内毛根鞘が厚くなり内腔を充満している．角質形成帯での毛の形成がうまくいかない場合に，毛の細胞質が黄色〜オレンジ色で光輝性を示したり（黄橙色角質細胞），核の部分が白く抜けてみえる陰影細胞となったりすることがある．

　毛を包んでいる上皮組織が上皮性毛根鞘（epithelial hair sheath）で，その外側を結合織性毛根鞘（connective tissue sheath または fibrous sheath）と呼ぶ疎性結合織があり，あわせて毛包（毛囊）を形成している（図Ⅰ-46，49）．両者の間には硝子膜（glassy membrane）が介在する（図Ⅰ-49）．毛包には軟毛を包む軟毛包と終毛を包む終毛包があり，前者は真皮内に，後者は皮下脂肪織にまで達する．軟毛包と終毛包の割合は成人の頭皮で一般に1：3〜4で，4 mmパンチ生検での採取面積0.125 cm^{2}では5〜10個の軟毛包と

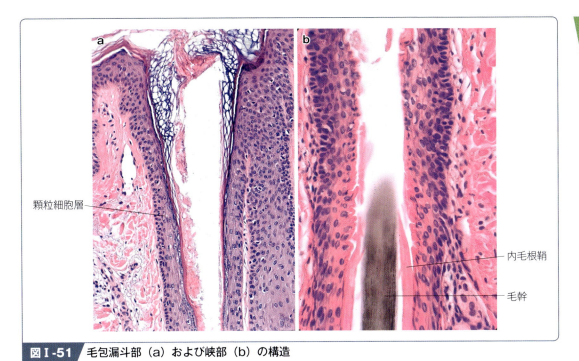

図Ⅰ-51　毛包漏斗部（a）および峡部（b）の構造

a：毛包漏斗部では角質層はななこ織状で，ケラトヒアリン顆粒を有している．b：峡部では毛包外側辺縁に細胞核の柵状配列がみられる．内側は赤く鱗状となっている．内毛根鞘が消失したところから峡部が始まる．

20〜35個の終毛包があるとされている．

毛包の構造は実に複雑であるが，軟毛包と終毛包で大きな違いはない．皮膚表面からの深度，毛包に関連する皮膚付属器の存在位置との関係から，それぞれの部位の名前が付けられている．毛孔表面から脂腺管が出る部位までを漏斗部（infundibulum），これより下で立毛筋付着部までを峡部（isthmus）という（図Ⅰ-45, 51）．この2つの部分は恒常的に存在するため，毛包上部あるいは毛包恒常部と称される．立毛筋付着部から下の毛包領域は毛周期に応じて長さや形態を異にするため，毛包下部ないし毛包可変部と呼ばれている．Ackermanは可変部の構造を幹部［茎部（stem）］と球部（bulb）に分けることを提唱している（図Ⅰ-45）．毛球部の最下端は陥凹し，毛乳頭（hair papilla）と呼ばれる血管結合織が入り込む形となっている（図Ⅰ-46）．その上の上皮層に毛母基（hair matrix）が位置している．その外側部には，内毛根鞘，外毛根鞘がまくれこむような形で接している．

毛に近い内毛根鞘には，内側から鞘小皮（cuticle of inner root sheath），ハクスレー層（Huxley layer），ヘンレ層（Henle layer）の3層がある．3層とも形態を変えながらも，上方へと伸展していく．下部では，ハクスレー層は2〜3層の細胞層からなり，ヘンレ層は1層の細胞層で，ともに赤いトリコヒアリン顆粒（trichohyalin granule）が存在する．ヘンレ層のトリコヒアリン顆粒は毛の上毛母細胞帯（supramatrical zone）から角質形成帯へ移行する辺りで消失する．この消失点をB-fringe（外縁部B点）と呼んでいる（図Ⅰ-49）．この辺りで外毛根鞘も重層化し厚くなる．ハクスレー層の顆粒は，さらに上部にまで存在するが，毛が完全に角質化しその核が失われる領域で消失する．この消失点をA-fringe（外縁部A点）という．毛球部は，一番膨らんだところを結んで

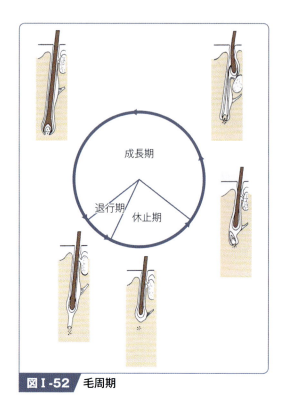

図Ⅰ-52 毛周期

仮想的に線を引くと（これを critical line of Auber と呼んでいる），それより下が毛母基，それより上で B-fringe より下が上毛母細胞帯，B-fringe から A-fringe までの角質形成帯の3領域に分割される．毛包幹部に移行すると，内毛根鞘のトリコヒアリン顆粒は溶解して均質なヒアリン層となる．この細胞を青灰色角質細胞（blue gray corneocyte）と呼んでいる（図Ⅰ-44，50）．毛包幹部の最上層，つまり膨大部くらいになると毛は毛根鞘から剥離し始めるが，脂腺開口部つまり峡部に達するまでは両者の接続は消失しない．

外毛根鞘は，一般に数層のグリコーゲンに富み明るい細胞質からなる上皮細胞からできている（図Ⅰ-46〜49）．毛球部の外側をなす部分では薄く，細胞はやや扁平であるが，表皮側に上向するにしたがい，層は厚く，細胞は大きくなり，毛包幹部を形成する．最外層の細胞は円柱状で，その核は柵状に配列し，核下の細胞質がやや豊富で透明となっている．次第に淡好酸性を帯びてくるが，この部では明らかな角化はみられない．上方の毛包峡部に移行して，最内層の細胞の細胞質は好酸性が強くなり，角質細胞に類似してくる（図Ⅰ-51）．表面は特徴的に波打っている．基底層では核の柵状配列を示す．以前，外毛根鞘性角化（tricholemmal keratinization）といわれていたものは，実はこの形態を指していると考えられ，最近では峡部性角化（isthmic keratinization）と呼ぶ専門家もいる．毛包漏斗部へ移行すると，内毛根鞘も外毛根鞘の角質様物質も消失する．毛包漏斗部は，その名のように漏斗状の形で皮表に開口している．毛包漏斗部の上皮は，比較すると薄いものの，表皮の上皮細胞に形態的に類似し，基底細胞層，棘細胞層，顆粒細胞層，角質層からなっている．時に，表皮突起を示すこともある．

毛は，一定の周期で発育，脱落を繰り返している．これを毛周期という．通常，成長期［growing phase (anagen)］，退行期［involuting phase (catagen)］，休止期［resting phase (telogen)］の3期に分けられている（図Ⅰ-52）．各期間の長さは存在する部位によって異なり，頭毛では成長期で2〜6年，退行期は2週間，休止期は3〜4ヵ月という．休止期後再び成長期に入る．この時に古い毛は脱落する．

ある時点では，成長期のものが85〜90％，退行期が約1％，休止期が約10％を占めているが，必ずしもそれぞれの時期のものが均等には分布しておらず，モザイク状になっているとされている．頭毛の数は10万本くらいとされ，1日に50〜80本抜けても生理的範囲とされている．頭毛の伸長は1日 0.4 mm 程度である．

組織学的に，退行期初期では毛母での核分裂像はみられなくなり，外毛根鞘では多数のアポトーシス像が散見される（図Ⅰ-53）．毛包幹部は次第に短縮していく．毛母や毛乳頭は萎縮する．メラノサイトの樹状突起は著しく退縮

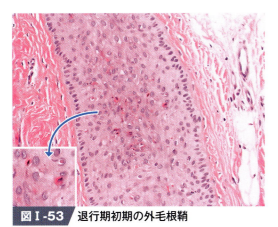

図 I-53 退行期初期の外毛根鞘

アポトーシス像が多くみられる（インセット）．

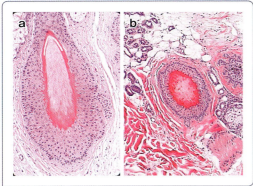

図 I-55 根（棍）毛（退行期の毛包）

退行期では，毛包峡部より下の毛の部分は外毛根鞘の袋の中に球根のように存在する（a）．周囲には細胞集簇巣が棍棒状に突出している（b）．ここがバルジに当たる．

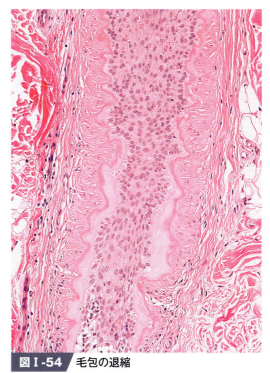

図 I-54 毛包の退縮

基底膜が肥厚し，波打つような形を呈している．

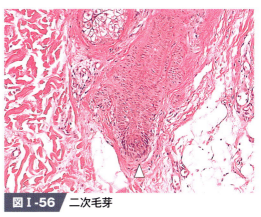

図 I-56 二次毛芽

退行期から休止期では，新しい毛芽（▷）ができる．バルジは細く長く伸びてくる．これが二次毛芽である．

し，メラニン色素は毛乳頭間質に逸脱し，マクロファージに貪食される．基底膜は肥厚し，波打った形態を呈する（図 I-54）．結合織性毛根鞘は肥厚する．毛包が退縮すると毛包峡部より下の毛は外毛根鞘の袋の中に球根のように存在するようになる．これを根（棍）毛（club hair）と呼んでいる（図 I-55）．退行期後期から休止期では，卵円形の核と乏しい細胞質を有する毛芽細胞が小さな円柱を形成するように集簇してくる（図 I-56）．これが二次毛芽（secondary hair germ）である．周辺部の細胞は柵状に配列している．周囲には毛乳頭が明瞭にみられる．退縮した後には血管に富む線維組織がその走行を示すように残存する（図 I-57）．この構造を線維索［線維束（fibrous tract）やステラ（stella）］と呼んでいる．この中にはメラニンの残存をみることが多い．やがて成長期に入ると毛芽が増殖を始め毛包が形成されつつ下降し，毛の毛根部が作られ毛は外方へ伸長していく（図 I-58）．

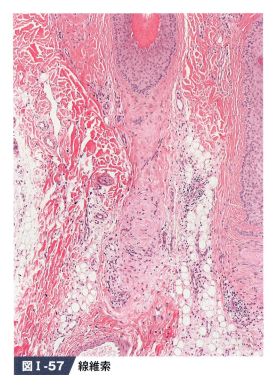

図Ⅰ-57　線維索

退縮した後には血管に富む線維組織が残存する．これを線維索（線維束，ステラ）と呼ぶ．

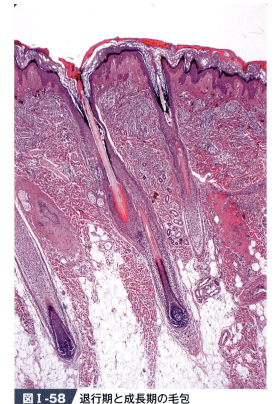

図Ⅰ-58　退行期と成長期の毛包

中央には，左側の退行期にある根毛と右側の成長期に入った毛包が接してみられる．

2．脂腺

脂腺は手掌や足底を除く皮膚のどこにでも存在するが，いわゆる脂漏部位（頭皮，前額，鼻翼，頬，前胸部，肩甲間部，腋窩，外陰部）に多くみられる．一般に，脂腺は毛包に結合している（図Ⅰ-59）が，頬部粘膜や口唇粘膜にみられるフォーダイス斑（Fordyce spot）（図Ⅰ-60），女性の乳輪にみられる乳輪腺〔areolar gland (gland of Montgomery)；肉眼的に結節状にみえるものをモントゴメリー結節（Montgomery's tubercle）と呼ぶ〕（図Ⅰ-61），包皮に存在するタイソン腺（Tyson's gland）や眼瞼にあるマイボーム腺（Meibomian gland）（図Ⅰ-62）は毛包との関連を持たない．脂腺はいくつかの小葉からなる胞状腺で，内腔を持たず，細胞自身が崩壊することによって内容物を分泌する全分泌（holocrine secretion）を行う（図Ⅰ-63）．分泌物は脂腺管（sebaceous duct）から毛脂嚢（pilosebaceous follicle）へと送られる．脂腺の大きさは，一般に連結する毛包の直径に逆比例し，毛包が小さかったり欠如するようなものでは，脂腺は大きい．したがって，前額部や鼻の皮膚では毛包は小さく脂腺は大きい．脂腺の基底細胞，言い換えると胚細胞（germinative cell）〔これを脂腺芽細胞（seboblast）と呼ぶことがある〕は扁平ないし立方状で，好塩基性の細胞質を有する．成熟するにしたがい脂肪滴を蓄えるが，この成熟は正常状態では非常に早く，1層の基底細胞が認められるところがあるかという程度で，すぐに上層の脂腺細胞（sebocyteあるいはsebaceous cell）に移行する．成熟した脂腺細胞は多空胞

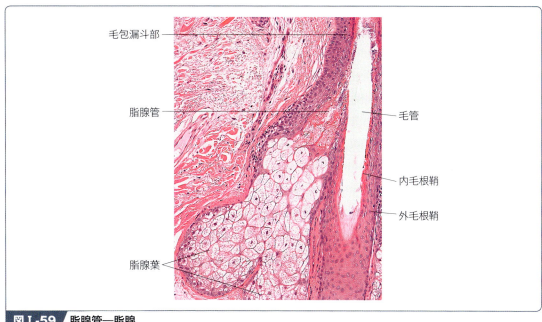

図 I-59 脂腺管—脂腺

図の右上では，峡部領域の毛管部分から脂腺管へとつながり，脂腺葉に至っている．

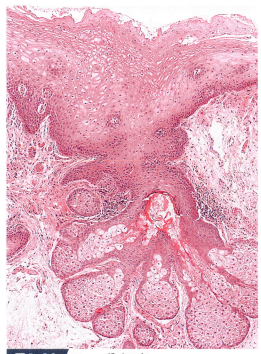

図 I-60 フォーダイス斑

口腔粘膜に脂腺が認められることがある．臨床的には黄白色の小体あるいは顆粒状病変として認められる．

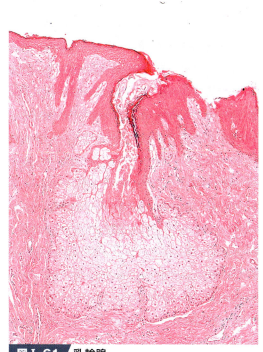

図 I-61 乳輪腺

乳輪部には脂腺が存在し，表皮に直接開口している．これを乳輪腺と呼んでいる．この図は乳頭部に存在したものを示している．

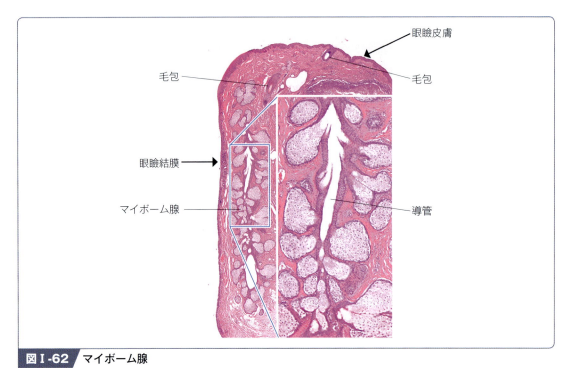

図 I-62　マイボーム腺

毛包との関係はなく，複数の脂腺葉が導管へつながり，導管は直接被蓋上皮層を経て外界へと開口する．右下のインセットは□の拡大像．

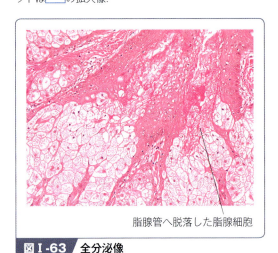

図 I-63　全分泌像

脂腺細胞は，細胞自身が崩壊・脱落することで脂腺管へ放出（分泌）され，やがて毛包を経て毛孔から外部へと送られる．

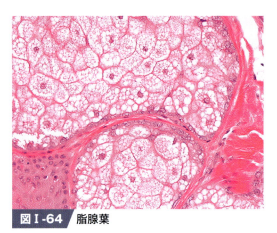

図 I-64　脂腺葉

脂腺葉辺縁には，細胞質に乏しい基底細胞様の細胞（胚細胞）が縁取る．これを脂腺芽細胞と呼ぶことがある．成熟した脂腺葉では，脂腺芽細胞のすぐ上から成熟した脂腺細胞となり，成熟につれて脂腺管の方向へ移動する．脂腺細胞は円形で大きく，多空胞状の細胞質を有する．核は中央に存在し，細胞質内の空胞によって圧迫され陥凹している．

状で明るく豊富な細胞質を持ち，細胞質中央にこれらの空胞によって圧迫陥凹され金平糖状となった核が位置する（図 I-64）．脂腺にも成熟・退化の周期があるが，その期間は長く数年から十数年の単位で起こるという．初期では，未分化な基底細胞様細胞が毛包漏斗部下部から放出し，下方へ伸展してくる．これを脂腺外套［マントル（mantle）］と呼んでいる（図 I-

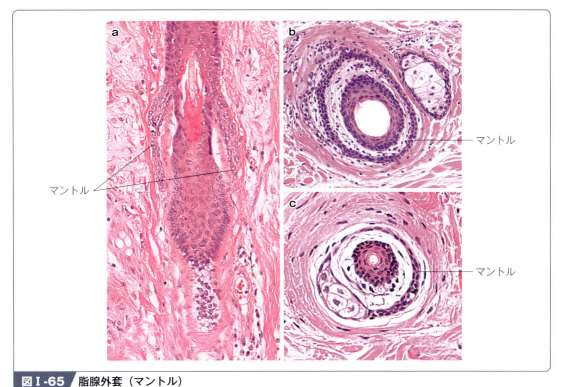

図 I-65 脂腺外套（マントル）

a は休止期の毛包である．隣の毛包からの毛が毛管内に認められる．峡部下部の毛包から両側に細胞索があたかもマントを羽織ったように垂れ下がっている．しかし，実際には b，c のように毛包周囲をスカート状に取り囲む形となっている．

65）．実際は外套のように C 字状の合わせとならず，スカート状に毛包の周りを全周性に覆っていることが多い．やがて分かれて枝状になり，時に互いが連結して有窓状の構造を作ったりする．次第に上皮細胞索にいろいろな段階にある脂腺細胞が少数出現してくる．成熟脂腺細胞はその先端にできてくることが多い．脂腺葉は大きくなり，毛包近くのものは脂腺管へと分化していく．内容物である脂肪成分は一定ではなく，中性脂肪を主体とするほか，リン脂質，コレステロールエステルが含まれている．

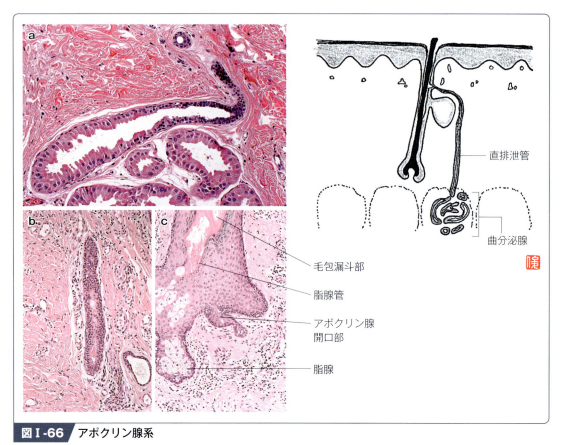

図Ⅰ-66 アポクリン腺系
アポクリン腺の曲分泌腺部は真皮深層や皮下脂肪織内にあり（a），直排泄管として真皮内を上昇し（b），脂腺管より少し上のところで毛包内に開口する（c）．

3．アポクリン腺

　アポクリン腺は，生下時までには多くの場所で退化し，生後存在するのは腋窩，乳輪，恥丘，外陰・肛門部である．汗の形成にはあまり関与せず，フェロモンの分泌に関係するとされているため，アポクリン汗腺と呼ぶのは誤りである．この腺の亜型として外耳道にみられる外耳道腺（ceruminous gland），眼瞼のモル腺（Moll gland），乳腺，肛門性器部腺がある．頭皮や顔面にも少数存在するが，一般に小さく機能はないとされている．

　アポクリン腺は，2つの部分からなっている．曲分泌腺（coiled secretory gland）部と直排泄管（straight excretory duct）部である（図Ⅰ-66）．前者は通常，真皮深層ないし皮下脂肪織内に存在し，立方ないし円柱状の細胞からなり，周囲は1層の筋上皮細胞（myoepithelial cell）が取り巻いている．腺管は長く伸びたり，大きく開大するものが多い．分泌細胞は基底側にある核と淡好酸性の細胞質を有し，分泌期には細胞質はドーム状に盛り上がり，内腔に突出する（図Ⅰ-67）．この状態を細胞質突出（cytoplasmic snout）あるいは鼻状突出先端（apical snout）と表現する．細胞質は，一般に好酸性でPAS染色陽性・ジアスターゼ処理耐性である．粘液細胞化生をみることもある．分泌のメカニズムは断頭分泌（decapitation secretion）とされている．前出の細胞質突出の所見を断頭分泌の証拠とする専門家がいる．これはアポクリン腺の特徴的所見

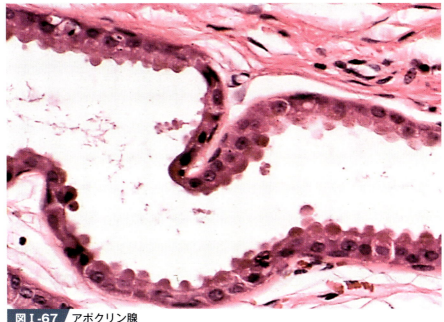

図Ⅰ-67 アポクリン腺
一般に長い管状構造を示す．分泌期には，アポクリン腺細胞の上部はドーム状に盛り上がり内腔に突出する．ちぎれたように内腔に浮遊してみられることもあり，断頭分泌と呼ばれる理由である．細胞質は好酸性である．時に好酸性の顆粒やリポフスチンの顆粒を有することがある．

であることは間違いないが，分泌メカニズムとの関係については不明とせざるを得ない．細胞質には空胞をみることや好酸性顆粒が目立ったり，細胞質全体が強く好酸性を示すこともある．

　直排泄管は，通常，毛包の漏斗部の脂腺開口部直上に連結・開口するが，まれに表皮面に直接開口することもある．排泄管は2層の立方状の細胞からなり，筋上皮細胞を欠く．細胞質はやや好塩基性で，内側には小皮縁（cuticle border）の形成がみられる．

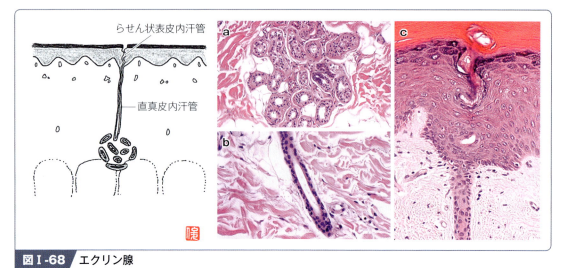

図 I-68 エクリン腺

真皮下部や皮下脂肪織に存在する（a）．真皮内汗管として上昇し（b），表皮層を貫いて（c），皮表に開口する．

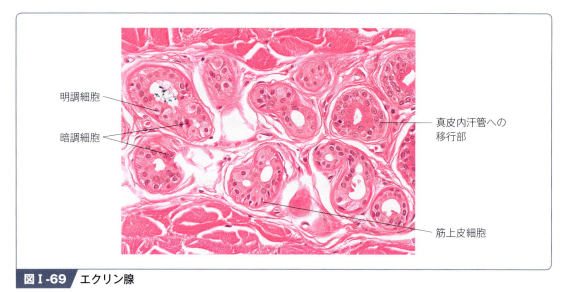

図 I-69 エクリン腺

分泌腺部には明調細胞と暗調細胞が存在する．辺縁部には筋上皮細胞が目立つ．

4．エクリン腺

エクリン腺あるいはエクリン汗腺は，粘膜皮膚移行部を除くすべての皮膚に存在する．特に，手掌，足底，前額部，腋窩に多い．体温調節に関与するエクリン腺系は4つの部位に分けられる．曲分泌腺（coiled secretory gland）部，曲真皮内汗管（coiled intradermal duct）部，直真皮内汗管（straight intradermal duct）部とらせん状表皮内汗管（spiral intraepidermal duct）部である（図 I-68）．エクリン腺は毛包との関係はなく，直接表皮に開口する．腺細胞は表層に存在する小型の暗調細胞と基底膜側に存在するやや大型の明調細胞の2種類からなる（図 I-69）．筋上皮細胞は存在するが，アポクリン腺に比べると少ない．暗調細胞は逆三角形をした細胞で，小さい．中性ムコ多糖類

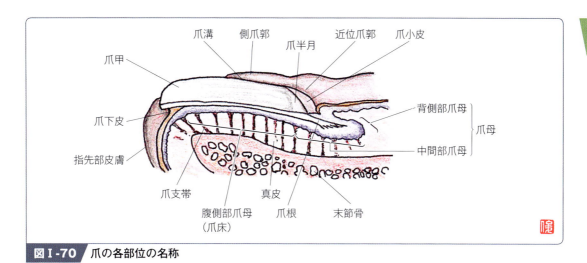

図Ⅰ-70　爪の各部位の名称

を含有する好塩基性顆粒を有する．明調細胞はグリコーゲンを含み明るくみえる．基底陥入がみられるものがあり，水分の輸送と深い関係があるとされている．時にエクリン腺の間質が粘液調となることがある．真皮内汗管には，管腔面にある管腔細胞（luminal cell）ないし表層細胞（surface cell）と，それを取り巻く外周細胞（peripheral cell）または基底細胞（basal cell）の 2 層の細胞からなる．前者の細胞には小皮縁の形成がみられる．時に細胞質内に空胞をみることがある．表皮内汗管（intraepidermal duct, acrosyringium）は表皮内をらせん状に走る．2～3 層の管腔細胞または小皮縁細胞（cuticular cell）と呼ばれる細胞とその周りを囲む外周細胞または孔細胞（poroid cell）あるいは基底細胞と呼ばれる細胞からなっている．表皮内汗管が開口する領域ではケラトヒアリン顆粒を有する顆粒細胞層もみられる．

爪

　肉眼的に爪として認識されるのは爪甲（nail plate）の部分である（図Ⅰ-70）．全体的に，やや盛り上がるか平坦で，ほぼ長方形の形をしている．表面では縦走する細く盛り上がった線条がみられる．爪甲の大きさは個人により，また各指によって異なるが，1×1 cm 大から大きな人で 2×3 cm 大で，手では末節部の 25～50％を占め，足の親指では 75％までを占める．爪甲近位部にはアーチ形の白い領域がみられることがある．これを爪半月（lunula）という．爪甲周囲の皮膚は爪郭（nail wall）と呼ばれている．付け根の部分を近位爪郭（proximal nail fold），両側縁を側爪郭（lateral nail fold）といい，近位爪郭では角質が前方に伸びて爪甲をわずかに覆う部分が爪小皮（nail cuticle）となっている．爪甲と側爪郭の間には爪溝（nail groove）がある．爪甲の先端部の下部には爪下皮（hyponychium）があり，これを介して爪床からつながる皮膚に接着している．

　爪甲や近位爪郭の下に，表面からはみえない爪の大切な部分がある．爪母〔（爪母基）nail matrix〕である．この爪を形成する部分は，毛包と毛の関係とそれらの構造と類似しており，毛包壁の一側を部分的に取り去った構造と捉えると理解しやすい．組織学的に，爪母は爪甲の近位端を包むように存在する背側部爪母（dorsal matrix）と近位部下床に位置する中間部爪母（intermediate matrix），遠位部下床にある腹側部爪母（ventral matrix）に分けられている（図Ⅰ-70，71）．腹側部爪母がいわゆる爪床（nail bed）である．近位爪郭の背側

2　皮膚の正常構造　45

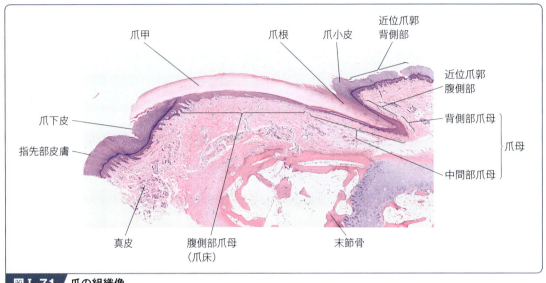

図Ⅰ-71 爪の組織像

部は，指の背側部皮膚の延長で，汗腺・汗管を有するが，毛包や脂腺を欠く．厚い角質層が爪甲の上へ伸展し，爪小皮となって爪甲を覆うとともに，近位爪郭の末端で反転し腹側を覆うような形となる．つまり，2枚の皮膚が折り重なって爪甲を覆うようになっている．この形のために，爪起始部の保護の役割を果たすとされている．腹側部の皮膚は，爪床縁（eponychium）とも呼ばれ，やや厚くなっているが皮膚付属器は存在しない．近位爪郭の腹側部は爪甲近位端で背側部爪母に連続する．

　背側部と中間部の爪母は爪甲の形成に関与している．最も大切な領域は中間部爪母で，一般にいう爪母はこの部を指す（図Ⅰ-72）．ここには爪母細胞のほか，メラノサイト，メルケル細胞，ランゲルハンス細胞が存在する．近位爪郭腹側部（爪床縁）に続く毛母領域では細胞層が厚くなり，8〜15個の切縁結節と呼ばれる細胞突出領域が存在し波状となっている．これらは毛芽と組織学的に類似してみえ，基底細胞様で集簇巣の辺縁部ではやや円柱状となり柵状に配列してみえる．遠位部の爪床に至ると上皮層は平坦となる．この平坦となったところが爪母と爪床の分離点である（図Ⅰ-71）．爪母の

領域での基底細胞層にある角化細胞は，分裂増殖能が高く，すぐに成熟しケラチン線維に富み，扁平化するとともに核を失い爪甲へと移行する．表皮と異なり，この過程で顆粒層を形成することはない．前述した爪半月の白い色は爪床の角質形成帯の核を有する細胞層の存在による光の散乱によってみられるようである．爪母ではメラノサイトの数は正常の表皮に比べるとかなり少ない．表皮や毛母では孤立性に基底層に存在するが，爪母では集簇性にみられ，しかも基底層のみならず上基底細胞層に存在するものもあり，注意を要する．爪床部にはメラノサイトはない．メルケル細胞やランゲルハンス細胞も爪母に存在することが知られているが，詳細は不明である．

　爪甲を形成する細胞はいわゆる角質細胞で，核や細胞小器官のほとんどを失ってケラチン線維のみを含むものの，接着結合，中間結合，デスモソーム結合装置を残存させているために，互いに咬頭嵌合し密に接着している．毛に類似した構成となっているといえる．爪甲は3層からなり，薄い背側層，厚い中間層，爪母・爪床に接する腹側層がみられる．背側層は平坦であるが，腹側層は不整で縦走する線条が認めら

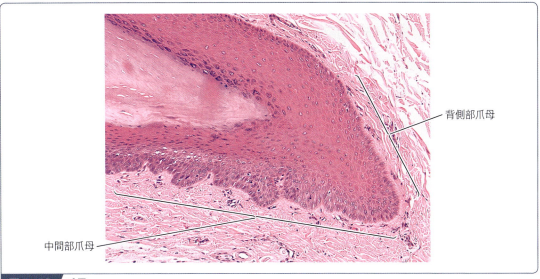

図 I-72 爪母

れる．

　爪床部では，真皮は爪表に対して縦にそして互いに平行に突出するため爪床の上皮層に対応するようにこれらの間に入り込む．この構造は表皮突起・真皮乳頭と同じ作りとなっている．この真皮乳頭層にあたる部分に毛細血管がループを作りながら指先端に向かって互いに平行に走行している．

　爪下皮は爪甲が爪床から離れていくところで，指の先端皮膚に移行する領域である．上皮層は厚く，表皮突起にあたる上皮の突起構造はやや太く長く伸び，爪甲に平行に走るようにみえる．顆粒細胞層がみられるが，皮膚付属器はない．

　側爪郭は，周囲の皮膚に類似するが，爪下皮と同様に表皮突起構造の延長を示し，毛包，脂腺を欠く．

粘　膜

　皮膚病理で関係し，問題となる粘膜は，口腔，肛門部や女性の外陰部の重層扁平上皮であろう．粘膜の重層扁平上皮は，一般に皮膚付属器を有していない（図 I-73）．角質層や顆粒

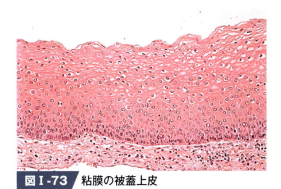

図 I-73 粘膜の被蓋上皮

口腔，肛門部や女性の外陰部は粘膜型の重層扁平上皮からなる．毛包などの皮膚付属器成分はなく，角質層を欠く．

細胞層を欠き，細胞が大きいため上皮層は厚くみえる．最表層の上皮細胞は扁平ではあるが厚く，内部に核を有している．つまり，粘膜では正常で錯角化の所見（第II章参照）を呈している．角質層がみられることは，逆に接触等による圧刺激が長期間加わっていたことを示唆する．明瞭な表皮突起にあたる上皮層の下層への突出はないことが多く，上皮・粘膜固有層境界部は平坦である．

　粘膜固有層では，一般に血管が豊富で，やや

開大してみえるものが多い．角質層がなく血管が多いために赤くみえることが多い．特に口唇粘膜ではそうである．粘液・漿液腺をみることもある．口唇での皮膚と粘膜の境は唇紅縁（vermilion border）と呼ばれる所で，ここで滑らかながら突然変化・移行していく．粘膜側では毛，毛包はないが，時に脂腺を認めることがある．外肛門括約筋と内肛門括約筋の境目辺りに肛門縁（肛門皮膚境界線）がある．これより外側が皮膚で，角化型の重層扁平上皮からなり，皮膚付属器を有する．肛門縁から内部の櫛状線までは重層扁平上皮からなるが，汗腺，脂腺，毛包などの皮膚付属器を有さない．大陰唇（labia majora）は恥丘の皮膚が伸展してきたもので，毛，毛包，脂腺を含み，アポクリン腺にも富む．エクリン腺も存在している．平滑筋細胞に富む皮下脂肪織も存在する．小陰唇（labia minora）では，毛包を欠き，多く存在する脂腺は直接表皮に開口する．皮下脂肪織を欠く．小陰唇の外側は内側よりもメラニン色素に富み，表皮には表皮突起が発達している．小陰唇内側ではメラニン色素は腟入口部（introitus）に近づくにつれ減少し，角化・重層する扁平上皮は次第に薄くなり，角質層は減少し，表皮突起は扁平化するため，粘膜型の重層扁平上皮に類似する．いわば，皮膚型と粘膜型重層扁平上皮の移行領域である．この角化重層扁平上皮は腟前庭部にまで伸展し処女膜（hymen）部で非角化型の重層扁平上皮となる．このため，処女膜部が内・外性器の接合点であると考えられている．大陰唇は男性の陰嚢にあたり，肉様膜に相当する平滑筋層が真皮に存在する．陰茎部皮膚は小陰唇に類似し，毛包はなく汗腺は少なく，逆に脂腺に富む．同様に移行領域である．亀頭部では，陰茎部に多かった疎性結合織が少なく，下層の海綿体を覆う薄膜が薄い．

B 性別や身体部位による組織像の差

今まで述べてきた皮膚の構成成分は，どこの部位でも同様かというと決してそうではない．その量や形態，互いの位置関係などは部位によって異なることが多い．また，性別，年齢や生活様式によっても変化が出てくる．そのため，逆にこの差をみつけることによって，採取された標本の採取部位や患者の年齢，生活様式をある程度組織像から知り確認することができる．

性，年齢，人種による差

男女による差を組織学的に見出すことは，乳首，乳輪や外陰部などの性差に特徴的な領域の皮膚以外では難しい．一般に，成人の皮膚で年齢，部位を加味した検討では，女性の方が男性よりも表皮，真皮ともにその厚さが薄く膠原線維束の幅が細い，毛包の大きさも小さい傾向にあるが，比較してみない限りは識別できない．ただ，女性の皮膚の軟らかさを形成する解剖学的理由として，脂肪織の多さを指摘する専門家がいる．実際，女性の脂肪織では，3層ある皮下脂肪織のうち，最上層（第1層）ではその厚さが男性に比べて厚く，脂肪隔壁の数は少ない（図Ⅰ-74）．第1層の皮下脂肪織は真皮網状層下部に突出・伸展している脂肪乳頭（papilla adiposa）という解剖学的構造を形成している．脂肪乳頭は女性で大きいようにみえるがほとんど差はない．その下部にある第2層，第3層の皮下脂肪織に男女差はない．この事実を念頭に組織をみると，確認には至らないものの多少推測することはできそうである．新生児や小児の皮膚は膠原線維が細く，線維芽細胞がやや目立ち，それと推測することは可能であるが，男児・女児の識別は不可能である．

黒色人種では表皮の基底層部のメラニン量が多い傾向があるが，メラノサイトの数には人種間の差はないとされている．毛の断面の形は黒色人種では楕円形から腎臓形で，毛包の壁の厚

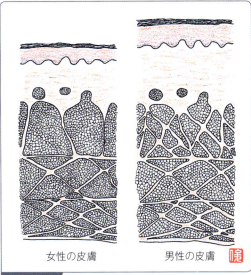

図Ⅰ-74 女性と男性の皮膚の違い

一般に皮膚の各構成成分は男性でやや大きく厚い．皮下脂肪織では，3層ある脂肪層のうち第1層の脂肪葉が女性で大きく，男性では脂肪隔壁が多く小さい脂肪葉に分割している．これが皮下脂肪織の軟らかさの男女差を作っている．

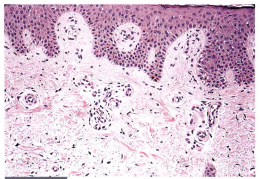

図Ⅰ-75 静脈圧上昇に基づく皮膚の変化

下腿の皮膚を示す．うっ血が長く続くと，真皮浅層の血管叢では血管数が増え，球状となる傾向を示す．血管壁は浮腫状あるいは硝子様に肥厚してみえる．

さが部分的に異なり，毛が毛包内で偏在する傾向がみられる．これがいわゆる縮毛（curly hair）の原因とされているが，黄色人種や白色人種でも同様の所見をみることがある．その他の所見も，一般に差が軽微なため組織学的に人種の識別は困難とされている．

生理的変化として内部環境が皮膚組織に与える影響

ヒトは直立して行動するため，下肢の血管での静水力学圧（特に静脈圧）が高くなっている．そのため，血管壁へ及ぼす圧力の亢進，血漿成分の血管周囲への漏出が起こりやすい．特に長時間あるいは長期間にわたると，圧による影響で真皮浅層血管の増生や壁の肥厚を示すことが多い．したがって，真皮浅層血管叢の血管数が多く，特に球状の集合巣としてみえたり，内皮細胞が腫大し，周囲血管壁が浮腫状あるいは硝子様に肥厚してみえる場合は，下肢，特に膝より下の下腿や足背の可能性が高い（図Ⅰ-75）．

生理的変化として外部環境が皮膚組織に与える影響

ヒトは地面を踏みしめて歩いたり，手にものを持って作業するため，手掌や足底の表皮は厚く，しかも角質層が厚く密にそして均一に赤色調が強くみえ，下層の顆粒細胞層との間に透明層が形成される（図Ⅰ-76，図Ⅰ-15参照）．足底でも土踏まずかそれ以外の領域かで差がある．この変化は，実際には圧迫，応力や摩擦刺激が長期間加わっていることを意味しているが，持続的な搔破などによっても同様の変化がみられる．そのため，部位を確認して手掌や足底でないのにこれらの変化がみられれば，搔破などの慢性摩擦刺激があったこと，慢性単純性苔癬（lichen simplex chronicus）などの所見と捉えることができる．

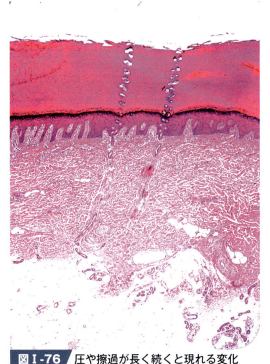

図Ⅰ-76　圧や擦過が長く続くと現れる変化

足底の皮膚組織を示す．角質層が厚く，密で濃い好酸性にみえる．顆粒細胞層も厚く，表皮突起は延長してみえる．

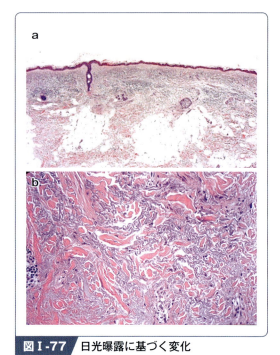

図Ⅰ-77　日光曝露に基づく変化

高齢者の側頭部皮膚を示す（a）．真皮が紫色にみえる．強拡大でみると，紫色でうねうねと屈曲する線維状物質が認められる（b）．日光性弾力線維症の所見である．日光曝露など紫外線の影響による弾性線維の変性所見である．高齢者，糖尿病患者でよくみられる．

　顔面，特に頰部，その他，V字領域と呼ばれる頸部の領域，前腕や手背，女性では上腕や下腿も長期にわたって日光曝露を受け得る．そのため，真皮網状層上部では日光性弾力線維症［solar (actinic) elastosis］と呼ばれる現象が起こる（図Ⅰ-77）．これは，HE染色標本でみると淡暗青色にみえる線維状構造の集簇巣，塊状物の存在からなっている．原因は，慢性紫外線照射による弾性線維の変性像である．この所見をみると，通常50歳以上の人であると判断できるし，変化が強ければ強いほど年齢を重ねていると考えてよい．もし，50代の人で強くみられる場合は，農作業や外出の多い業務に従事していた人と推測してもよい．また，糖尿病患者では，この変性過程が促進されることが知られている．

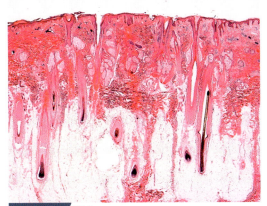

図Ⅰ-78 頭皮
毛包が太く大きく，深部皮下脂肪織にまで達する．

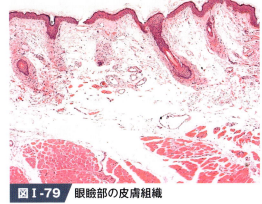

図Ⅰ-79 眼瞼部の皮膚組織
表皮は薄く，波打ってみえる．表皮，真皮は薄く，真皮では乳頭層様組織のみで，網状層の厚い膠原線維はみられない．皮膚付属器は乏しく，皮下には眼輪筋が存在する．

部位からみた組織像の差

頭皮では，終毛（太い毛），幅の広い終毛包が存在し，その下部の毛包と毛球部の部分が深部皮下脂肪織にまで達している（図Ⅰ-78）．脂腺がやや目立ち，皮下脂肪織が厚く，脂肪隔壁が明瞭である．脱毛のない限り，日光性弾力線維症の所見はない．

前額部やこめかみでは，終毛というよりも不定毛からなり，軟毛も目立つ．毛球部は比較的浅い所に位置している．脂腺はやや少ない．日光性弾力線維症は年齢によっては目立つ．

眼瞼の部分では，表皮は0.04 mm程度と薄く，皮膚表面が波打ってみえることが多い．真皮は薄く，多くは真皮乳頭層からなっていて網状層はほとんどない（図Ⅰ-79）．そのためか日光性弾力線維症はほとんどない．皮膚付属器に乏しく，毛，毛包は軟毛，軟毛包からなっている．ただし睫毛は終毛，終毛包である．この薄い表皮・真皮の構造ゆえに，目がぱっちりと開き，軟らかいがゆえに標本にした場合，皮表が波打ちやすくなるのである．真皮下部，皮下脂肪織内に横紋筋をみることが多い．目の周囲，鼻，下部顔面つまり頬部から口輪部（図Ⅰ-80）にかけて，また前頸部でも，横紋筋が存在する．健常状態では他の部位の皮膚のこの領域に横紋筋をみることはない．

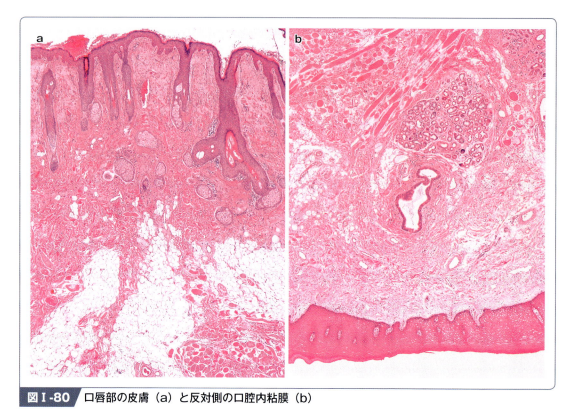

図 I -80 口唇部の皮膚（a）と反対側の口腔内粘膜（b）

a では，毛包が多く認められる．真皮深部や皮下脂肪織には口輪筋が存在する．一方，b では，皮膚付属器を伴わない粘膜型の重層扁平上皮からなり，粘膜固有層には唾液腺の導管と腺房が認められる．皮膚側には横紋筋からなる口輪筋が存在する．

　鼻部では，毛孔が開大し，脂腺が多く，しかも大きいのが特徴である（図 I -81）．頬のあたりも同様の所見を呈する．毛球は真皮の上〜中部に存在する．年齢によっては日光性弾力線維症をみる．下部では横紋筋が横走する．

　前頸部では，真皮が薄く大きな皺をみることが多い．皮膚が軟らかいためと考えられる．後頸部では，比較的真皮網状層が厚く皺は少ない．

　背部では，皮表は平坦なことが多く，真皮は厚く，幅の厚い膠原線維束が横走する傾向を示す（図 I -82）．毛包，その他の皮膚付属器が少ない傾向にある．

　腋窩では，表皮が波打ったようにみえ，毛包，脂腺が豊富で，終毛をみることがあり，毛球部が皮下脂肪織に及んでいる．アポクリン腺，エクリン腺が豊富で，真皮深層から皮下脂

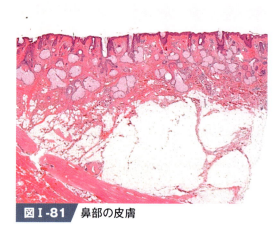

図 I -81 鼻部の皮膚

毛孔，毛包漏斗部は開大し脂腺に富む．左側下には横紋筋が存在する．

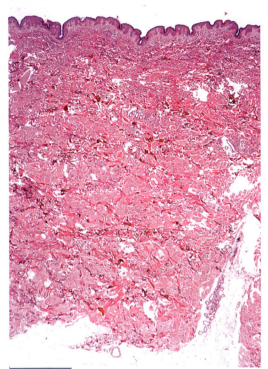

図Ⅰ-82　背部の皮膚

真皮は著しく厚く，幅の広い膠原線維束が横走している．皮膚付属器は少ない．

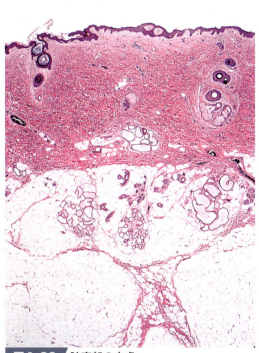

図Ⅰ-83　腋窩部の皮膚

アポクリン腺，エクリン腺に富む．アポクリン腺は皮下脂肪織に多くみられる．一般に，毛包，脂腺も豊富で，毛包は終毛包が多く皮下脂肪織内にまで達する．

肪織に存在する（図Ⅰ-83）．

　女性の乳房部では，乳輪に近いほど表皮が黒くみえ，メラニン色素が増加してみえる（図Ⅰ-84）．乳頭・乳輪複合体（nipple-areola complex）では毛包・脂腺の密接な関係を欠き，毛包は乳輪部辺縁にわずかにみられる程度で，脂腺が多い．乳頭には乳腺導管がみられ，周囲には平滑筋束が輪状にあるいは縦走してみられる．乳腺導管は不規則，プリーツ状あるいは鋸歯状の形態を示している．乳輪部真皮浅層にも小さいが明瞭な平滑筋束が目立つ．モントゴメリー腺［Montgomery's gland：乳輪腺（areolar gland）と同義］をみることがある．

　四肢や腹部の皮膚の鑑別は困難である．前述した，あるいは後述する特徴的な皮膚の構造がみられない場合にはこれらの皮膚をみている可能性を考えるとよい．上腕は前腕に比べ，膠原線維束が厚く，密にみられる．皮膚付属器は乏しい．

　手首では，表皮の襞をみることが多い．膠原線維束は繊細で，皮膚付属器に乏しい．手の甲では，真皮が薄く，膠原線維束は繊細で，皮膚付属器に乏しい．高齢者では日光性弾力線維症をみる．

　指背，足背，肘，膝では，角質層が比較的厚く，かごの目状（ななこ織）ではなく密でエオジンに濃染する傾向がある．

　手掌，足底では表皮が厚く，1.6 mmもある．また角質層，顆粒細胞層が厚く，透明層が存在する．表皮突起が明瞭で，真皮は比較的薄い．真皮乳頭層が明瞭である．毛包の存在を欠き，汗腺・汗管に富む．また神経終末が多く認めら

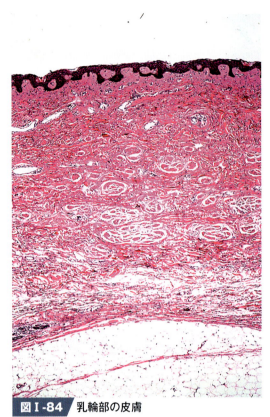

図 I-84 乳輪部の皮膚

表皮のメラニン色素が目立ち黒くみえる．平滑筋束が真皮内に存在する．

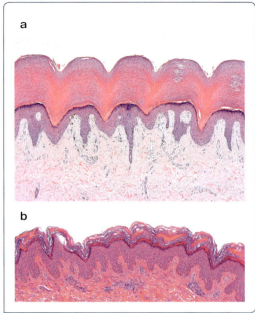

図 I-85 足底（a）と足背（b）の皮膚

角質層が厚い．足底での指紋の明瞭な領域では表面には凹凸がみられ，表皮突起の延長がみられる．突出部を皮丘，陥凹部を皮溝と呼ぶ．皮丘部からの突起は汗管に連続し，これを皮丘部表皮突起（crista profunda intermedia），皮溝部からの突起は皮溝部表皮突起（crista profunda limitans）と呼ばれている．

れる．手掌は足底（足蹠）部の組織（図I-85）に極めて類似するが角質層は比較的薄い．下腿では前述のように血管の増生をみることが多い．腹部の皮膚も表皮，真皮は比較的薄く，皮膚付属器は少ない．男性では毛包をみることも多い．

外陰部では，表皮の基底細胞層にメラニンが多く認められ，真皮に平滑筋束をみる．陰嚢（図I-86）では固定時の収縮のためか皮表が襞状にみえることが多く，大陰唇では平坦なことが多い．これらの領域では明らかに皮膚の構造を備えている．一方，小陰唇は粘膜に近い組織像を示し，毛包や皮下脂肪織を欠くが脂腺が皮表に直接開口する．肛門部近くの皮膚も真皮内の孤立性ないし細く束状の平滑筋が多数認められ，皮表はより襞状となり，表皮内メラニンが多い（図I-87）．

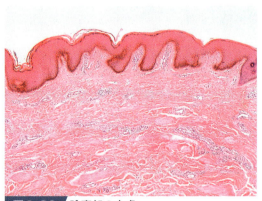

図 I-86 陰嚢部の皮膚

表皮基底層にはメラニン沈着が目立つ．真皮内には平滑筋束が多くみられる．皮表が襞状にみえることが多い．

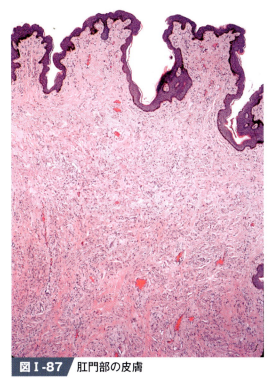

図Ⅰ-87 肛門部の皮膚
皮表はより襞状となり，表皮内メラニンが目立つ．真皮内では，孤立性ないし束状の平滑筋細胞が多く散在してみられる．

C 機能

個体の境界および外界刺激からの防御

　皮膚は身体の外表を覆い，個体と環境との境界をなし，物理的（外力，乾燥，浸透圧，温度）および化学的刺激に対する防御起点としての役割を果たす．この機能を最前線で担うのは，細胞でいえば角化細胞，特に角質細胞であり，物質でいえばケラチンである．角化細胞はこのケラチンを形成するのがその主な機能である．このケラチン形成の過程を角化（keratinization）と呼んでいる．

　角化細胞の前駆細胞は，基底細胞層に存在し，細胞分裂によって増殖する．分裂により生じた娘細胞のなかには，そのまま基底細胞として残り分裂を繰り返すものと，基底膜と密に接着してつなぎとめる役割をする細胞，有棘細胞へと分化・成熟し角化を果たし角質細胞となって最後には剥離脱落するものがある．光学顕微鏡のレベルではこれらすべての細胞が基底細胞と呼ばれている．この角化という生物学的現象は，最終的に無核でほとんどがケラチン線維と線維間基質からなる角質細胞となることで，いわば細胞死への一過程であるといえる．死ぬことによって防御の役割が十分に果たせるようになっているし，特殊な死の形態であるため，これに対する炎症反応を起こさないと考えられている．1個の基底細胞が分裂し，分化・成熟し始めてから角質細胞として剥離・脱落するまで

の時間を表皮細胞回転時間（epidermal cell turnover time）と呼ぶ．基底層から角質層までは平均14日かかり，角質層の最下層のものが脱落するまでの平均日数が14日であるので，表皮細胞回転時間は合計28日ということになる．

ケラチン線維は，線維性タンパク質からなり，トノフィラメント由来と考えられている．顆粒細胞では束状となったトノフィラメントにタンパク質やムコ多糖体からなる無構造な物質が沈着し，塊状となり，ケラトヒアリン顆粒を形成する．これがやがて線維間基質となって広がり細胞質内角化は完成する．これらは肥厚した細胞膜や変化したデスモソームと相まっていわゆる角質細胞のケラチン模様をつくる．これが一般にケラチンと呼ばれるもので，この中にはいろいろな物質が含まれており，その化学的，物理学的性状は異なるが，いずれも強靭な物質で抵抗性が強い．

この他，外界刺激からの防御には，脂質類が関与している．実際には，これらの物質が外界と直接接しており，下層の角質細胞を保護している．これらは脂腺，汗腺，表皮細胞に由来する皮脂で，水や毒物の侵入を防ぐ保護膜となっている．脂肪酸中のオレイン酸，リノール酸，リノレン酸は抗白癬菌作用を有している．毛もある意味で防御に関係する．

紫外線に対する皮膚の防御

太陽光線のなかには，紫外線，可視光線，赤外線などがあるが，皮膚に影響を与えるのは主として紫外線である．紫外線はその波長によって，①長波長紫外線（UVA：320～380 nm），②中波長紫外線（UVB：290～320 nm）と，③短波長紫外線（UVC：290 nm以下）に分けられている．一般に波長の長いものほど深部に達する．

皮膚は紫外線に対する防御作用を有している．例えば，表皮の角質層では，反射や散乱に

よって吸収紫外線量を減少させている．また，これ以上に重要なのは基底層に存在するメラニン顆粒である．光エネルギーはこれにより吸収され深部へは到達できなくなる．

メラニン色素はメラノサイトで産生され，角化細胞へ移行する．メラニン色素を含むメラノソームを有するメラノサイトの樹状突起は，その先端が角化細胞内に取り込まれることによってメラニンを角化細胞へと移入する［細胞分泌性分泌（cytocrine secretion）］．取り込まれたメラノソームは核周辺に移動していき，そこで崩壊して細胞質内に拡散するが，一般に核上部に集まる傾向があり，核の上に笠や帽子をかぶっているようにみえるため，核帽（nuclear cap）と呼ばれている（図 I -20 参照）．この局在位置は UVB による DNA の傷害（pyrimidine dimer の形成）を防御するのに好都合である．

角化細胞内のメラニンは角化細胞の成熟・剥離脱落に伴って消失する．一部は角化細胞内のライソゾームで分解されるものもある．一方，真皮へと放出されたメラニンはマクロファージに取り込まれた後，リンパ管を経て処分されることもある．

知　覚

皮膚は触覚，圧覚，痛覚，温覚・冷覚に関わる感覚器でもある．搔痒は痛覚の軽微な持続性刺激によるものとされている．

触覚，圧覚は無毛部ではマイスナー小体により，有毛部では毛包円盤や毛包円盤下に豊富に存在するメルケル細胞により受容され，有髄神経線維によって伝達される．マイスナー小体は真皮乳頭に存在し，ワラジムシを引き伸ばしたような形をしている．指腹，手掌，口唇，眼瞼縁，外陰部の皮膚に多い．メルケル細胞は表皮や粘膜上皮層の基底膜直上に存在する．ファーター・パチーニ小体は皮下脂肪織に存在する深部圧受容体で，輪切りにされたタマネギのような形をしている．振動刺激に反応する．

痛覚は表皮に近接して存在する無髄神経終末により受容される．痛みの中でも刺痛はAδ線維に，灼熱痛や疼痛はC線維によるとされている．

温度覚に関係するいわゆる温点，冷点は皮膚や粘膜に点在している．温点より冷点の方が多い．クラウス小体（Krause's corpuscle）が冷覚，ルフィニ小体（Ruffini corpuscle）が温覚に関与するとされているが確証はない．

知覚は，いろいろな情報を脳に伝え，意識や精神にも大きな影響を与える．また，最近皮膚はホルモンを産生する内分泌器官でもあることが指摘されている．

体温調節

表皮は熱の不良導体で，熱刺激に対する保護作用を有している．一方，皮膚は血管に富み，血管の収縮・拡張によって熱の拡散を調節し，体温調節に関与している．グロムス装置もこれに大きく関係する重要な器官である．汗腺，特にエクリン腺周囲には血管網が発達し，発汗に関与する．これは気化熱を奪うことによって体温調節に関与しているのである．

皮膚呼吸

皮膚はわずかに外気との間でのガス交換に関与するとされている．皮膚の毛細血管は真皮乳頭層の乳頭先端で表皮基底膜に接し，ここでは毛細血管の基底膜と表皮基底細胞の基底膜が融合して1枚となっているため，表皮との間での物質交換が行われやすく，外気に近いためガス交換もされやすいと考えられるようである．ただ，表皮層は10層にも及ぶ細胞が積み重なって，平均0.1〜0.2 mm，薄いところで0.04 mm，厚いところで1.5 mmもあるので，20倍の拡散能のある二酸化炭素の放出はともかく，表皮層を通しての酸素の毛細血管への吸収はほとんどないと考えられる．

経皮吸収(percutaneous absorption)

皮膚に接触した物質が皮膚内に入り，やがては血管内に吸収される現象を経皮吸収と呼んでいる．現象的には，毛包・脂腺を経由して吸収されるもの（transfollicular pathway）と表皮を介して吸収されるもの（transepidermal pathway）がある．多くの薬剤（コルチコステロイド，ビタミンAや抗生物質）や重金属は毛包・脂腺経路から吸収される．一般に脂溶性物質は吸収されやすく，水溶性物質，高分子物質は吸収され難い．

経上皮性排除現象 (transepithelial elimination)

真皮内の異物や変性物を表皮や毛包などの上皮層を通過させて体外に排除する現象を経上皮性排除という．表皮を通すものを経表皮性（transepidermal）排除，毛包を経由するものを経毛包性（transfollicular）排除と分けて呼ぶことも多い．反応性穿孔性膠原線維症，蛇行状穿孔性弾力線維症（elastosis perforans serpiginosa）や術後の縫合糸の排出等がその例としてあげられている．

（真鍋俊明）

Ⅱ

皮膚組織の変化と
その用語

　他の人と意思の疎通を図るためには，言葉が必要である．さらに，その**使用する言葉には明確な定義が必要とされる**．そうでないと，お互いに何をいっているのかわからなくなってしまうからである．皮膚科学，皮膚病理学においても，正常や異常な形態を示す状態や発生するメカニズムまで含めて理解される現象に関してそれをいい表す言葉，つまり**用語**が作られてきた．これらを**状態名（用語）**とか**現象名（用語）**と呼び分けて使用している．これらの用語は，純粋に状態を表現したり，ある現象を表す言葉として使用されることがほとんどであるが，時としてその状態や現象を特徴的に呈し得る疾患にその名称を当て，**疾患名**としても使用する場合がある．これは臨床用語にも病理組織用語にも当てはまる．また，臨床用語，病理組織用語ともに同じ用語が用いられるものの，その意味するところが全く異なることもある．このような場合，どちらの意味で用いられているのかわからず混乱をきたすことがあるので注意を要する．皮膚病理診断を行おうとする者は使用する用語の意味，定義をよく理解し，それぞれの状況に合わせて判断し，使用しなければならない．

　本章では，皮膚臨床所見を表現する用語，皮膚病理組織変化を表現する用語に分けて，よく用いられているものを紹介し，その定義，実際の形態を述べる．

　また，付録として代表的皮膚病変の臨床像と皮膚病理観察の際にみられる特有の名称で呼ばれる間質細胞を図譜として収録，紹介する．上皮細胞や間質細胞で異常時にみられるものは第Ⅹ章でまとめる．臨床所見を説明する病理像については第Ⅲ章で提示する．

第Ⅱ章　皮膚組織の変化とその用語

1 皮膚臨床所見を表現する用語

　臨床的には，皮膚の病変を発疹（eruption，exanthema）と呼び，一次的に生じる原発疹とそれに引き続いて起こる続発疹に分けている．粘膜に発生する発疹は粘膜疹（enanthema）として呼び分ける．同じ病変がいろいろな用語で表現されたり，時に難しい漢字で書かれていた

り，実際の触感の理解が必要であるため，病理医にとっては馴染みのない言葉が多い．本章では，それぞれの用語を紹介し，その意味を簡単にまとめる．実際の臨床像は第Ⅱ章付録①に示す．

A　原発疹

　病因的機序に基づいて出現したままの状態で，二次的変化を受けていない皮膚の病変をいう．

斑（macule）

　目をつぶって病変部を触れてもその存在すらわからないが，目を開けると限局性に皮膚の色が変化した病変があるのがわかる．このような皮膚色の変化した病態を斑といい，その色合いによって紅斑，紫斑，白斑，色素斑と呼ぶ．英語圏の医学書では，これを直径5mm以下のmaculeと5mmを超えるpatchに分ける傾向がある．

1．紅斑（erythema）（図Ⅱ-1）

　紅色の斑で，真皮乳頭層の毛細血管および真皮網状層内の浅層血管叢の血管拡張によるものである．そのため，硝子板で圧迫すると色合いが消退する．この手技が硝子圧法（diascopy）である．形態や出現様式によって，蝶形紅斑，ばら疹，滲出性紅斑，環状紅斑，潮紅などに分けられる．

2．紫斑（purpura）（図Ⅱ-2）

　鮮紅色ないし紫紅色の斑で，真皮内毛細血管や細静脈叢からの出血によるものである．硝子

板で圧迫しても色合いは消退しない．真皮乳頭層やその直下での出血は鮮紅色にみえ，深部血管での出血は反射光が少ないため紫紅色にみえる．時間経過によりヘモグロビンがヘモジデリンとなり，マクロファージによって貪食異化され消失するため，色合いが鮮紅色から紅色，赤紫色，褐色，黄色と変化し，やがて消失する．大体1週間ほどの経過で推移するが，大きさや出血の持続状態によって異なる．

3．白斑（leukoderma）（図Ⅱ-3）

　皮膚の色調が常色よりも白くなった斑状病巣をいう．メラノサイトの減少あるいはメラノサイトの機能異常でメラニン色素の産生低下ないし欠如のために起こる．

4．色素斑（pigmented spot）（図Ⅱ-4）

　皮膚の色調が褐色，黒褐色，黒色，青色，黄色などにみえる斑状の病巣である．表皮や真皮でのメラニンの増加では黒褐色にみえ，ヘモジデリン沈着では褐色～黄色，カロチンの沈着では黄色くみえる．

丘疹（papule）および局面（plaque）（図Ⅱ-5）

　丘疹は皮表から半球状ないし扁平状に盛り上

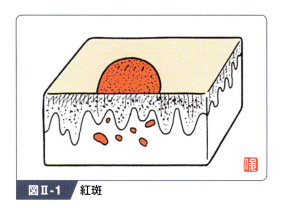
図Ⅱ-1　紅斑

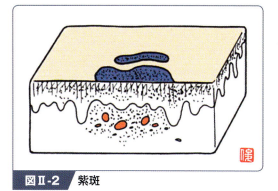
図Ⅱ-2　紫斑

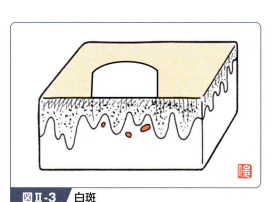
図Ⅱ-3　白斑

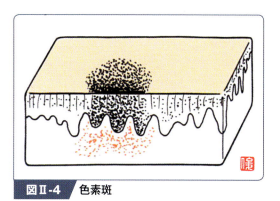
図Ⅱ-4　色素斑

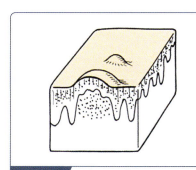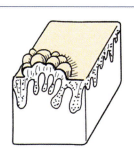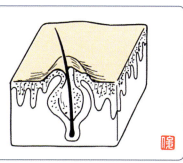
図Ⅱ-5　丘疹および局面　丘疹と局面の違いは直径1cm以上か以下かによる．その性状や原因を問わない．

がる充実性の病変で，直径1cm以下の大きさのものをいう．表面の形状にはいろいろある．

　直径1cm以上で皮膚表面より平坦に盛り上がる充実性の病変を局面という．丘疹と同様にその形状は問わない．

結節（nodule）および腫瘤（tumor）（図Ⅱ-6）

　皮表から半球状ないし扁平状に盛り上がる病変で直径1cm以上3cm以下の限局性皮膚隆起性病変を結節といい，3cm以上の大きさのものを腫瘤という．丘疹との境くらいの大きさのものは小結節ともいう．

1　皮膚臨床所見を表現する用語　61

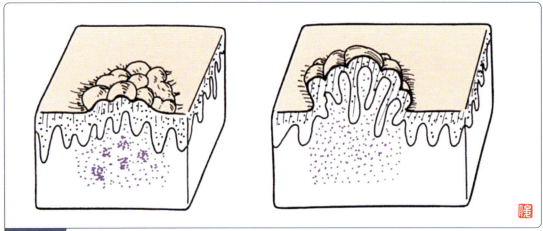

図Ⅱ-6　結節および腫瘤

結節か腫瘤かの違いも大きさにより，直径1cm以上3cm以下のものを結節，3cm以上のものを腫瘤と呼ぶ．

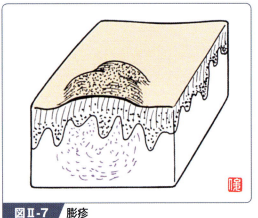

図Ⅱ-7　膨疹

図Ⅱ-8　水疱および小水疱

a：表皮内水疱，b：表皮内小水疱，c：表皮下水疱．

膨疹（wheal）（図Ⅱ-7）

　一過性に出現する皮膚の限局性，境界明瞭な扁平に隆起した病変をいう．しばしば搔痒を伴う．真皮内に滲出液が貯留した状態である．一過性かどうかの判定は組織学的にはできないため，臨床病態によらざるを得ない．

水疱（bulla，blister）および 小水疱（vesicle）（図Ⅱ-8）

　外表面を通して透明な水溶液の内容を持つことがわかる病変で，直径1cm以上の大きな皮膚隆起を示すものを水疱といい，それ以下の大きさのものを小水疱と称する．また，その性状から，水疱の天蓋である表皮表面がたるんでいるものを弛緩性水疱（flaccid bulla）といい，緊張しているものを緊満性水疱（tense bulla）という．

膿疱（pustule）（図Ⅱ-9）

　外表面を通して水溶液の内容を持つようにみえるが内容液が混濁しているものを膿疱と呼ぶ．組織学的には表皮内に，時に表皮下に好中球や好酸球などの炎症細胞を多数含む水疱が認められる．無菌性のものと細菌の二次感染による感染症とがある．

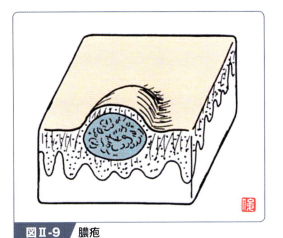

図Ⅱ-9 膿疱

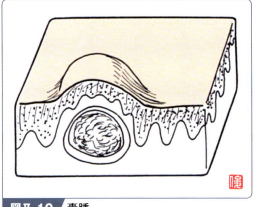

図Ⅱ-10 囊腫

囊腫および囊胞（cyst）（図Ⅱ-10）

　外表面を通して内容はわからないが，触感により真皮内に空洞が存在し，そのために表皮が隆起してみえる病変をいう．一般に上皮層によって囲まれたものを指すが，リンパ管や血管の増生，拡張を示すものも含まれる．また，上皮層がなく間質組織によって囲まれた空洞をみることもある．これは正確には偽囊胞であるが，肉眼的には鑑別が不可能で，部位等によって推測される．

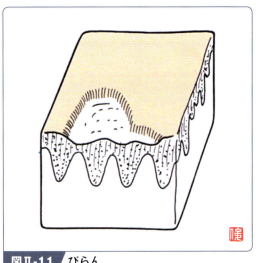

図Ⅱ-11 びらん

B 続発疹

　原発疹または他の続発疹に引き続いて生じる皮膚変化をいう．皮膚の欠損や逆に表面からの隆起や陥凹を示すもの，発疹上に付着する変化などに分けられている．

表皮剝離（excoriation）

　搔破による点状ないし線状の小びらんを指す．漿液や血液が出ていることが多い．この所見は搔痒があったことを示す客観的な証拠となる．

びらん（erosion）（図Ⅱ-11）

　表皮有棘層までの欠損で，基底細胞層が残存しているものをいう．治癒後に瘢痕を残さない．粘膜では角質層がないためびらんを生じやすい．

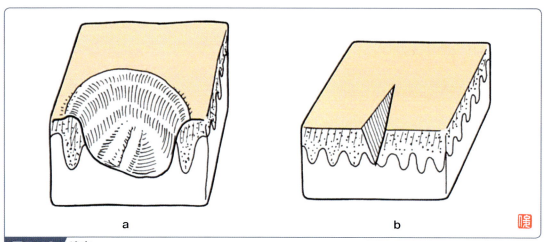

図Ⅱ-12 潰瘍
a：通常の潰瘍，b：亀裂潰瘍．

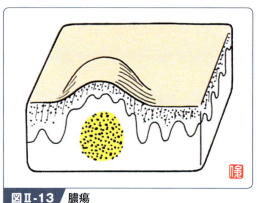

図Ⅱ-13 膿瘍

潰瘍（ulcer）（図Ⅱ-12）

真皮にまで達する表層組織の欠損をいう．物理的傷害，感染症，悪性腫瘍などで認められる．腫瘍以外の原因による潰瘍では治癒後に瘢痕を残すことが多い．

1．アフタ（aphtha）
粘膜にできる白い膜で覆われた潰瘍をいう．
2．亀裂（fissure）
線状の皮膚表面の断裂で真皮にまで達する細く深い切れ目をいう．手掌，足底などの角質が肥厚した部位や屈曲部，機械的刺激を受けやすい部位に生じることが多い．

3．下疳（chancre）
性感染症によって生じる潰瘍を指す．

膿瘍（abscess）（図Ⅱ-13）

真皮や皮下組織内に膿が貯留したものをいう．臨床的には熱感と痛みを伴い，波動を触れる．毛包炎や外傷に伴ったりする．

鱗屑（scale）（図Ⅱ-14）

病的角質が皮表に付着した状態を鱗屑という．これが剥がれて脱落する状態を落屑と表現する．小さい鱗屑を粃糠様，斑状で大きく剥脱性，雲母状のものを乾癬，うろこを並べたようにみえるものを魚鱗癬と称する．鱗屑では，角質間に空気を多く含むと乱反射のため白色にみえ，脂肪が多いと黄色となる．

痂皮（crust）（図Ⅱ-15）

角質物，滲出液，血液や膿または壊死組織が凝固したものをいう．びらんや潰瘍表面に生じることが多いが，湿疹病変などにもみられる．血液（赤血球）を多く含み赤くみえるものを血

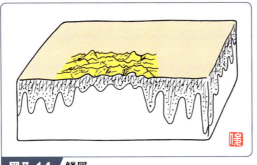

図Ⅱ-14 鱗屑　　図Ⅱ-15 痂皮

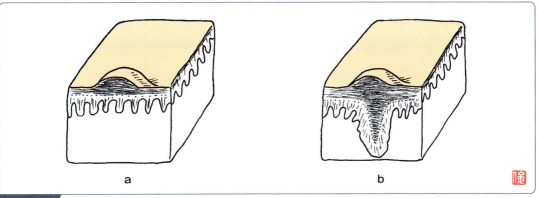

図Ⅱ-16 胼胝
a：たこ，b：うおの目（鶏眼）．

痂と呼んでいる．

胼胝（tylosis, callus）（図Ⅱ-16）

限局性の角質肥厚である．

1．たこ
胼胝のなかで，角質層が外方性に隆起，肥厚し，硬く触れるものをたこと呼ぶ．

2．うおの目（鶏眼）
胼胝のうち，角質層が内方性，つまり真皮側に楔入したものをいう．

瘢痕（scar, cicatrix）（図Ⅱ-17）

潰瘍，膿瘍，創傷治療後などに生じるもので，肉芽組織の形成を経て膠原線維や結合織に置き換えられた状態である．赤く盛り上がる肥厚性瘢痕や，肥厚性瘢痕が正常皮膚にも広がっていくケロイド，逆に小さくなり引きつれた萎縮性瘢痕がある．

硬化（sclerosis）

皮膚が硬く触れる状態をいう．膠原線維や細胞外間質基質の増加による．

萎縮（atrophy）

周囲皮表より陥凹した病変で，皮膚は菲薄化し，表面は光沢を有し，平滑ないし皺状となる．

1 皮膚臨床所見を表現する用語

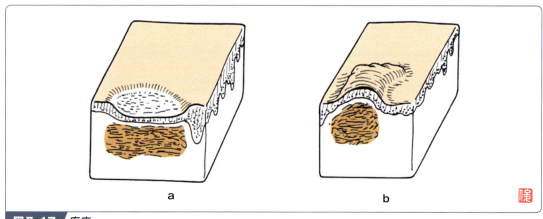

図Ⅱ-17 瘢痕
a：潰瘍底にできた瘢痕，b：ケロイド．

C 特定の皮膚病変

皮斑［リベド（livedo）］

紫紅色の比較的大きな網目状あるいは樹枝状の斑をいう．皮膚の末梢循環障害による症状である．臨床症状から大理石様皮膚，網状皮斑，分枝状皮斑の3つに分けられている．

紅皮症（erythroderma）

全身の皮膚が健常部を残さず，全体的に潮紅し落屑を伴った状態で，持続するものをいう．臨床的には，湿疹続発型，各種疾患続発型，中毒型，腫瘍随伴性紅皮症，その他，丘疹紅皮症等に分けられている．

黒皮症（melanosis）

広範囲に色素沈着をみる状態をいう．色素斑のように限局性ではない．

苔癬（lichen）

帽針頭大から米粒大の小丘疹が多数集簇，または散在性に存在し，終始その形を保持して他の発疹に変化しないものとされている．

苔癬化（lichenification）

皮膚が限局性に硬く触れ，皮野形成が著明なものをいう．慢性単純性苔癬（Vidal）や慢性湿疹などでみられる．病理組織学でいう苔癬化は，苔癬様細胞浸潤のことを表すことが多く，後者の表現を使用することが望まれる．

乾皮症（xerosis）

皮膚が乾燥して粗糙になった状態をいう．

魚鱗癬（ichthyosis）

乾燥した鱗屑が魚のうろこのように並んでみえる状態．

多形皮膚萎縮症（poikiloderma）

皮膚の萎縮，色素の沈着や脱失，および毛細

血管の拡張が混在する状態をいう．

浸潤（infiltration）

皮膚科独特の表現に「浸潤を触れる」という言葉がある．これは検者の触感に基づく表現で，病理医には理解しがたい用語である．触れると深部にリンパ球などの細胞浸潤があるように感じられる状態と表現する皮膚科医が多い．

疱疹（herpes）

小水疱または小膿疱が群生した状態をいう．

膿痂疹（impetigo）

膿疱とともに痂皮を伴う状態をいう．一般に，細菌感染による伝染性膿痂疹を指し，皮膚付属器に関係せず，表皮内顆粒層領域に水疱や膿疱などの限局性化膿性病変が形成される病態を称している．

痤瘡（acne）

毛孔に一致した慢性の炎症性病変を示す疾患の総称である．

面皰（comedo）

尋常性痤瘡の初期病変である．毛包が小さい割に脂腺がよく発達した，いわゆる脂腺性毛包の漏斗部下部が上皮の過角化を起こしたために

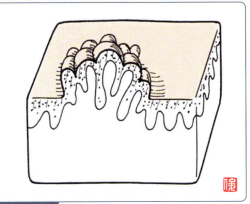

図Ⅱ-18 乳頭腫

閉塞し，毛包内部が角質塊の貯留により囊胞状になったものをいう．痤瘡に特有の変化である．毛孔が開大して黒色を呈する開放面皰と閉塞し皮脂が黄白色に透見できる閉鎖面皰がある．

瘙痒症（pruritus）

目にみえる皮疹はなく，瘙痒のみが訴えられる状態をいう臨床上の用語である．組織学的には何も変化がないか，搔破に基づく変化がみられる程度である．

乳頭腫（papilloma）（図Ⅱ-18）

乳頭腫状といった方が正確である．表皮表面が小さな突起と陥凹を示し，ざらざらと触れる状態をいう．紙やすり状から明らかな乳頭状の構造を示すものまである．

2 皮膚病理組織変化を表現する用語

第Ⅱ章 皮膚組織の変化とその用語

A 表皮に関連する用語

過角化（症），角質増生（hyperkeratosis）

　角質層つまり角質細胞の占める層が厚くなっている状態をいう．通常，核を消失した角質細胞からなり，これを正常型過角化症（orthohyperkeratosis）という．一般にorthokeratosisと英語表現している時は，正確にはorthohyperkeratosisのことを指していることが多い．この場合，健常な角質層と同様，ななこ織と表現される角質細胞間が少し離開し網目状になった状態を堅持したbasket-weave型（図Ⅰ-17参照）と角化細胞間がなく密に接着したcompact型（図Ⅱ-19a），厚くしかも層状にみえるlaminated型（図Ⅱ-19b）に分けて考えることがある．basket-weave型は癜風などでみられる正常角質層の肥厚で，compact型は慢性単純性苔癬のように圧刺激や搔破刺激が長期間続いた時にみられる変化，laminated型は尋常性魚鱗癬（ichthyosis vulgaris）などでみられる変化である．慢性単純性苔癬では顆粒層の肥厚を伴い，尋常性魚鱗癬では顆粒層が欠如している．

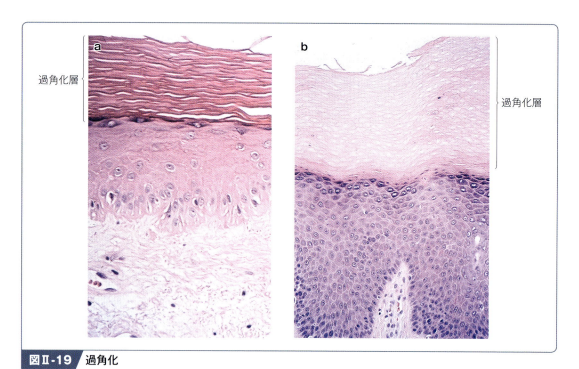

図Ⅱ-19　過角化

a：compact型．濃い好酸性の角質細胞が数層にわたる厚い層を形成している．b：laminated型．核の抜け淡くみえる領域である．aに比べると肥厚した角質細胞が波打つように配列し厚い層を形成している．

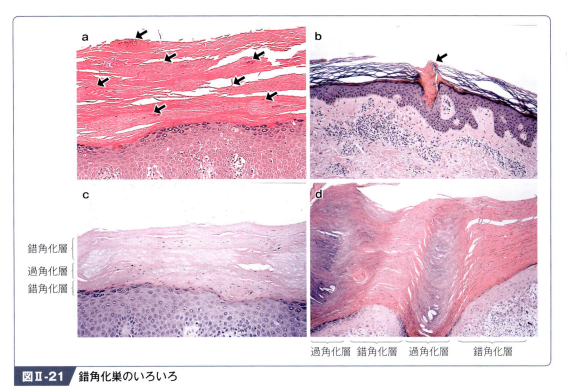

図Ⅱ-21　錯角化巣のいろいろ

a：チェッカーボード様分布，小錯角化巣（➡）が散在している．b：柱状錯角化（鶏眼様層板：➡）．c：前週発生サイン（last week sign）．d：pink and blue sign．

錯角化（parakeratosis）

　錯角化とは，角質層にいまだ濃縮した核が残存した状態で，しかもこの層の肥厚を示すものをいう（図Ⅱ-20）．粘膜では錯角化を示すのが正常で，最上表面まで核を有する角化細胞が存在している．粘膜では前述の過角化がみられるのは異常である．一般に，錯角化は表皮角化細胞の分裂増殖，つまり入れ替わりの速度（細胞回転）が速いために正常の成熟過程が障害された状態の時に出現する．錯角化層の下では顆粒細胞を欠くことが多い．錯角化巣の存在様式にはいくつかの形態がある（図Ⅱ-21）．錯角化細胞が幅広く層状に存在する場合や，小さく小丘状に存在する場合がある．しかも，それらが限局性にみられたり，複数散在性あるいは融合性にみられることがある．また，錯角化と過角化の領域が交互に存在することもある．錯角

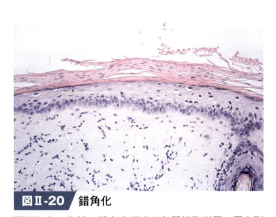

図Ⅱ-20　錯角化

扁平となった核の残存を認める角質細胞が厚い層を形成している．

化の層が皮表に水平に走り，複数の錯角化層の間に正常角化層が挟まれているような状態は，一時的に傷害が加わり軽快した後に再び傷害を受けた場合にみられ，前週発生サイン（last week sign）と呼ぶこともある．垂直に走る錯角化巣と正常角化巣が隣り合って交互に存在す

表II-1　錯角化巣の存在様式と代表的疾患

存在様式や形態的特徴	説明	代表的疾患
チェッカーボード（チェス盤）様分布	角質層内に錯角化巣が散在し，その存在部位の高さや互いの距離が異なり，あたかもチェス盤（将棋盤）に駒が散在している様子に似ている状態をいう	毛孔性紅色粃糠疹（pityriasis rubra pilaris）
切り株状形態	幅広い角化層の間にやや太めの錯角化巣が切り株状に，そして皮表に垂直に林立する	炎症性線状疣贅状表皮母斑（inflammatory linear verrucous epidermal nevus）
傾斜する細い錯角化柱［錯角化性円柱（cornoid lamella）］	幅広い角化層に囲まれた中に幅の狭い錯角化巣がみられる．病巣中央部上部に向かって斜めに立つ	汗孔角化症（porokeratosis）
錯角化層内角化柱	幅広い錯角化層内に通常の角化層が柱状に存在し，角化柱は汗孔や毛孔部に一致している両部位で色が異なるため，pink and blue signとして表現されることもある	日光角化症［actinic（solar）keratosis］
広範囲錯角化巣	パンチ生検材料では端から端までに達するほどの幅広い錯角化巣が存在する	乾癬（psoriasis）
マウンド状（小丘状）錯角化巣	小丘状の錯角化巣が散在する	粃糠疹（pityriasis）類乾癬（parapsoriasis）迂回状紅斑（gyrate erythema）［遠心性環状紅斑（erythema annulare centrifugum）］
滲出物混在小丘状錯角化巣	血漿の滲出物を伴う小丘状の錯角化巣が存在する	脂漏性角化症（seborrheic keratosis）
毛孔周囲性錯角化巣	毛孔の周囲に錯角化層が存在する．この部の表皮層には海綿化をみることが多い	脂漏性皮膚炎（seborrheic dermatitis）
小丘状痂皮性錯角化巣	血漿滲出物や出血を伴う小丘状の錯角化巣が乳頭状となった表皮の先端に存在する．真皮乳頭部には血管の拡張や増生をみることが多い	尋常性疣贅（verruca vulgaris）

る場合は，海綿化が起こった時などのように病変が限局性で散在性に生じた場合にみられる．前者の所見を錯角化巣の広がり方から考えるべき疾患を**表II-1**にまとめておく．臨床的に，鱗屑の多くは錯角化巣の存在を意味する．鱗屑・痂皮（scale-crust）は錯角化細胞と好酸性均一にみえる血漿の混合物で，好中球や赤血球を含むことがある．赤血球を多く含むものを血痂という．鱗屑・痂皮は通常，以前に海綿化があったか外傷があったことを意味する．

なっているので，4層以上の細胞層がみられれば肥厚していると考えてよいが，周囲健常部と比較して判断することが望ましい．通常，多顆粒細胞症は過角化を伴ってみられることが多い（**図II-22**）．扁平苔癬や慢性単純性苔癬，尋常性疣贅がその代表例で，先端を真皮側に向けた楔状（wedge-shaped）の多顆粒細胞症を示す．例外は尋常性魚鱗癬で，この場合は過角化がありながら顆粒層は減少している．

多顆粒細胞症または顆粒層肥厚（hypergranulosis）

顆粒層は正常では1〜3層の細胞の厚さから

表皮融解性角質増殖症（epidermolytic hyperkeratosis）［顆粒変性（granular degeneration）］

角質層，有棘層は肥厚し，顆粒層から有棘層にかけて粗大なケラトヒアリン顆粒やエオジン

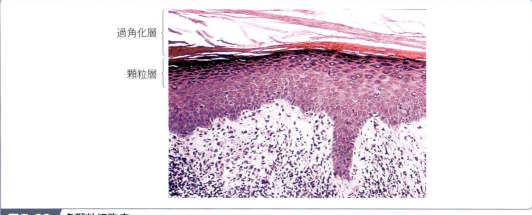

図Ⅱ-22 多顆粒細胞症

顆粒層が厚くなっている．扁平苔癬の症例である．

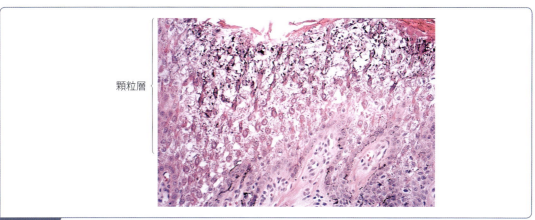

図Ⅱ-23 表皮剥離性角質増殖症

顆粒層から有棘層が肥厚し，粗大なケラトヒアリン顆粒などの顆粒を有する大型化した空胞化細胞で占められている．

好性の細胞内顆粒，ケラチン凝集塊を有する大型化した空胞化細胞が形成された状態をいう（図Ⅱ-23）．ケラチンK1やケラチンK10の異常による先天性遺伝性角化異常症でも認められるが，現在では1つの組織反応パターンと考えられ，他の疾患に伴ってもみられる現象とされている．水疱型先天性魚鱗癬様紅皮症（bullous congenital ichthyosiform erythroderma），豪猪皮状魚鱗癬（ichthyosis hystrix），表皮融解性棘細胞腫（epidermolytic acanthoma），日光角化症（actinic keratosis）などで認められる．

寡顆粒細胞症または顆粒層減少 (hypogranulosis)

顆粒層の減少や消失をいう（図Ⅱ-24）．錯角化を伴うことが多いが，錯角化のない過角化を有する病態でも認められる．尋常性魚鱗癬や乾癬の真皮乳頭層直上の表皮にみられる．

表皮過形成 (epidermal hyperplasia)

表皮全体の肥厚をいう（図Ⅱ-25）．過角化

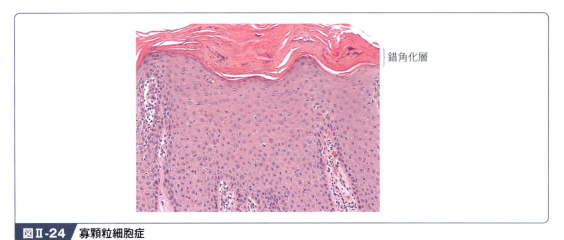

図Ⅱ-24　寡顆粒細胞症

顆粒層が認められない．乾癬の症例である．錯角化を伴ってみられることが多い．

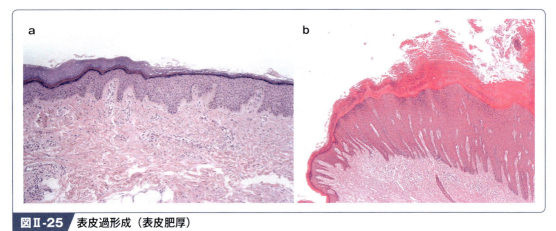

図Ⅱ-25　表皮過形成（表皮肥厚）

a，bとも左側の健常表皮に比べ，中央から右側の表皮は肥厚している．aではその厚さはbに比較してあまり厚くない．この程度のものを 表皮肥厚（アカントーシス）という．bでは，表皮角化細胞の増殖が強く，表皮突起が著しく延長している．顆粒細胞層も楔状に肥厚している．この状態を乾癬様過形成や偽癌性過形成と呼んでいる．

症による肥厚はここでは省かれる．有棘細胞層の肥厚が目立つ場合を表皮肥厚（acanthosis）と呼んだり，基底細胞層の肥厚を基底細胞過形成（basal cell hyperplasia）と呼び分けることもある．その肥厚の度合いは軽度，中等度，高度と任意に分類される．角化細胞に細胞異型が認められ肥厚しているが悪性腫瘍と断定できない程度のものを異型細胞過形成（atypical hyperplasia）と表現する．

　表皮層の肥厚をその形態，もっと正確にいえばその輪郭（シルエット）で分類し表現することがある．皮表も表皮真皮境界部の形態もともに平坦にみえる場合を平坦型（flat type），境界部には表皮突起・真皮乳頭の関係が形成され波打ってみえるが，その表皮突起の部分が延長してみえ，しかもいずれもが同じような長さ（等長性）にあるものを乾癬型（psoriasiform type），表皮突起の延長が非等長性で不揃いとなり，時に真皮乳頭が消失したようにみえる不規則型（irregular type），真皮乳頭の外方への延長を伴わないが，肥厚した表皮の表面が凹凸して一見樹枝状ないし乳頭状にみられるものを表面乳頭型（papillated type）増殖という．表面乳頭型の表皮過形成と乳頭腫状増殖とは異な

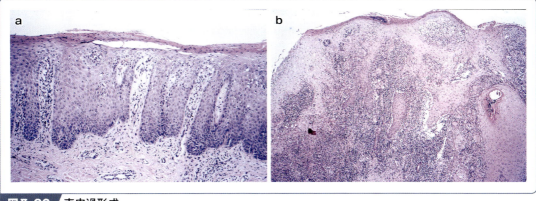

図Ⅱ-26　表皮過形成

a：乾癬にみる乾癬型表皮肥厚．表皮突起は等長性に延長している．b：偽癌性表皮過形成．不規則，不整な形で表皮が下方へ延長している．

る点に注意する．表皮の下方への（内方性のendophytic）増殖が著明で真皮の中下層にまで及び，一見癌の下方伸展や浸潤を疑わせるがそうでないものを偽癌性表皮過形成または増殖（pseudocarcinomatous hyperplasia or growth）あるいは偽上皮腫様過形成または増殖（pseudocarcinomatous or pseudoepitheliomatous hyperplasia or growth）という（図Ⅱ-26）．実際の悪性腫瘍が同様の増殖態度を示す場合は癌性増殖（carcinomatous growth）と表現している．偽癌性増殖は，皮膚付属器の扁平上皮化生とその過形成であることが多く，下方へ向かう規則性を持ち辺縁平滑な形態を示す傾向がある．悪性腫瘍では，不規則不整で，下と思えば上にといった具合に増殖の方向性が変わることが多い．

異形成（dysplasia）

本来，異形成とは発生異常としての肉眼形態や個体形成での部分的異常を表す言葉であった．最近では一般病理学的概念として，一種の多段階発癌のいわゆる前癌病変の位置づけで捉えられることが多い．組織形態学的な定義としては，正常な上皮細胞層の整った構造や細胞形態が変化して，①細胞の大きさや形の多彩性，

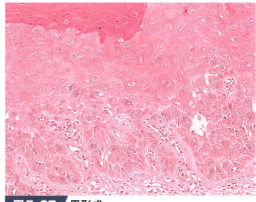

図Ⅱ-27　異形成

表皮層内の細胞には方向性の乱れ，極性の消失が認められる．細胞核は大きく異型性に富む．異型細胞は表皮層の下半分を占める．

②核の腫大，不整，クロマチンの増量などの細胞異型と③上皮層内の細胞の成熟の方向性や極性が乱れ，成熟細胞が存在すべき層に未分化・未成熟な細胞が存在するような一種の構造異型を示すようになった状態をこう呼ぶことが多い（図Ⅱ-27）．異形成を構成する細胞の局在は上皮層内にのみ限られ，基底膜を破っての浸潤性の増殖はない．重層扁平上皮では異型細胞の増殖は一般に全層に及ばない．全層に及ぶものを上皮内癌（carcinoma in situ）として呼び分ける傾向がある．異型細胞過形成とは，形態学的

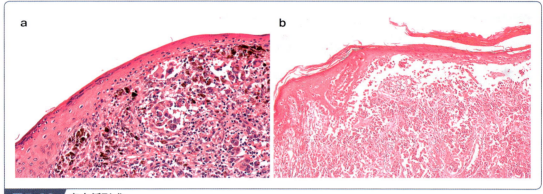

図Ⅱ-28 表皮低形成

図ではいずれも右半分の領域で表皮層が薄くなっている．a：真皮内の腫瘍によって圧迫され表皮が菲薄化しているのがわかる．基底細胞層は残存しているが，表皮細胞はいずれもが小さくなっている．b：真皮内腫瘍のみならず，表皮内の腫瘍細胞によって角化細胞は圧迫され，表皮細胞の欠落と裂隙形成，表皮層の菲薄化を生じている．この所見を消耗（consumption）とも呼んでいる．

に方向性や極性の乱れがないことと生物学的に悪性腫瘍化がないことで区別されている．

　皮膚病理の領域でこの異形成という言葉をそのまま使用することはほとんどない．概念的には，日光角化症は一般病理学でいう異形成に相当し，Bowen病は上皮内癌に相当する．腺細胞に関しても，浸潤のない異型細胞の存在に対して腺異形成という用語を使うことがあり，強い細胞異型や健常な増殖帯から離れて全体的にこれら異型細胞が広がる場合にそう呼ぶ．一方で，前癌病変という意味合いで，異形成母斑（dysplastic nevus）という用語を使用することもあるし，悪性腫瘍を起こしやすいという意味合いで，疣贅状表皮発育異常症（epidermodysplasia verruciformis）といった名称が使われることもある．

新形成（neoplasia）と新生物（neoplasm）

　新形成とは，古来「過形成が刺激を受けることによって細胞増殖が起こるにも関わらず，刺激がなくなるといったん起こっていた細胞増殖の能力が失われ細胞の数が減少し元の数に近い状態にまで戻り得る現象をいっているのに対

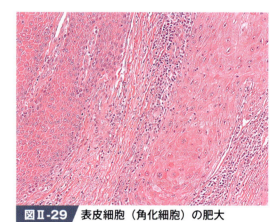

図Ⅱ-29 表皮細胞（角化細胞）の肥大

右側の表皮と左側の表皮では角化細胞の大きさが違っている．右側では角化細胞は細胞質に富み，淡い好酸性を示している．

し，刺激がなくなってもその増殖が自律性，不可逆性，進行性に続いていく状態」と定義されている．新形成を起こし得る細胞には上皮細胞もあれば真皮内にある非上皮系の細胞もある．新形成によって増えてきた細胞が組織の塊を形成した状態が新生物である．腫瘍とも呼ばれるが，元来腫瘍は「腫れ」，「塊」の意味で，新生物のみならず，炎症疾患，その他にも用いられる言葉である．炎症性疾患で腫瘤（腫瘍）を形成したものは偽腫瘍とも呼ばれる．新生物には

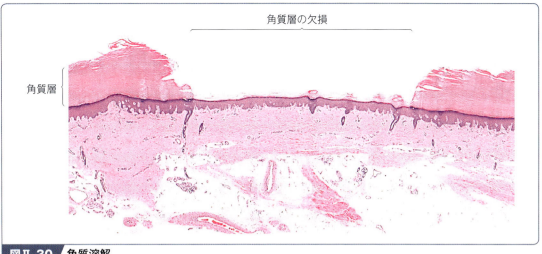

図Ⅱ-30 角質溶解

良性と悪性のものがある．腫瘍の捉え方，両者の組織学的鑑別については第Ⅹ章で述べることにする．

表皮低形成（epidermal hypoplasia）

表皮層が正常時のものと比べて菲薄化している状態をいう（図Ⅱ-28）．細胞層の数が少なくなっている．細胞自体も小さくなっていることが多い．病的状態では，慢性円板状エリテマトーデスなどでみられる．悪液質など栄養不良の患者，高齢者でみられることもある．腫瘍塊によって圧迫され表皮層が薄くなる場合もこう称する．この場合，表皮層の消耗（consumption）と呼ぶこともある．

表皮細胞（角化細胞）肥大（hypertrophy）

角化細胞，特に有棘細胞が通常よりも大きくなっている場合をいう（図Ⅱ-29）．腫大と表現することもある．角化細胞の肥大により表皮が厚くみえることもある．

表皮細胞（角化細胞）萎縮（atrophy），表皮萎縮

角化細胞，特に有棘細胞の大きさが縮小した状態を表皮細胞萎縮や角化細胞萎縮という．このため，表皮の厚さは通常，菲薄化する．厳密にいえば，ある成熟段階にある1個の表皮細胞が健常時のその層の細胞の大きさに比し小さくなった状態を表皮細胞萎縮という．表皮の厚さが薄くなった状態は表皮萎縮である．表皮萎縮の場合，表皮突起は通常，消失している．

角質溶解（keratolysis）

表皮角質層が部分的に消失した状態をいう（図Ⅱ-30）．剝脱性表皮剝離症，点状角質融解症でみられる．

海綿化あるいは海綿状態（spongiosis）

表皮，特に有棘細胞間の浮腫によって細胞間距離が増大し，細胞同士が離開してみえる状態をいう．組織学的には細胞間隙の拡大で表現され，細胞間橋が明瞭にみえるようになる（図Ⅱ-31）．海綿化が強くなると，細胞間離開が進

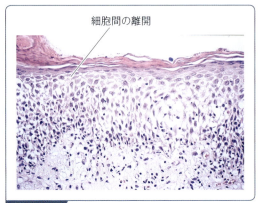

図Ⅱ-31　海綿化
有核細胞間に離開を認める．デスモソームによる接着が残存しているため細胞間には棘のような構造がみられる．いわゆる細胞間橋が明瞭となる．

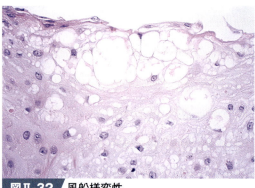

図Ⅱ-32　風船様変性
細胞内の水分貯留による腫大と淡明化，細胞破壊による表皮内水疱の形成がみられる．

み，表皮内小水疱や水疱を形成する．

風船様変性（ballooning）

有棘細胞が大きくなり，膨化して細胞質が淡明となった状態である．実際には，細胞質内に水分が蓄積し細胞質が拡大した状態で，細胞内浮腫である場合が多い．時にグリコーゲンの蓄積によって起こることもある．有棘細胞が風船状に大きく膨らみ，細胞質は淡染しているためこの名称がつけられている．この変化が強くなると細胞膜が破れ，多房性の表皮内水疱を形成してくる（図Ⅱ-32）．破れた細胞膜が線状，網目状にみえることがあるため，網状変性（reticular degeneration）ともいわれる．

上皮層内ムチン沈着症（epithelial mucinosis）

表皮内細胞間隙や毛包上皮細胞間にムチン（粘液）が貯留した状態をそれぞれ表皮内ムチン沈着症（epidermal mucinosis），毛包性ムチン沈着症（follicular mucinosis）といい，併せて上皮層内ムチン沈着症（epithelial mucinosis）と総称する（図Ⅱ-33）．一般に，

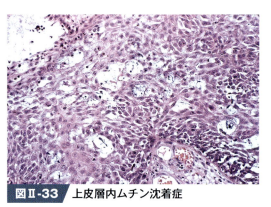

図Ⅱ-33　上皮層内ムチン沈着症
角化細胞間が離開し好塩基性顆粒状の粘液物質を含んでいる．

上皮細胞が産生する粘液には中性の粘液が多く，酸性の粘液は少ない．角化細胞も少量の粘液を産生するが，それは酸性の粘液であるヒアルロン酸である．第Ⅰ章で述べたように，このヒアルロン酸が表皮細胞間や毛包上皮細胞間に分泌され水分を引き寄せる力となっているといわれている．この粘液が炎症刺激や腫瘍化によって増加すると，水分が引き寄せられ上皮細胞間が大きく離開する．含有される粘液の量により，粘液成分が多いと全体的に青く，少なくなるに従って色が薄くなり，その空隙内に青い顆粒状の物質として認められる程度となる．

表皮内ムチン沈着症は，基底細胞癌，尋常性疣贅，脂漏性角化症，ケラトアカントーマ，扁平上皮癌や湿疹などの海綿状皮膚炎でみられ，

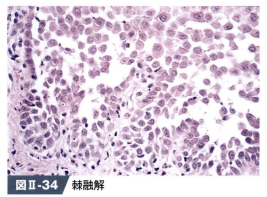

図Ⅱ-34　棘融解

細胞接着物質の破壊や産生異常によって角化細胞間が離開する現象をいう．細胞間橋が欠損されるため細胞は丸くみえ，棘を欠く．

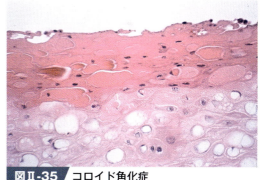

図Ⅱ-35　コロイド角化症

角化細胞内や細胞間に好酸性の物質の貯留をみる．

毛包性ムチン沈着症は，ムチン沈着性脱毛症，菌状息肉症，好酸球増加随伴性血管類リンパ組織増殖症，サルコイドーシス，光線誘発性皮疹，Hodgkin病，線状苔癬，海綿状皮膚炎，ループスエリテマトーデス，扁平苔癬，慢性単純性苔癬，尋常性痤瘡などでみられることが報告されている．

棘融解（acantholysis）

　主に角化細胞のデスモソーム結合が失われることによって，表皮層内に裂隙，小水疱，水疱を形成する現象をいう（図Ⅱ-34）．細胞間接着物質，細胞間橋の変性・消失によって起こると考えられている．そのため分離・浮遊した角質細胞には細胞間橋の構造はなく，丸くなり，細胞質辺縁はエオジンで濃く染まってみえる．この細胞を棘融解細胞（acantholytic cell）という．海綿化や上皮層内ムチン沈着症でも分離・離脱した角化細胞をみることがあるが，細胞は多角形で針のように突出した細胞間橋の残骸が認められる点が棘融解細胞とは異なる．

　棘融解は，天疱瘡，ヘーリー・ヘーリー病（Hailey-Hailey disease），ダリエ病（Darier disease），ヘルペスウイルス感染症，角質下膿疱性疾患，日光角化症，偽腺管型の扁平上皮癌などでみられる．

コロイド角化症（colloid keratosis）

　表皮や口腔粘膜などの重層扁平上皮層の表層にみられる細胞質内および細胞間の好酸性物質の貯留をいう（図Ⅱ-35）．角化初期におけるケラチンの形成異常による変化とされている．非特異的な細胞反応である．

異角化症または異常角化（dyskeratosis）

　角化細胞の成熟の異常で，早期に角化したものをいう．いい方を換えれば，ケラトンの異常で，有棘細胞が角質層に達する前に個々に角化した状態である．核の成熟と細胞質の成熟が同調しない，いわゆる核・細胞質成熟異時性（nuclear cytoplasmic asynchronism）で，やや未熟な核や濃縮した核と好酸性の角化を思わせる細胞質を持つ．一般に円形で，周囲の細胞から遊離していることもある．細胞学的には，壊死に陥った角化細胞との鑑別が困難である．また，アポトーシスの一型であるとする専門家もいる．おそらく，両者の所見を異角化症と捉えている可能性が高い．苔癬様反応など炎症に伴うものではアポトーシスによるものと考えられる．壊死との鑑別は，周囲の細胞をみて判定せざるを得ないが，一般に壊死細胞の細胞質好酸性化には異角化症にみられる細胞質のぎらつき

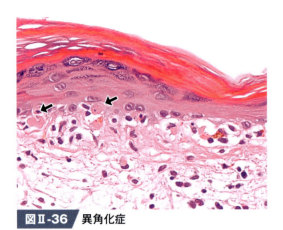

図Ⅱ-36　異角化症
基底細胞層に核が濃縮し濃く好塩基性にみえたり，核を失い細胞質が強い好酸性を示す細胞が散在している．これが異角化細胞（➡）である．真皮に脱落したものをシバット小体と呼ぶ．

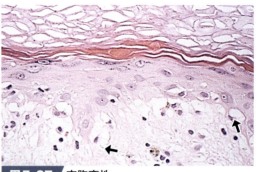

図Ⅱ-37　空胞変性
基底細胞層，基底膜下に空胞（➡）がみられる．

感，光輝性，屈折性（refractileness）がない．扁平苔癬（図Ⅱ-36）や円板状エリテマトーデス（DLE）にみられるシバット小体［Civatte body（cytoid body や hyalin body ともいわれる）］，ダリエ病，疣贅状異常角化腫（warty dyskeratoma）にみられる円形体（corps ronds）や顆粒（grain）も実は異角化細胞である．いわゆる個細胞角化も同義と考えられている．棘融解細胞に異角化を伴う場合は棘融解性異角化症（acantholytic dyskeratosis）と呼ばれる．異角化症には良性病変にみられる"benign dyskeratosis"と悪性腫瘍性疾患にみられる"malignant dyskeratosis"がある．後者はBowen病，日光角化症，扁平上皮癌などでみられる．腫瘍では成熟の異常によるものが多い．

空胞変性［vacuolar degeneration (alteration or change)］

空胞変性という言葉は，いろいろな分野で，しかもいろいろな細胞や間質での変化に対して使われている．そのため，液状変性（liquefaction degeneration），水腫様変性（hydropic degeneration）と同義とされている．液状変性は脳卒中後の脳組織の壊死による液化・空洞化，水腫様変性は細胞内浮腫による細胞の膨化や間質の限局性の空洞化を指すことが多い．しかし，皮膚病理の分野でも細胞質の空胞化にも用いられているが，多用されているのは表皮真皮境界部にみられる空胞変性，つまり水分の増加による空胞，空洞形成である（図Ⅱ-37）．この空胞は，基底膜の上で基底細胞層の領域や基底細胞下に存在することもあるが，基底膜内や基底膜下の真皮乳頭部に存在することもある．その存在位置に関してはいずれでもよいと考える専門家が多い．最近の免疫学の進歩から，それは細胞傷害（cytotoxicity）によって基底部の角化細胞が傷害を受けることによって生じるもので，抗体依存性細胞傷害（antibody-dependent cell-mediated cytotoxicity：ADCC），補体依存性細胞傷害（complement-dependent cytotoxicity：CDC），リンパ球依存性細胞傷害（lymphocyte-mediated cytotoxicity：LMC），細胞傷害性サイトカインによるアポトーシスなどの機序による．アポトーシスに陥った細胞が dyskeratotic cell であり，シバット小体である．いずれのメカニズムでも，基底細胞がリンパ球の攻撃により，急性反応では空胞変性が主体で，慢性反応では苔癬様のリンパ球浸潤がみられる．両変化を含めた

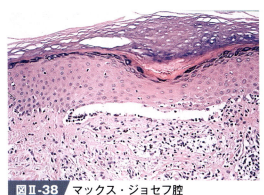

図Ⅱ-38　マックス・ジョセフ腔
表皮・真皮間に横走する裂隙がみられる。扁平苔癬にみられる場合をマックス・ジョセフ腔と呼んでいる。

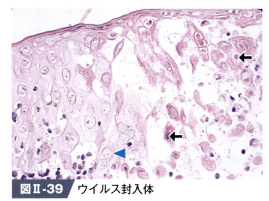

図Ⅱ-39　ウイルス封入体
ヘルペスウイルスの感染巣を示している。表皮角化細胞に核の腫大，核内の好酸性封入体（➡），核のすりガラス状変化（▶），多核化がみられる。

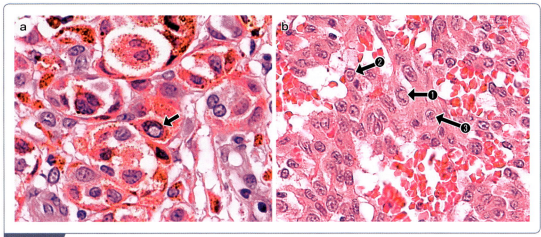

図Ⅱ-40　偽封入体
a：中央にメラノーマにみられる偽封入体を示している（➡）。核内に白く抜けてみえるところがある。これが偽封入体である。よくみると内部に周囲細胞質にあるようなメラニン顆粒が認められる。偽封入体を縁取るように逆向きとなった核縁構造が認められる。b：核内に細胞質が嵌入していく様子を❶，❷，❸と追うことができる。

炎症反応を境界部皮膚炎と呼んでいる。傷害が強いと表皮下裂隙や水疱を生じることもある。扁平苔癬にみられる空胞変性はしばしば大きくなり裂隙を生じるが，これをマックス・ジョセフ腔（Max-Joseph space）と呼んでいる（図Ⅱ-38）。

封入体（inclusion または inclusion body）

細胞内に異常な物質の集積が起こり異染色領域が形成されたものを封入体という。ウイルスやクラミジアの感染あるいは重金属中毒で形成されることがある。核内に形成されるものを核内封入体，細胞質内に形成されるものを細胞質内封入体と呼ぶ。ウイルス感染での核内封入体には，核内を満たす full 型と封入体周囲に透明帯が存在する Cowdry A 型がある（図Ⅱ-39）。サイトメガロウイルスなどでは封入体が大きく周囲の透明帯内に浮き上がってみえるので，フクロウの目（owl-eye）と表現される。一見封入体のようにみえるが，実は細胞質が核内に嵌入してきたとされるものを偽封入体（図Ⅱ-40），

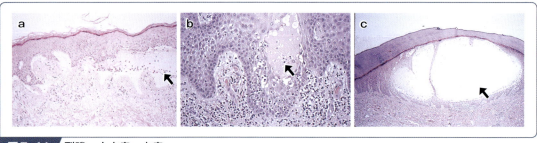

図Ⅱ-41　裂隙，小水疱，水疱

a：表皮下に裂隙（➡）が形成されている．表皮下水疱である．b：表皮内に小さな空隙がみられる．表皮内小水疱（➡）となっている．c：表皮内に大きな空隙がみられる．表皮内水疱（➡）である．

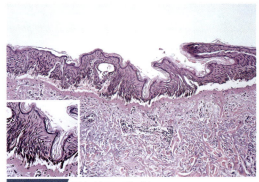

図Ⅱ-42　電気乾固（傷害）

表皮細胞の核が細長く皮表に対して垂直に引き延ばされている．また，基底膜は好酸性に肥厚，硝子化してみえる．

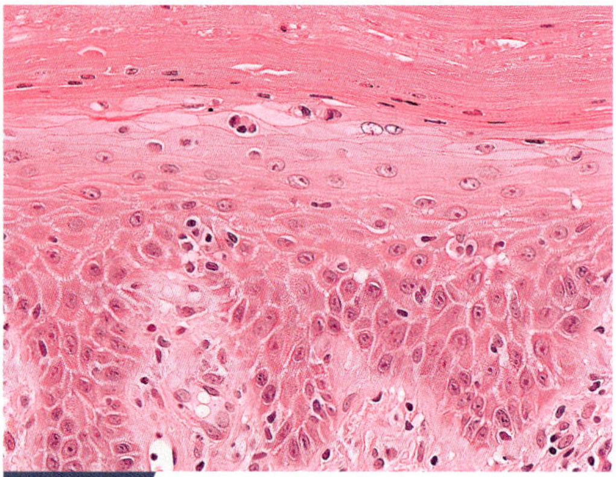

図Ⅱ-43　表皮内浸潤

表皮内への炎症細胞の浸潤をいう．図ではリンパ球の浸潤が目立つ．

正確にいえば核内細胞質嵌入（intranuclear cytoplasmic invagination）と呼んでいる．

裂隙（cleft）・小水疱（vesicle）・水疱（bulla）

　表皮内あるいは表皮直下にできる空隙をそれぞれ大きさによって裂隙，小水疱，水疱と呼び分ける（図Ⅱ-41）．また，その存在位置によって表皮内（intraepidermal），表皮下（subepidermal）とに分ける．裂隙は実際には固定時の組織の収縮によって生じるもので，水溶成分に富まない．通常，1cm以下である．小水疱は1cm大までのもので液体成分を混じている．その大きさが1cmを超えるものを水疱と一般に定義づけられている．

電気乾固あるいは電気傷害（electrodesiccation）

　身体が電気メスや高圧電流に触れると皮膚に特有の傷害像が現れる．表皮下部の細胞の核が等しく細長くなり，電流の流れの方向に一致して皮表に垂直に走る傾向を示す（図Ⅱ-42）．細胞質は顆粒状となったり，空胞状となる．表皮下に空隙，水疱の形成をみる．基底膜や膠原線維は肥厚し，硝子化することがある．この状態を電気乾固と呼んでいる．

表皮内浸潤（exocytosis）

　表皮内へ炎症細胞が侵入した状態を表皮内浸潤と呼ぶ（図Ⅱ-43）．これはリンパ球，好中

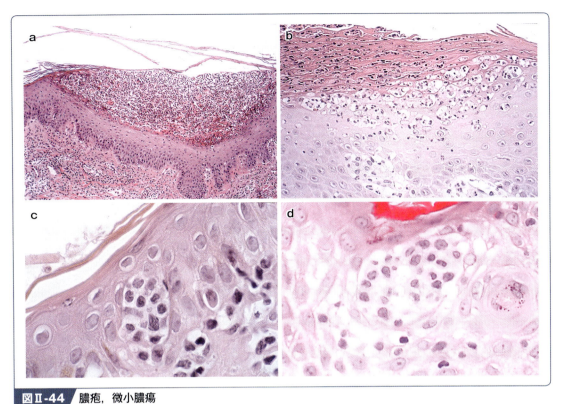

図Ⅱ-44 膿疱，微小膿瘍
a：角質層下膿疱，b：コゴイ海綿状膿疱，c：ポトリエ微小膿瘍，d：ランゲルハンス細胞集簇巣．

球，好酸球のいかんを問わない．時として，血管内の細胞が血管外へ遊走して出てくる現象や細胞内の物質が細胞外へ分泌あるいは排出される現象に対してこの用語が用いられるが，皮膚病理の分野では前記の状態をみた時に用いられることが多い．

膿疱（pustule），微小膿瘍（microabscess）

　表皮内での多核白血球や壊死物質の集合巣を膿疱という（図Ⅱ-44）．膿疱はその存在部位によって，角質層内（intracorneal），角質層下（subcorneal）（図Ⅱ-44a），有棘細胞層内（intraspinous），基底上（suprabasal），表皮下（subepidermal）に分ける．有棘細胞層内で細胞間浮腫つまり海綿化を同時に認め，角質細胞内にも好中球の侵入をみるものをコゴイ海綿状膿疱（Kogoj's spongiform pustule）（図Ⅱ-44b）と呼ぶ．尋常性乾癬で角質層下ないし角質層内に好中球が存在する場合をマンロー微小膿瘍（Munro's microabscess）という．菌状息肉症やT細胞リンパ腫などで表皮内にリンパ球の集簇巣がみられる場合をポトリエ微小膿瘍（Pautrier's microabscess）（図Ⅱ-44c），湿疹などでみられるランゲルハンス細胞がグループをなして存在する現象をランゲルハンス細胞集簇巣（Langerhans cell microabscess）（図Ⅱ-44d）といまだに呼ぶことがあるが，微小膿瘍は多核白血球が浸潤した場合に限るべきで，他の炎症関連細胞については集簇巣［collection（例えば，Pautrier lymphocytic collection やLangerhans cell collection）］と呼ぶべきという専門家がいる．真皮内にある多核白血球の集簇巣が膿瘍である．真皮内では，いくら小さくとも微小膿瘍という表現をすることはない．

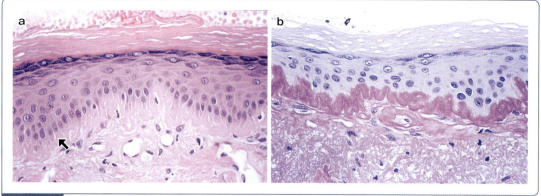

図Ⅱ-45 基底膜肥厚

a：HE 染色標本では淡好酸性の帯状物（➡）としてみえる．b：PAS 染色ではその部分が濃い赤色に染まっている．通常，基底膜は 0.5～1.0 μm で光学顕微鏡ではほとんどみえない．基底細胞層の傷害が長期間続くと再生によって基底膜が肥厚してくることがある．

表皮真皮境界部（epidermal-dermal junction）

前出の空胞変性の説明で述べたように，真皮と表皮の接する部分を曖昧に表現する用語として用いられる．洋書では dermo-epidermal と表記されることが多いが日本皮膚科学会用語集では表皮・真皮と逆転して記載している．一般に基底細胞層，基底膜部，基底膜下のごく狭い領域の真皮乳頭部を併せて指している．

基底膜肥厚（thickening of basement membrane）

表皮と真皮の間には，正常では 0.5～1.0 μm の厚さの基底膜が存在する．PAS 染色で表皮下にやや濃いピンク色の線状構造物として認められる（図Ⅰ-28 参照）．1.0 μm の厚さがほぼ光学顕微鏡での認識できる限界なので，HE 染色標本ではっきり表皮下に好酸性線状構造として認められる場合は，基底膜が肥厚していると考えてよい．例えば，円板状ループスエリテマトーデスなどの病的状態では，著しく肥厚していることがある（図Ⅱ-45）．

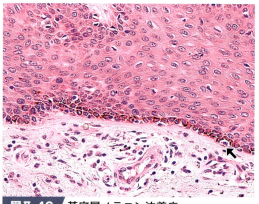

図Ⅱ-46 基底層メラニン沈着症

基底細胞内のメラニン量が増加した状態をいう．メラノサイトは増えることもあれば増加をみないこともある．図ではメラニンの増加のみられないメラノサイト（➡）が右側下にみえる．

基底層メラニン沈着症（メラノーシス）（basal melanosis）

第Ⅰ章で説明したように，メラニンは表皮基底細胞の核の上に笠のようにかぶさって存在している．メラニン顆粒は繊細であるため，健常状態では光学顕微鏡で明確に認識できないことが多い．しかし，メラニン顆粒が増加すると弱拡大でみても表皮基底層部が黒褐色調を帯びていることがわかる場合がある（図Ⅱ-46）．こ

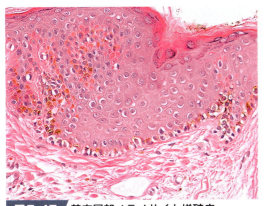

図Ⅱ-47 基底層部メラノサイト増殖症

基底層部のメラノサイトの増殖をいう．図では，細胞質の淡明なメラノサイトが基底層部にほぼ連続して存在してみえる．

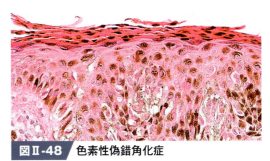

図Ⅱ-48 色素性偽錯角化症

角質層がやや厚く，各角質細胞の中央にはメラニンの凝集巣が存在し，あたかも錯角化のようにみえる．

の状態を基底層メラニン沈着症（メラノーシス）と呼ぶ．日光刺激や炎症刺激に反応してみられるようになる．真皮内にメラニンが沈着する真皮メラニン沈着症または真皮メラノーシス（dermal melanosis）［単にメラニン沈着症（melanosis）やメラニン逸脱症（melanin incontinence），メラニン沈着（melanin deposition）とも呼ぶ］とは異なる（図Ⅱ-84参照；後述）．

基底層部メラノサイト増殖症（メラノサイトーシス）(basal melanocytosis)，黒子(lentigo)

表皮内メラノサイトの数が増加し，基底細胞層を孤立性あるいはほぼ等間隔で密に広がっている状態を基底層部メラノサイト増殖症（メラノサイトーシス）という（図Ⅱ-47）．臨床像と併せた病変名が黒子である．

色素性偽錯角化症（pigmented pseudoparakeratosis）

強い基底層部メラノサイト増殖症の場合や黒子を伴う母斑細胞母斑の場合に，周囲角化細胞に渡されたメラニンがそのまま角化細胞内に存在しケラトンの動きに従って上昇する．メラニン量が多いと，角質層内では，各角質細胞の消失した核の位置にメラニン顆粒が集簇巣を作るので，錯角化細胞であるかのようにみえ，あたかも錯角化症が存在しているようにみえることがある（図Ⅱ-48）．この状態を色素性偽錯角化症と呼んでいる．通常，メラニンのある領域は小さく均一で，残存核のように均等に分布する．良性メラノサイト病変に認められる現象である．

細胞胞巣（cell nest）

1種類の上皮系細胞がある領域に集簇して存在する状態を細胞胞巣という（図Ⅱ-49）．何個以上の細胞が集簇していれば胞巣と呼ぶのかに関しての定義はないが，通常3個以上をもって胞巣としている．2個と規定すると，細胞分裂が起こった直後は2個であるがそれを細胞胞巣とは呼びにくいし，逆に3個あれば立体像を考えるとそれ以上の細胞が集簇していると想定できるからである．この用語は，真皮内だけではなく，表皮内における細胞集簇巣にも使用される．また，上皮細胞とは言えないが母斑細胞の集簇巣を胞巣と呼ぶ．細胞胞巣は境界

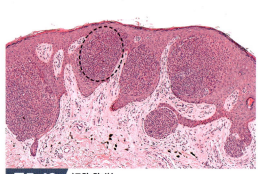

図Ⅱ-49 細胞胞巣

表皮内に表皮角化細胞とはやや形態を異にする小型円形細胞の集簇巣（⃝）が認められる．これを細胞胞巣や単に胞巣と呼んでいる．

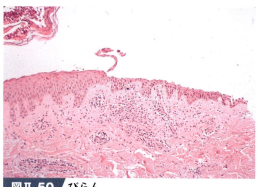

図Ⅱ-50 びらん

表皮表層の部分欠損をいう．図の右側では左側の健常表皮層と比較して上部が欠損し，その下の有棘層や基底層の細胞が再生性に腫大し核が濃染してみえる．

母斑の母斑細胞，Paget 病や単純性汗腺棘細胞腫（hidroacanthoma simplex），脂漏性角化症，ボーエン病（Bowen disease）などでもみられる．好中球，リンパ球，ランゲルハンス細胞などの非上皮系細胞も集簇することはあるが，原則としてこれらには細胞胞巣という用語は使用しない．

びらん（erosion）

表皮の部分的欠損をびらんと呼ぶ（図Ⅱ-50）．角質層のみならず有棘層を欠くことも多いが基底層は残存する．治癒は瘢痕なしに終わる．

潰瘍（ulcer）

表皮の完全欠損で，真皮の部分欠損を伴うことが多い（図Ⅱ-51）．治癒に際しては瘢痕を

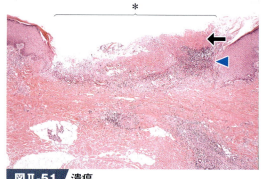

図Ⅱ-51 潰瘍

表皮の欠損をいう．＊の部分が表皮が欠損した潰瘍部である．周囲表皮は肥厚してみえる．潰瘍表面はフィブリン層（➡）と炎症細胞浸潤層（▶）で覆われている．

形成する．搔破によってびらんや潰瘍を形成することを爪痕（excoriation）というが，組織学的には，浅い潰瘍や表皮直下に薄いフィブリン層を形成している所見として認識される．

B 皮膚付属器に関連する用語

毛包

1．毛包過形成

毛包の数の増加をいう．増加に対する明快な判定基準はない．周囲に比して毛包が密に集簇している病変として捉えられる．この状態のなかに，毛包母斑（hair follicle nevus）がある（図Ⅱ-52）．また，毛包漏斗部の構造が集簇性，腫瘍状に存在する毛包腺腫（trichoadenoma）（図Ⅱ-53）も一見そのようにみえる．

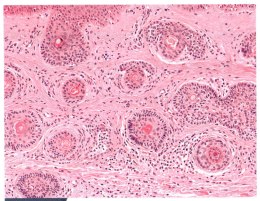
図II-52 毛包母斑
毛包の数が増えた状態を毛包過形成という．この状態のなかに先天性の組織奇形（母斑）としての毛包母斑がある．図では幼若な軟毛包が多数密に集簇している．

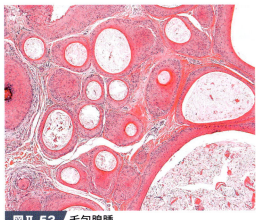
図II-53 毛包腺腫
毛包腺腫の組織像を示す．毛包漏斗部の構造が多数密に存在している．なかには嚢胞状に内腔が拡大したものもみられる．

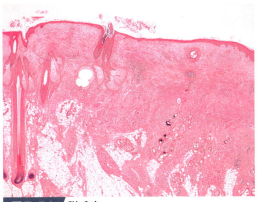
図II-54 脱毛症
脂腺母斑の症例を示している．左側ではほぼ等間隔で3個の毛包が存在しているが，右半分では毛包構造を欠いている．毛包の形成がないため，毛の産生のない状態となっている．これも脱毛症の一種である．

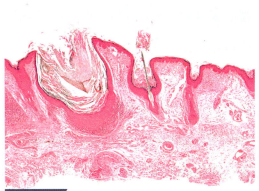
図II-55 面皰
図は開放面皰で，毛孔が開大して角質や皮脂が貯留した状態である．

2．脱毛症（alopecia）

毛のない状態や毛がなくなる過程をそれぞれ脱毛症，脱毛という．頭皮での脱毛症は，健常部が含まれた組織片では病変部と健常領域での毛包の分布量を比較すること（図II-54）や，4 mmパンチ生検の横切切片では毛包単位（follicular unit）の数を勘定することによって知ることができる．

3．面皰

皮脂と角質が毛孔に詰まった状態である．毛孔が開大したもの（開放面皰）（図II-55）と閉鎖したもの（閉鎖面皰）がある．

4．メラニン円柱（melanin cast）

毛包腔内にメラニンを大量に含む毛の変性物が直線状あるいは折れ曲がった円柱状の形で存在している状態をいう（図II-56）．抜毛症（trichotillomania）時や毛軟化症（trichomalacia）の時によくみられる．

5．毛包性ムチン沈着症 （follicular mucinosis）

毛包に生じた上皮層内ムチン沈着症をいう（図II-57）．菌状息肉症やムチン沈着性脱毛症

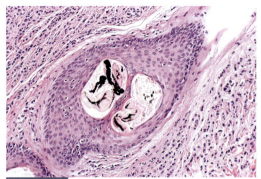

図Ⅱ-56　メラニン円柱

毛包腔内にメラニンを含む毛の変性物が曲がりくねった形状を示しながら存在している．

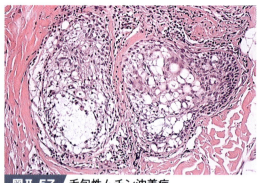

図Ⅱ-57　毛包性ムチン沈着症

毛包上皮層内で上皮細胞間に粘液が貯留した状態をいう．上皮性ムチン沈着症の一型である．

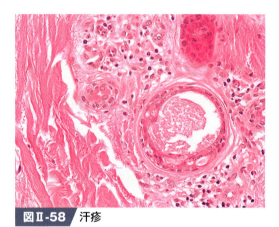

図Ⅱ-58　汗疹

アポクリン管の拡張．

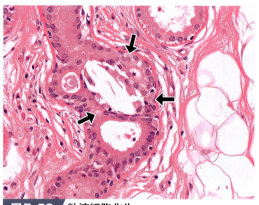

図Ⅱ-59　粘液細胞化生

アポクリン腺では時に粘液細胞を認めることがある（➡）．空胞状となったり，細胞質がやや青色になっているのがわかる．アポクリン型の混合腫瘍ではこの粘液細胞化生をみることが比較的多い．

（alopecia mucinosa）などでみられる．

アポクリン腺

1．汗疹（sudamina, miliaria）

アポクリン管が拡張した状態をいう（図Ⅱ-58）．

2．粘液細胞化生
　　（mucinous metaplasia）

アポクリン腺あるいはアポクリン管の細胞に粘液産生を伴う細胞が出現することが知られている（図Ⅱ-59）．これを粘液化生ないし粘液細胞化生と呼んでいる．同様の現象はエクリン管やエクリン腺の細胞にもみられ得る．

脂腺

1．脂腺過形成
　　（sebaceous hyperplasia）

大きく成熟した脂腺葉がグループをなして中央に位置する拡張した脂腺管の周りにまとわりついた状態をいう（図Ⅱ-60）．小葉には正常の脂腺にみられる線維性隔壁を欠いている．表皮との関係では毛包漏斗部，脂腺管を介してつながる構築が保たれている．中央部の毛包漏斗部は固定しているが，周囲の表皮は下部にある脂腺の増大

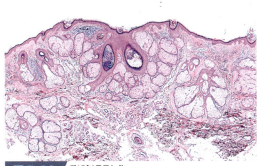

図 II-60　脂腺過形成
病変中央部の皮表が陥凹した毛包漏斗部の構造が存在している．周囲には多数の脂腺葉が認められる．

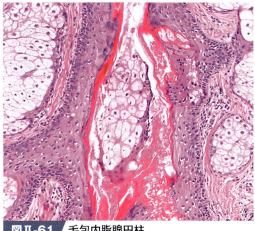

図 II-61　毛包内脂腺円柱
毛包腔内に脂腺葉の成分が充満している．一種のアーチファクトである．

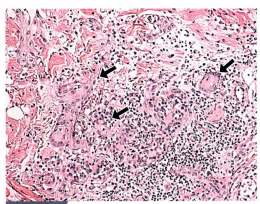

図 II-62　汗管扁平上皮化生
汗管の導管上皮が重層扁平上皮（➡）で置き換えられた状態である．虚血性変化でよくみられる．同様の変化は唾液腺でも認められ，壊死性唾液腺化性と呼ばれている．腫瘍，特に扁平上皮癌と間違えられることが多い．

により持ち上げられるため，ドーム状の病変ながら中央が陥凹するという独特の病変を形成する．

2．毛包内脂腺円柱
　　（follicular sebaceous cast）

　毛包腔内を占めるように，あるいは毛包孔を塞ぐように，脂腺細胞や分泌皮脂物の塊が貯留した状態である（図 II-61）．生検時の圧挫によるアーチファクトとしてみられたり，痤瘡の治療としてイソトレチノインを使用した時に鼻唇溝領域に認められることがある．

エクリン腺

1．汗疹（sudamina, miliaria）
　汗管が閉塞したために汗が管内に貯留し汗管が拡張した状態をいう．時に汗の水分が管外に逸脱してみられる．拡張部分が角質層内にみられるもの，有棘細胞層にみられるもの，直真皮内汗管が拡張してみられるものがある．

2．淡明細胞化生
　　（clear cell metaplasia）
　エクリン管細胞やエクリン腺細胞の細胞質が透明ないし淡明にみえる現象をいう．エクリン管にみられるものの方が多く，汗疹に伴うことが多い．グリコーゲンや脂肪などの沈着によることや，これらの物質の蓄積を伴わずにみられることもある．

3．汗管扁平上皮化生
　　（syringosquamous metaplasia）
　汗管の導管上皮が重層扁平上皮で置き換えられることをいう（図 II-62）．虚血領域，潰瘍周囲，時に放射線照射後や火傷，凍結療法などの後にみられる．これらの原因となる病変を伴わずこの所見をみることもある．

C 真皮に関連する用語

炎症細胞の種類と見分け方

炎症細胞には，好中球，好酸球，好塩基球，肥満細胞，単球，マクロファージ，リンパ球，形質細胞，ランゲルハンス細胞などがある（図Ⅱ-63）．リンパ球ないしリンパ球様細胞のなかには，T細胞，B細胞，その他，NK細胞など多種類あり，これらの細胞のなかにもさらに機能の違うものが含まれているが，HE染色標本ではほとんどそれらの区別がつかないため，

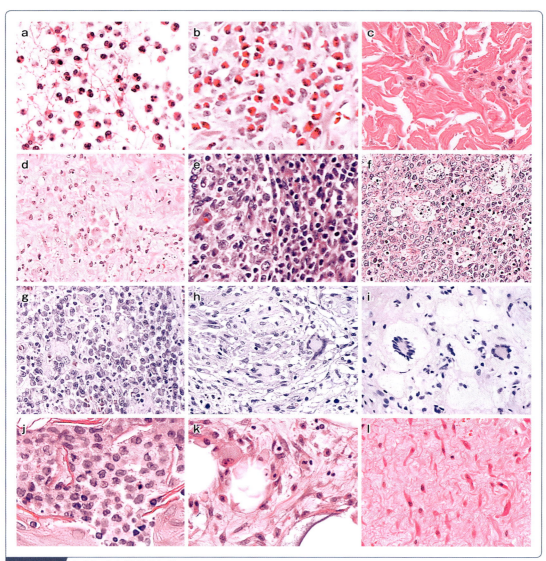

図Ⅱ-63 炎症細胞と線維芽細胞のいろいろ

a：好中球，b：好酸球，c：肥満細胞，d：マクロファージ，e：リンパ球（左側がリンパ濾胞内のリンパ球，右側が濾胞周囲の小型リンパ球），f：リンパ濾胞内の核破砕物含有マクロファージ，g：形質細胞，h：類上皮細胞とラングハンス型巨細胞，i：泡沫細胞とツートン型巨細胞，j：ランゲルハンス細胞，k：脂肪貪食マクロファージと活性化線維芽細胞，l：線維化巣内の線維芽細胞．

ここでは一括してリンパ球としておく．また，その他の細胞との識別も難しいことがあり，そのような場合は単核細胞や小円形細胞とのみ表現することもある．

炎症細胞ではないが，炎症反応の後期には線維芽細胞が増えてくるし，血管が増えて内皮細胞が腫大してくるので，これらの細胞の形態を知っておく必要がある．以下に，HE 染色標本でみられる各細胞の形態学的特徴をまとめる．

1．好中球（neutrophil）

直径 10〜12 μm 大のほぼ円形ないし類円形の細胞であるが，その形態はその存在部位，他組織との関係によって多少変わる．多分葉化した核を持ち，典型的には 3 個以上の濃染する核葉がみられる．細胞質には繊細な両染性の顆粒を含み，全体的に薄いピンク色や透明に抜けてみえる．ここでいう両染性とはヘマトキシリン（好塩基性）にもエオジン（好酸性）にも好性を示す性格をいう．1 個 1 個の顆粒の同定は困難な場合が多い．時に小さな貪食空胞や好塩基性の小顆粒をみることがある．幼若な好中球は単核で，細胞内顆粒も不明瞭であることが多く，マクロファージや組織球と区別がつかない場合が多い．

2．好酸球（eosinophil）

好中球とほぼ同じ大きさからやや大きめで，同様に類円形を示す．細胞質内に多数の好酸性に赤く染まるやや粗大な顆粒が充満している．核は圧倒的に 2 分葉を示すものが多い．時に単核のものがみられる．3 分葉以上のものはまれである．

3．好塩基球（basophil）

アレルギー性接触皮膚炎などの遅延型アレルギー反応に関連する細胞とされている．分葉化した核を持つ．HE 染色標本では細胞質内の顆粒は染め出されないので，それと認識されることはほとんどない．分葉核を持つため，おそらく好中球として捉えられているのではないかと思われる．

4．肥満細胞［マスト細胞（mast cell）］

8〜15 μm 大の類円形細胞で，円形から卵円形の暗調な核が細胞質中央に存在する．単核であることが好塩基球をはじめ好中球，好酸球などの多核白血球と呼ばれる細胞とは異なる．細胞質には両染性のそれぞれ 0.6〜0.7 μm 大の顆粒で充満しているが，HE 染色標本では顆粒そのものは認識できず，全体的に淡暗赤紫色に染まってみえることが多い．顆粒はメタクロマジーを示すため，トルイジンブルー染色やギムザ染色でその性格をみることによって認識することができる．また，現在では免疫組織学的に c-kit やトリプターゼ，キマーゼの存在をみることにより同定できる．

5．単球（monocyte）

骨髄で産生されて血中から組織に移動し，そこに定住する組織球や貪食能を有するマクロファージとなる前駆細胞である．類円形の核を持ち細胞質に乏しい細胞で，その形態はリンパ球に類似しており，HE 染色標本では識別困難である．円形の単一の核を有する白血球という意味で，単核球や単核細胞（mononuclear cell）という用語が使われるが，これは単球・マクロファージを含めリンパ球や幼若な好中球などを含んだ形態学的総称名として用いる用語である．

6．マクロファージ（macrophage）

単球由来の細胞である．一般に遊走性（wondering or free）のものをマクロファージ，ある組織に定住している（resident or fixed）ものを組織球（histiocyte）と呼ぶ傾向がある．前者は大食細胞とも呼ばれる貪食能力の旺盛な細胞である．類円形の核と豊富で淡好酸性ないし淡明な細胞質を有しているが，炎症の現場では細胞質内に外来性異物，生体内老廃物などを含有してみられることが多い．組織球をマクロファージ，特に定住型のマクロファージと同一視したり，細網細胞（reticulum cell）と同義とする研究者がいる．一方，現在では，細網細胞という名称はほとんど使われることはない．樹状細胞の多くがこれにあたるものと推測され

る．したがって，組織球という細胞は定義づけ
が難しく，曖昧に使用されているのが現状と考
えてよい．そのなかには線維芽細胞も含まれて
いることも多い．

7．リンパ球（lymphocyte）

　前述のように，T細胞やB細胞を光学顕微鏡
での観察で正確に鑑別することは困難である．
いずれもがリンパ球と呼ばれる由縁である．そ
の認識はB細胞領域であるリンパ濾胞の構造
や高内皮性後毛細血管小静脈，指状嵌入樹状細
胞の共存によって認識可能な，いわゆるT細
胞領域（傍皮質領域）をみつけることによっ
て，あるいはまず診断をつけその病理発生のメ
カニズムから逆に浸潤細胞の由来を推測するこ
とができる程度である．反応性のリンパ濾胞で
は，親和性成熟と呼ばれる現象が起こり，かな
りの細胞がアポトーシスで処分されるため核破
砕物を含んだマクロファージ（tingible body
macrophage）が散在するようになり，濃い暗
紫色を背景に白く抜けた空隙が散在してみえる
ようになる．これが夜空の星（starry sky）と
呼ばれる状態として表現される．B細胞が反応
していることを示唆する証拠となる．リンパ球
はいずれも単核の細胞で，クロマチンに富む円
形核を有し，深い暗紫色にみえる．細胞質は比
較的乏しく，小型のものでは細胞質がないよう
にもみえる．通常，その大きさにより，5～
8μm大の小型リンパ球（small lymphocyte），
8～12μm大の中等大リンパ球（medium-
sized lymphocyte），12～30μm大の大型リン
パ球（large lymphocyte）に分ける．中等大か
ら大型になるにしたがって，核の大きさも細胞
質の大きさも少し大きくなる．したがって，リ
ンパ球の集簇巣では，小型リンパ球が集まれば
集まるほど細胞が群がり集まっているのはわか
るが，一様に濃い暗紫色に染まる領域としてみ
える．大型のものが加わるにしたがって，その
色合いはやや薄くなっていく．

8．形質細胞（plasma cell）

　B細胞の最終分化段階の細胞が形質細胞であ
る．正常皮膚ではほとんどみられない．卵円形
ないし西洋梨形で，偏在する円形ないし卵円形
の核を有する．核クロマチンは粗に凝集し，核
辺縁や核中央部に位置するもの，それらをつな
ぐ形で存在するものがあり，全体として車軸状
にみえる．間のやや白く抜けた領域を傍クロマ
チン明帯（parachromatin clearing）と呼んで
いる．この傍クロマチン明帯を有する車軸状の
クロマチン配列が形質細胞の最大の形態的特徴
であるが，クロマチンの色合いもやや赤みを帯
びた濃い紫色となるため暗紫色のリンパ球の核
との違いをなし，識別のポイントとなってい
る．核周囲にはやや白く抜けてみえる核周囲明
暈（perinuclear halo）と呼ばれる小領域があ
り，周囲細胞質は多数の粗面小胞体が層状に存
在するためにやや紫がかってみえる．時にラッ
セル小体（Russell body）と呼ばれる好酸性均
一な球状物を細胞質内に混じることがある．

9．ランゲルハンス細胞（Langerhans cell）

　樹状の細胞で，皮膚では主に表皮内に存在す
る．馬蹄形，腎臓形で切れ込みを有する淡いク
ロマチンを含む核と比較的豊富で淡明な細胞質
を有することで特徴づけられる．樹状の形態は
HE染色標本では認識しづらい．CD1aの免疫
染色で明らかにされる．

10．線維芽細胞（fibroblast）

　線維芽細胞は膠原線維や間質粘液を産生する
細胞である．膠原線維の産生が停止あるいは減
弱している時期の細胞を線維細胞（fibrocyte）
と呼んだ時もあったが，現在はいずれの時期の
ものも線維芽細胞と呼んでいる．線維細胞は休
止期線維芽細胞（resting fibroblast），膠原線
維産生の盛んな時期のものを活動期線維芽細胞
（active fibroblast）と呼んでいる．いずれもほ
ぼ紡錘形の形態を呈する．休止期のものは細長
く細胞質に乏しく，活動期のものはふっくらと
した紡錘形状で所々で多方向へ放出される細胞
突起を有したものや多角形となったり，内部に空
胞や突起によって囲まれた粘液貯留部を含むよ
うな形態を示す．時に星芒状の形態もみられる．

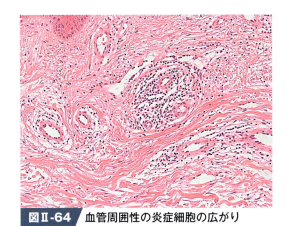

図Ⅱ-64 血管周囲性の炎症細胞の広がり

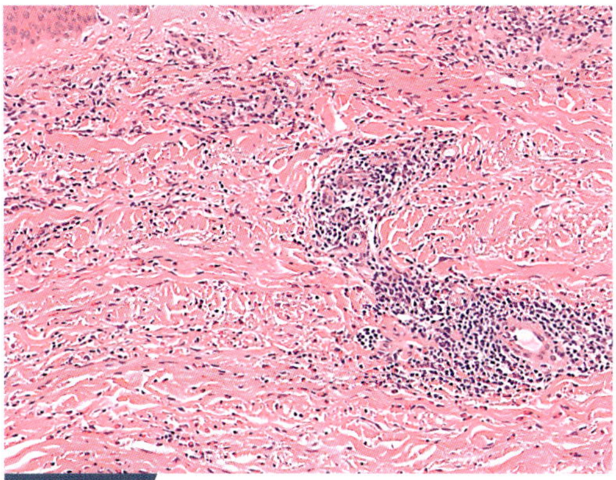

図Ⅱ-65 血管周囲性／間質性の炎症細胞の広がり

血管周囲の炎症細胞浸潤のほか，血管から離れた間質内にも炎症細胞浸潤が広がっている．

以上のように，それぞれの炎症細胞で異なる特徴を示すため，40倍や100倍の倍率での観察でも炎症細胞の識別は可能となる．

細胞形態を表現する一般用語

細胞の認定が困難な場合は，その細胞の形態を客観的に表現したり，形態的特徴を表現する名称で呼ぶことがある．円形細胞，卵円形細胞，立方状細胞，円柱状細胞，多角形細胞，重層扁平上皮細胞，単層扁平上皮細胞，紡錘形細胞，星芒状細胞，クモ状細胞，担空胞細胞，泡沫細胞，顆粒細胞，オタマジャクシ様細胞，組織球様細胞，上皮様細胞，好酸性顆粒細胞（oncocyte，膨大細胞ともいう），多核巨細胞などがそれにあたる．これらの名称は比較的自由に作られ，使用されているが，個人によってその表現や理解が異なるため，あまり複雑な表現は避けるべきでもある（第Ⅱ章付録②参照）．

部位，広がりからみた細胞浸潤の表現

炎症細胞，その他の細胞の真皮内での広がり方を表現する言葉がある．以下に説明を加える

が，詳細な図は第Ⅹ章にあるので参照して欲しい．

1．散在性細胞浸潤（scattered infiltration, scattering）

その名の通り，炎症細胞が散在性に認められるもので，その密度と主座から以下のような状態として表現する．

a．血管周囲性浸潤（perivascular infiltration）

血管周囲性の細胞浸潤をいう（図Ⅱ-64）．通常，血管の走行に沿ってみられるため，浅層血管叢，交通枝，深層血管叢の領域にみられる．真皮中層より上にみられるものを浅層血管周囲性浸潤（superficial perivascular infiltration），真皮中層以下に広がるものを深層血管周囲性浸潤（deep perivascular infiltration），全層に亘って存在する場合を浅層・深層血管周囲性浸潤（superficial and deep perivascular infiltration）と呼ぶ．また，血管周囲のみならず，間質に広がる場合は血管周囲性／間質性浸潤（perivascular/interstitial）と呼ぶこともある（図Ⅱ-65）．いずれの場合も，血管自体に変化はない．

b．血管壁性浸潤（血管炎）[vascular wall infiltration (vasculitis)]

血管壁自体に炎症があるものをいう．小さい

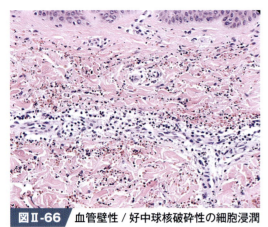

図Ⅱ-66 血管壁性／好中球核破砕性の細胞浸潤

血管炎である．好中球の核破砕物（核塵）が認められるものを好中球核破砕性血管炎と呼んでいる．大きな血管にも小さな血管にも起こる変化である．図は細血管周囲にみられる好中球浸潤とその核破砕物，赤血球の逸脱を示している．

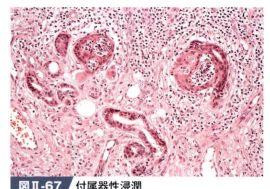

図Ⅱ-67 付属器性浸潤

汗管，汗腺への炎症細胞の浸潤を示している．

血管では壁の破綻が容易に起こるため出血を伴う．血管周囲に細胞浸潤がみられることが多いが，壁の変化を認めることは困難である．大きな血管では弾性板や中膜平滑筋があるため破綻することは少なく，中膜内や外膜に炎症細胞の浸潤をみる．組織学的に小さい血管では，内皮細胞の腫大，フィブリンの析出，周囲間質の浮腫で特徴づけられ，血栓の形成，好中球の浸潤やその核破砕物（leukocytoclasia）の存在，出血を伴うことが多い（図Ⅱ-66）．血管炎が存在する場合に上記すべての像が1枚の切片に現れていることは少ないので，臨床所見を参考にしながら組織所見を判断する必要もある．

核破砕物を伴う血管炎を leukocytoclastic vasculitis，核破砕物のないものを non-leukocytoclastic vasculitis と呼び分けることがある．血管炎の分類で，IgA血管炎（IgA vasculitis）という言葉があり，leukocytoclastic vasculitis と同義と考える皮膚科医もいる．しかし，組織診断に使用する leukocytoclastic vasculitis はあくまでも組織診断名で，組織学的に両者は分けて捉えるべきである．その場合，免疫組織学的に IgA の沈着を認めれば，それは IgA-associated leukocytoclastic vasculitis であり，必ずしも臨床病理学的なシェーンライン・ヘノッホ紫斑（Schönlein-Henoch purpura）や疾患概念としての IgA vasculitis ではない．non-leukocytoclastic vasculitis は敗血症に伴ったり，血栓性血小板減少性紫斑病，クリオグロブリン血症，クマリン誘発壊死などにみられる．リンパ球による血管炎をリンパ球性血管炎（lymphocytic vasculitis）と呼ぶ．

c．付属器周囲性（periadnexal infiltration）

毛包や汗腺，汗管周囲の細胞浸潤をいう．

d．付属器性（adnexal infiltration）

毛包や汗腺，汗管の細胞浸潤を総称する用語として使用する．細胞浸潤が毛包内およびその周囲に限局してみられるものが毛包炎（folliculitis），毛包周囲のみにあれば毛包周囲炎（perifolliculitis）と呼ぶ．汗腺系に限局するものを汗腺炎（hidradenitis）と呼ぶ（図Ⅱ-67）．

2．苔癬様浸潤または苔癬様細胞浸潤（lichenoid infiltration）

炎症細胞が，表皮に対して平行に広がり，表皮真皮境界部を不明瞭にするほどに近接し，さらに表皮内にまで浸潤する状態をいう．真皮内の広がりを帯状（band-like）の細胞浸潤と表現するが，帯状の細胞浸潤と苔癬様の細胞浸潤は必ずしも同義ではない．苔癬様浸潤では帯状

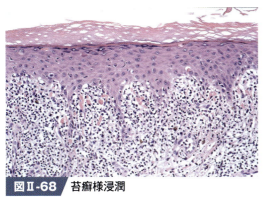

図Ⅱ-68　苔癬様浸潤

表皮基底細胞層，表皮直下の真皮内の細胞浸潤である．

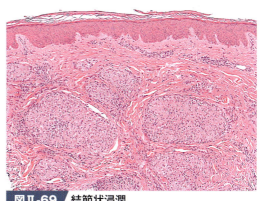

図Ⅱ-69　結節状浸潤

真皮内の限局性結節性の細胞浸潤をいう．図では散在する組織球の結節状の集簇巣（肉芽腫）を示している．

の真皮内浸潤を認めることが多いが，表皮内浸潤（図Ⅱ-43参照）を伴う，あるいはこの細胞浸潤によって角化細胞の傷害を認めるものを苔癬様細胞浸潤とした方がよい．この場合，組織学的な診断名として境界部皮膚炎（interface dermatitis）の名称を広義にあてはめる．この場合，好中球からなる好中球性境界部皮膚炎，好酸球からなる好酸球性境界部皮膚炎，リンパ球や組織球からなるリンパ球・組織球性境界部皮膚炎，リンパ球を主体とするリンパ球性境界部皮膚炎に分けることができる．好中球性のものの代表が線状IgA皮膚症や疱疹状皮膚炎で，好酸球からなるものの代表が水疱性類天疱瘡，リンパ球・組織球性のものの代表が光沢苔癬（lichen nitidus）である．そのため，伝統的に，リンパ球・組織球性のものを狭義の意味での境界部皮膚炎とみなし，一般に苔癬型境界部皮膚炎と呼んでいる（図Ⅱ-68）．このほとんどが細胞毒性傷害（cytotoxicity）と呼ばれる免疫反応によるもので，その急性期あるいは初期や軽度傷害のものが空胞型境界部皮膚炎と考えられている．

3．結節状浸潤（nodular infiltration）

真皮内の限局性結節性の炎症細胞浸潤をいう．好中球からなるものが膿瘍である．その他，リンパ球からなる偽リンパ腫様浸潤，組織球からなる肉芽腫（図Ⅱ-69）がある．

構成細胞の存在の仕方からみた表現

1．単一細胞性（monomorphism，monomorphous）

構成細胞が主として1種類の細胞からなる場合をいう．例えば単一な好中球，あるいはリンパ球，組織球などの浸潤巣と表現する．単一細胞性であっても，細胞の大きさや形態は，正常であっても多少の多彩性を示すことが普通である．この状態を細胞不規則性（poikilocytosis）と表現する．この用語は語源的には赤血球の形態の異常に使用されたものであるが，現在では組織学においても使われるようになっている．腫瘍などでは，円形細胞からなる単一細胞性の増殖巣といった表現がこれに当たる．このなかで，どの細胞もほぼ同じ大きさや形態を示す場合には，単調な，あるいは単調性の（monotonous）細胞集簇という言葉を使う（図Ⅱ-70）．1種類の細胞であるということは明らかであるが，構成細胞それぞれの形態が大きく異なっている場合は多形性（pleomorphism，pleomorphic）という用語で表現する（図Ⅱ-71）．通常，その程度を評価し記載することが多い．一方，1つの細胞が成熟することによってその形態を変

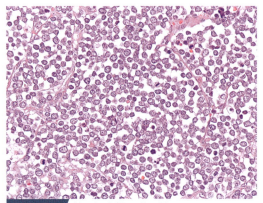

図Ⅱ-70　単一細胞性/単調性

細胞集簇巣を構成する細胞が1種類からなる単一細胞性の浸潤のうち，出現細胞のいずれもがほぼ同一の大きさ，形態を示すものを単調性と表現する．

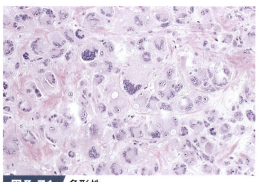

図Ⅱ-71　多形性

1種類の細胞から構成される病変であっても，その構成細胞の大きさや形態が極端に異なる場合，特に多核細胞を混じる場合に多形性ありと表現する．多種類の構成細胞からなる多型性とは異なる．

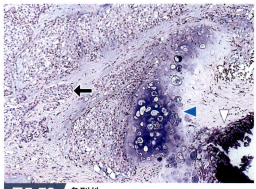

図Ⅱ-72　多型性

多種類の構成細胞からなることを多型性と呼んでいる．図では左半分に上皮性細胞の集簇巣（➡）があり，中央部やや右側に軟骨組織（▶），その右下に骨の存在（▷）を認める．

化させ，これらの細胞が集簇して違う形態の細胞がみられる場合は単一性と捉え，多形性とはしない．ただ，この場合，同じ成熟段階の細胞で多彩性がみられる時は多形性の概念で捉えられる．

2．多型性［多細胞性，混合性，混在性（polymorphism，polymorphous）］

　構成細胞が2種類以上の異なった細胞種からなる場合をいう（図Ⅱ-72）．前記の多形性とは，読み方が同じで，英語表現もよく似ているが，意味するところは違うので注意が必要である．この場合，単に混在性とか多型性と表現されるか，あるいはリンパ球・組織球性，混在性，好中球・好酸球・リンパ球混在性などと表現されることがある．腫瘍で多型性を示す場合には，多相性という言葉が使用されている．発生学的に異なり，形態を異にする2種類の成分からなる場合は二相性，それ以上の種類の場合が多相性である．

D　血管の変化（図Ⅱ-73）

血管増生（vascular proliferation）

血管数の増加をいう．

血管炎（vasculitis）・血管周囲炎（perivasculitis）

　血管の変化であるので，血管炎・血管周囲炎もこの項に取り上げておく．前述したように血管壁自体の炎症が血管炎，血管壁に著変を認め

 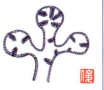

正常　　　内皮細胞の増加　　　血管増生　　　血管拡張　　　血管内乳頭状増生

図Ⅱ-73 血管にみる変化のいろいろ

内皮細胞の増加，血管増生，血管拡張，乳頭状増殖を示している．シェーマではみえやすくするため内皮細胞腫大を伴った状態で表現している．

ずその周囲に炎症細胞浸潤を認めるものを血管周囲炎という．両者の違いは，血管壁そのもの（内膜と中膜）か，血管外膜あるいはその外側に炎症があるかである．周囲の炎症が血管壁に及んで血管炎が発生したものを二次性血管炎，病的原因が血管壁に直接作用して起こる血管炎を一次性血管炎という．

内皮細胞腫大（swelling of endothelium）

内皮細胞の核や細胞質の腫大がみられる状態をいう．血管内皮細胞の場合，腫大した核が内腔へ飛び出し明瞭となり，板の上に打ち付けた釘の頭が飛び出たようにみえることがある．これを鋲釘様（hobnail）と表現することがある．内皮細胞が大きく，細胞質が豊かになり上皮様にみえることがある．これを上皮様（epithelioid）と表現している．細胞質内空胞を有し印環細胞様にみえるものもある．

出血（hemorrhage, red cell extravasation）

赤血球の血管外への逸脱，遊出を出血という．組織学的には，血管外の間質に赤血球の存在を認める．概念的には破綻性と漏出性の出血がある．つまり，明らかに血管壁が破壊され出血したものが破綻性出血であり，血管壁は健常に維持されているようにみえながら出血の状態を認めるものを漏出性出血と呼んでいる．破綻性出血は大きな血管で，漏出性出血は毛細血管を中心とする小さい血管で起こる変化である．臨床的には，点状出血（petechia），紫斑（purpura），斑状出血（ecchymosis）に分けられている．

出血巣も古くなると赤血球を全く認めず，ヘモジデリンの沈着や含鉄（ヘモジデリン貪食）マクロファージ（siderophage）がみられるのみとなり，やがてこれらも消失する．

血管拡張（telangiectasia）

文字通り血管が拡大，拡張したものをいう．

血栓症（thrombosis）

血管内で凝血という現象が起こり血栓を形成した状態をいう（図Ⅱ-74）．よく似たものにクリオグロブリン血症による血管内腔閉塞がある．血栓と違って，ろう様（waxy）と表現されるように淡好酸性，均一に染まる（図Ⅱ-75）．

血管壁の硝子化（hyalinization of vascular wall）

真皮上部の毛細血管や細静脈の壁または周囲

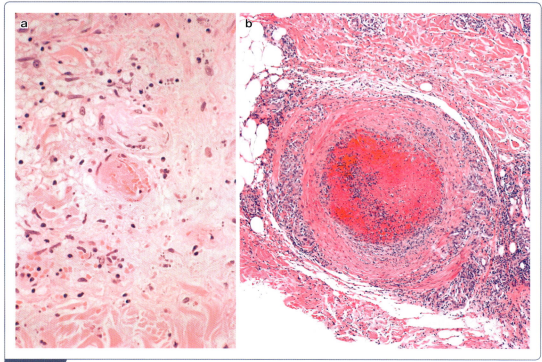

図Ⅱ-74　血栓症

aは小型血管, bは大型血管での血栓を示している. 血栓は濃い好酸性物質として内腔を閉塞するように存在している.

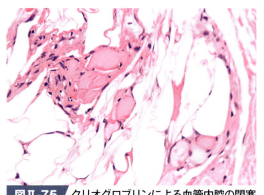

図Ⅱ-75　クリオグロブリンによる血管内腔の閉塞

小血管内を閉塞するクリオグロブリンを示している. 血栓症と違って均一なやや淡い好酸性を示し, ろう様にみえる.

にやや淡く好酸性に染まる硝子様物質の沈着をみる場合をいう. 皮膚では, うっ滞性皮膚炎（図Ⅱ-76）や晩発性皮膚ポルフィリン症でみることがある.

フィブリノイド変性 （fibrinoid degeneration）

析出したフィブリンや壊死物質などを含み, 血管の壁が濃い好酸性で均一に染まる場合がこれにあたる（図Ⅱ-77）. 好酸性物質のほとんどはフィブリンであり, フィブリンが変性しているのではないのでフィブリノイド変化（fibrinoid change）と表現すべきとする研究者もいる. 壁の変化を主に捉え, フィブリノイド壊死と呼ぶことも多い.

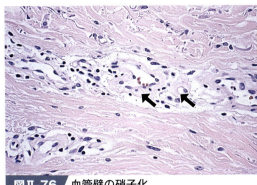

図Ⅱ-76 血管壁の硝子化

うっ滞性皮膚炎にみられる血管壁の肥厚，硝子化を示している（➡）．

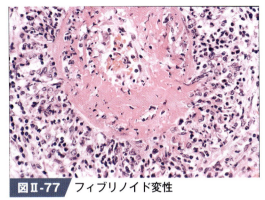

図Ⅱ-77 フィブリノイド変性

中等大の動脈壁が完全に好酸性物質で置き換えられている．この所見をフィブリノイド変性という．血管周囲には好中球やマクロファージ，単核細胞が存在している．

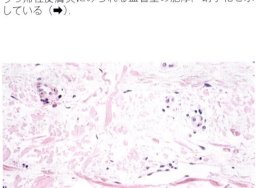

図Ⅱ-78 浮腫

真皮膠原線維束が離開してみられる．リンパ管が拡張している．

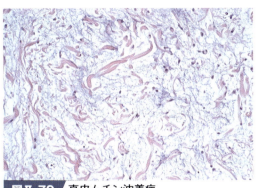

図Ⅱ-79 真皮ムチン沈着症

真皮膠原線維束が離開している．浮腫と異なり膠原線維間は好塩基性，顆粒状となっている．

E 結合織の変化

浮腫（edema）

結合織間質の水分の貯留をいう．組織学的には，膠原線維束が互いに離開し，結合織が淡明にみえてくることで特徴づけられる（図Ⅱ-78）．通常，リンパ管の拡張を伴う．

真皮ムチン沈着症または真皮ムチノーシス（dermal mucinosis）

結合織内，つまり膠原線維間に多量のムチン（粘液）の沈着をきたした状態をいう．ムチンはやや好塩基性，顆粒状に染まってみえる（図Ⅱ-79）．厳密に真皮内にびまん性に広がってムチンが沈着している状態を真皮ムチン沈着症または真皮ムチノーシスといい，限局性に存在する場合は単に粘液変性（mucinous degeneration）や粘液嚢胞（mucous cyst）あるいはガングリオン嚢胞と呼び分けることもある．

結合織の線維化（fibrosis）・硬化（sclerosis）・硝子化（hyalinization）

膠原線維および線維芽細胞が増加した状態，

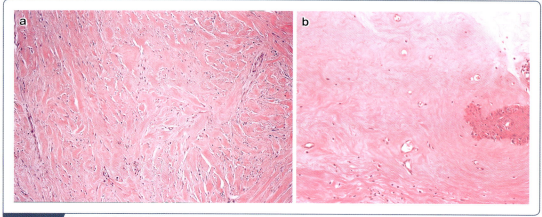

図Ⅱ-80　ケロイドと硝子化
a：ケロイド．厚く好酸性の膠原線維束はしばしばケロイド線維と呼ばれる．ケロイドにみられる特徴的所見である．
b：硝子化．膠原線維束の形態が不明瞭となり，ほぼ均質で一様に好酸性となっている．

あるいは増加する過程を線維化という．通常，肉芽組織から移行する．血管が多く残存する場合や間質に浮腫，炎症細胞の浸潤が目立つ場合はまだ肉芽組織の状態にある．硬化とは膠原線維の増加を認めるものの線維芽細胞の増加を欠く状態を指す．厚く濃い好酸性の膠原線維束［これをケロイド線維（keloidal collagen）という］が錯綜する状態をケロイドと呼ぶ．膠原線維束が互いに融合したように均質化し均一に濃い好酸性を示すようになった状態を硝子化という（図Ⅱ-80）．

膠原線維の垂直状走行（vertical streak of collagen fibers）

肥厚した膠原線維が互いに平行に集まり，拡大した真皮乳頭層を皮表に対して直角に走行する状態をこう表現する．慢性的に搔破刺激を受けた病変，例えば慢性単純性苔癬でみられる（図Ⅱ-81）．

膠原線維の層状走行（lamellar fibrosis, laminated collagen）

やや肥厚した膠原線維束が真皮上部で表皮に

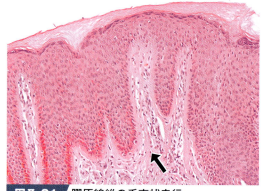

図Ⅱ-81　膠原線維の垂直状走行
肥厚した膠原線維束（➡）が真皮乳頭層を皮表に垂直に走っている．

接して，互いに平行に層状に走る状態をこう表現している（図Ⅱ-82a）．表皮突起の周りではタマネギ状，球状に走行してみられるので同心性線維化（concentric fibrosis）と呼び分ける（図Ⅱ-82b）．しばしば母斑細胞母斑，特に異形成母斑でよくみられる．

花むしろ状構造（storiform pattern）と花むしろ状線維化（storiform fibrosis）

紡錘形の細胞が，ある一点から放射状に発出

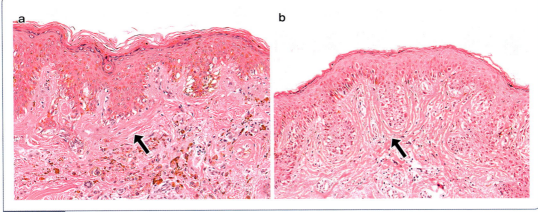

図Ⅱ-82 膠原線維の層状走行（a：➡）と同心円状走行（b：➡）
異形成母斑（クラーク母斑）にみられる膠原線維の層状および同心円状走行を示している．

して車軸状にみえる構造を形成した状態を車輪状走行（cartwheel arrangement）と表現する（図Ⅱ-83a, b）．この紋様が複数個あり，草花が一面に咲きそろったように配列してみえる様子を花むしろ状構造（storiform pattern）といっている．やや肥厚した膠原線維束が同様の構造を作ることがあり（図Ⅱ-83c），その構造は花むしろ状線維化と呼ばれる．顔面肉芽腫，IgG4-関連線維性疾患（IgG4-related fibrous disease）などの炎症性疾患や皮膚線維腫，隆起性皮膚線維肉腫，未分化多形性肉腫でみられる．

真皮メラニン沈着症または真皮メラノーシス（dermal melanosis）

メラニンがそのままの形で，あるいはマクロファージに貪食されて真皮内に存在する状態を真皮メラニン沈着症という（図Ⅱ-84）．場所を問わず，メラニンの沈着が存在する状態をメラニン沈着（melanin deposition）ともいう．メラニンは表皮からのみならず，真皮内の上皮性腫瘍に共生するメラノサイトやメラノサイト系腫瘍に由来するものがある．基底部角化細胞内のメラニンが細胞の崩壊によって放出され真皮内に蓄積される過程あるいはその現象はメラニン逸脱症（melanin incontinence）と呼んでいる．

真皮メラノサイト増殖症または真皮メラノサイトーシス（dermal melanocytosis）

真皮内に両極性・紡錘形のメラノサイトや樹状のメラノサイトが増加した状態で，通常メラノサイト内や周囲のマクロファージ（メラノファージ）内にメラニンの沈着を伴う．先天性に起こる太田母斑，伊藤母斑，青色母斑や後天性真皮メラノサイトーシス（acquired dermal melanocytosis）でみられる（図Ⅱ-85）．メラノサイト内のメラニン顆粒はいずれも微細であるが，メラノファージ内ではこれらが貪食され複合体として1つの顆粒のようにみえるので粗大なものが多い．

石灰（カルシウム）沈着症（calcinosis）

真皮内の石灰（カルシウム）沈着をいう．calcium depositionとも呼ばれることがある．石灰沈着部は紫色で顆粒状にみえる（図Ⅱ-86）．異物巨細胞の出現を伴うことが多い．原因不明のものが多く，壊死巣に起こる異栄養性石灰化や二次性副甲状腺機能亢進症などに伴う転移性石灰化とは区別して用いられる．

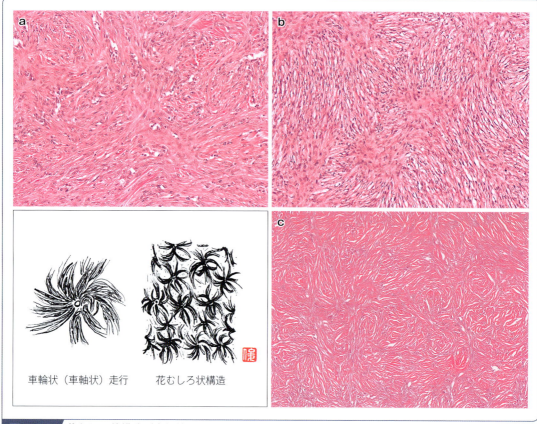

図Ⅱ-83　花むしろ状構造（車輪状走行）と花むしろ状線維化

a：皮膚線維腫にみられる花むしろ状構造，b：隆起性皮膚線維肉腫，c：花むしろ状線維化．花むしろ状の構造が膠原線維束によって形成されることがある．これを花むしろ状線維化と呼んでいる．図は硬化性線維腫の症例である．

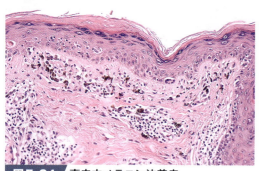

図Ⅱ-84　真皮内メラニン沈着症

真皮乳頭層にメラニン色素を含むメラノファージが存在する．メラニン色素は微細であるが，マクロファージに貪食されると多量のメラニン色素が1つのファゴゾーム内に存在するため粗大な黒褐色色素としてみえる．これがメラノサイト内に存在する微細なメラニンと異なる点であり，細胞の鑑別点でもある．

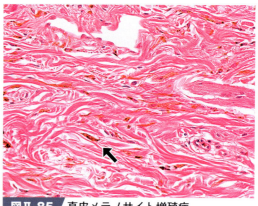

図Ⅱ-85　真皮メラノサイト増殖症

真皮内に微細なメラニン顆粒を有する紡錘形（双極性）の細胞が散在している（➡）．

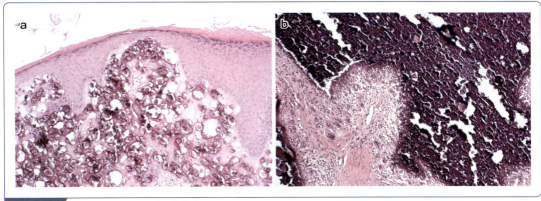

図Ⅱ-86 石灰（カルシウム）沈着症
組織学的には沈着したカルシウムは暗紫青色にみえる．aは表皮下石灰沈着巣，bは腫瘍状石灰沈着症である．

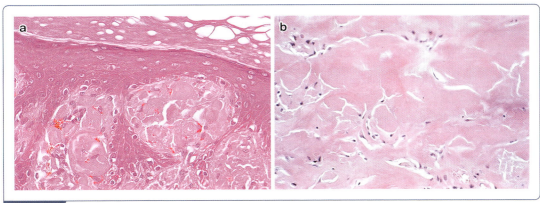

図Ⅱ-87 アミロイド沈着症
a：表皮直下にみられる球状のアミロイドで成分的にはケラチンからなる．b：ALタイプの全身性アミロイドーシスにみる皮膚結節性病変である．

アミロイド沈着症（amyloid deposition）

　アミロイド物質が皮膚に沈着する病態をいう．アミロイド苔癬のように皮膚固有の病変や全身性アミロイドーシスの一環として皮膚にみられるものがある．また，皮膚では表皮基底部の炎症や表皮，付属器上皮由来の腫瘍に伴ってみられることも多い．アミロイドは，HE染色標本では淡好酸性の物質としてみられ，皮膚固有のものでは球状物として存在することが多く，全身性のものではびまん性あるいは結節性として血管周囲性に時に存在する（図Ⅱ-87）．

Congo red染色では燈赤色に染まり，偏光をかけると緑色の複屈折性を示すことで同定される（図Ⅸ-8参照）．Dylon染色でも赤く染まる．

炎状構造（flame figure）

　好酸球の真皮内集合巣で，いわゆる脱顆粒という現象によって漏れ出た顆粒内成分によって膠原線維が赤く変性し，さらにその膠原線維を好酸球そのものや逸脱した好酸球の赤い顆粒が取り囲むように存在するため，あたかも"炎"のようにみえるものをこう呼んでいる（図Ⅱ-88）．好酸球性蜂窩織炎［Wells症候群（Wells

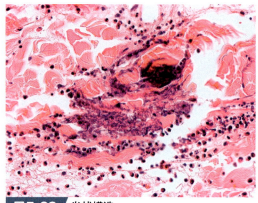

図Ⅱ-88　炎状構造
好酸球の浸潤が強いと脱顆粒によって放出された顆粒が膠原線維や弾性線維にまとわりつき一見炎のようにみえるものをいう．顆粒内成分によって膠原線維は変性し膨化してみえることが多い．中央部の赤い塊状の領域が膠原線維を含め炎状構造といわれるものである．

syndrome）］でみられることで有名であるが，その他の好酸球浸潤の強い疾患でもみられる現象である．まれにシャーコー・ライデン結晶（Charcot-Leyden crystal）をみることがある．

チャーグ・ストラウス肉芽腫（Churg-Strauss granuloma）[間質性肉芽腫（interstitial granuloma）]

皮膚にみられる，血管との関連を有しない，変性に陥った膠原線維を取り囲む細胞浸潤巣を指す（図Ⅱ-89a）．チャーグ・ストラウスのアレルギー性肉芽腫（allergic granulomatosis），チャーグ・ストラウス症候群とは関係がない．1983年にFinan，Winkelmannが命名したためこの名称を使用する専門家がいる．ただ，最近ではこの組織像で特徴づけられる疾患群に間質性肉芽腫性皮膚炎という概念が提唱されたため，間質性肉芽腫と呼ぶ者も多い．この肉芽腫様の構造物は病勢によって，あるいは経時的に形態が変化すると考えられ，一見，環状肉芽腫に類似し間質や血管周囲の真皮に膠原線維を取り囲むような好中球，組織球，リンパ球などの浸潤巣で時に核破砕を伴い膠原線維が暗青色に染まるもの，中心部に好中球が残存しそれを取り囲むように組織球やリンパ球が認められるもの，中心部に変性した膠原線維束が存在するものや，その膠原線維と浸潤細胞の間が離開し膠原線維束が浮遊しているようにみえる（floating sign）ものがある（図Ⅱ-89b）．膠原線維が暗青色に染まるものは，炎状構造になぞらえて青色構造（blue figure, blue flame figure）と呼ばれることもある．リウマチ様関節炎やループスエリテマトーデスなど自己免疫疾患の皮疹でみられることが多い．

日光性弾力線維症[solar（actinic）elastosis]

真皮網状層上層の結合織がHE染色標本で淡暗青色に染まり，線維の構造が乱れて塊状となってみえる状態をいう．慢性紫外線照射による結合織線維（弾性線維および膠原線維）の変性像で，日光露出部に生じる（図Ⅱ-90a）．高齢者の露光部皮膚によくみられ，結節状となったり，離開して水疱状にみえることもある．弾力線維性仮性黄色腫にみる弾性線維の変化（図Ⅱ-90b）とは異なる．後者では変性膨化した弾性線維は糸くず状に断裂し，石灰化を伴うことも多い．

乳頭腫症（papillomatosis）と乳頭腫（papilloma）

周囲健常皮表より上に盛り上がる真皮乳頭の突出を伴う皮膚表面の乳頭状増殖を組織学的に乳頭腫症と表現する（図Ⅱ-91）．臨床的には，多発性の乳頭腫に対しても使用される．皮膚表面は乳頭状となるが，真皮乳頭の上昇がなく表皮の肥厚によって起こる乳頭状過形成とは異なる．乳頭腫症と過角化によって特徴づけられる腫瘍ないし腫瘍類似の増殖性病変を乳頭腫と呼ぶ．脂漏性角化症，日光角化症，尋常性疣贅，疣贅状表皮母斑，黒色表皮症などでみられる．

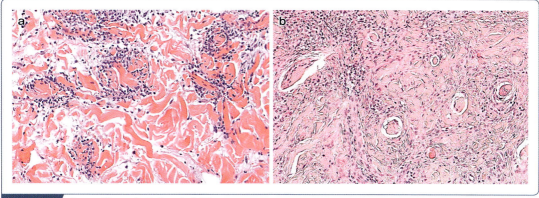

図Ⅱ-89　チャーグ・ストラウス肉芽腫

a：変性した膠原線維を取り囲むように組織球，好中球の浸潤巣がみられる．これをチャーグ・ストラウス肉芽腫あるいは間質性肉芽腫という．b：変性した膠原線維と浸潤細胞層の間には裂隙が形成されることがあり，この所見を浮遊像（floating sign）と呼んでいる．

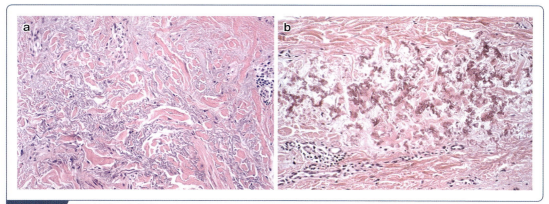

図Ⅱ-90　弾性線維の変性像

a：日光性弾力線維症．淡暗青色のうねった線維状構造物が弾性線維である．日光角化症などに伴ってみられる．b：弾力線維性仮性黄色腫にみられる弾性線維．石灰化を伴ってやや紫色に染まってみえる．同様にうねった線維状構造物を形成している．

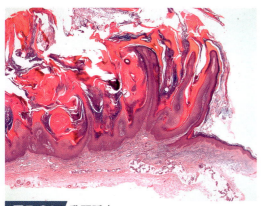

図Ⅱ-91　乳頭腫症

右側の健常表皮面に比し，左側4/5には外方性に細く突出する構造が認められる．やや肥厚した重層扁平上皮で覆われ，内部に真皮乳頭層の軸を有する指状構造となっている．この状態を乳頭腫症と呼んでいる．

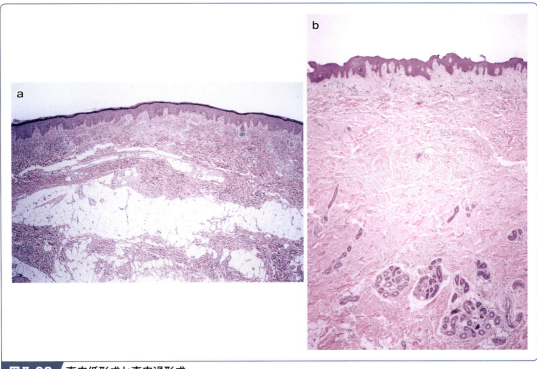

図Ⅱ-92 真皮低形成と真皮過形成

a：ゴルツ症候群［巣状皮膚低形成あるいは局所性真皮形成不全（focal dermal hypoplasia）］の症例．真皮は菲薄化して脂肪織が上部にまで達している．b：結合組織母斑の症例．真皮結合織が厚く，汗腺の存在する位置よりも下にまで達している．

真皮低形成（dermal hypoplasia）と真皮過形成（dermal hyperplasia）

真皮の菲薄化を真皮低形成という（図Ⅱ-92a）．結合織の減少によって起こる．表皮や皮膚付属器の低形成を伴うことが多い．逆に真皮結合織の増加が線維化や硬化を伴わず起こることがある．これを組織学的に真皮過形成と呼ぶ．いわゆる結合組織母斑がこれにあたる（図Ⅱ-92b）．

真皮神経過形成（dermal hyperneury）

真皮内の神経線維束が肥厚し比較的びまん性に広がった状態をいう（図Ⅱ-93）．太い神経線維束は真皮上層にも広がっている．

平滑筋過形成(smooth muscle hyperplasia)，平滑筋過誤腫(smooth muscle hamartoma)

真皮内の平滑筋線維が束状にあるいは孤立性に増加してみられる状態である（図Ⅱ-94）．組織学的に，立毛筋の肥厚や乳輪部，大陰唇，陰嚢の平滑筋の束状肥厚をみることがある．限局性の過形成性病変は平滑筋過誤腫と呼ばれる．

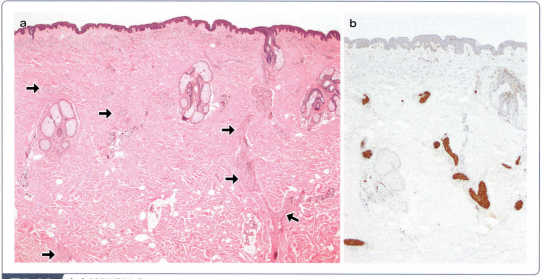

図Ⅱ-93　真皮神経過形成

a：真皮内で神経線維が発達し，数のうえでもまたその大きさでも神経線維束が多く太くなった状態としてみられる（➡）．病変は丘疹ないし小結節として臨床的に認められることがある．b：S100タンパク質を免疫組織学的に染めたもので，褐色の領域が神経線維である．太い神経線維が真皮上層にまで達している．

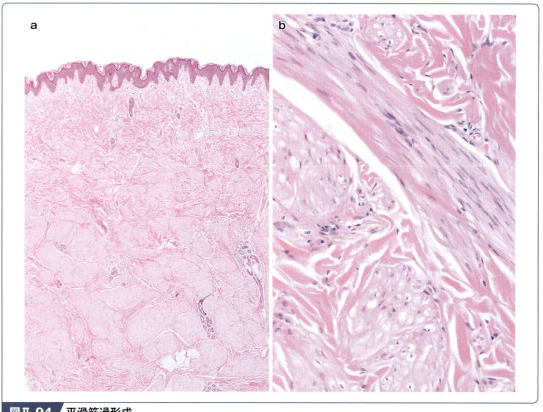

図Ⅱ-94　平滑筋過形成

図は平滑筋過誤腫の症例を示している．a：真皮中〜下部に太い平滑筋束が多数，密に存在している．b：その走行はさまざまな方向を向いている．

2　皮膚病理組織変化を表現する用語　　105

F 皮下脂肪織に関連する用語

部位，広がりからみた細胞浸潤の表現

皮下脂肪織の脂肪隔壁を中心として存在するものを隔壁性細胞浸潤（septal infiltration）といい（図Ⅱ-95a），脂肪葉内にあるものを小葉内細胞浸潤（lobular infiltration）と呼ぶ（図Ⅱ-95b）．

構成細胞の存在の仕方からみた表現

真皮内にみられる場合と同様に表現される（「C　真皮に関連する用語」参照）．

脂肪細胞の変化

1．脂肪壊死（fat necrosis）

脂肪細胞が壊死に陥った状態を脂肪壊死という（図Ⅱ-96）．組織学的には，核の消失，脂肪細胞を思わせる空隙の拡大，泡沫細胞の存在，好塩基性物質の沈着，脂肪細胞内の針状結晶の存在，脂肪細胞の辺縁細胞膜に当たるところにやや黄色で波打つように広がる膜様物質の存在［膜様脂肪壊死（membranous fat necrosis）］などの所見がみられる．核の消失は，通常でも脂肪細胞は大きくその核は辺縁に押されているので切片内に認められないことも多いので，確

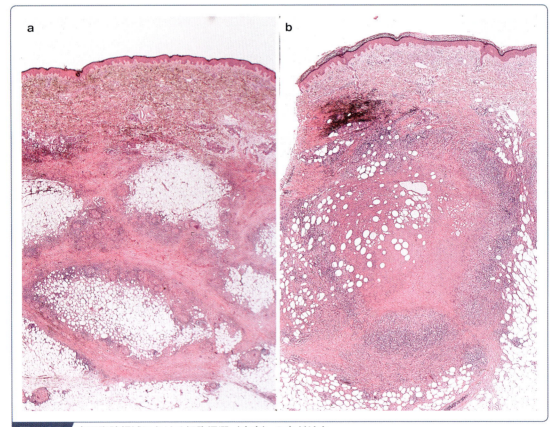

図Ⅱ-95　皮下脂肪領域における細胞浸潤（病変）の広がり方

a：隔壁性細胞浸潤．病巣は皮下脂肪織の脂肪隔壁からやや脂肪葉内に入り込むように広がっている．b：小葉内浸潤．病巣は脂肪小葉内を中心に存在している．

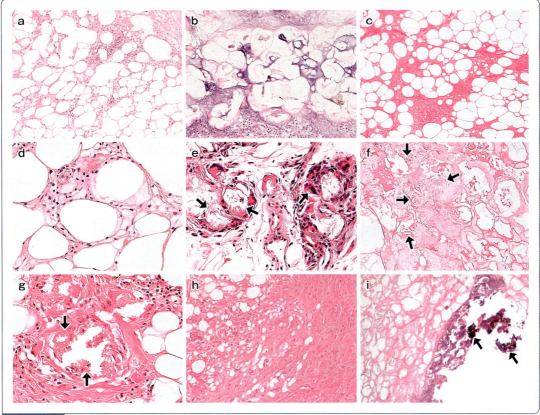

図Ⅱ-96　脂肪壊死および脂肪壊死を示唆する所見

a：空胞状となり，その空胞は通常の脂肪細胞の大きさより大きい．円形や不整形の空隙がみられる．
b：脂肪細胞間に紫色（好塩基性）の物質が沈着している．浸潤した炎症細胞の核からDNAが遊出したものと考えられる．
c：脂肪細胞間に赤くみえる好酸性の物質が沈着している．顆粒状にみえることがあるためgranular fat necrosisと呼ばれることがある．多くはフィブリンと考えられる．
d：たくさんの泡沫細胞が大きな空隙に沿って張り付くようにみられる．漏れ出た中性脂肪を貪食したマクロファージである．
e：細胞質内に細い針状結晶（針状に透明に抜けた所：➡）が多数みられ，多核巨細胞が周囲を包んでいる．ステロイド後脂肪織炎でみられる．同様の所見は新生児皮下脂肪壊死症でもみられる．
f：脂肪細胞の形態が失われている．細胞があったと思われる場所は針状の空隙が多数認められる（➡）．膵炎で逸脱し血中から脂肪織へと流れ出た酵素（リパーゼ）が中性脂肪を分解してできた脂肪酸の結晶である．
g：波状の好酸性膜様物が不整な空隙に沿ってみられる（➡）．膜様脂肪壊死の所見である．虚血時によくみられる．細胞膜に由来するリン脂質からできるとされている．
h：脂肪様の円形空隙の大小不同が著明で，硝子化した結合織が介在している．陳旧化した脂肪壊死の像で，小さい空隙も逸脱した脂肪が分散したものと考えられている．
i：壊死環境におかれると変性して石灰化を伴うことも多い．紫色（好塩基性）の物質がカルシウムが沈着した石灰化物である（➡）．脂肪織の中に石灰化があれば壊死が存在していたことを想起すべきである．

実な指標とはなり得ない．その他の所見は，脂肪が壊死に陥った後に起こってくる二次的変化であるが，その存在を認識することによって脂肪壊死があったと知ることができるものである．それぞれ病因的な意味合いは異なる．代表的なものを図Ⅱ-96に示す．脂肪細胞内の針状結晶の存在は，膵炎に伴う酵素による壊死（enzymatic fat necrosis）で，針状結晶は脂肪酸の結晶である．同様なものに新生児にみられるものやステロイド治療後にみられるものがある．

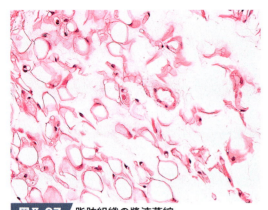

図Ⅱ-97 脂肪組織の漿液萎縮

脂肪細胞が離開して細胞間が浮腫状あるいは粘液調となっている．脂肪細胞は小さく，多空胞状となっているものもある．

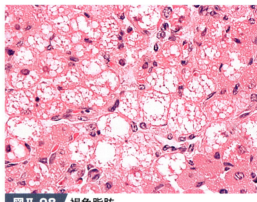

図Ⅱ-98 褐色脂肪

脂肪細胞が多空胞状となったり，好酸性，顆粒状にみえる．

2．漿液萎縮（serous atrophy），粘液性変化（mucinous degeneration）

脂肪細胞の萎縮と脂肪細胞周囲の水腫様変性や粘液変性で特徴づけられる現象である．栄養不良，悪液質（cachexia）などの時にみられる．細胞周囲が離開し浮腫状あるいは粘液調となってみえる（図Ⅱ-97）．

3．褐色脂肪変化（brown fat change）

脂肪細胞が多空胞化し，空胞外の細胞質は好酸性，やや顆粒状にみえる（図Ⅱ-98）．多数のミトコンドリアが存在しているため好酸性，顆粒状にみえる．胎児・新生児期，低栄養状態の高齢者であるいは腫瘍でみられる．胎生期のものを（図Ⅰ-42参照）に示している．

4．筋肉球体症（myospherulosis）

直径7～10μm大の球状物を含有する嚢状物が皮下組織にみられることがある（図Ⅱ-99）．初め筋肉内でみつけられたため筋肉球

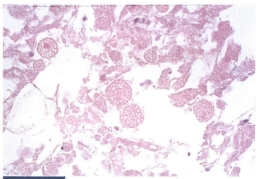

図Ⅱ-99 筋肉球体症

微小な球状物を内包する嚢状物としてみられる．脂肪織内で出血巣部に出現することがある．

体症という名前が付けられたが，筋肉とは何ら関係がない．異物や脂肪壊死，出血に基づく変性赤血球の集まりとされている．現在では，この名称のみが組織学的名称，あるいは現象名として残っている．コクシジオイデス（*Coccidioides*）属などの真菌と間違えることがあるので注意を要する．

G 細胞形態を表現する一般用語

第Ⅰ章では，皮膚の構造とその構成成分や構成細胞について，主に健常状態でみられるものを紹介した．しかし，病巣部をみていく場合には，その構造を形成する細胞の形態自体は特異性が低いので，細胞像だけをみてどの細胞であるかを認識することは難しいことが多い．一般に細胞をみた場合には，どこに存在してどのような構造や形態を示しているのでこの細胞であると認識していくからである．この項では，識別という過程の前に，細胞の形態を客観的に表

現し，他者と相互に理解していくことのできる共通の形態表現用語をまとめる．

上皮細胞の形態

上皮細胞には，外界と直に接する被蓋上皮と間質内に埋め込まれる形で存在する導管・腺管上皮が存在する（図X-14，18，19参照）．また，大雑把に分ければ，単一の細胞層を形成する単層上皮と細胞が積み重なって層となって存在する重層（多層）上皮に分けられる．重層ないし多層の上皮には薄い層をなすものと厚い層をなすものがある．その形態によって，単層のものには扁平上皮，立方上皮，円柱上皮があり，単層ですべての細胞が基底膜に接着しているにもかかわらず核が異なる高さに位置し，あたかも積み重なっているようにみえる多列上皮もこれに加えられる．重層するものには導管上皮，いわゆる重層扁平上皮と呼ばれるものと，尿路上皮に分けることができる．導管上皮は一般に薄層重層上皮で，2層ないし3層の細胞層からなる．下層である基底膜側に存在するほぼ立方状のものを一般に基底細胞，内腔側に存在するものを内腔細胞と呼んでいる．内腔細胞には扁平上皮細胞や立方上皮細胞あるいは円柱上皮細胞からなる場合がある．内腔細胞が扁平な形状を示し，細胞質が好酸性，光輝性であるとそれを小皮縁細胞とも呼んでいる．これらは同一細胞で分化・成熟の異なったものと考えられる．腺上皮は隣り合う細胞が異なる形態，異なる機能や分化レベルの違う細胞であっても一般に単層をなしていることが多い．例えば，筋上皮細胞は形態学的には小型立方上皮細胞に分類でき，腺上皮の核の下にその核が位置することが多く，いわば多列となっている．いわゆる重層扁平上皮は数層の細胞層からなる厚層重層上皮である．各層で細胞形態が異なるが，これは成熟レベルの違いによると考えられる．その各層の細胞をそれぞれ形態学的に基底細胞様立方細胞，多角細胞，扁平細胞と表現できる．ま

た，細胞はその機能によって形態を変えることがあり，円柱上皮でもいろいろな名前がつけられている．機能に関係するものでは，アポクリン機能を示唆する断頭分泌像を有するものを形態学的に細胞質突出を有する円柱細胞，つまりアポクリン細胞やアポクリン様細胞質突出（apocrine snout, apical snout）を有する細胞，粘液の産生細胞質内貯留の明瞭な粘液細胞，物質の移送に関係する線毛が存在する線毛円柱上皮細胞であったりする．一方，形態学的特徴を通称のようにして表現する場合がある．核が細胞層から上に突出する釘のようにみえる細胞を形態像のみから鋲釘細胞（hobnail cell）などと呼ぶのがその例である．脂腺細胞などは正常で細胞質が多空胞化している．

組織・解剖学的な細胞名はこのような形態像を把握したうえで，その細胞の作る構造，周囲の構造との関係などから判断する．

血管内皮細胞は広い意味からは上皮の仲間に入れられている．リンパ管内皮細胞，中皮細胞も同様である．一般に単層扁平上皮の形態を示す．

間質細胞の形態

間質の細胞は上皮細胞と違って密に集簇することはない．接着装置を欠くものが多いため，孤立性に存在する．そのため円形細胞，紡錘形細胞，多角（形）細胞の形態を示すものが圧倒的に多い（図X-26参照）．まれに横紋筋のような円柱状細胞もある．円形細胞は大きさにより，小，中，大に呼び分ける．一般に血管の内皮細胞の核の大きさや組織球の核の大きさなどを指標として，これを中等大とし，これより小さいものを小円形細胞，大きいものを大型円形細胞と呼び分ける．細胞形態のうえから紡錘形細胞では，細いものを英語でslender，やや太いものをplumpと表現するが，通常は両側にまっすぐ伸びるbipolar（双極性）なものと波打つように存在するwavyなものに分ける．さ

らには，核の形態によって tapering end（先細末端）を持つもの，blunt end（平滑末端）のもの［葉巻状（cigar-shaped）ともいう］，wavy に走行するもの，indented（陥凹，鋸歯状）ないし eel-like（ウナギ状）と表現されるものに分けると，それぞれが通常の非活動型の線維芽細胞，平滑筋細胞，神経鞘細胞や神経周囲細胞，収縮した平滑筋細胞を示唆する所見となる．線維芽細胞が活動型となると，星形状（stellate）となることが多い．横紋筋細胞は横切されると円柱状細胞で，輪切りにされると多角形細胞として認められる．他の横紋筋細胞と合胞化してみえ，多核細胞のようにみえることも多い．脂肪細胞は単一空胞状であるが，時に多空胞状細胞として認められる．

　血液細胞は一般的にその細胞の名称が使用されるが，リンパ球は円形の形態を示すため円形細胞，あるいは小円形細胞と呼ばれる．

　類上皮細胞あるいは上皮様細胞（epithelioid cell）という用語がある．しかし，“類上皮細胞”というある機能を持った特定の細胞が実際に存在し，組織学的に認定されている訳ではない．類上皮細胞は，元来，結核病巣の壊死周囲にやや丸い紡錘形状で細胞質の明るいマクロファージ（組織球）が縁取るように並んでいる様

子が上皮細胞のようにみえるとして命名されたもののようである．ところが，現在は伝統的に結核病巣や肉芽腫性病変の周囲にある組織球を類上皮細胞と呼ぶものの，多くは腫瘍性病変で非上皮系の腫瘍細胞と思われるものの上皮細胞のようにみえる細胞に対して使用することが多い．さらには，上皮系か非上皮系の細胞かの判断ができないが細胞学的に上皮細胞に似ていると思うものをすべて類上皮細胞と呼ぶ傾向もある．では，その似ているという上皮細胞とはどんなものなのかというと，それをきちんと定義づけている成書は少ない．一番理解しやすいものは，扁平上皮，つまり角化細胞に類似し，やや大型で多角形あるいは類円形を示す細胞で，核網が繊細で類円形の核が豊富な淡染性の細胞質の中央に位置し，細胞境界，言い換えれば細胞質辺縁が極めて明瞭である細胞を指しているとの説明である．本書では，これから先この定義に基づいて類上皮細胞という言葉を使用していく．

　最後に，病的状態では，細胞はいろいろな形態を示してくる．その際の言語的表現については，本章の付録②と第X章で多少紹介しているので参考にして欲しい．

（真鍋俊明）

第Ⅱ章 付録①
代表的皮膚病変の臨床像

付録①では，代表的皮膚病変の臨床像をアトラス的に提示する．

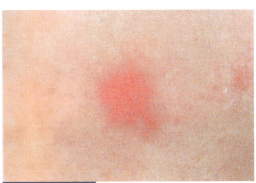

図Ⅱ付録①-1　紅斑

紅色の斑状病巣が存在する．毛細血管の拡張，充血により紅色調となっているので硝子板で圧迫すると消退する．

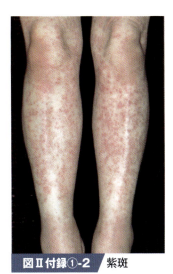

図Ⅱ付録①-2　紫斑

鮮紅色ないし紫紅色の斑が多数みられる．赤血球が血管外に逸脱しているので硝子板で圧迫しても消失しない．浅層のものは紅色からやがて褐色へと変色する．

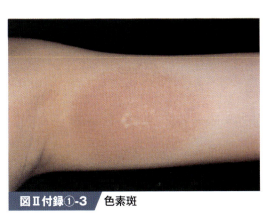

図Ⅱ付録①-3　色素斑

メラニン沈着巣を示している．メラニンが沈着する部位によって色調は異なるが，一般に表皮では黒〜褐色，真皮では青色調にみえる．

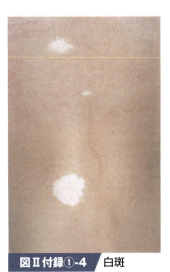

図Ⅱ付録①-4　白斑

不完全な脱色素斑を示している．皮膚は正常より白くなっている．完全にメラニンが消失した場合はむしろ赤味がかってみえる．

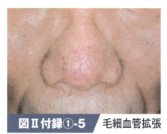

図Ⅱ付録①-5　毛細血管拡張
著明に拡張，充血した血管が分枝状にみえる．

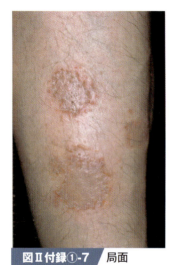

図Ⅱ付録①-7　局面
扁平に軽度隆起した発疹で，図では痂皮や鱗屑を付着したり，丘疹などが混在している．

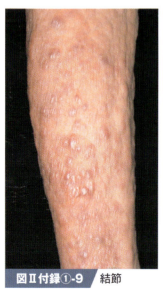

図Ⅱ付録①-9　結節
ドーム状に隆起した発疹で真皮の病変を伴う．図は白血病細胞の浸潤によって形成された特異疹である．

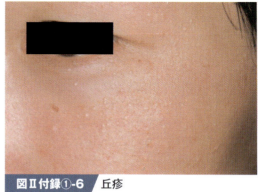

図Ⅱ付録①-6　丘疹
軽度隆起した小さな発疹をいう．病変が表皮か真皮上層にあるかによって色調が異なる．

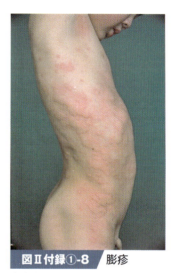

図Ⅱ付録①-8　膨疹
真皮全層の一過性浮腫で皮疹は膨隆してみえる．次第に融合し，短時間で消退する．

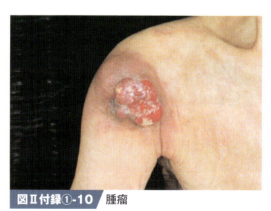

図Ⅱ付録①-10　腫瘤
増殖傾向のある大きな腫瘤（腫瘍）がみられる．図は悪性末梢神経鞘腫瘍を示している．

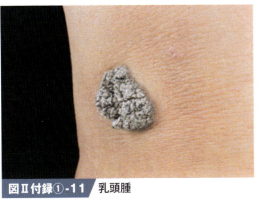

図Ⅱ付録①-11　乳頭腫

表面の凹凸が激しい乳頭状の結節である．突出物は底部で融合している．図はウイルス性疣贅である．

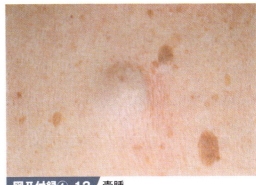

図Ⅱ付録①-12　囊腫

真皮内や皮下で上皮層の壁で囲まれた液体を含んだ病変である．視診では結節や腫瘤としてみえるが触診によってそれとわかることが多い．深さや大きさ，内容物の違いによって性状が異なる．

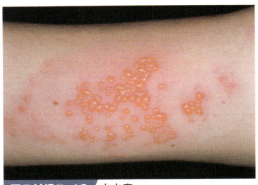

図Ⅱ付録①-13　小水疱

表皮内の浮腫が強くなり小水疱が形成される．完成された湿疹の基本型であるが，図のようなウイルス性疾患（帯状疱疹）にも生じる．

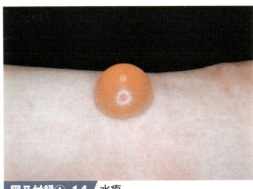

図Ⅱ付録①-14　水疱

表皮下水疱では緊満性で大きな水疱が形成される．一方，表皮内水疱は弛緩性で破れやすい．

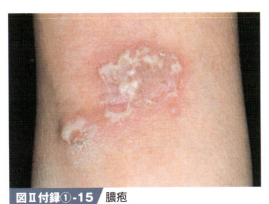

図Ⅱ付録①-15　膿疱

多数の好中球浸潤が皮膚浅層に生じ，灰黄色調を帯びてみえる．

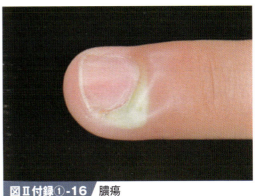

図Ⅱ付録①-16　膿瘍

真皮内や皮下組織の限局性の好中球浸潤巣をいう．時間が経つと表層にまで及び，皮表から膿が透見されるようになる．

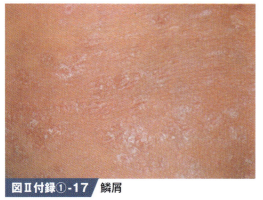

図Ⅱ付録①-17 鱗屑

表皮の病変に随伴した過角化物が皮表に付着した状態である．大きな鱗屑を乾癬，小さいものを粃糠疹様鱗屑という．擦ると簡単にはがれ，これを落屑と呼ぶ．

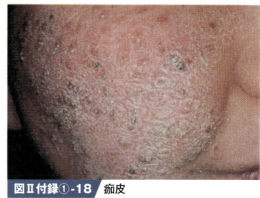

図Ⅱ付録①-18 痂皮

滲出性病変では，滲出液が角質物と混じり乾燥し，粗糙な皮表を形成する．

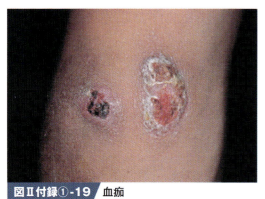

図Ⅱ付録①-19 血痂

痂皮に赤血球が多量に付着して乾燥した状態である．

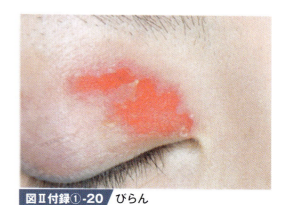

図Ⅱ付録①-20 びらん

表皮が剥離した状態である．点状の出血を伴い線状のものを搔破痕と呼ぶ．

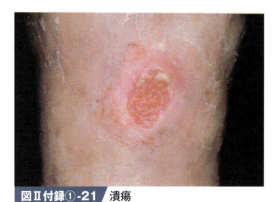

図Ⅱ付録①-21 潰瘍

真皮から皮下組織までの欠損を示す状態である．陥凹した病変としてみえる．後に瘢痕となる．

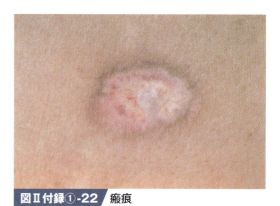

図Ⅱ付録①-22 瘢痕

表面が隆起したものを過形成瘢痕，逆に陥凹する傾向のあるものを萎縮性瘢痕と呼ぶ．再生表皮は白色でメラニン色素に乏しく，周囲には逆に色素沈着帯が存在している．

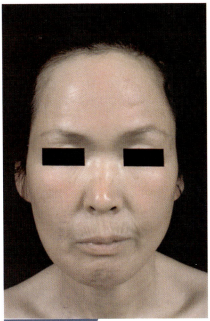

図Ⅱ付録①-23　硬化

結合織の増加やムチンなどの沈着物のため皮膚の伸展が悪くなり，硬くつまみにくくなった状態．図では顔面上部の皺が消失して皮膚は光沢を帯びている．

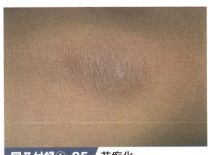

図Ⅱ付録①-25　苔癬化

皮野や皮溝，皮丘が明瞭となっている．

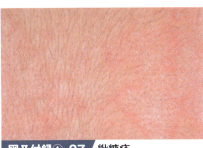

図Ⅱ付録①-27　粃糠疹

細かい米ぬか状の鱗屑を有する皮疹で剥がれやすい．

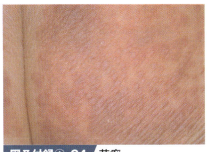

図Ⅱ付録①-24　苔癬

丘疹が集簇して局面が形成された発疹である．

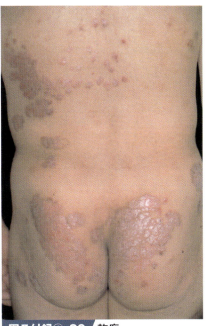

図Ⅱ付録①-26　乾癬

膜状で銀白色調の光沢を有する鱗屑が付着している．

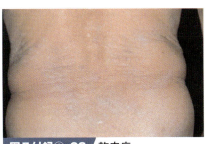

図Ⅱ付録①-28　乾皮症

角質層の水分含有量が減少した状態で乾燥，粗糙な皮膚となり，粃糠様落屑を伴う．

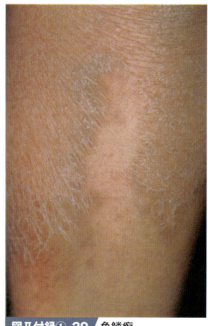

図Ⅱ付録①-29 魚鱗癬

膜様で魚のうろこのような鱗屑が付着した皮疹がみえる.

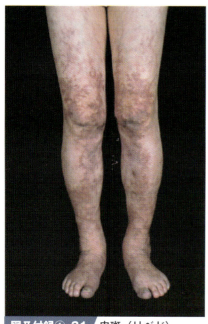

図Ⅱ付録①-31 皮斑（リベド）

網状（reticularis），分枝状（racemose）の皮斑がみられる．深部血管の循環不全に伴い，反応性に増殖した毛細血管やヘモジデリン沈着による変化である．

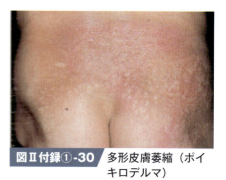

図Ⅱ付録①-30 多形皮膚萎縮（ポイキロデルマ）

表皮の萎縮を基に，毛細血管拡張から紅斑，色素沈着，色素脱失斑が混在する粗糙な皮膚変化を示している．

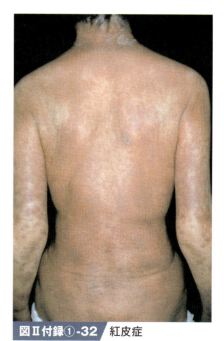

図Ⅱ付録①-32 紅皮症

身体の大部分に紅斑が生じた状態で健常皮膚はほとんどみられない．

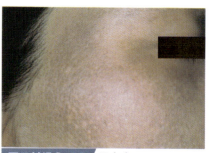

図Ⅱ付録①-33 黒皮症

色素沈着がびまん性で広範囲に生じたものをいう．図はリール黒皮症（Riehl's melanosis）で脱色素斑も混在している．

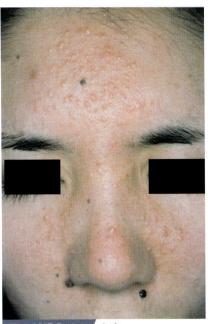

図Ⅱ付録①-34 痤瘡

脂腺性毛包の毛孔部に一致して丘疹や膿疱，面皰（皮脂の貯留）が生じている．

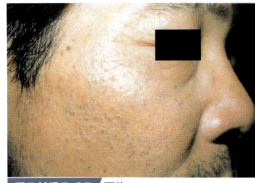

図Ⅱ付録①-35 面皰

皮脂が貯留した状態である．黒色の角栓を有するものを開放面皰，丘疹状のものを閉鎖面皰と呼ぶ．

（真鍋俊明）

第Ⅱ章　付録❷

間質細胞で特有の名称で呼ばれる細胞

間質細胞のうち，特殊な形態を示すために特有の名称で呼ばれる細胞を付録❷に紹介する．一部参考のために類似する上皮細胞の変化を加えている．

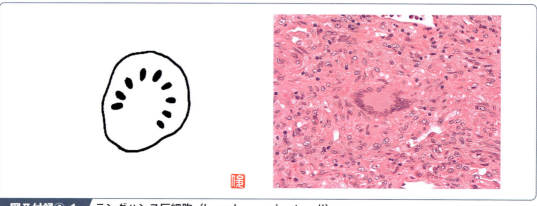

図Ⅱ付録❷-1　ラングハンス巨細胞（Langhans giant cell）

多核の巨細胞で核は馬蹄形に配列する．結核病巣でよくみられる．

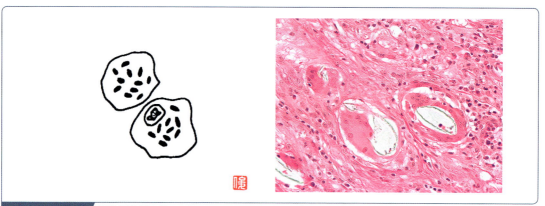

図Ⅱ付録❷-2　異物巨細胞（foreign body giant cell）

核の配列は不規則で細胞質内に異物を含む多核の巨細胞である．

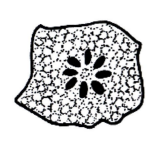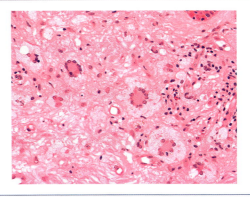

図Ⅱ付録②-3 ツートン巨細胞（Touton giant cell）

核は花冠状に配列し，核に囲まれる領域の細胞質は好酸性であるが，外側周囲の細胞質は多空胞状，泡沫状である多核の巨細胞をいう．黄色腫や若年性黄色肉芽腫などでみられる．

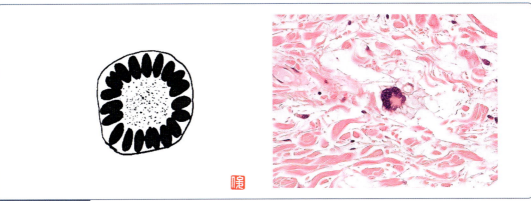

図Ⅱ付録②-4 小花状（フローレット）細胞（floret cell）

細胞質辺縁に花冠状，同心円状に配列する多数の核を有し，中央部の細胞質は豊富で濃い好酸性を示す多核の巨細胞である．ツートン巨細胞とは核の外側に細胞質がほとんどない点で異なる．一般に核は濃染して異型がみられる．多形脂肪腫，硬化型脂肪肉腫などで認められる．

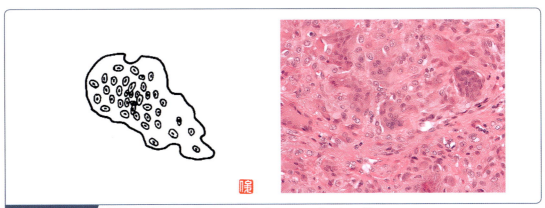

図Ⅱ付録②-5 破骨細胞型巨細胞（osteoclastic type giant cell）

小さい明瞭な核小体を有する核が多数無秩序に配列する多核巨細胞である．骨病変のみならず，皮膚線維腫などでもみられる．

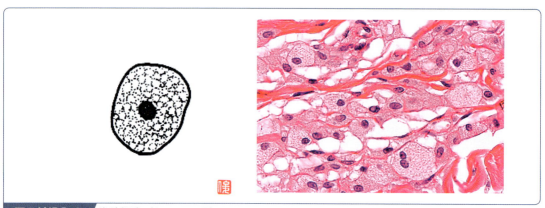

図Ⅱ付録②-6　泡沫細胞（foam cell）

細胞質内に多数の小空胞が充満する多空胞細胞で通常1〜2個のほぼ細胞中央に位置する核を有する．ツートン巨細胞を伴うこともある．英語では foamy macrophage や foamy histiocyte とも呼ばれる．

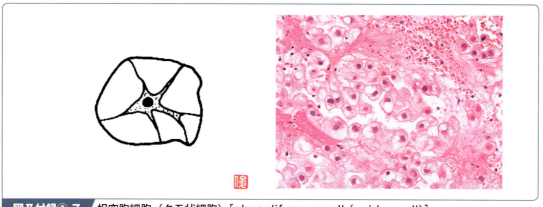

図Ⅱ付録②-7　担空胞細胞（クモ状細胞）[physaliferous cell (spider cell)]

細胞質内に大きな空胞が存在し残存する細胞質が細く糸状となり，細胞中央に存在する核周囲細胞質から放射状に原形質膜（細胞の外側を囲む細胞膜）にまで達する．その形がクモに似ているとしてクモ状細胞とも呼ばれる．

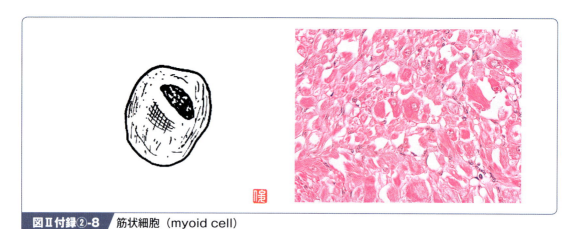

図Ⅱ付録②-8　筋状細胞（myoid cell）

細胞が大きく，好酸性ないしは両染性の細胞質に網状の線維が存在するようにみえる細胞をいう．図は横紋筋腫にみられた筋状細胞を示している．横紋筋肉腫などの腫瘍細胞，再生時の筋肉細胞のほかに組織球細胞由来の腫瘍などでもみられる．

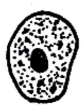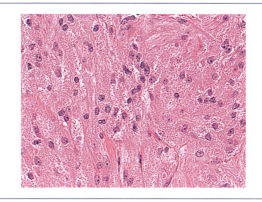

図Ⅱ付録②-9 顆粒細胞（granular cell）

細胞質が濃い好酸性のやや粗大な顆粒を多数有する細胞である．顆粒細胞腫で特徴的にみられる．その他の腫瘍でも同様の所見をみたり，非腫瘍性の病変内の神経でもみることがある．顆粒自体はファゴライソゾームからなっている．

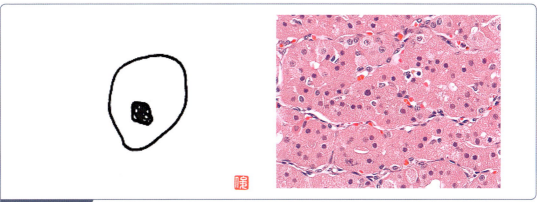

図Ⅱ付録②-10 好酸性顆粒細胞または膨大細胞（oncocyte）

上皮細胞で細胞質が好酸性均一ないしやや顆粒状にみえる細胞である．いろいろな腺細胞で認められることが多い．非腫瘍性の老化細胞や過形成状態，良性腫瘍，悪性腫瘍でみられる．好酸性変化はミトコンドリアの存在による．ミトコンドリア1個の機能低下を数のうえで補うためにその数を増やすためや，ミトコンドリアはバクテリアの一種であってそれが腫瘍化したもの（ミトコンドリオーマ）であるなどの仮説がある．

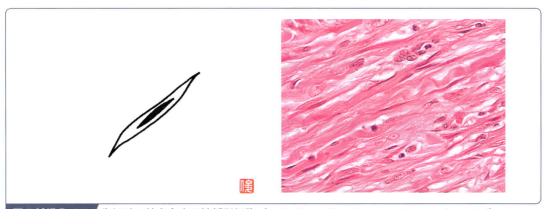

図Ⅱ付録②-11 先細りの核を有する紡錘形細胞（spindle cell with tapering end nuclei）

引き伸ばされ両端が次第に細くなっている核を有する紡錘形細胞である．双極細胞（bipolar cell）と呼ぶこともある．非活動型（休止期）の線維芽細胞でよくみる．真皮メラノサイト増殖症や青色母斑の細胞も双極細胞となっている．

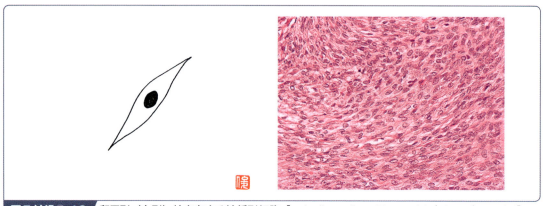

図Ⅱ付録②-12 卵円形（丸形）核を有する紡錘形細胞 [spindle cells with ovoid (plump) nuclei]

核が丸く卵円形となった紡錘形細胞である．活動型の線維芽細胞，各種の紡錘形細胞腫瘍でよくみる形である．

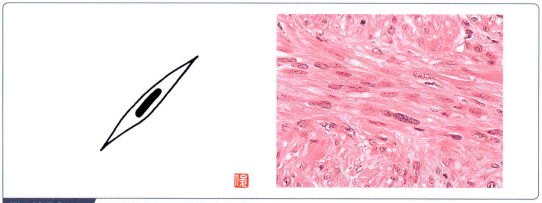

図Ⅱ付録②-13 鈍端な核を有する紡錘形細胞 [spindle cells with blunt-end(cigar-shaped)nuclei]

紡錘形細胞のうち核が腫大して両核縁は互いにほぼ平行で両端が鈍に終り，その形が葉巻状にみえるものをいう．平滑筋でよくみられる形である．

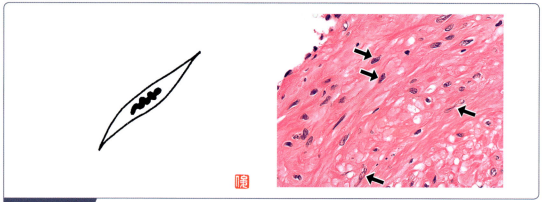

図Ⅱ付録②-14 鋸歯状（ウナギ状）核を有する紡錘形細胞 [spindle cell with indented(eel-like)nuclei]

もう1つ，平滑筋細胞でよくみられる核形である．細胞質内をアクチンやミオシンなどの収縮タンパクが網目状に走っているため，収縮すると核形が歪となり不整な陥凹やうねってウナギのような形態を示すことがある（➡）．

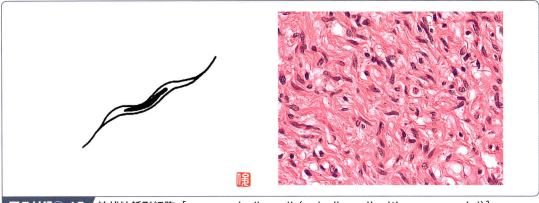

図Ⅱ付録②-15　波状紡錘形細胞 [wavy spindle cell (spindle cell with wavy nuclei)]

波打つような走行を示す紡錘形細胞をいう．細胞形態に伴って，その核も同様に波打つような走行を示すことが多い．神経系の腫瘍，神経鞘腫や神経線維腫などでよくみられる．

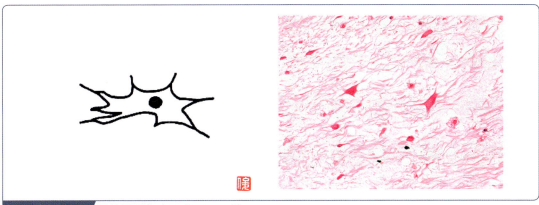

図Ⅱ付録②-16　星芒状細胞（stellate cell）

星芒状の形態を示す細胞をいう．線維芽細胞などでよくみられる形態である．

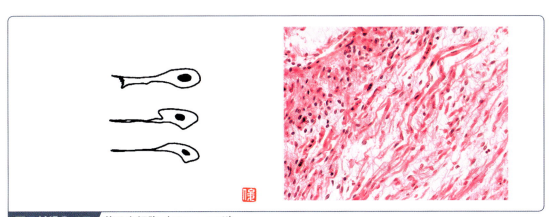

図Ⅱ付録②-17　単ひも細胞（strap cell）

核の存在する部位から細胞質が細く長く伸びて革ひもに似た形態を示す細胞をこう呼んでいる．発生時期の横紋筋線維や横紋筋肉腫でみられる．

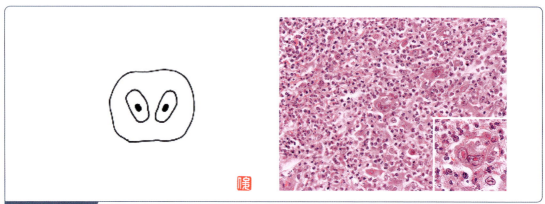

図Ⅱ付録②-18 鏡像核を有する細胞（cell with mirror image nucleus）

2核あるいは多核の細胞で核が対称に配列し，あたかも鏡面像をみるように感じられるものを鏡像核（mirror image）と呼んでいる．ホジキンリンパ腫（Hodgkin lymphoma）のリード・スタンバーグ細胞（Reed-Sternberg cell）で有名であるが，ほかの腫瘍などでも類似の所見をみる．

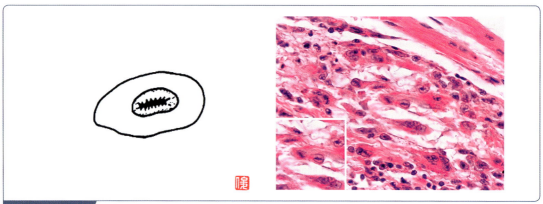

図Ⅱ付録②-19 毛虫（キャタピラ）様核を有する細胞（cell with caterpillar nuclei）

核の中央部に横走する辺縁不整で毛虫様のクロマチン凝集を示す細胞である．リウマチ熱で心臓内にアショッフ結節が形成されることがあり，その時に出現する細胞の核の特徴とされ，心筋細胞の特徴的な変化とされていたが，実際にはマクロファージないし組織球で他の領域の病変にもみられる変化である．

（真鍋俊明）

皮膚臨床所見を説明する病理組織変化

　よく,「医学は純粋な科学ではない」といわれる．実際,臨床医学(医療)では科学でない部分,科学のように割り切れない部分が多いのは事実である．それは,「**医学・医療は未知の状態から始まる**」からであり,人を対象とする学問であるからである．この未知のものを正しく診療し,正しい(あるいは正しいと多くの者が認める)診断に到達し,正しいと信じられている治療を行い,患者の苦しみや悩みを取り去っていくのが医療である．そのためには,ある程度まで医療の分野に科学の手法を取り入れ,経験のみによらなくとも病気の診断が可能となったり,素早く正しい診断を導き出せる方法論を確立しておく必要がある．

　皮膚科学も病理学も純粋な科学ではない．臨床皮膚科学には,生体で起こった病気をその現場(*in situ*)で観察でき,患者自身からの情報を得たり,経時的にその病変の推移を追えたり,治療による変化を自らの目で見ることができるという利点がある．一方,病理学は,実際に病気が起こっている病巣を直に顕微鏡的に観察することができる．そして今までの学問の進展によって,臨床医学のみならず組織学,免疫学,生物学,微生物学,治療医学などの学問によって得られた結果を総合して体系づけられている．**病理学的変化は,いろいろな因子によって作られたり修飾されてできる,時間経過をも含めた結果の産物である．それは,ある病変,あるいはある疾患という異常状態の単なる一側面を意味しない．そして,疾患のほかの側面には必ず臨床像がある**．したがって,これらを統合することによって,病気の全体像がみえてくるといえるのである．そのためにも,常に臨床像と病理像の相関(臨床病理相関)をとり,検証という科学的手法によって病気の理解を深め,真実に近づく努力をすることが大切である．皮膚科医は皮疹から病理組織像を,病理医は病理組織変化から臨床像を導き出す努力を行い,それぞれの立場での実力を向上させる．

　本章では,皮膚臨床所見を表現する用語を取り上げ,それがどのような病理学的変化によって現れるのか,同じような所見を示す疾患との比較や発生のメカニズムについて議論する．臨床病理相関の実際は次巻以降に譲る．

第Ⅲ章 皮膚臨床所見を説明する病理組織変化

1 臨床所見が病理所見とどのように符合するのか

はじめに

皮膚組織内にいわゆる病気の原因となるもの（病因子）が到達すると，それに対して組織が反応してくる（図Ⅲ-1）．炎症性疾患では，血管反応，それに続く漿液成分の滲出，炎症細胞の浸潤，炎症部位での組織の増生などの一連の変化が起こる．腫瘍性疾患では，腫瘍細胞の形態変化，増殖・進展と周囲組織の反応が起こってくる．これら組織反応が起こし形成した病変（皮疹）を皮膚表面からみたり触ったりして得られる色，形，性状の変化を理学的に観察し，診断や治療に結びつけようとするのが皮膚科医で，それを追求する学問が皮膚科学であるといえる．一方，起こっている病変を顕微鏡を使って組織学的に観察し，現在どのような状態になっているのか，それを起こした病理発生のメカニズムをある程度まで理解し，病態を把握したうえで，診断に結びつけようとするのが病理医であり，これを追求する学問が皮膚病理学である（表Ⅲ-1）．観察の視点からいえば，皮疹を外表面から三次元的に観察するのが皮膚科医であり，皮疹を縦切りにした組織切片として二次元的に観察するのが病理医ということもできる．皮膚科医は経過を追うことによって病変を知ることもできるが，皮膚内深部の状況を実際の目でみることはできない．病理医が観察できるのは病変を一断面という限られた範囲，そしてその時点でのいわば二次元的変化のみで，横の広がり，立体としての三次元的な状態や経時変化という四次元的な状態は皮膚科医からの情報に頼らざるを得ない．つまり，皮膚科学は主に観察の学問で，個疹の様相やその分布・臨床経過，他臓器障害・全身症状の有無を考慮に入

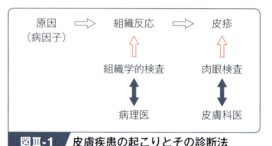

図Ⅲ-1　皮膚疾患の起こりとその診断法

表Ⅲ-1　皮膚疾患の診断に必要な要件
- 皮膚科学：肉眼観察（gross observation）
- 皮膚病理学：顕微鏡観察（microscopic examination）

表Ⅲ-2　皮膚疾患の診断に必要な要素
1. 病変（lesion）：個疹の様相（appearance）
   分布（distribution）
   臨床経過（clinical course）
2. 他臓器障害（involvement of other organs），全身症状（general symptoms）の有無
3. 病因（etiology）
4. 組織変化（pathological changes）

れながら考察し，診断に到達しようとする（表Ⅲ-2）．さらには，皮膚科医は病因を捉えることによって患者の全体像，病気を捉えていくことができる立場にいる．そして，治療し患者を救っていく．一方，病理医は病気の現場を直接組織学的にみて実際に何が起こっており，どのような症状が出ているか，原因は何が考えられるか，いつ起こりどのくらい経過した病変なのか，病理組織診断や最終的な病気の診断は何か，今後どうなっていくのかをある程度推測することができる立場にいる．臨床像は単に問題の一側面をみているに過ぎない．その他の側面は病理組織像や臨床検査結果などによって与え

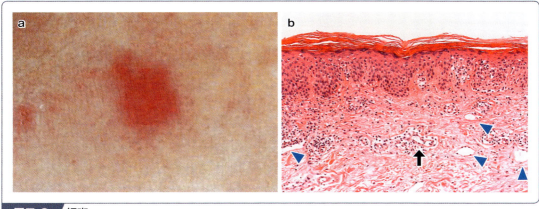

図Ⅲ-2　紅斑

a：紅斑の臨床像．b：その病理所見．真皮上層の血管の拡張と浮腫，血管周囲性の炎症細胞の浸潤，リンパ管の拡張などがみられる．ただ，生検標本では血管の拡張像はほとんど目立たない（b：➡）．この図ではリンパ管の拡張が目立つ（b：▶）．

られる．それぞれがそれぞれに光を与え，理解を深めさせる．もっと的確にいえば，病気を真に理解するためには両方の所見を併せみて判断しなければならないのである．

　本章では，いくつかの皮膚臨床所見を取り上げ，どのような病理組織変化があるためにその皮膚所見が現れるのかを説明することにする．第Ⅱ章と重なるところが多いが，ここではどのような臨床所見を示すと依頼書に記載する時にはどのような組織所見が考えられるか，逆にある組織所見をみればどのような臨床像を思い浮かべるべきか，それは何故なのかに焦点を当てる．また，両者に解離がある場合はどのように考え，どのように検索していけばよいかについても解説する．

紅斑（erythema）（図Ⅲ-2）

　紅斑とは皮膚の平坦な病変で赤くみえるものなので，浅層の毛細血管が拡張した変化で起こると容易に想像がつく．充血とは炎症に伴って細動脈側から毛細血管側へ血液の流入が多くなる現象で，それによって毛細血管や後毛細血管細静脈領域の血管内圧が高くなり，血管の拡張と血漿タンパク液の滲出が起こる原因ともなっている．この血管拡張によって組織の単位体積当たりの血管内腔が占める割合が大きくなり，内在する酸素を多く含んだ赤血球が多くなるため，赤くみえるのである．ただ，生検などで皮膚組織を採取した場合，臨床的には紅斑とされながら組織学的に血管の拡張は認められないことが多い．それは，おそらく生検という操作によって皮膚組織内の血管が寸断され，内部に存在していた血液が断端から漏れ出ることにもよると考えられる．さらには，生検という手技自体が神経を刺激したり，麻酔薬として注入される液内に存在するアドレナリンの影響によって血管が収縮することにより増強されることもある．このため，毛細血管の拡張像が失われてしまうと考えられる．血管拡張が紅斑の組織学的指標となり得ないのであれば，何を指標として紅斑の存在を推測すればよいか．紅斑は炎症に伴う変化であることが多いので，急性炎症が起こっている所見を探せばよいのである．つまり，浅層血管叢の血管周囲性の炎症細胞浸潤，血管周囲の浮腫や間質の浮腫，リンパ管の拡張を認めるとよい．よく，好中球の浸潤は急性炎症，リンパ球の浸潤は慢性炎症と考える学徒が多いが，皮膚では免疫反応に基づく炎症が多く，三次リンパ装置としての血管周囲性リンパ球浸潤があり，炎症反応を増強させている．したがって，血管周囲性のリンパ球浸潤も紅斑の

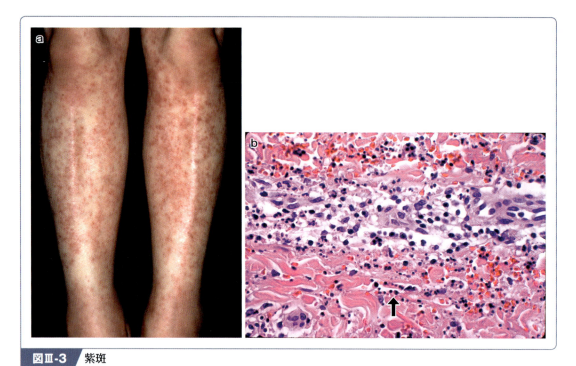

図Ⅲ-3　紫斑

a：紫斑の臨床像．b：病理所見．紫斑の存在の組織学的指標は，赤血球の血管外への逸脱（出血），好中球の核破砕（b：➡），内皮細胞の腫大，フィブリンの析出となる．

存在を示唆する所見となり得るのである．

　1つ注意しておくべきは，急性炎症が起こると常時血管が拡張し紅斑状となるかというと必ずしもそうではない場合もあることである．炎症に伴って，血管内成分が血管外へ出ていくという"滲出"という現象が強く起こると，周囲間質が浮腫状となってくる．そのため，特に組織の伸展性，可動性のない領域では，浮腫のため毛細血管が圧迫され，血液の流入が阻害されて，虚血状態となり，逆に白くみえることもあるのである．

紫斑（purpura）（図Ⅲ-3）

　紫斑とは，真皮浅層の毛細血管や細静脈叢からの出血を意味する．したがって，間質内への赤血球の逸脱を認めれば出血があったと考えてよい．ただし，生検標本では生検という手技そのものによって出血という現象を起こさせ得るので，赤血球の逸脱巣があるからといって本当に出血という病的現象があったかどうかは臨床像と併せて判断しなければならない．臨床的に硝子圧診を行うと，紅斑では拡張した血管が外圧によって圧迫され，血管拡張は消失するため赤い色合いは消失するが，紫斑では赤血球が組織内に存在していて圧迫してもその赤血球は流出していかないため赤い色が残ってしまう．この手技によって，紅斑と紫斑を鑑別することができる．

　一方，臨床的に紫斑といわれながら，赤血球の逸脱が顕微鏡的に認識しがたいことがある．それは，1つには，出血した赤血球が破砕され小さくなったり，溶血のため赤血球の赤さが失われるためによる．その時には，少し顕微鏡の光量を多くし絞りを強くかけると，光の屈折性（refractile）で赤血球がキラキラと浮き上がってみえてくる．この光輝性という性格を知っていると発見が早い．また，慢性紫斑などでは出血後時間が経過したものでは赤血球の形態が認められないことが多い．皮疹の状態をもう一度

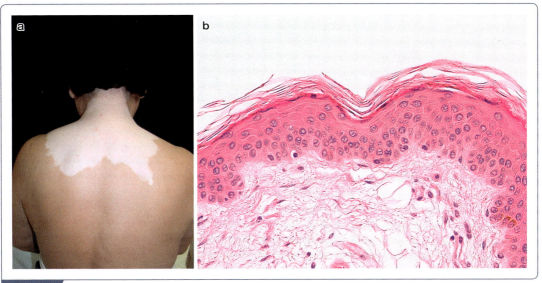

図Ⅲ-4　白斑

病変部（a）の辺縁を生検したという組織像（b）．このHE染色標本ではメラニンの存在が不明瞭である．フォンタナ・マッソン染色を行いメラニンを検出する必要がある．実際には，生検を健常部と病変部の両方で別々に行いメラニンの存在を比較することが望ましい．MelanAの免疫染色でメラノサイトの存在をみることも必要である．

調べ直し，時期の経過したものであれば，ヘモジデリンの存在を探すとよい．HE染色標本で観察しにくい場合は，ベルリンブルーなどの鉄染色で確認するとよい．ヘモジデリンがあると出血していたという証拠になる．

　紫斑を示す疾患（群）に白血球破砕性血管炎（leukocytoclastic vasculitis）がある．赤血球の逸脱もあり，好中球も出現しているが，これを血管炎とみなしてよいかとの質問をよく受ける．血管炎の定義は血管壁の炎症であるので，毛細血管や細静脈での炎症では内皮細胞の腫大があること，内皮細胞に接する結合織（いわゆる外膜にあたる．これを血管壁とみなす）にフィブリンの析出と好中球の浸潤をみること，時に血栓を認めることがその確証となる．そのうえで，血管破綻あるいは漏出の証拠である赤血球の逸脱を探し，傍証とすればよい．ただ，残念なことに好中球の浸潤はほかの炎症でもみられるし，フィブリンの析出や血栓は1枚の切片ではみられないことも多い．したがって，そのような場合，白血球核破砕物の存在を認めれば，臨床像と併せ，経験的に白血球破砕性血管炎とせざるを得ないのが現状である．勿論，多数の切片で検索したり，PTAH染色やマッソントリクローム染色，フィブリンの免疫染色などでフィブリンの血管壁内の存在を確認してもよい．

白斑（leukoderma）（図Ⅲ-4）

　メラニンの減少による皮膚色調の白色化をいう．組織学的には，基底細胞層のメラニン色素の減少を認める．ただ，HE染色標本でその減少を確認することは大変難しい．メラニンが多い場合はHE染色標本ですぐに確認できるが，やや少なくなるとそれがその人の健常状態かどうかの判定がつかないし，メラニン顆粒は極めて小さいので少量だと顕微鏡の倍率を高めても検出不能であるからである．そのため，白斑の組織学的検査では，生検は病変部と健常部にまたがるように採取するか，両部を別々に採取し比較する必要がある．ただ，前者の場合は標本提出時，健常部を指示しておかないと組織学的に判断がつきにくい場合が多い．後者の生検方

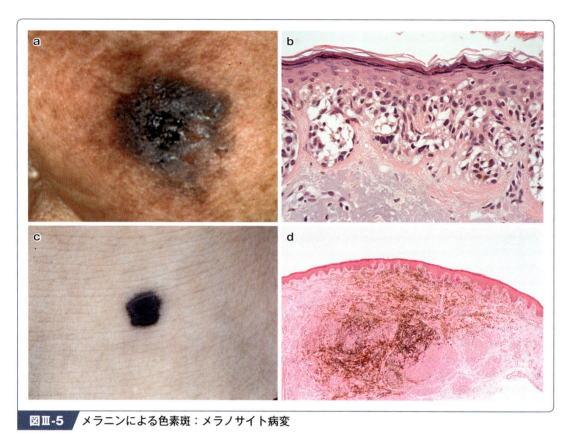

図Ⅲ-5 メラニンによる色素斑：メラノサイト病変

表皮内メラノーマ（a，b）と青色母斑（c，d）の症例を示している．a，bでは，表皮内のメラノーマ細胞が含むメラニンによって黒色の色合いが外表からみられるようになる．c，dでは，真皮内のメラノファージとメラノサイト内にメラニンが多数存在する．真皮にあるためチンダル現象によって黒褐色の色がやや青色を帯びてみえるようになる．

法がより望ましいことは明らかである．健常部も病変部も同時にフォンタナ・マッソン（Fontana-Masson）染色でメラニンを黒色に染め出し，比較観察するとよい．また，メラノサイトが無くなって起こった変化なのか，メラノサイトの機能異常によってメラニンの産生が減少ないし消失したものかの判定には，同時にMelanAの免疫染色を行うか新鮮（未固定）生検材料でDOPA反応で産生を促しタイロシナーゼ活性があるかを調べることで確認する必要がある．フォンタナ・マッソン染色でメラニンが確認できず，MelanAなどでメラノサイトの存在が確認されればメラノサイトの機能不全による白斑症の可能性が高く，メラノサイトの存在が認められない場合はメラノサイトの数が減少したか全くない，あるいはあってもメラノソ

ームが欠損している可能性があるといえる．

色素斑（pigmented spot）

色素斑で臨床的に問題となるのはメラニン色素の増加によるものが多い．しかもメラニン色素は表皮あるいは表皮直下の真皮乳頭層に存在し得る．色素性母斑，肝斑，黒皮症などで認められる．メラノサイトの増殖を伴うものでは，黒子や境界母斑，表皮内メラノーマ（表皮内黒色腫）などがある（図Ⅲ-5）．肝斑や雀卵斑ではメラノサイトの数は不変であるが，角化細胞内のメラニン顆粒が特に表皮基底層で増加している．口唇や粘膜でみられる口唇メラノーシスもあまりメラノサイトの増加を伴わず基底細胞層のメラニンの増加を示す（図Ⅲ-6）．アジソ

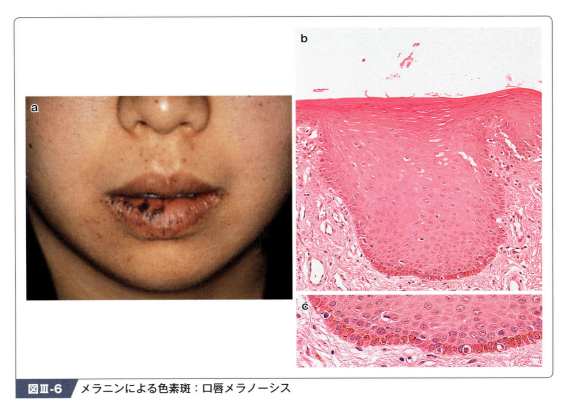

図Ⅲ-6 メラニンによる色素斑：口唇メラノーシス

口唇メラノーシスにみる色素斑の臨床像を a に示す．b はその組織像である．口唇粘膜の基底細胞層にはメラニン色素に富む基底細胞が連なっているのがみられる．メラノサイトの増加は明らかでない．組織写真 c は b の拡大像．

ン病では，副腎の機能低下により下垂体・副腎間のフィードバック機構により二次的に MSH や ACTH が増加しメラノサイトが刺激され，皮膚基底細胞のメラニン沈着が増加する．このため，びまん性で生理的にメラニンの多い乳輪，腋窩，外陰部や日光露出部で褐色調が強くなる．リール黒皮症（Riehl's melanosis）や摩擦黒皮症（friction melanosis）などでは表皮基底層の液状変性を伴う炎症反応があり，表皮内メラニン顆粒が真皮へ滴落し，色素顆粒の形で，あるいはマクロファージに貪食された（メラノファージ）形で集簇している（図Ⅲ-7）．この状態を一般にメラニン滴落（melanin incontinence）という．全身に広がる色素沈着症には，原因不明のアッシイダーマトーシス（ashy dermatosis）[色素異常性固定紅斑（erythema dyschromicum perstans）]がある．表皮基底層には液状変性がみられ，メラニン滴落が著明である．

柑皮症（aurantiasis cutis）は血中カロテノイド色素の増加により，過剰のカロテノイド色素が皮下脂肪織と表皮の角質層に沈着したもので，角質層の厚い掌蹠に出現しやすい．まずその組織像をみることはない．その他，外来性の色素や異物で色素斑をみることがある（図Ⅲ-8，第Ⅹ章付録②参照）．

出血巣も黒色にみえるし（図Ⅲ-9），出血後のヘモジデリンも褐色にみえる（図Ⅲ-10）．組織学的にメラニン色素とヘモジデリン色素との鑑別が困難なことがある．一般にヘモジデリン色素は粗大で，光輝性があり，絞りを絞るとぎらついてみえる．一方，メラニン色素は繊細で，ぎらつき感がない．確信をもって両者を鑑別するためには，メラニン色素確認のためにフォンタナ・マッソン染色を，ヘモジデリン色素を確認するためにベルリンブルー染色（鉄染

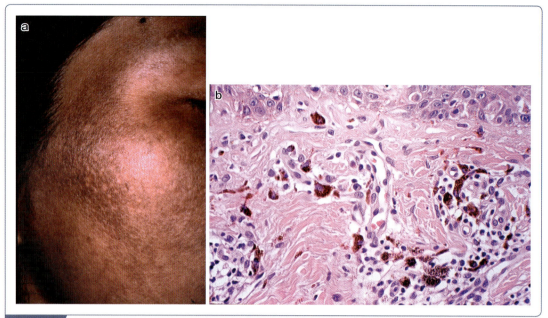

図Ⅲ-7 メラニンによる色素斑：リール黒皮症（メラノーシス）

a：こめかみから頬部に黒皮症がみられる．b：組織学的には真皮乳頭層および網状層上部へのメラニン色素の逸脱と沈着，真皮内メラノファージの存在によって特徴づけられる．表皮基底層に異角化細胞や空胞変性がみられる．

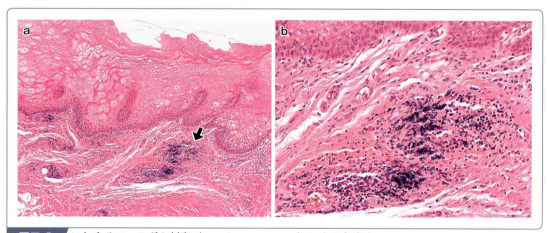

図Ⅲ-8 いわゆるアマルガム刺青（amalgam tattoo）による色素斑

臨床的には，口腔粘膜の青みがかった黒色あるいは灰色の斑状病変である．組織学的には粘膜固有層に黒色の色素沈着をみる（a：➡）．色素は線状あるいは顆粒状で，結晶構造はない（b）．歯の治療で使用した銀アマルガムが組織内に迷入したものである．最近ではほとんど使用されることはなく，組織学的にみることも少なくなっている．

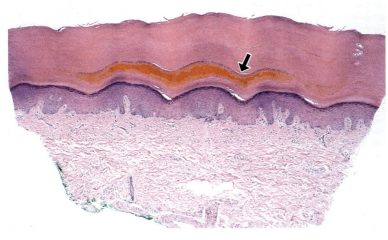

図Ⅲ-9
赤血球貯留による色素斑：ブラックヒール［black heel (talon noir, intracorneal hemorrhage)］

足底部への外的・物理的傷害によって出血し角質層に赤血球の集簇巣が形成されることがある．少し時間が経つと表面から黒色にみえるため，色素性母斑や黒色腫が疑われることがある．図は，角質層下部に曲線状に横走する暗黄赤色の病変を認める（➡）．強拡大でみると，赤血球の構造が認められる．

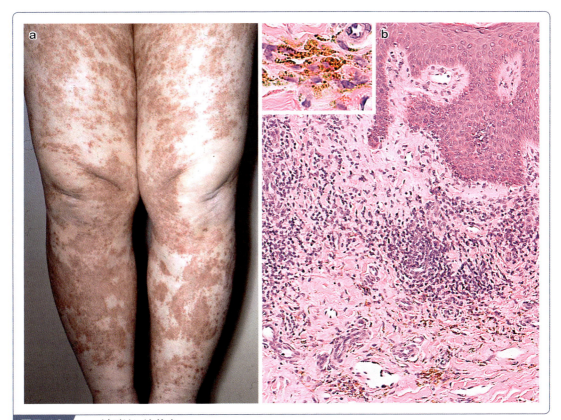

図Ⅲ-10 ヘモジデリン沈着症

色素斑には，真皮内のヘモジデリン沈着によるものがある．a：慢性色素性紫斑の臨床像．b：その組織像．血管周囲性のリンパ球浸潤が明瞭である．周囲には赤血球の逸脱のまだ残存する領域もある．真皮乳頭層下部から網状層上部にかけてヘモジデリンの沈着が認められる．インセットはその拡大像でヘモジデリンの黄褐色光輝性の顆粒が認められる．

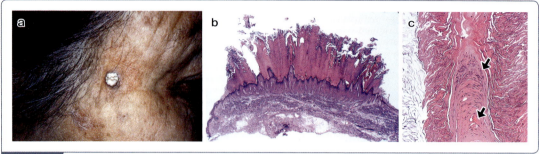

図Ⅲ-11　尋常性疣贅

丘疹とは皮表から半球状ないし扁平に盛り上がる直径1 cm以下の病変をいう．図は陳旧化した尋常性疣贅の症例を提示している（a）．組織学的には乳頭腫状の形態を示す（b）．過角化が著明で，多顆粒細胞症，表皮突起の延長が著明である．ウイルス封入体などはみられない．乳頭状の盛り上がりの先端には，錯角化や固化した漿液，出血などがみられる（c：➡）．

色）を行うが，フォンタナ・マッソン染色は鍍銀法であり還元に時間を要するため，急いで鑑別したい場合はベルリンブルー染色をまず行ってどちらかを推測し，必要があれば，あるいは同時に行ったフォンタナ・マッソン染色で後に確認を行う方がよい．

丘疹（papule）

皮表から半球状ないし扁平状に盛り上がる充実性の直径1 cm以下の大きさの病変をいう．病変の存在位置に関しての規定はない．病巣は表皮にあっても，真皮にあってもよい．また，炎症性の疾患であっても，腫瘍性の疾患であってもよい．特定の病変を指すものではない．

表皮性の丘疹は，表皮，特に角質層の肥厚によるものが多い．尋常性疣贅（verruca vulgaris）（図Ⅲ-11），脂漏性角化症（seborrheic keratosis）などがこれに当たる．表皮・真皮性の丘疹は表皮の肥厚と真皮の炎症などによる．湿疹や扁平苔癬（lichen planus）などがある（図Ⅲ-12）．真皮性丘疹は真皮内への細胞浸潤や細胞増殖によるものが多く，以下のごとく分けて考えるとよい．

黄色丘疹としてみられるものには，脂肪を含むものが多く，その他，グリコーゲンや角質物，弾性線維が皮膚表層に存在すると皮表を通して黄色くみえる．黄色腫症（xanthomatosis）（図Ⅲ-13），黄色肉芽腫（xanthogranuloma），脂腺母斑（nevus sebaceus），結節性硬化症（tuberous sclerosis），汗管腫（syringoma），稗粒腫（milium），弾性線維性仮性黄色腫（pseudoxanthoma elasticum）などがそれにあたる．

赤色丘疹としてみえるものには，血管に富むものが多く，真皮乳頭層に存在する老人性血管腫（cherry angioma）や被角血管腫（angiokeratoma），化膿性肉芽腫（granuloma pyogenicum）［毛細血管拡張性肉芽腫（granuloma telangiectaticum），小葉状毛細血管血管腫（lobular capillary hemangioma）］などがある．

毛包一致性丘疹といえば，毛包に関連した疾患を念頭におき，毛包炎や面皰などを考える（図Ⅲ-14）．組織切片で毛包が存在しない場合は，必ず再切片（recut）や連続切片（serial cut），跳躍切片（step cut）など追加切片を依頼すべきである．

壊死性丘疹といわれた場合，掻痒の有無や掻破の既往を聞いておく必要がある．ない場合には，壊疽性丘疹状結核疹（papulonecrotic tuberculid），急性痘瘡状苔癬状粃糠疹（pityriasis lichenoides），悪性萎縮性丘疹症（malignant atrophic papulosis），晩発性皮膚ポルフィリン症（porphyria cutanea tarda），皮

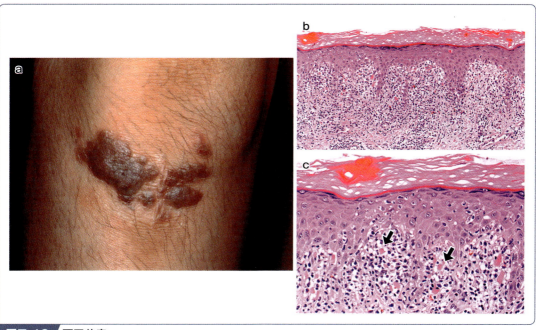

図Ⅲ-12　扁平苔癬

扁平苔癬の病変を示す（a）．時に丘疹として提出されることがある．組織学的には，角質の肥厚，顆粒層肥厚，鋸歯状の表皮突起の延長，基底層部の空胞変性，表皮内へのリンパ球浸潤，真皮乳頭層での帯状のリンパ球浸潤（b），異角化細胞やシバット小体（c：➡）の存在などがみられる．

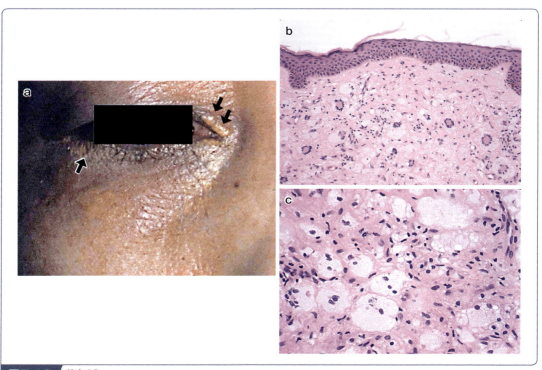

図Ⅲ-13　黄色腫

黄色腫の病変も丘疹として現れる（a：➡）．組織学的には表皮下真皮に多数の泡沫細胞，ツートン巨細胞がみられる（b，c）．血管周囲に群がる傾向を示す．

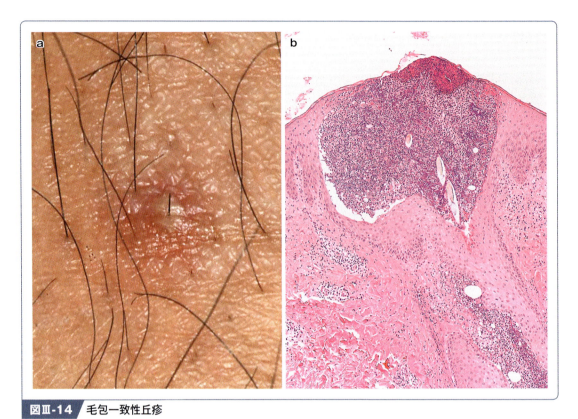

図Ⅲ-14 毛包一致性丘疹

毛包炎の症例を示す（a）．炎症は毛孔のみならず上皮層を上方へと進展し周囲の表皮内にも広がるため，表皮内囊胞のようにみえる（b）．毛は残存するため，aのような形態を示すようになる．総論的には，この病変も丘疹という範疇で捉えられる．

膚アレルギー性血管炎等の可能性を考える．壊死性といわれながら壊死や潰瘍が認められない場合がある．依頼臨床医に問い合わせ，どのような皮疹から生検したか，生検した場所に壊死や潰瘍があったかを確認し，もしあった場合には組織ブロックを切り込んで検索する方がよい．

角化性丘疹で搔痒を伴う場合は炎症性疾患を考える．組織学的に変化がないと思われる時には，アミロイド苔癬（lichen amyloidosus）を考えて，表皮下を注意深く調べるとみつかることも多い．

乳頭腫（papilloma）

臨床的に乳頭腫という場合は，①明らかに皮表から外方性に数個の突起構造が出現している乳頭状構造のみならず，②表面が粗造で凸凹した状態をいうことがある．炎症性疾患，過誤腫性疾患，腫瘍でみられ得る形態であることを認識しておく必要がある．組織学的にみると，①では明らかな乳頭腫症（papillomatosis）の構造を示すが，②では表皮表面が波打って凸凹している状態のみ［表面乳頭型（papillated）増殖］のことがある（第Ⅱ章2-E，第Ⅹ章7-1．B．（1）参照）．同じ病変の一部分像であったり別病変であることもある．病理学的に，乳頭腫とは乳頭腫症の構造と過角化で特徴づけられる皮膚の腫瘍ないし腫瘍状増殖巣をいい，通常，日光（光線）角化症［actinic (solar) keratosis］，脂漏性角化症，尋常性疣贅，黒色表皮腫（acanthosis nigricans），疣贅状母斑（表皮母

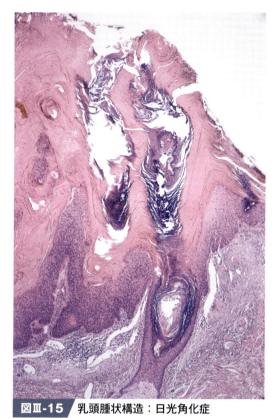

図Ⅲ-15 乳頭腫状構造：日光角化症

乳頭腫状構造が認められる．乳頭部上部には好酸性の角質層が柱状に存在している．それらに挟まれるように濃い好塩基性の角質層の柱が介在している．後者の部分は図のように毛包や汗管の領域に当たる．このピンクとブルーの領域が交互に錯綜する様子を pink and blue sign と呼んでいる．毛包の部分は紫外線による腫瘍性変化が及んでいないために通常の角化を示している．

斑）〔verrucous nevus（epidermal nevus）〕を含めての総称名である．他の病変で類似の所見を示すものがない訳ではないので注意を要する．

　日光角化症で乳頭腫状になるのは過角化/過形成型あるいは皮角形成型のものである．皮膚付属器の部分を避けて角化性鱗屑を付着しており，その異なる色合いが垂直にそして交互に存在するため pink and blue sign と呼ばれる所見を呈することが多い（図Ⅲ-15）．その他の乳頭腫状病変の特徴を示さないことや，下部真皮での日光性弾力線維症（solar elastosis）が明瞭であるのも参考になる．

　脂漏性角化症で乳頭腫状の形態を示すもの

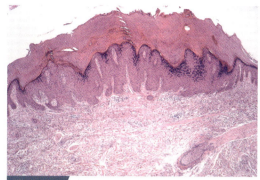

図Ⅲ-16 乳頭楔状構造：尋常性疣贅

楔状の多顆粒細胞症がみられる．病巣部の表皮突起はいずれも延長し，総じて左右対称性に病巣中央下部に向かう傾向を示すのが特徴的である．

は，鋸歯状型あるいは過角化型と呼ばれる病変である．このタイプの病変では基底細胞様細胞の増殖は目立たないが，臨床的特徴である面皰様開大（comedo-like opening）や小嚢胞状構造〔偽角質嚢腫（pseudo-horn cyst）；毛包漏斗隧道（infundibular tunnel）〕が組織学的にも認められることが多い．

　尋常性疣贅の初期病変ではウイルスの封入体，コイロサイトやトリコヒアリン顆粒の存在があるので問題とはならないが，後期病変では確証となる所見に乏しい．上部では乳頭内間質の血管の増生と拡張，乳頭先端の錯角化層の存在や漿液または血液の固化巣（痂皮）が存在する．臨床的に病巣を引っ掻くと点状の出血点ができてくることがあるが，これに相当する所見である．その他，楔状の多顆粒細胞症がみられるほか，表皮突起の延長がみられ，それらが病巣の中央下部に収束するように向かう像がみられる（図Ⅲ-11，16）．

　黒色表皮腫での乳頭は先端が鈍ないしやや平坦で錯角化の形成はない．最大の特徴は病名に代表されるように基底細胞層のメラニン沈着の所見があることである．

　疣贅状母斑（表皮母斑）には，脂腺母斑に伴う場合を除いて特徴的な鑑別点はない．発生年齢や臨床所見を尊重する必要がある．

　また，前述した5病変の臨床病理組織学的

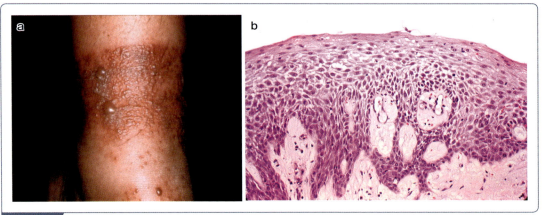

図Ⅲ-17 湿疹：接触皮膚炎

a はアレルギー性接触皮膚炎の臨床像である．組織学的にはリンパ球の表皮内浸潤と海綿化（表皮細胞間浮腫）で特徴づけられる（b）．

鑑別は一般に容易であるが，鑑別困難で乳頭腫ないし扁平上皮性乳頭腫（squamous papilloma）という一般名で診断せざるを得ない場合もあることは覚えておく必要がある．

湿疹（eczema）

初めに浮腫性の紅斑を形成し，やがてその紅斑の上に丘疹ないし漿液性丘疹を生じ，小水疱（vesicle），膿疱（pustule），びらん（erosion）や痂皮（crust），鱗屑（scale）を形成し治癒していく過程を原因のいかんを問わず湿疹反応と呼び，湿疹反応を起こしている皮膚炎を総称して湿疹と呼んでいる．

組織学的に急性期の湿疹反応の最大の特徴は，表皮細胞間の浮腫つまり海綿化である（図Ⅲ-17）．海綿状態（spongiosis）となった表皮角化細胞間隙には少数のリンパ球などの小円形細胞の浸潤がみられる．海綿化が進行して表皮内水疱が形成されることもある．真皮上層では血管腔の拡張と血管周囲性のリンパ球浸潤を伴っている．好酸球浸潤をみることもある．漿液の滲出や水疱が大きい場合は表皮表面に痂皮が形成される．次第に海綿化は減少していき，表皮下部では基底細胞は腫大し，分裂像をみるようになる．有棘層の細胞はやや密に存在するようにみえる．次第に表皮突起が延長し，乾癬様の増殖形態を示すようになる．上部では顆粒細胞層を欠き，角質層は錯角化を示す細胞で占められるようになる．後期になると過角化を示すようになり，乾癬様の表皮突起の延長が少なくなり表皮層は全体的に軽い肥厚を示すようになる．棘細胞症の所見はしばらく残存するが，やがてこの所見も消退する．長期に亘り継続したり，掻破を繰り返していると，苔癬化の所見を示すようになる（図Ⅲ-35 参照）．

したがって，湿疹の臨床診断がついている場合には，この一連の変化を理解したうえで，どの臨床経過の時点で生検されたかを踏まえて，組織像の確認を行う必要がある．一方，臨床所見や診断に湿疹やその疑いが書かれていないにもかかわらず，組織学的に海綿化が目立つ場合には，湿疹反応が起こっていると判断しなければならない．ただ，これが湿疹という臨床診断に結びつくのかは別問題である．原疾患があってそれに付随して二次的に起こっている可能性もあるので，注意して原疾患の診断的根拠を探すべきである．

湿疹のなかにはその臨床像によって特定の病名がつけられている．接触皮膚炎（contact dermatitis），アトピー性皮膚炎（atopic dermatitis），脂漏性皮膚炎（seborrheic

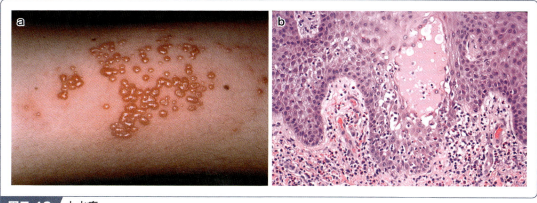

図Ⅲ-18 小水疱

小水疱（a）では，組織学的に表皮内細胞間隙の著しい拡大による空洞の形成をみる．通常，軽いリンパ球の浸潤と周囲の海綿化を伴っている（b）．

dermatitis），貨幣状湿疹（nummular eczema），ビダール苔癬，自家感作性皮膚炎（autosensitization dermatitis）からうっ滞性皮膚炎（stasis dermatitis）や皮脂欠乏性湿疹（asteatotic eczema），おむつ皮膚炎（diaper dermatitis）までさまざまなものがある．海綿化の所見がごくわずかで，リンパ球の浸潤があり，真皮内の血管周囲性の浸潤が目立ち，丘状の錯角化巣がある場合は，環状紅斑（annular erythema），類乾癬（parapsoriasis），ジベルバラ色粃糠疹（pityriasis rosea Gibert）などが鑑別にあがるため，必ず臨床像と対比して考える必要がある．湿疹の後期では，乾癬様表皮肥厚，幅の広い錯角化層が形成されていることがあり，組織学的に乾癬との鑑別が難しいことがある．鑑別には，好中球の錯角化層内浸潤［マンロー微小膿腫（Munro's microabscess）］，多顆粒細胞症，痂皮形成や漿液の固化物，海綿化の存在の有無などが役に立つ．

水疱（blister, bulla）と膿疱（pustule）

水疱や膿疱は表皮内あるいは表皮直下の真皮内に空隙が存在する状態で，その中に透明な水溶液を混じるものを水疱と呼び，この水疱に多くの白血球が混在し混濁してみえるものを膿疱という．これらの状態は臨床的（肉眼的）にもみえるが，徹照法（transillumination）と称する強い光を当ててその透過性によって水溶液を含んだ嚢胞の存在を調べる方法を使うとよくわかる．深部真皮内に存在する同様の病変はそれぞれ嚢胞（嚢腫）や膿瘍として認識される．通常，肉眼的には嚢胞はみえない．徹照法を行っても判断が難しいことが多い．

病理組織学的にも水疱（図Ⅲ-18）と膿疱（図Ⅲ-19）とは炎症細胞が多いかどうかで判断される．ただ，水疱への二次感染が起こり炎症細胞の浸潤を伴うことがあるので，両者の鑑別には注意を要する．また，全く細胞浸潤のないものはないので，どこまでが水疱でどこからを膿疱と呼ぶかの線引きは難しい．さらには，膿疱でも固定時の標本の置き方によって炎症細胞が沈殿し，細胞の多いところとほとんどないところに分離することがあり，臨床診断との解離を起こすことがある．したがって，臨床病理学的に説明がつかない場合は組織ブロックを切り込むなどして確認することが大切である．ちなみに，均一に分散していた炎症細胞が切除組織片の状態でしばらく放置されていると内容液中で沈殿し細胞の粗密領域ができてしまう現象を，血液の遠沈で中間層に白血球溜りができる現象になぞらえてバフィーコート凝集（buffy

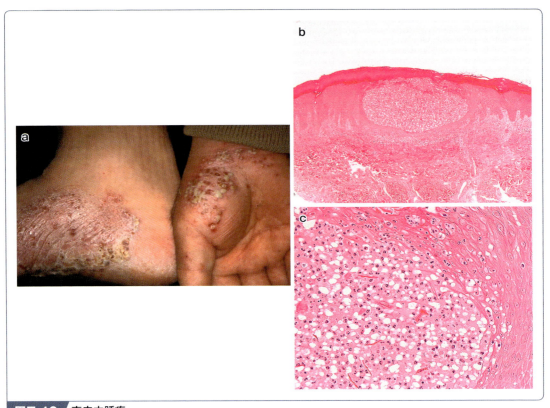

図Ⅲ-19 表皮内膿疱

掌蹠膿疱症にみる膿疱（a）を示す．組織学的には角質層下に存在する単房性の膿疱がみられる．内部には多数の好中球が充満している（b）．周辺部の角化細胞内にも好中球が侵入している像がみられる（c）．コゴイ海綿状膿疱といえる所見である．

coat concentration）と呼んでいる．血管内ではよくみられる所見である．

　水疱や膿疱はその存在部位によって分類されることが多い．臨床的には，その色合い，光沢と緊満性か弛緩性かによって鑑別を試みるし，患者の年齢，水疱の存在部位，広がりや臨床経過などによっても推測される．そのため，直接その代表的疾患である天疱瘡（pemphigus）や（先天性）表皮水疱症［epidermolysis bullosa (hereditaria)］，類天疱瘡（pemphigoid），デューリング疱疹状皮膚炎（dermatitis herpetiformis Duhring）などの疾患名がつけられて確認のために生検され病理検査に提出されることが多い．病理組織学的にも，表皮内水疱あるいは膿疱であるか，表皮下水疱あるいは膿疱であるかをまずみていく．そのためにはまず基底膜の位置を確認したり，基底細胞層やケラトンの連続性のつながり具合をみていくとよい．つまり，真皮乳頭層に接して基底膜が確認されたり，その上部の表皮基底細胞層が直線的にきれいに配列し，その上部の表皮層の内に空隙（少し広がった空間）がある場合は表皮内水疱と考える．次いで，その空隙の表皮層内での位置に注目する．基底細胞層のみを残しその上層との間で離開しているものは上基底細胞層水疱（suprabasal blister）（図Ⅲ-20）または膿疱，ケラトンの上層で角質層や顆粒細胞層の下にあるものは角層下水疱（subcorneal blister）または膿疱（図Ⅲ-21），顆粒細胞層内にあるものは顆粒層内水疱（intragranular blister）と呼んでいる．有棘層全層に及ぶ場合は全層性水疱といってもよい（図Ⅲ-22）．存在位置が確認で

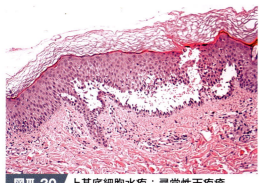

図Ⅲ-20　上基底細胞水疱：尋常性天疱瘡

Dsg3抗体の存在により，基底細胞とその上の細胞を接着させる装置が破壊され，この部位で棘融解が起こる．そのため，基底細胞層直上に裂隙が形成され，水疱状となる．上基底細胞層水疱である．基底細胞は墓石状にみえ，真皮乳頭は絨毛状突起のようにみえる．

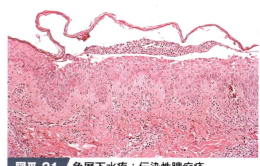

図Ⅲ-21　角層下水疱：伝染性膿痂疹

角質層直下に好中球の集簇をみる．角層下膿疱の所見である．

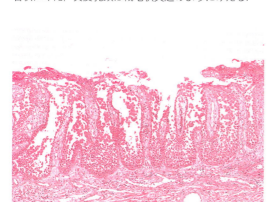

図Ⅲ-22　全層性水疱：ヘーリー・ヘーリー病

先天的なトノフィラメント・デスモソーム複合体，細胞間物質の形成不全のため，外的刺激などが加わると細胞間が離開し，表皮全層に亘って水疱様裂隙が形成される．

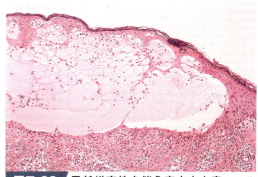

図Ⅲ-23　風船様変性を伴う表皮内水疱：ヘルペスウイルス感染症

表皮に風船様変性（網状変性）を示す水疱形成がみられる．破壊された角化細胞が線状に残存し，網状の構造を形成している．

きたら，次は出現している細胞や角化細胞の状態に注意を払う．角化細胞の状態には海綿化や棘融解，異角化細胞，壊死細胞，風船様変性（図Ⅲ-23）の存在の有無がある．細胞をみてウイルス感染を思わせるいくつかの所見（巨細胞化，多核化，核内や細胞質内封入体の存在）を探すことも大切である．基底細胞下あるいは基底膜下に水疱があるものを基底細胞下水疱（subepidermal blister）と呼ぶ（図Ⅲ-24，25）．この場合は，炎症細胞浸潤を伴っているかいないかにまず注意を払う．出現していれば，その炎症細胞の種類によってさらに分類す

るとどのような疾患が考えられるかがわかる．水疱・膿疱の局在，出現細胞による鑑別疾患のリストは第Ⅹ章に記載されているので参照して欲しい．

　表皮内で水疱が生じた場合，病的起点がなくなると基底細胞層から再生が起こってくる（図Ⅲ-26）．再生基底細胞はケラトンを形成するように成熟を示していくため，水疱下の残存上皮をかぶったまま下から再生してきた細胞が接し，しかもこの細胞らに成熟の方向性がみられる．天蓋部の表皮層には時間が経過しても基底細胞層の存在はなく残存ケラトン以外に新たな

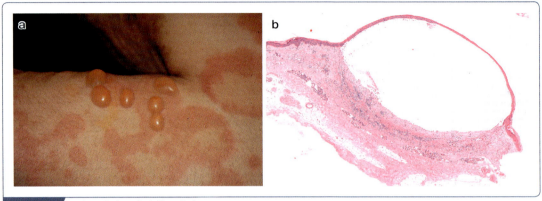

図Ⅲ-24 表皮下水疱：水疱性天疱瘡

図のaは水疱性類天疱瘡の症例である．組織学的には，bのように表皮下水疱でできている．類天疱瘡でも固定時の組織切片の置き方や薄切の場所によってbのように水疱内に炎症細胞がほとんど認められないことも起こり得る．

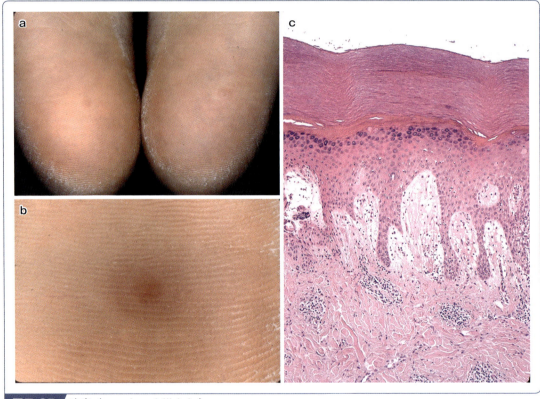

図Ⅲ-25 凍瘡（pernio, chilblain）

a，bに，足底の凍瘡を示す．凍瘡では，真皮乳頭層の浮腫が強くなり，表皮下水疱を形成することもある（c）．同様の表皮下水疱は多形日光疹やスウィート病の皮疹でもみられる．

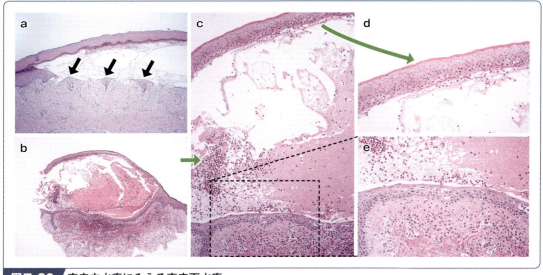

図Ⅲ-26　表皮内水疱にみえる表皮下水疱

表皮下水疱も時間が経つと再生現象によって表皮内水疱のようにみえる時期がある．再生（a：➡）は周囲の非水疱部表皮や汗管上皮から起こる．天蓋部表皮が壊死に陥らないと完全にケラトンの構築を維持した表皮が天蓋部にも真皮表面にも存在する（b，c）ようになる．b～eは同一例で，それぞれ拡大すると，天蓋部（d）と真皮側再生表皮（e）にもケラトンに相当する成熟段階が認められ，表層が角質細胞で覆われていることがわかる．

形成像はない．同様に，表皮下水疱でも剥離露出した真皮上で表皮の再生が起こってくる．再生は周囲表皮の基底細胞や毛包あるいは汗管の前駆細胞から表皮細胞への分化が起こり，基底細胞となってケラトンを形成するようになる．その場合，一見，表皮内水疱が存在しているようにみえる．しかし，よくみると水疱の上部に残存する天蓋表皮にも下部の再生表皮にも基底層が存在し，両方の表皮層でケラトンの形成が明瞭に認められる．この状態をみると，確かに現在は表皮内水疱の形態を示しているが，元々は表皮下水疱があり，時間経過に伴って表皮の再生が起こり，その一過程としての表皮内水疱であると理解できる．

弛緩性水疱（flaccid bulla）と緊満性水疱（tense bulla）

水疱とは，皮膚組織の中で透明な水溶性の内容物が限局性に貯留した状態をいう．臨床的にみると，水疱の天蓋に当たる皮膚表面が弛んでみえる場合とピンと張ってみえる場合がある．前者は弛緩性水疱，後者は緊満性ないし緊張性水疱と呼ばれている．前者の代表例が天疱瘡であり，後者の代表例が類天疱瘡やデューリング疱疹状皮膚炎である．

これらは，組織学的にみれば，それぞれ表皮内水疱と表皮下水疱であるといえる．天疱瘡はいずれのタイプであれ，角化細胞の接着装置であるデスモソームの構成成分が破壊されて細胞間が離開して起こるものであり，類天疱瘡などでは基底膜が傷害され，炎症反応が惹起，浮腫が誘発されて表皮下に滲出液や浸潤細胞が溜まるものである．表皮内水疱では，角化細胞間の離開は広範に及ぶし，溜った水分は自由に広がっていけるため，天蓋部がピンと張ってくることは少ない．また，細胞間の離開が外側へ進展したり，一見健常にみえるところでもちょっとした力で細胞間離開が誘発され進展していくNikolsky現象が起こってくる．一方，表皮下水疱では，表皮角化細胞間の接着性は保たれているため，水分が溜まっても表皮はそれほどに伸展しないため，水疱の天蓋はピンと張ってくる．基底膜を残し，基底膜下に水疱が存在する

1　臨床所見が病理所見とどのように符合するのか　143

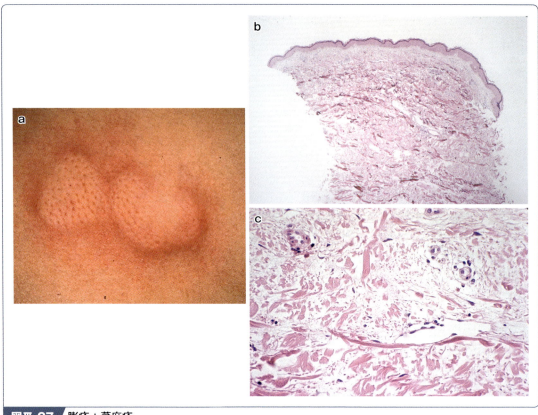

図Ⅲ-27 膨疹：蕁麻疹

膨疹（a）は，一過性，限局性，隆起性の病変で，組織学的には真皮内浮腫で特徴づけられる（b）．浮腫が強いと膠原線維間が拡大し，離開してくる（c）ため，組織自体が薄く染色される．

場合ではさらに緊張した水疱となると考えられる．

したがって，組織像をみていく場合，表皮内水疱をみた場合は臨床的に弛緩性であったと推測され，表皮下水疱では緊満性であったと考えてまず間違いない．

膨疹（蕁麻疹）［wheal（urticaria）］

膨疹とは，皮膚の限局性で境界明瞭な，隆起性，掻痒性の病変を指し，出現後比較的短時間で消失する一過性の変化であると定義づけられている（図Ⅲ-27）．一過性の変化を病理学的に推測することは難しいが，急激に塊を形成し短時間で消失すれば誰しも水分の増加・減少の過程を思い浮かべるであろう．したがって，組織学的には組織の限局的浮腫がみられる．浮腫の状態は，第Ⅱ章で述べたごとく膠原線維束間の離開，それによる結合織の淡明化，リンパ管の拡張で認識される．浮腫が強いと皮膚が膨隆しているだろうと想像がつく．短時間で出現して消失するので，例え再発性のものであっても表皮の変化はほとんどない．

逆に，組織学的に表皮に変化がなく真皮の膠原線維束間の離開をみると膨疹といえるかといえば，そうとはいえないことが多い．つまり，組織学的検索は組織の一部を採取するため，限局性のものであるかが判断できないためである．したがって，低タンパク血症などによる全身浮腫か否かの判定はできない．好酸球の浸潤を伴うものであれば，蕁麻疹の診断は推測でき，膨疹であったであろうといえるが，再発性

や反復性のものかどうかの推測はできない．ただ，少なくとも現在起こっている変化は一過性のものであると捉えることは可能である．

一方，一過性ではなく浮腫が長く続く場合には，膠原線維束間の離開は残存し，時間経過とともにやや腫大した線維芽細胞が膠原線維間にみられ始める．マクロファージを伴うこともあり，それから放出されるサイトカインによって線維芽細胞が間質粘液を産生放出し，間質がやや粘液調を帯びてくることもある．慢性的浮腫でみられる現象である．

かゆみ（itch）

かゆみ（掻痒）を組織学的に認識することも大変難しい．通常，皮膚で感じる末梢性のかゆみはヒスタミンなどの起痒性物質が神経のC線維を刺激し，それが脳に伝えられてかゆみと感じるといわれている．この神経の刺激状態を組織学的に知ることができるかという問題である．かゆみを伴う疾患を覚えておき，組織学的にまず診断をつけ，その診断名からかゆみがあるかどうかを推測することはできるであろう．ただ，同じ疾患でもかゆみを伴うこともあれば伴わないこともあり，確実にかゆみがあったとの証拠が得られる訳ではない．

一般に，アレルギー性の変化でかゆみが起こる場合は，肥満細胞からヒスタミンが放出され，それが神経を刺激することによると考えられるので，肥満細胞の状態をみてやればよいとする説がある．しかし，この病態を通常の組織標本でみた場合，ヒスタミンを含む肥満細胞内の顆粒はすでに脱顆粒で放出されており，顆粒を失った肥満細胞をそれと同定することが困難である．ただ，肥満細胞内の顆粒には好酸球遊走因子が含まれているので，肥満細胞が刺激された状態では，やがて好酸球が出現してくる．このため，好酸球の存在を同定することによっ

て，かゆみがあったかも知れないとある程度まで推測することができるとする学者もいる．

かゆみが起こると，患者はその部位を掻く．掻くとまたかゆくなり，掻破を繰り返す．イッチ・スクラッチサイクルの形成である．ごく初期には表皮は一般に変化を示さないが，強く掻破すると表皮の浅い欠損（潰瘍）と表皮下のフィブリンの析出を起こし，掻（爪）痕（excoriation）の所見がみられることになる（図Ⅲ-33参照）．やがて表皮の再生を伴って周囲が肥厚してくる．これが掻破者結節（picker's nodule）の所見である．もう少し掻破が続くと，潰瘍の有無に関わらず，その部の表皮や毛包，汗管などの皮膚付属器の上皮の肥厚がみられるようになる．これを結節性痒疹（prurigo nodularis）と呼んでいる．さらに掻破が持続してくると，表皮角質層のcompact型の過角化や多顆粒細胞症や乾癬様の表皮過形成，真皮乳頭層の延長，血管の増生とvertical streaks of collagenと呼ばれる比較的厚い膠原線維束が皮表に垂直に走る像などの所見が現れてくる．この所見が慢性単純性苔癬（lichen simplex chronicus）の像である（図Ⅲ-35参照）．これらは，いずれも掻破に対する一連の反応である．このような所見をみた場合にはかなり強いかゆみがあり，長期に亘って掻破していたと推測できる．同じかゆみを伴うものでも，蕁麻疹などの膨疹の場合には一過性なのでこれらの所見は通常みられない．アトピー性皮膚炎での組織変化の主体が慢性単純性苔癬であるのは長い期間の掻破によるものである．

以上のように，かゆみを伴っていたという臨床症状を組織学的に証拠立てる原因的な変化はない．ただ，かゆみが長く続き掻破が繰り返された結果起こる組織変化はあるので，その変化をみてかゆみがあったと知ることはできると思われる．

1　臨床所見が病理所見とどのように符合するのか　　145

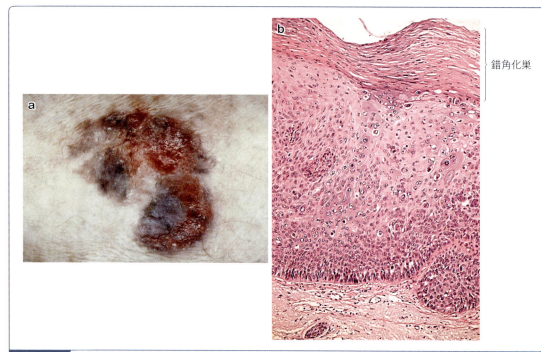

図Ⅲ-28 ボーエン病にみる鱗屑

臨床でいう鱗屑は，組織学的には比較的厚い錯角化層に相当する．aは鱗屑を伴うボーエン病である．bはその組織像で，ボーエン病にみられた幅広い錯角化層を示している．

鱗屑（scale）

　鱗屑は，組織学的には錯角化に相当する．錯角化は，一般に角化細胞の分裂増殖，入れ替わりの速度（細胞回転）が速いために正常の成熟過程が障害された状態に出現するので，表皮角化細胞由来の腫瘍表面には出やすいが，炎症性疾患の場合にも出現する場合がある．腫瘍性疾患では日光角化症，ボーエン病のほか基底細胞癌や扁平上皮癌でもみられる（**図Ⅲ-28**）．

　正常の皮膚では一つ一つの角質細胞が個別的に剝離・脱落していくので，いつ脱落してなくなっていっているのかを認識することはできない．錯角化細胞は成熟段階の途中にある有核の細胞が角化し皮膚表面にまで達してきたもので，錯角化細胞はより密にそして強く接着している．このため，錯角化細胞はしばらくの間塊を形成し残存するようになり，周囲に角化細胞があれば，そこで離開し錯角化の部分だけが塊として剝離・脱落していくために目でみえてくることになる．剝離・脱落する状態を落屑という．大きさによって，粃糠様，小葉状，大葉状，膜様と表現される．大きく雲母状で銀色のものを乾癬様，うろこを並べたようなものを魚鱗癬様と呼んでいる．ただ，魚鱗癬では錯角化はほとんど認められない．

　錯角化があればすべてそれを鱗屑というかというと必ずしもそうではないようである．つまり，鱗屑とは臨床病態名である．病理組織においては，錯角化の存在は必要条件ではあっても十分条件ではないと考えておくべきである．

　代表的なものを紹介しておく．

1．粃糠様

　病理組織学的には，幅の狭い小丘状（mound-like）の錯角化巣である．錯角化小丘は密に接着していることが多い（**図Ⅲ-29**）．ただこの組織像は，臨床的に粃糠疹という病気であるということを意味しない．

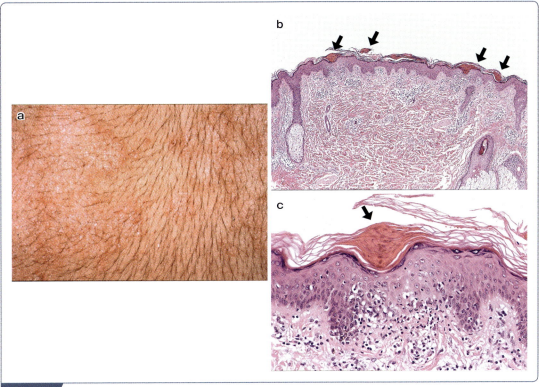

図Ⅲ-29 粃糠疹にみる鱗屑

aはジベルバラ色粃糠疹の症例である．鱗屑はいろいろな炎症性皮膚疾患でもみられる．いずれも，組織学的には幅の狭い小丘状の錯角化巣（b：➡）でできている．拡大を上げてみると，錯角化の集簇巣であることがよくわかる（c：➡）．

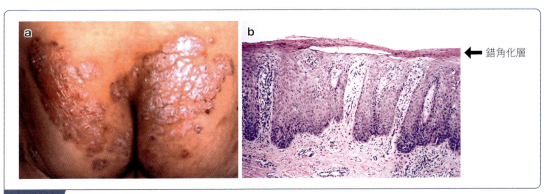

図Ⅲ-30 乾癬にみる鱗屑

尋常性乾癬の症例である（a）．組織学的には同様に錯角化層からなり，その幅は広く板状あるいは帯状に広がることが多い．乾癬では，その他いわゆる乾癬様表皮過形成，顆粒細胞層の消失ないし菲薄化，真皮乳頭層上部表皮の菲薄化と錯角化層内の好中球の顕微鏡的小集合巣（マンロー微小膿瘍）がみられる（b）．

2．乾癬様

　病理組織学的には，幅の広い錯角化巣（層）で，典型的には採取組織片の端から端にまで及ぶものがある（図Ⅲ-30）．粃糠様のものと異なり，幅広い錯角化巣には横走する裂隙をみることが多いが，乾燥したために起こる変化で空気を多く含んでいるとされている．このために光の乱反射を起こし白色，銀白色になる．乾癬

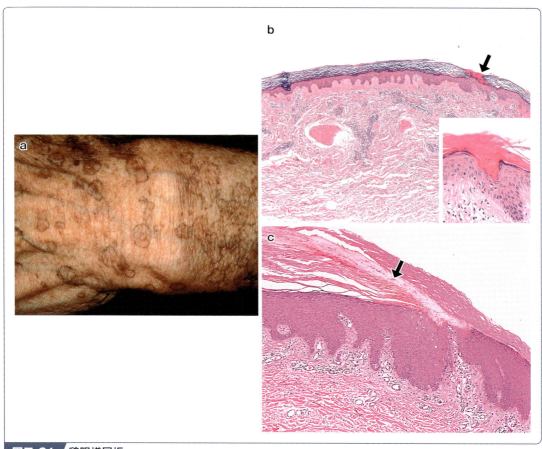

図Ⅲ-31　鶏眼様層板

aは汗孔角化症の症例である．組織学的には，柱状に突出する錯角化巣（錯角化性円柱）をみる．これは環状となった汗孔角化症病変の辺縁部に認められる．層板は環状の病巣の中央に向かうように傾く傾向を示す（b，c：➡）．インセットにみられるような汗孔部のみならず，毛孔や表皮にも形成される．汗孔部，毛孔部や表皮の基底細胞層には軽い苔癬様反応を認め，真皮乳頭層にメラニンの逸脱や時にアミロイドの沈着をみることもある．

様の錯角化巣は乾癬という疾患にのみみられるものではない．

3．錯角化性円柱または鶏眼様層板　（cornoid lamella）

汗孔角化症（porokeratosis）に代表的にみられる．楕円形，不規則環状の角化性局面を形成する病変で，堤防状に隆起する部分に層板状の角栓様物を認める．この部分は，組織学的に柱状の錯角化巣からなり，環状病変の中央に向かうようにやや斜めに放出されてみえる（図Ⅲ-31）．その疾患名とは異なり，必ずしも汗孔に一致しない．

痂皮（crust）

痂皮は，表皮表面，あるいは潰瘍面上に付着する，滲出液，凝血物が乾燥・固化したものである（図Ⅲ-32）．固化する主体は滲出液や血漿内のフィブリンで，その中に壊死組織，膿などが含まれることが多い．赤血球を多く含むものを特別に血痂と呼んでいる．表皮表面に存在するものでは角質物を混じることが多い．タンパク質成分を含むためややピンク色から赤色均一で硝子様な領域として認められる．顕微鏡でみてもいかにも硬いという印象を受ける．搔破痕（爪痕）にみる表皮下あるいは潰瘍表面のピ

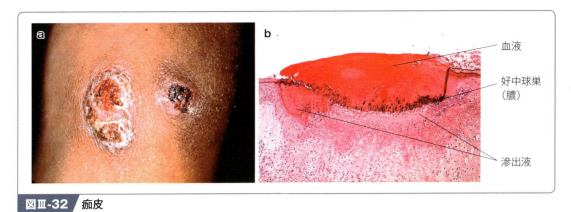

図Ⅲ-32 痂皮
皮膚表面に付着するもので（a），組織学的には滲出液，血液，膿や壊死組織などが固化したものでできている（b）．

ンク色の物質もフィブリンで，一種の痂皮である．

潰瘍（ulcer）とびらん（erosion）

　皮膚科領域では，基底細胞層にまで達しない表皮有棘層までの欠損をびらんと呼び，表皮全層が消失し真皮まで組織欠損を示すものを潰瘍と呼ぶ．消化管でのびらん・潰瘍の考え方とは異なるので病理医には注意を要する．びらんでは，表皮の再生が行われ痕跡を残さず治癒するが，潰瘍の場合は真皮結合織の再生のため瘢痕を残すことが多い（図Ⅲ-33，34）．潰瘍部周囲の表皮は過形成のためやや肥厚してくる．また，その下部の真皮では，炎症細胞浸潤や肉芽組織形成のために同様に肥厚し，臨床的にみても周囲がやや盛り上がってみえることが多い．肉芽組織はやがて線維化巣に置き換わり，瘢痕となり，再生表皮によって覆われるが，いずれの肥厚も次第に消退し，最後には臨床的に皮表が陥凹してみえることもある．

　腫瘍で潰瘍化をみる場合は，腫瘍による圧迫で表皮が伸展・萎縮・消失する消耗（consumption）という状態から発生する場合と，腫瘍細胞が増殖，自壊して潰瘍化する場合がある．後者の所見は腫瘍の良悪の判定にも用いられる所見である．感染症でも，慢性膿皮症，結核，梅毒，真菌感染症で潰瘍化をみることがある．病因的には，表層感染に基づく潰瘍化，外傷や物理的，化学的あるいは血管障害など循環障害に基づく潰瘍化などがある．外傷の場合も，それによる傷害が表皮表層から起こるものもあれば，原因因子が皮膚深部に刺入されるなど深部から起こるものもある．循環障害から起こる場合は，表皮側を底辺とした逆三角形ないしは楔形の壊死病巣を形成することが多い．

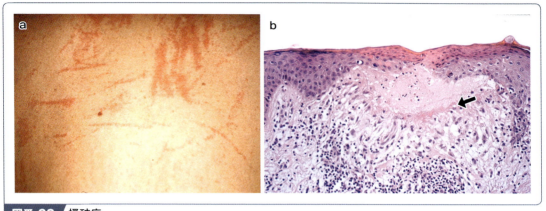

図Ⅲ-33　搔破痕

搔破痕（a）は，表皮の完全欠損を伴うこともある．表皮下の真皮乳頭層は漿液で覆われ，直下には薄いフィブリン層（b：➡）があり，その下に肉芽組織が形成され始めている．

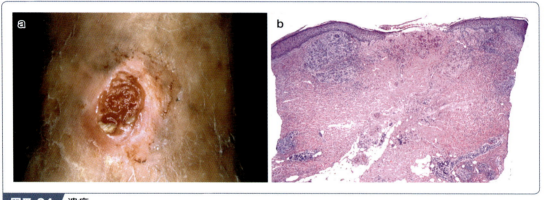

図Ⅲ-34　潰瘍

真皮にまで及ぶ皮膚欠損（a）である．b の組織像では，中央部で表皮を欠き，真皮網状層が露出している．血管の増生が認められる．

苔癬化（lichenification）

皮膚が限局性に硬く触れ，皮野形成が明瞭なものを苔癬化という．これに相当する組織像は，角質層の compact 型の肥厚，多顆粒細胞症，苔癬型の表皮肥厚，真皮乳頭層での血管の垂直上昇と血管に平行に，または皮表に垂直に走るやや肥厚した膠原線維がみられることである（図Ⅲ-35）．慢性単純性苔癬，慢性湿疹などでみられる所見である．臨床的にも時に問題となるが，乾癬との鑑別を要する．

表皮囊腫（epidermal cyst）

臨床的には，わが国ではアテローム［粉瘤（atheroma）］との診断名で呼ばれることが多い．これは腐臭を伴う黄白色粥状の物質（Atherombrei）が排出されることがあるためにつけられた名前である．角質物を含有する重層扁平上皮で囲まれた囊胞，囊腫で，一般的に

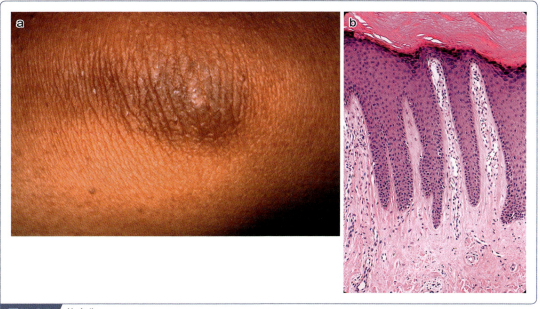

図Ⅲ-35 苔癬化

臨床的には慢性の経過により皮膚が硬く触れ，皮野形成の著明な状態と定義されるが，病理組織学的には慢性の経過としての乾癬様表皮過形成と真皮乳頭層の線維化がみられ，膠原線維は垂直状に走行するのが特徴的である．また，角質層は極めて厚く密となること，表皮全層の肥厚，真皮の線維化のために硬く触れる．皮野形成の著明化は組織学的に明らかでない．a：臨床像，b：組織像．

は表皮囊腫（epidermal cyst）と呼ばれている．時に，類表皮囊腫（epidermoid cyst）とも呼ばれる．この囊腫病変を裏打ちする重層扁平上皮には顆粒細胞層が存在している．この点が角質物とはいえない無構造物質を含有し顆粒細胞層を有しない重層扁平上皮からなる毛髪囊腫（pilar cyst）［外毛根鞘囊腫（trichilemmal cyst）］とは異なるとされ，今まで別物と考えられていた．最近では，これらの囊腫はともに毛包に発生する，あるいは由来する囊腫とされ，両者を合わせて毛包囊腫（follicular cyst）と呼び，毛包漏斗部への分化を示すものを毛包漏斗部囊腫（infundibular cyst）（図Ⅲ-36）とし，前述の毛髪囊腫は構造上退行期の毛包峡部に類似しているため isthmus-catagen type の毛包囊腫ないしは退行期毛包峡部囊腫（isthmus-catagen cyst）（図Ⅲ-37）と呼ぶべきとの説がある．この説に従えば，両者の組織像を併せ持つハイブリッド囊腫（hybrid cyst）と呼ばれていた囊腫発生についての説明がつきやすい．し

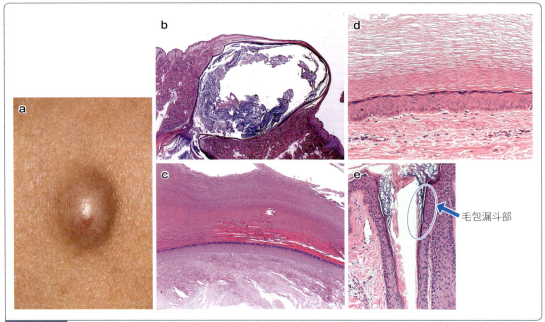

図Ⅲ-36 表皮嚢腫（毛包嚢腫）

臨床的にはやや隆起した結節としてみられることが多い（a）．組織学的には，真皮内に存在する重層扁平上皮で囲まれた嚢腫（b）である．通常は被覆上皮には顆粒細胞層がみられる（c，d）．内容物は c のように密な過角化物であることもあれば，d のようにななこ織様の角質物であることもある．この顆粒細胞層を有する構造は e のように毛包漏斗部の構造を想起させる．そのため毛包漏斗部嚢腫とも呼ばれる．

かし，実際のところ，いわゆる表皮嚢腫と呼んでいる病変にはいまだいろいろなものがあると考えられる．

まず，用語の面から考えてみたい．通常，表皮の特徴は何かといえば，すでに述べたように重層扁平上皮で皮膚付属器を伴っていることである．したがって，皮膚付属器のない重層扁平上皮からなる嚢腫を表皮嚢腫と呼ぶのには問題がある．表皮由来の重層扁平上皮である証拠がないからである．ちなみに，皮膚付属器の存在を伴う重層扁平上皮で囲まれる嚢腫は実際に存在している．これを皮様嚢腫（dermoid cyst）と呼び奇形腫の一種と考えている．子供の上眼瞼外側に好発する嚢腫である．これを奇形腫の一種と捉えるには問題もある．奇形腫は 3 つの胚葉成分からなる腫瘍と定義づけられているが，類皮嚢腫には中胚葉系の成分，例えば歯や骨組織などはなく，内胚葉系成分も存在しなければ外胚葉系成分でも脳組織などは存在しない．一方，重層扁平上皮は表皮にだけあるものではない．毛包の上皮も重層扁平上皮であるので，毛包に関連した嚢腫であることは十分に考えられる．しかし，時に毛包のない手掌や足底に類似の嚢腫が存在することがある．このような嚢腫に毛包嚢腫と命名するには抵抗が大きい．同じく，表皮貫通部の汗管も，毛包貫通部のアポクリン管や脂腺管も重層扁平上皮でできている．そのため，これらの部位に発生するものは汗管由来の嚢腫が重層扁平上皮化生を強く起こしたものと解釈されたり，手術操作も含め外傷によって表層の表皮が嵌入したり取り込まれたために発生したと考えたりされている．いずれにしても，表皮嚢腫という名称は問題がありそうである．では，類表皮嚢腫と呼べばよいとの意見もある．類似の病変に稗粒腫や軟毛嚢腫，脂腺嚢腫（steatocystoma）がある．これらは形態学的にいわゆる表皮嚢腫とは多少の差があるので一般に識別可能であるが，起源的に

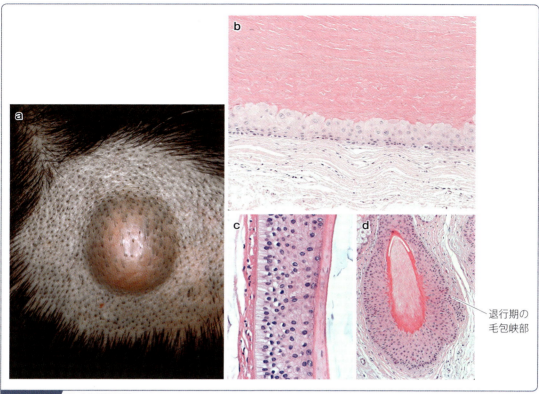

図Ⅲ-37 外毛根鞘嚢腫

頭頂部に発生した外毛根鞘嚢腫を示す（a）．組織学的には，表皮嚢腫と同様，真皮内に存在する重層扁平上皮で囲まれた嚢腫である．被覆上皮には顆粒細胞層はなく，やや腫大した淡明で豊富な細胞質を有する細胞が不明瞭な好酸性内容物に接して存在し，時にその部分の内容物が皺状になっている．基底細胞層はやや小型の核が一列に配列する傾向がみられる，などの所見を示す（b）．この所見は，外毛根鞘の組織像と類似するとして外毛根鞘嚢腫と名付けられたが，cにみられるように正常の外毛根鞘とは異なる．むしろ，退行期の毛包峡部（d）の組織像に類似してみえる．このため，最近では退行期毛包峡部嚢腫と呼ばれることが多くなっている．

は類似している．毛包炎，特にわが国では慢性膿皮症（chronic pyoderma）の概念で捉えられている，毛包閉塞三疾患（follicular occlusion triad）と呼ばれる病変では，毛包炎後の膿瘍形成と毛包からの上皮の再生で重層扁平上皮で囲まれる嚢腫様構造や隧道構造が形成されてくることがあり，嚢腫性痤瘡（acne cystica）や毛巣嚢腫（毛巣洞）［pilonidal cyst（sinus）］とも呼ばれている．これらとの鑑別は困難といわざるを得ない．

（真鍋俊明）

IV

ダーモスコピー像の病理学的説明

　ダーモスコピーの用語は一般に Consensus Net Meeting on Dermoscopy 2000 で認証された milia-like cysts（稗粒腫様囊腫）や comedo-like openings（面皰様開孔）といった比喩的な表記が用いられてきた．さらに 2015 年にウィーンで開催された 4th World Congress of Dermoscopy では，Kittler らは lines（線），pseudopods（偽足），circles（円），clods（塊），dots（点）の 5 つの要素に structureless（無構造領域）を加えた 6 つのシンプルな用語のみで所見を表現する記述的表記法を提唱し，両者を併用すべきであることが了承された[1]．本稿ではメラノーマや色素性母斑，基底細胞癌，脂漏性角化症などの診断に用いられる基本的なダーモスコピー所見について，比喩的表記と記述的表記を併記し，それらの組織所見との対応について表にまとめた．なおダーモスコピー所見を解釈するにあたり，あらかじめダーモスコープにて観察される色調を理解しておく必要がある．病変の色調には主にメラニン色素（黒〜褐色〜青）と血管内のヘモグロビン色素（ピンク〜赤）が大きく影響しており，これに真皮表層の膠原線維（白色）や黄色を呈する要因として角層のケラチン，脂質・脂腺など要素が加わっている．詳細にはメラニン色素の色調は存在部位で異なり，角層など表層では黒色，基底層では褐色（ただし表皮内では色素量が多ければ部位によらず黒色），真皮乳頭層では青灰色（例：メラノファージ，メラニン色素を含む胞巣），乳頭下層では青色（例：青色母斑など深在性の真皮メラノサイト）を呈する．さらに血管内のヘモグロビン色素は基本的には赤色であるが，深部に至れば青みがかる．

ダーモスコピー所見 （比喩的表記： 記述的表記）[1]	日本語表記	定 義[2]	組 織[2]
① Pigment network: Lines, reticular	色素ネットワーク	褐色調の網紐（表皮突起部に相当）と色調の淡い網穴（真皮乳頭部に相当）によって構成される網状の構造	表皮突起内のケラチノサイトや時にメラノサイトに含まれるメラニン色素

【解説】皮膚線維腫，副乳などの例外を除き，頭部・顔面以外の生毛部においてメラノサイト病変を疑う所見であり，蜂巣状ないしは格子状を呈する．網紐の大きさや太さ，色調など構造にばらつきがなく対称性の分布を示すものは定型色素ネットワーク（typical pigment network）と呼ばれ，色素性母斑など良性を示唆する（図IV-1）．網紐の大きさや太さ，色調など構造にばらつきがあり，網穴が狭小化・閉塞する部分があるなど非対称な分布を示すものは非定型色素ネットワーク（atypical pigment network）と呼ばれメラノーマ（図IV-2）や一部の Clark 母斑でみられる

② Pseudonetwork: Structureless, brown, interrupted by follicular openings (facial skin)	偽ネットワーク	顔面において色調の淡い毛孔を避けてびまん性の色素沈着が存在することで形成されるネットワーク様の構造	表皮基底層部における色素増強あるいは真皮上層のメラノファージが主に毛包など付属器の開孔部を避けて存在する

【解説】顔面の毛包が発達していることによりみられる所見である．毛包周囲を規則的にさけた褐色を基調とした無構造領域であれば多少の濃淡があってもメラノサイト・非メラノサイト系病変を問わず良性を示唆する（定型偽ネットワーク：図IV-3）．一方以下の３つの構造を含む非対称な偽ネットワークであれば悪性（メラノーマ）を示唆する（非定型偽ネットワーク：図IV-4）．
1）非対称性色素性毛包開孔（asymmetric pigmented follicular openings）は毛包部の非対称な浸潤であり早期のメラノーマでみられる
2）環状顆粒状構造（annular-granular structures）は毛包周囲に環状に不規則に散在する青灰色小点（メラノファージ）である
3）菱形構造（rhomboidal structures）は毛包部のみ多角形に色素沈着を欠く濃い色素沈着であり，2）と3）はいずれもメラノーマでみられ，しばしば毛包内にまで色素沈着が及び閉塞した毛孔（obliterated hair follicles）を伴う

③ Structureless areas: Structureless, any color	無構造領域	病変内に10％以上の範囲で存在する明らかな構造所見がみられない領域	表皮突起の消失ないしは融合による平坦化，あるいは一様な表皮肥厚に伴う色素分布の均一化

【解説】病変内の他の部位よりも色が淡く，病変外の健常部とは同等かそれ以上の色の濃さを示す領域と定義され，同様ながら濃褐色～黒色の色素沈着である斑状色素沈着と区別されることも多い．また，いわゆる均一領域（homogeneous area）は無構造領域（structureless area）に含まれる（図IV-5）

④ Blotches: Structureless zone, brown or black	斑状色素沈着	病変の10％以上を占める濃褐色から黒色の無構造領域	広範囲に及ぶ角層，表皮，真皮内におけるメラニン色素の凝集

【解説】色素性母斑では均一かつ病変中央に存在し（regular），メラノーマでは不均一で辺縁にみられる傾向（irregular）がある（図IV-5）

⑤ Dots: Dots, any color	色素小点	0.1 mm以下の小さな類円形構造（色調は問わない）	メラノサイトやメラニン色素の小範囲における凝集（黒色小点は表皮上層～角層，褐色小点は表皮真皮境界部～有棘層，青灰色小点は真皮乳頭層）

【解説】色素性母斑では病変中央やネットワークの線上に存在することが多く，メラノーマでは存在位置はバラバラで病変の辺縁にみられやすい（図IV-2）

ダーモスコピー所見 (比喩的表記: 記述的表記)[1]	日本語表記	定　義[2]	組　織[2]
⑥ Peppering: Dots, gray	(多発性)青灰色 小点	0.1 ㎜以下の小さな青灰色の 顆粒状構造	真皮上層におけるメラノファージや細胞間のメラニン色素の小範囲における凝集

【解説】自然消退現象の徴候であり,メラノサイト病変・扁平苔癬様角化症(lichen planus-like keratosis:LPLK)などの非メラノサイト病変でもみられる(図Ⅳ-4).色素性母斑では病変部の10%未満の領域に留まるが,メラノーマでは病変の50%以上の領域に存在する

⑦ Globules: Clods, small, round or oval	色素小球	0.1 ㎜以上の類円〜卵円形構造(色調は問わない)	真皮内のメラノサイト(母斑細胞)の小胞巣

【解説】3つ以上の色素小球の集簇(aggregation)はメラノサイト病変を示唆する.色素性母斑では大きさ,形,色がそろっており対称性の分布をとる.メラノーマでは大きさ,形,色が異なり非対称の分布となる(図Ⅳ-2)

⑧ Streaks (pseudopods, radial streaming): Lines, radial (always at periphery), Pseudopods, Lines, radial and segmental	線条	腫瘍の辺縁から健常部に向かって放射状に並ぶ濃い色調の線条	一様な表皮真皮境界部のメラノサイトの胞巣

【解説】病変の辺縁に存在する線条はメラノサイト病変を示唆する.Spitz/Reed母斑では全周性に存在するが(図Ⅳ-6),メラノーマでは部分的にしかみられない

⑨ Negative network: Lines, reticular, hypopigmented around brown clods	陰性ネットワーク	褐色調の構造を囲む不規則な白色調(脱色素性)の網状構造	真皮乳頭層部の大型のメラノサイトの胞巣に圧排されるように細長く延長した表皮突起,あるいは表皮突起の先端が融合した状態,あるいは異常な形をしたメラノサイトの胞巣

【解説】陰性ネットワークはメラノサイト病変を疑う所見である(図Ⅳ-5).先天性色素性母斑でもみられることがあるが,一般にはSpitz母斑やメラノーマで認められる

⑩ Chrysalis/crystalline: Lines, white, perpendicularly	さなぎ構造/結晶様構造	偏光像で観察される平行ないしは直交する光輝性の白色線条(アーチファクト)	真皮上層の変性あるいは増生した膠原線維(線維化)

【解説】結晶様構造は瘢痕や皮膚線維腫,基底細胞癌,扁平苔癬様角化症(LPLK)のほかメラノサイト病変でみられる(図Ⅳ-5).メラノサイト病変ではメラノーマやSpitz母斑を鑑別に入れる必要がある.

⑪ Regression structures	自然消退構造	白色の瘢痕様の色素脱失であり,しばしば青灰色構造や青灰色小点(peppering)を伴う 周囲皮膚よりも明るく偏光像では光輝性白色線(shiny white lines)がみられる.	瘢痕様変化(線維性の肥厚を伴う真皮乳頭,わずかなリンパ球浸潤と種々の程度のメラノファージ)

【解説】自然消退構造はメラノーマでしばしばみられるが(図Ⅳ-7),扁平苔癬様角化症(LPLK)のほか色素性母斑でもみられることがある

ダーモスコピー所見 （比喩的表記： 記述的表記）[1]	日本語表記	定　義[2]	組　織[2]
⑫ Blue-whitish veil: Structureless zone, blue	青白色ベール	表面が白いすりガラス状の靄で覆われた不規則ながら均一な青色色素沈着	緻密型の過角化を伴った（白いすりガラス状の要因）顕著なメラニン色素を含有する表皮肥厚であり，メラノサイトの集簇や真皮内のメラノファージを伴う

【解説】メラノーマでは明瞭ながら不均一で非対称性に分布する（図Ⅳ-8）．色素性母斑では中心部にみられ均一で明るい．一方，青色母斑では病変全体にみられ，一様な暗青灰色調を呈する．脂漏性角化症や基底細胞癌でもみられることがある

| ⑬ Parallel pattern | 平行パターン | 掌蹠における皮溝部または皮丘部に一致する表皮突起部の色素沈着 | 掌蹠の表皮突起内の色素沈着であり，主に色素性母斑では皮溝部の表皮突起部における角層内のメラニン柱を反映し，メラノーマでは汗管を含む皮丘部における表皮内の胞巣を含む色素沈着を反映する |

【解説】色素性母斑の典型例では線状の色素沈着が主に皮溝部に沿って平行に存在する皮溝平行パターン（parallel-furrow pattern）がみられる（図Ⅳ-9）．亜型として一重線亜型（single line variant），二重線亜型（double line variant），一重点線亜型（single dotted line variant），二重点線亜型（double dotted line variant）の4つのほか，土ふまず部などでは格子様パターン（lattice-like pattern），踵部では角層が斜めにずれることによる線維状パターン（fibrillar pattern）が生じることがある．メラノーマでは皮丘部に沿った幅広で濃淡のある線状色素沈着である皮丘平行パターン（parallel ridge pattern）を形成する（図Ⅳ-10）．進展するにつれ皮丘・皮溝によらない不規則びまん性色素沈着（irregular diffuse pigmentation）となる

| ⑭ Vascular structures | 血管構造 | 乳白紅色領域（milky red areas）や孤立した種々の形態の血管 | 真皮乳頭層部の血管拡張や血管増生 |

【解説】血管腔の拡張による赤みの増加や血管新生に伴って明瞭となった血管構造（図Ⅳ-11）．メラノサイト病変では真皮内母斑ではコンマ状血管（comma-like vessels），メラノーマでは小点状血管（dotted vessels），線状不規則血管（linear irregular vessels）のほか，非定型ヘアピン様血管（atypical hairpin vessels），コークスクリュー／曲折状血管（corkscrew/tortuous vessels）などがしばしばみられる．2つ以上の血管の組み合わせを多形血管（polymorphous vessels）と呼び，メラノーマでは小点状血管と線状不規則血管の組み合わせが比較的多いとされる

| ⑮ Milia-like cysts: Dots
or clods, white,
clustered or
disseminated | 稗粒腫様嚢腫 | 白から黄色調の丸い構造．非偏光像では夜空の星のように輝く | 表皮内のケラチンを含む嚢腫 |

【解説】多くは脂漏性角化症にみられるが（図Ⅳ-12），メラノーマや先天性色素性母斑でも生じることがある

| ⑯ Comedo-like
openings: Clods, brown,
yellow, or orange
(rarely black) | 面皰様開孔（あるいは面皰様開大） | 病変表面の黒ニキビ様の角栓 | ケラチンの詰まった表皮上の陥凹 |

【解説】多くは脂漏性角化症にみられるが（図Ⅳ-12），表面が乳頭状の先天性色素性母斑でも生じることがある

ダーモスコピー所見 （比喩的表記： 記述的表記）[1]	日本語表記	定　義[2]	組　織[2]
⑰ Fissures and ridges: Lines, curved and thick	溝と隆起	隆起（ridges）と溝（fissures）によって形成される脳回状の表面	ケラチンの詰まった楔形の表皮の裂隙
【解説】脂漏性角化症に特異的な所見（図Ⅳ-13）.			
⑱ Leaf-like areas: Lines, radial, connected to a common base	葉状領域	褐色から青灰色の不連続な球状構造でしばしば葉状を形成する	真皮上層の色素性基底細胞癌による複合した胞巣（通常は表皮直下に存在）
【解説】基底細胞癌に特異的な所見（図Ⅳ-14）. 葉状を示す場合，病変中央側辺縁の濃褐色部分から外側に伸びるように放射状線が存在する（車軸状パターンとの違い）			
⑲ Spork wheel areas: Lines, radial, converging to a central dot or clod	車軸状領域	濃褐色の中心点に集まる境界明瞭な褐色から青灰褐色の放射状線	表皮と連続性に表皮直下から放射状に浸潤した色素性基底細胞癌の胞巣
【解説】基底細胞癌に特異的な所見（図Ⅳ-14）			
⑳ Large blue-gray ovoid nests: Clods, blue, large, clustered	青灰色類円形大型胞巣	小球状構造より大きな境界明瞭な青灰色領域	基底細胞癌の真皮内におけるメラニン色素を含有する大型の胞巣
【解説】基底細胞癌に特徴的な所見（図Ⅳ-15）			
㉑ Multiple blue-gray globules: Clods, blue, small	多発性青灰色小球	境界明瞭な小型の類円形青灰色構造	基底細胞癌の真皮内における小型の胞巣
【解説】基底細胞癌に特徴的な所見（図Ⅳ-15）			
㉒ Lacunae: Clods, red or purple	小湖	紅色，栗～紫色，黒色の小湖状に多発した小型の類円形構造	拡張した血管腔
【解説】血管腫や被角血管腫でみられる（図Ⅳ-16）			

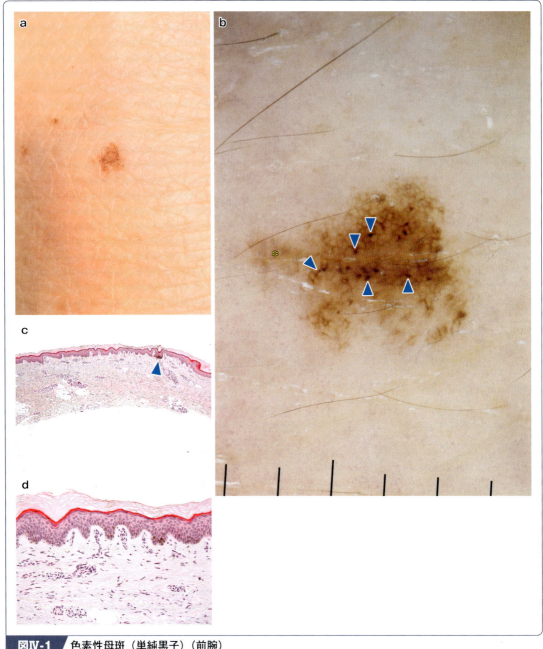

図IV-1 色素性母斑（単純黒子）（前腕）

a. 臨床像：前腕遠位背面の淡い褐色斑.
b. ダーモスコピー像：部分的に淡い無構造領域（structureless areas：✲）や規則的色素小点（regular dots：▶）を伴う定型色素ネットワーク（typical pigment netowrk）がみられる.
c. 病理組織像（弱拡大）：定型色素ネットワークの網紐は規則的に配列した表皮突起の部位に一致する．表皮突起の色素増強の目立つ部分（▶）は色素小点に相当し，通常は網紐の交点に存在する．
d. 病理組織像（強拡大）：規則的な表皮突起の配列がある部分の拡大像．基底層部にメラニン色素の増強がありメラノサイトの増加もみられる．

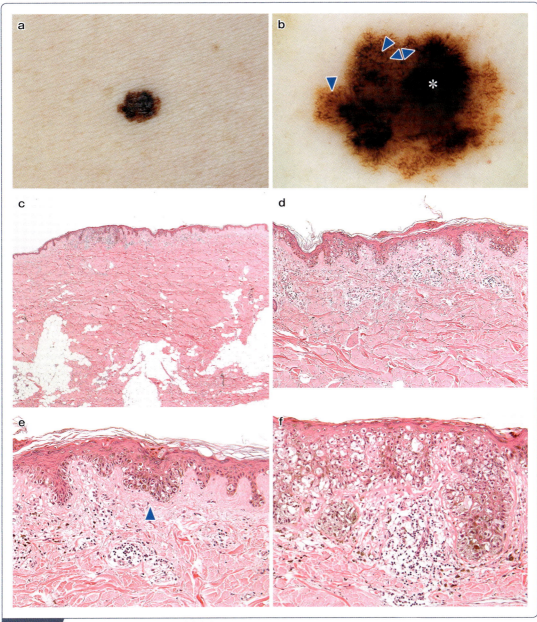

図Ⅳ-2 表在拡大型メラノーマ（背部）

a. 臨床像：不整形で濃淡のある黒褐色斑.
b. ダーモスコピー像：不規則色素小点 / 小球（irregular dots/globules：▶），斑状色素沈着（blotch：＊）を伴う非定型色素ネットワーク（atypical pigment network）が多構築パターン（multicomponent pattern）を形成する.
c. 病理組織像（弱拡大）：ルーペ像では不規則な表皮突起の延長がみられる.
d. 病理組織像（中拡大）：表皮突起の間隔や太さにばらつきがみられる．表皮内には一様でない色素増強と孤立性に腫瘍細胞の増殖がある．（非定型色素ネットワークに相当）
e. 病理組織像（強拡大1）：表皮突起内に腫瘍細胞が密に増殖し一部胞巣を形成する（色素ネットワーク上の交点に不規則に存在する色素小点に相当：▶）.
f. 病理組織像（強拡大2）：微小浸潤部では真皮内に不規則な小胞巣を形成する（不規則色素小球に相当）.

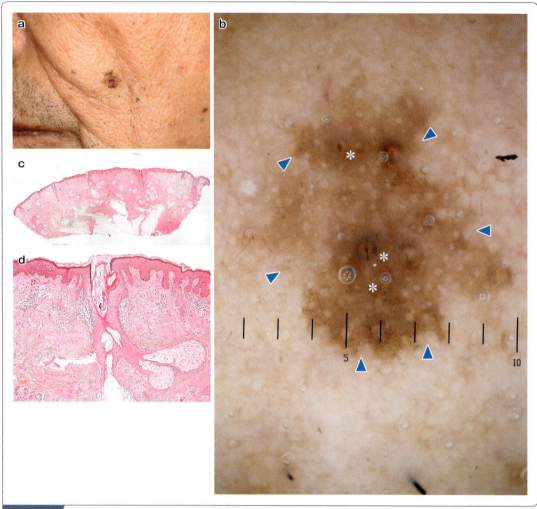

図Ⅳ-3　老人性色素斑（頬部）

a. 臨床像：不整形な濃褐色斑.
b. ダーモスコピー像：やや濃淡のある濃褐色の無構造領域（structureless areas：＊）が毛孔部を避けて存在するため，定型偽ネットワーク（typical pseudonetwork）を形成する．周囲との境界は明瞭で虫食い状辺縁（moth-eaten border：▶）がみられる．
c. 病理組織像（弱拡大）：わずかな表皮突起の延長がみられる．
d. 病理組織像（強拡大）：毛包部を避けて（毛孔部の丸い正常皮膚色部分に相当）基底層にメラニン色素の増強がみられる．

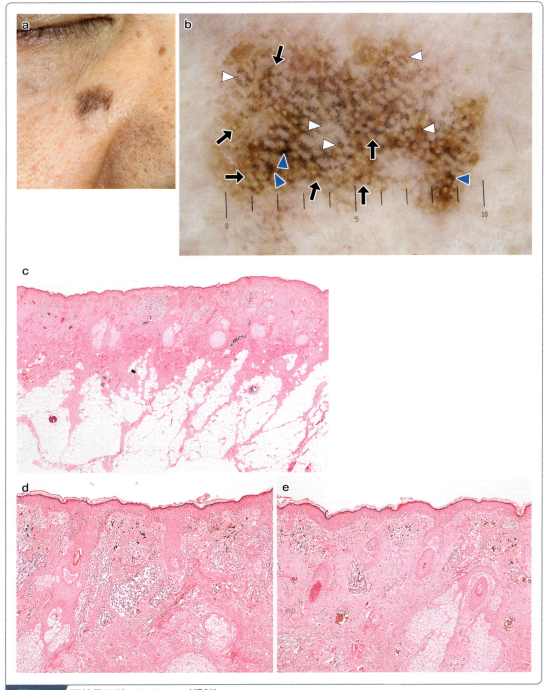

図IV-4 悪性黒子型メラノーマ（頬部）

a. 臨床像：淡いが不整な黒色斑.
b. ダーモスコピー像：非対称色素性毛包開孔（asymmetric pigmented follicular openings：➡），環状顆粒状構造（annular-granular structures：▷）を伴う非定型偽ネットワーク（atypical pseudonetwork）がみられる．一部閉塞した毛孔（obliterated hair follicles：▶）も観察される．
c. 病理組織像（弱拡大）：ルーペ像では萎縮した表皮と真皮内に炎症性細胞浸潤（メラニン滴落の要因）がみられる．
d. 病理組織像（強拡大1）：毛包内への非対称な腫瘍細胞増殖と色素沈着がみられる（非対称色素性毛包開孔に相当）．
e. 病理組織像（強拡大2）：表皮内の色素増強は目立たず，付属器周囲の真皮上層のメラノファージが目立つ（環状顆粒状構造に相当）．

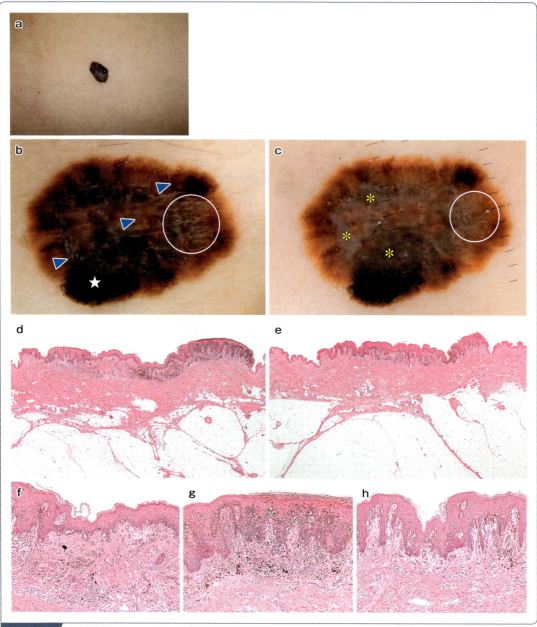

図Ⅳ-5 表在拡大型メラノーマ（大腿）

a. 臨床像：表面に凹凸のある黒褐色結節．
b. ダーモスコピー像（偏光像）：斑状色素沈着（blotch），無構造領域（structureless areas：☆），陰性ネットワーク（negative network：▶）を伴う多構築パターン（multicomponent pattern）．偏光によるさなぎ構造/結晶様構造（chrysalis/crystalline：○）がみられる．
c. ダーモスコピー像（非偏光像）：さなぎ構造/結晶様構造（chrysalis/crystalline：○）は消え，陰性ネットワーク（negative network）が明瞭となり青白色ベール（blue-whitish veil：✱）も観察される．
d. 病理組織像（弱拡大1）：表皮内のメラニン色素が目立ち，不規則な表皮肥厚が目立つ部位（黒色調の領域）と表皮突起が平坦化し真皮内のメラニン色素が目立つ部位（青灰色調の領域）が混在する（b，cの中央付近を短軸切りにした標本）．
e. 病理組織像（弱拡大2）：この部位では細長い表皮突起の延長が目立つ（b，cの右側1/4付近を短軸切りにした標本）．
f. 病理組織像（強拡大1）：表皮突起が目立たず，表皮直下に線維化がみられる（さなぎ構造/結晶様構造を形成する）．
g. 病理組織像（強拡大2）：表皮肥厚に加え角層までメラニン顆粒が多数みられる（斑状色素沈着に相当）．
h. 病理組織像（強拡大3）：表皮直下のメラニン色素を含む腫瘍胞巣とそれに圧排されて細長く延長する色素に乏しい表皮突起（陰性ネットワークに相当）．

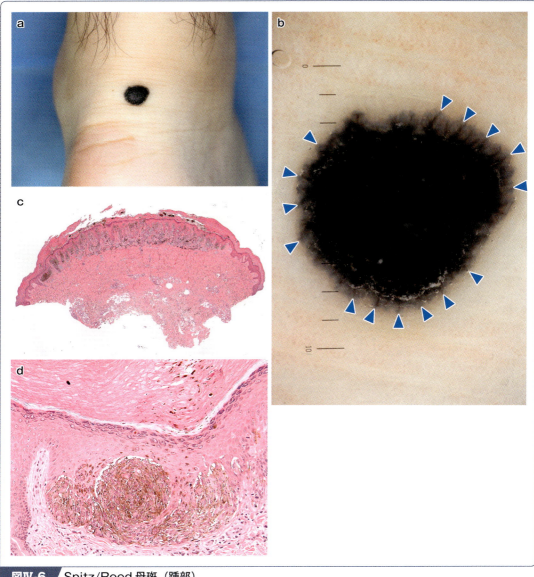

図Ⅳ-6 Spitz/Reed 母斑（踵部）

a. **臨床像**：一様に黒色の小結節.
b. **ダーモスコピー像**：黒色調の無構造領域が辺縁に全周性に線条（▶）を伴うことでスターバーストパターン（starburst pattern）を形成する.
c. **同病理組織像（弱拡大）**：左右対称に表皮下層～真皮上層に腫瘍胞巣がみられる.
d. **同病理組織像（強拡大）**：辺縁ではメラニン色素に富む腫瘍胞巣により表皮突起が融合する（線条に相当）.

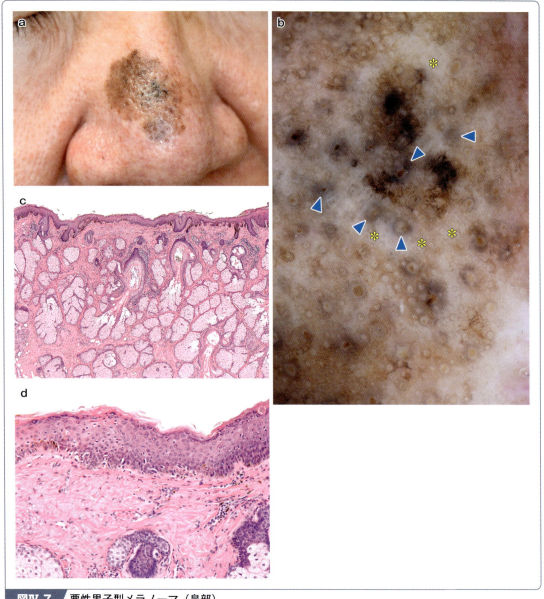

図Ⅳ-7 悪性黒子型メラノーマ（鼻部）

a. 臨床像：濃淡や染み出しを伴う不整形黒褐色斑.
b. ダーモスコピー像：無色素領域（白色調：✳）や毛包周囲を中心に青灰色の構造（▶）が目立ち自然消退構造（regression structures）を形成する.
c. 病理組織像（弱拡大）：表皮突起が消失し，表皮の色素沈着が目立たない部位を伴う.
d. 病理組織像（強拡大）：cの中央付近の拡大像では表皮に色素脱失（白色調）と表皮真皮境界部に軽度の空胞変性を伴う．真皮上層に皮面に平行に走行する好酸性の強い均質化した膠原線維がみられる．またメラノファージが散見され（青灰色調）自然消退構造として観察される.

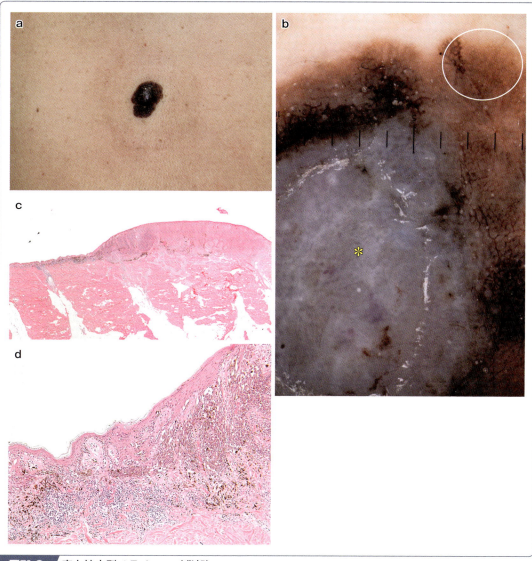

図IV-8 表在拡大型メラノーマ（背部）

a. 臨床像：中央に結節を形成する黒色斑.
b. ダーモスコピー像：辺縁にわずかに色素ネットワーク構造（○）があり（*in situ* 部に相当），結節部では青白色ベール（blue-whitish veil：＊）がみられる（浸潤部に相当）.
c. 病理組織像（弱拡大）：腫瘍の浸潤によりドーム状に結節を形成する.
d. 病理組織像（強拡大）：結節部において腫瘍が真皮内へ浸潤し，真皮内のメラノファージが目立ち始める辺りから，表皮肥厚を伴いつつ大量のメラニンが真皮へと滴落することを反映して青白色ベール（blue-whitish veil）がみられる.

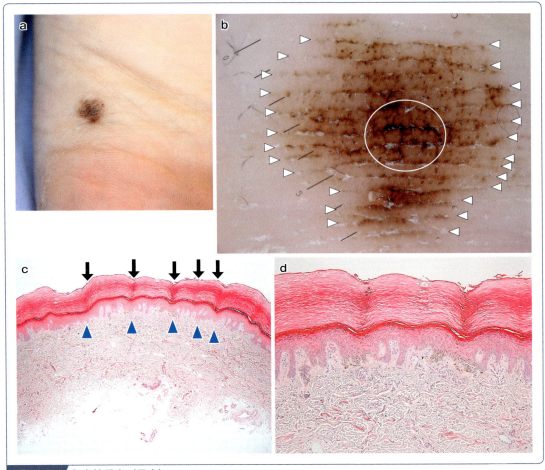

図Ⅳ-9 色素性母斑（足底）

a. 臨床像：やや濃淡のある褐色斑.
b. ダーモスコピー像：一部に格子状（lattice-like）の部分（○）を伴う皮溝平行パターン（parallel furrow pattern：▷）.
c. 病理組織像（弱拡大）：皮溝部表皮突起内に腫瘍胞巣（▶）あり．同部に一致した角層のメラニン柱（➡）もみられ，皮溝平行パターンに反映される．
d. 病理組織像（強拡大）：皮溝部に該当する2～3個の表皮突起の先端に腫瘍胞巣が確認される．

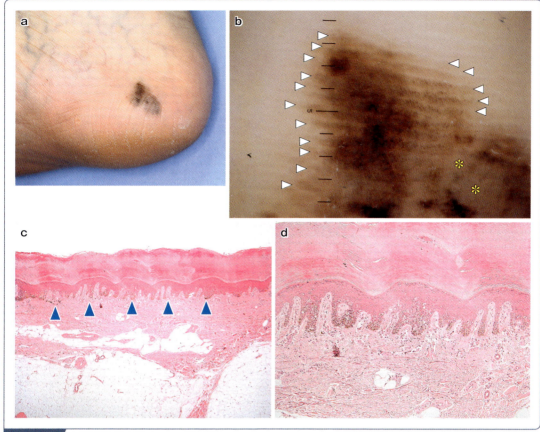

図Ⅳ-10 末端黒子型メラノーマ（足底）

a. 臨床像：濃淡がありいびつな黒色斑.
b. ダーモスコピー像：一部に自然消退構造（regression structure：＊）を伴う皮丘平行パターン（parallel ridge pattern：▷）がみられる.
c. 病理組織像（弱拡大）：皮丘部表皮突起内優位に腫瘍細胞の増殖あり，皮丘平行パターンに反映される（▶）.
d. 病理組織像（強拡大）：メラニンを含有する腫瘍胞巣周囲にはメラノサイトの個別性増殖があり，角層内への排泄像（casting off）がみられる.

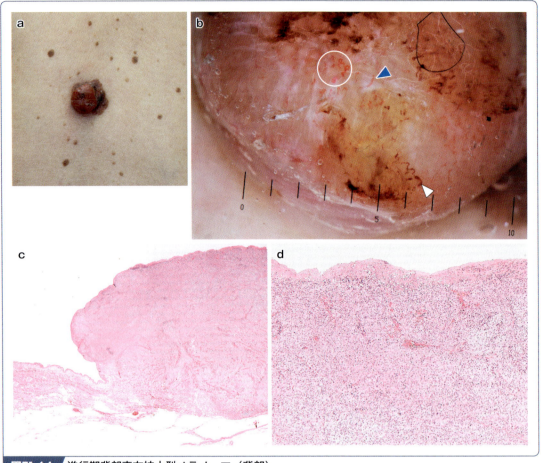

図IV-11 進行期背部表在拡大型メラノーマ（背部）

a. **臨床像**：中央に紅色結節を伴う黒褐色斑.
b. **ダーモスコピー像**：無色素性の淡紅色の無構造領域には線状不規則血管（linear irregular vessels：▶），非定型ヘアピン様血管（atypical hairpin vessels：○），コークスクリュー/蛇行状血管（corkscrew/tortuous vessels：▷）が散在し多形血管（polymorphous vessels）を形成する.
c. **病理組織像（弱拡大）**：真皮内に大型の腫瘍塊があり広基性の結節を形成する.
d. **病理組織像（強拡大）**：表皮は菲薄化ないしはびらん化し，真皮上層に不規則に配列する線状ないしは蛇行状に拡張した血管が多数みられ，上記の多形血管に反映される.

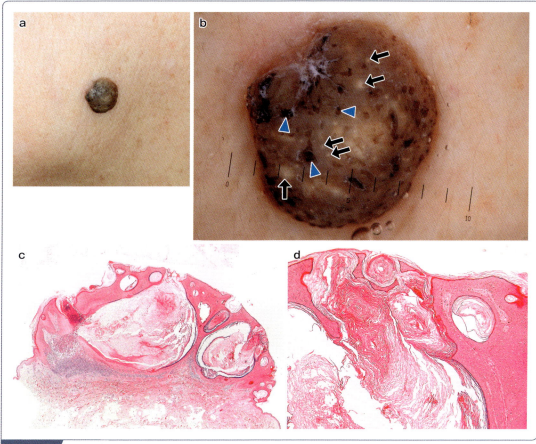

図Ⅳ-12 脂漏性角化症（下顎部）

a. 臨床像：黒褐色でやや凹凸のある小結節.
b. ダーモスコピー像：面皰様開孔（comedo-like openings：▶）と稗粒腫様囊腫（milia-like cysts：➡）が多数みられる.
c. 病理組織像（弱拡大）：不規則に肥厚した表皮内には大小の角質囊腫を伴う.
d. 病理組織像（強拡大）：角質囊腫の面皰様の開孔部や小型の角質囊腫がみられる.

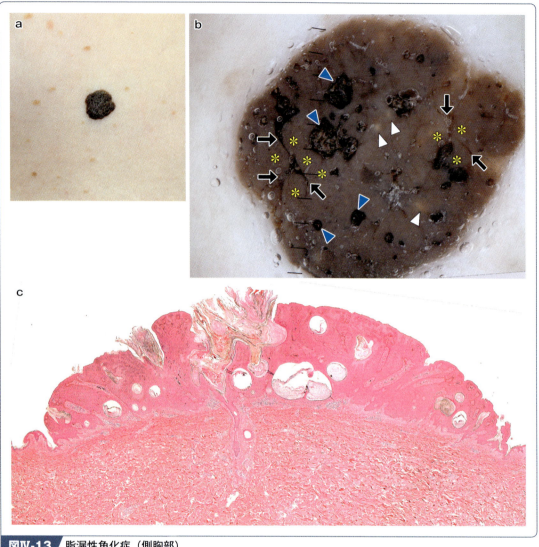

図Ⅳ-13 脂漏性角化症（側胸部）

a. 臨床像：境界明瞭かつ凹凸のある黒褐色小結節．
b. ダーモスコピー像：腫瘍内に脳回に似た溝（➡）と隆起（fissures/ridges：✱）がみられ面皰様開孔（comedo-like openings：▶）や稗粒腫様嚢腫（milia-like cysts：▷）を伴う．
c. 病理組織像：腫瘍は正常皮面より上方に突出性に増殖する．腫瘍表面にはなだらかに隆起に伴って角質塊を入れる大小の溝が存在する．

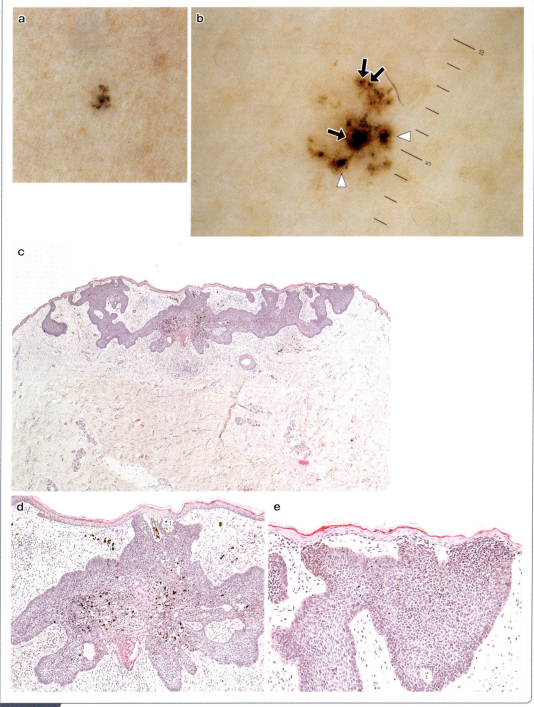

図IV-14 表在型基底細胞癌（背部）

a. 臨床像：小型で不整形をした黒褐色斑.
b. ダーモスコピー像：多数の車軸状領域（spoke-wheel areas：➡）や辺縁に葉状領域（leaf-like areas：▷）がみられる.
c. 病理組織像（弱拡大）：表皮と連続し不規則に融合しつつ真皮内へ浸潤する腫瘍胞巣がみられる.
d. 病理組織像（強拡大1）：中央にメラニン色素が凝集し，放射状に突起を伸ばすように存在する腫瘍胞巣（車軸状領域に相当）.
e. 病理組織像（強拡大2）：表皮直下を外側に向かって伸長するような腫瘍胞巣（葉状領域に相当）.

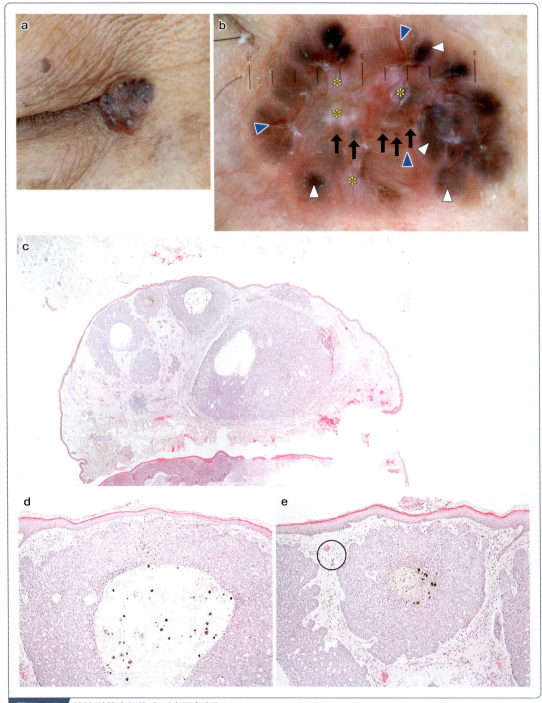

図IV-15 結節型基底細胞癌（内眼角部）

a. 臨床像：辺縁に黒色小丘疹が並ぶ表面に光沢を伴う小結節.
b. ダーモスコピー像：青灰色類円形大型胞巣（large blue-gray ovoid nests：▷），多発性青灰色小球（multiple blue-gray globules：➡）や樹枝状血管（arborizing vessels：▶）がみられ光輝性白色領域（shiny white areas：✳）を伴う.
c. 病理組織像（弱拡大）：菲薄化した表皮直下より真皮深部まで大小の腫瘍胞巣が散在する.
d. 病理組織像（強拡大1）：真皮上層のメラニン色素を有する大型の腫瘍胞巣（青灰色類円形大型胞巣に相当）.
e. 病理組織像（強拡大2）：真皮上層に中央部に凝集するようにメラニン色素を含有する小型の腫瘍胞巣（多発性青灰色小球に相当）がみられ，胞巣間の真皮表層には毛細血管拡張を伴う（樹枝状血管に相当：○）.

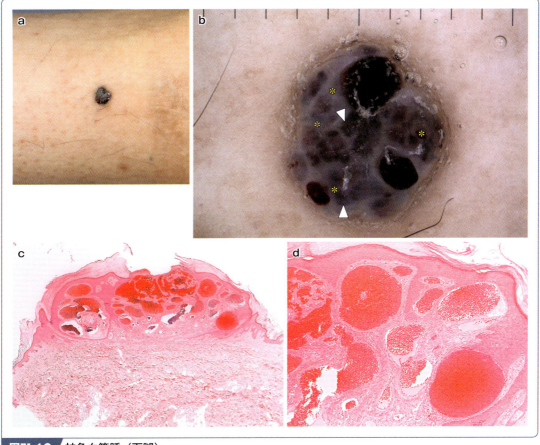

図IV-16 被角血管腫（下腿）

a. 臨床像：表面にわずかに痂皮を付す黒色の小結節.
b. ダーモスコピー像：表面に薄い痂皮の付着があり白色ベール（whitish veil：✻）を伴う暗色小湖（dark lacunae：▷），赤青色小湖（red blue lacunae）がみられる.
c. 病理組織像（弱拡大）：表面に痂皮の付着があり，緻密型過角化を伴う表皮（白色ベールに相当）直下から真皮内に多数の顕著に拡大する血管腔がみられる. 辺縁には表皮襟を伴う.
d. 病理組織像（強拡大）：1層の内皮細胞で覆われる血管腔は血栓で満たされる（暗色小湖を反映）. なお，表皮に近く，比較的新しい血栓を伴う血管腔は赤みが強い.

（外川八英）

■ 文　献

1) Kittler H, et al: Standardization of terminology in dermoscopy/dermatoscopy: Results of the third consensus conference of the International Society of Dermoscopy. J Am Acad Dermatol **74**:1093-1106, 2016
2) Braun RP, et al: Histopathologic tissue correlations of dermoscopic structures. Marghoob AA, et al eds, Atlas of Dermoscopy, 2nd ed, CRC Press, 10-32, 2012

V

生検の仕方

第Ⅴ章　生検の仕方

1 生検の目的と基本的な考え方

はじめに

生検（biopsy）とは，生体の組織や臓器から診断目的で必要とされる組織の一部を採取する操作のことである．死後の肉体を扱う剖検と異なり生検は生身の患者を扱うゆえ，検者はその目的・方法・被検者に与える侵襲や合併症について精通しておく必要がある．

なかでも皮膚生検は簡便で比較的侵襲が小さい割には得られる情報が大きい．適切に行えば皮膚疾患のマネジメントにおいて強力な武器になる．反面，不適切な部位から採取された組織片，不適切な方法で採取された組織片，不注意に扱われた組織片では，正しい組織診断はできない．生検組織から得られる情報で病理診断の精度を最大限に高めるために，すべきこととすべきでないことがある．この章では，それらの注意点に触れながら皮膚生検の仕方について記述する．

生検の目的

生検の目的は，①診療（特に診断）のため，②研究のため，の2つに大別される．多くは診断を確定するため，あるいは確定診断の補助のために行われる．また臨床診断がはっきりしないときに診断の手がかりにする目的で行われる．たとえ診断に至ることができなくても，炎症性疾患であれば病態を推測する一助になること，病勢・重症度を評価できること，腫瘍性病変であれば良悪性の判定や予後予測の一助になること，治療効果や病変の残存を確認ができることなどの利点がある．

適切な検体の量

生検で採取された組織片は，通常はホルマリン固定・パラフィン包埋され最終的にヘマトキシリン‐エオジン（HE）染色された薄切切片となり，光学顕微鏡による観察に使用される．得られる組織片はこの他に電子顕微鏡による観察・免疫蛍光抗体法・微生物学的検査・フローサイトメトリー・免疫関連遺伝子再構成によるクローナリティ解析・染色体検査などにも使用される．その場合は，ホルマリン液に入れる前に組織はさらに小さな組織片に取り分ける必要がある．1つの小さな組織片（例えばパンチ生検材料）でこれらの複数の検査を同時に行う場合，分割処理による組織へのダメージやサンプル量の不足のため不適切な検体になるおそれがある．紡錘形生検で大きめの組織片を採取するのか，あるいは複数箇所をパンチ生検したほうがよいのか，あらかじめ検討すべきである．

生検部位の選択

炎症性疾患であれ腫瘍性疾患であれ，適切な皮疹を生検部位として選択することは正しい病理診断がなされるために最低限必要なことである．生検部位の選定のためには，まず皮疹の分布・構成する個疹の種類と原発疹を注意深く観察する．これから採取する，あるいは採取した材料がその患者の皮疹を代表するような検体であるかを常に吟味する．病変がいつも患者の中で均質な性状や分布をしているとは限らない．炎症性疾患の場合，明らかに異なる性状の個疹が同時に存在する場合は，複数箇所の生検も考慮する（逆に，多数存在する病変の性状が均質

なものであるならば生検箇所は1つで十分である）．典型的な発疹部位と非典型的な発疹部位がある場合，非典型的な部位のみを選択すると診断精度が落ちることがあるので両者ともに生検するほうが確実である．また，単発の腫瘍性病変の場合でも，病変内に異なる性状の部分があれば2箇所からの生検を選択する．

　顔面やケロイド好発部位など整容上の問題になりそうな部位，骨突出部や下腿などの生検後の創傷治癒が悪そうな部位は可能であれば避けたほうがよい．また高齢者の下腿はうっ滞による影響が組織所見に含まれてくるので，上半身に皮疹がある場合は敢えて下腿を選ぶメリットは少ない．

　以下に①炎症性疾患，②腫瘍性疾患，③その他の特殊な注意を要するもの，に大別し生検部位の注意点について述べる．

2 炎症性疾患の生検時の注意点

どの時期の病変を選択するか

炎症性疾患を疑った場合，二次的な変化による影響がない原発疹を探す．掻破痕やびらん・潰瘍化した部位はできるだけ避ける．基本的には最盛期病変（fully-developed lesion）を選択する[1]．早期病変（early lesion）は最盛期病変に比べ組織変化が軽微であるが，水疱性疾患や膿疱性疾患では例外的に早期病変を狙うほうがよい．通常，後期病変（late lesion）や消退期病変（resolving lesion）は診断特異性が低い．例外として，強皮症・硬化性萎縮性苔癬・ボレリア感染症の一型の慢性萎縮性肢端皮膚炎では後期病変を生検するとよい．また，外用治療による修飾がない皮疹が望ましい[1]．いったん外用治療を中断し，1〜2週間程度の無治療の期間を置いてから生検すると診断に有用な情報が得られる場合もある[1]．

潰瘍性疾患の場合

潰瘍性疾患は多発病変の場合，潰瘍に至る前の早期病変を探す．例えば結節性動脈周囲炎を疑った場合，潰瘍以外に早期病変である硬結を触れる紅斑があれば生検部位として選択する．単発の皮膚潰瘍の場合，通常周囲の正常皮膚も含め中央から辺縁にかけて紡錘形生検を行うことが多い．潰瘍の中心部は肉芽組織反応で二次性の血管変化を伴っていることが多く，パンチ生検によって診断特異的な所見が得られることはまれである．

難治性皮膚潰瘍の鑑別疾患は多岐にわたる．特に抗酸菌感染症や真菌感染症による皮膚潰瘍の検索のため，組織片の培養検査も考慮すべき

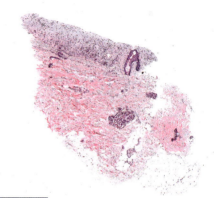

図V-1 水疱性類天疱瘡患者の水疱をパンチ生検した病理組織像
水疱蓋が欠損している．同じ部位の材料では直接蛍光抗体法の評価もできない．

である．

なお，特に下腿潰瘍では浮腫を伴っている場合もまれではなく，生検後の創部が離開しやすく結果的に創離開により潰瘍病変がもとのサイズより大きくなることがある．また，例えばコレステリン塞栓やクリオグロブリン血症などによる足底や趾の網状皮斑の生検では，その時点では皮膚潰瘍は存在していなくとも，元来の病態が背景にあるがゆえに生検後に縫合創が離開し，その後上皮化せずに難治性の潰瘍になることがある．したがって，生検前にあらかじめ創離開のリスク（と検査の必要性）について十分に説明しておくほうがよい．これを怠ったばかりに，皮膚生検による侵襲が直接の原因で病変が拡大したように誤解され患者とのトラブルに発展することもあり得るからである．

皮膚の小血管の白血球破砕性血管炎を疑った場合

皮膚の小血管の白血球破砕性血管炎，特にIgA血管炎を疑う場合，直接蛍光抗体法によるIgAの血管壁への沈着は24時間以内に出現した個疹において検出率が高い[2]．一方で，HE染色での組織形態的評価においては24時間以内に出現した病変を生検すると，好中球の浸潤・核塵・赤血球の血管外漏出は確認できるものの，血管壁へのフィブリン析出がないことがしばしばある．早期病変よりもむしろ出現後72時間以上経過した最盛期病変のほうが血管壁へのフィブリン析出を捉えることができるとして推奨する意見もある[2]．

自己免疫性水疱症を疑った結果

自己免疫性水疱症を想定した蛍光抗体法用の生検部位は，水疱になっていない早期病変の紅斑か，もしくは水疱周囲1 cm以内の正常皮膚を生検することが望ましい[2]．後者の場合，水疱部や水疱から1 cm以上離れた周囲の正常皮膚から生検すると直接蛍光抗体法の結果が偽陰性になる可能性がある．また，下腿からの生検も偽陰性になる可能性があるのでできれば回避する[2]．一方，HE染色で組織形態を観察する際は，生検部位は水疱部を選択する．小さめの水疱を周囲の皮膚を含めてパンチ生検あるいは紡錘形生検する．小さめの水疱がなく比較的大きな水疱しかない場合，病変の中央をパンチ生検した場合に水疱蓋と真皮以下が分離し表皮の存在しない標本になるので（図V-1），できれば水疱全体を含めた紡錘形生検がよい[2]．水疱全体を含めることができない場合は水疱辺縁部を周囲の正常皮膚を含めパンチ生検し，適切な切り出し面がでるように検者が半割し提出する．また古い水疱は，再生上皮のために表皮内水疱なのか表皮下水疱であるのかの判断が難しくなることがある．よって水疱形成後長く時間が経過していそうな病変は避ける．

個疹の中のどの部位を生検するか？

皮疹のうちどの個疹，あるいはどの解剖学的部位を選択するかと同じくらい重要なのが，"その個疹の中のどの部位を生検するか？"ということである．ほとんどの炎症性疾患では，その個疹の中心部が最も浸潤を触れるかもしくは隆起していることが多く，診断に必要な情報が得られる可能性が高い．しかし環状の皮疹，例えば環状肉芽腫や遠心性環状紅斑においては辺縁部からの生検が望ましい．特に汗孔角化症では，診断の決め手となる錯角化性円柱（cornoid lamella）は堤防状に隆起し，配列する丘疹部位を生検しなければ捉えることができない．他に特別な注意を要する例としては，分枝状皮斑の生検でリベド血管炎を疑う場合は，網状の紅斑の中心の蒼白部（網目の目の部分）から生検すると閉塞した小血管の所見が得られやすい[1]．

白斑・皮膚萎縮症・結合組織母斑など，わずかな所見が診断の手がかりになるような疾患では隣接する正常皮膚を生検部位に含め，病変部と比較できるようにする[1]．この際，病変部位と正常部位の境界にメス創を表皮に入れる，もしくは縫合糸でマーキングするなどの工夫も有用である．

組織片が十分な深さで採取されているか？

組織片が十分な深さで採取されているかどうかも重要である．脂肪織炎の病理診断において，脂肪組織が十分に含まれない材料では病理診断を下すことはできない．脂肪織炎を疑った場合，メス生検による十分な脂肪組織を含めた組織片の採取が理想的であるが[2]，パンチ生検が選択される場合もある．パンチ生検では，検者が意識しないと深部の病変に十分に届かない可能性がある．また，好酸球性筋膜炎／びまん

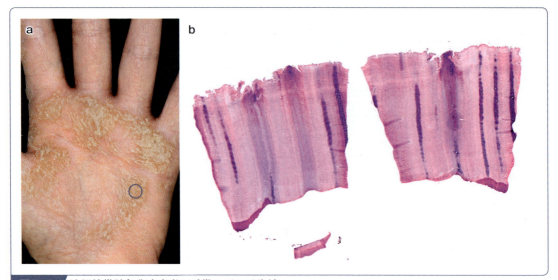

図V-2 遺伝性掌蹠角化症患者の手掌のパンチ生検

a．生検部位（○）．b．病理組織像：著明に厚い角層と表皮の一部のみが採取されており，円柱状のメスが真皮まで到達していない．

性筋膜炎を疑った場合は深筋膜も含めた生検を考慮する．なお，脂肪織炎は下腿に起こることも多く，下腿からの生検の場合は検査後の創離開のリスクについて十分に患者に説明する必要がある．また，表皮の異常をきたす疾患でも，深さを意識して生検するべき場合がある．例えば，遺伝性掌蹠角化症で著しい角質肥厚がある場合である．角質が厚すぎて生検時に切除する適切な深さを見誤ってしまうことがあり，その場合表皮も十分に評価できない材料になることがある（図V-2）．角質肥厚が著しい場合は，生検前に角質をある程度削っておくほうが無難である．削除したという情報は必ず依頼書に記載し病理医に知らせるようにする．

第Ⅴ章　生検の仕方

3 腫瘍性疾患の生検時の注意点

腫瘍性疾患を疑った場合

　目の前の病変を腫瘍性疾患と考えた場合はパンチ生検や紡錘形生検での部分切除生検で診断を確定し，続く全切除における切除マージンや他の検査法の併用の考慮など，計画の参考にすることが多い．ただし，部分切除生検を省略し最初から全切除生検が選択される場合もある．臨床肉眼像・ダーモスコピー像で良性腫瘍の可能性が高いと判断された病変では，部分切除生検を省略することで患者に対する侵襲・費用的負担が減るのが利点である．悪性腫瘍の可能性が高いと判断された病変でも，比較的小さいものであれば最初から全切除されることもある．また，メラノサイト系病変やケラトアカントーマを疑われた病変は診断に全体構築像が必要であるため，原則的に全切除生検を考慮する[3]．

メラノサイト系病変 （特に悪性黒色腫）を疑った場合

　メラノサイト系病変，特に悪性黒色腫の可能性を考慮した場合は特に注意が必要である．部分切除生検では時に組織診断が難しく，パンチ生検による部分切除生検は診断を見誤らせる可能性がある．この場合はむしろ部分切除生検をしないほうがよいと言える．ただし悪性黒色腫に対する部分切除生検は禁忌ではない．例えば顔の悪性黒子や足底の末端黒子型黒色腫の可能性のある大型の病変である場合，全切除による初期評価は整容的あるいは機能的な観点から現実的ではない．臨床診断が確実ではなく組織による評価が必要な場合であれば部分切除生検を選択する．なお，過去には"部分切除生検は病変内に切り込むため悪性黒色腫の転移を促進する"と考えられていた時代があったが，そのようなエビデンスはない[4]．部分切除生検を施行した場合は，病理検査依頼書にその旨を必ず記載する．病理医が部分切除生検を全切除生検と誤認した場合，悪性黒色腫を色素性母斑と見誤る可能性が高まるからである．

皮下腫瘍の場合

　また，特に皮下腫瘍の診断にはエコー検査やMRIなどの画像検査による評価を行い，病変の局在や性状を把握してから，生検の必要性や方法の検討をすることが望ましい．パンチ生検よりも，皮膚切開して底部の病変を直視し生検するほうがより確実である．特に典型的な脂肪腫の場合，パンチ生検よりもMRIでの評価が診断方法としてより有用な場合も多い．脂肪腫を疑いパンチ生検を選択した場合，小さな材料では正常脂肪なのか脂肪腫の病変そのものか判断が難しいことがある．

　特に皮下や筋内の軟部肉腫が鑑別疾患になる症例では，針生検やメス生検を考慮する．その際，生検のデバイスの侵入経路は腫瘍細胞により汚染されると考える．四肢の病変のメス生検を行うのであれば皮膚切開を四肢長軸に沿ってデザインする（もし四肢長軸に垂直方向に切開線を引いてしまうと全切除・再建時の欠損創がより大きくなってしまう）．皮下組織や筋の剝離は最小限にとどめ，また，生検後に血腫が生じないよう確実に止血し，創部の大きさによってはドレーン留置も考慮し，術後の圧迫処置を行う．縫合針はなるべく幅を狭くかける[5]．

3　腫瘍性疾患の生検時の注意点　183

4 生検時のその他の特殊な注意点

第Ⅴ章 生検の仕方

脱毛性疾患の生検

脱毛性疾患では，完全に脱毛が進行しきって無毛になった領域ではなく，脱毛が進行中の辺縁の疎毛な部位を選ぶ．垂直断面と水平断面の評価のため4mmトレパンで2箇所生検することが望ましい（図Ⅴ-3a, 4）．4mm径でのパンチ生検が推奨されるのは，水平断面における正常の毛包ユニット数などの量的評価が，4mm径のパンチ生検で採取され計測されたものが基準となっているからである．瘢痕性脱毛症を疑う場合もしくは非瘢痕性脱毛症か瘢痕性脱毛症なのかわからない場合，上記のように2箇所生検し，1つは水平断面用に3分割ないし4分割し，もう1つは垂直断面用に半割する[6]．垂直に半割した切片の1つは直接蛍光抗体法に使用できる（図Ⅴ-3a）．また，非瘢痕性脱毛である可能性が臨床像から明らかな場合，脱毛部と非脱毛部（多くは後頭部）から1箇所ずつパンチ生検を施行し，いずれも水平断面のみを評価する方法も提唱されている[7]．また，しばしば4mm径のパンチ生検1箇所のみの材料が提出されることがある．Tyler法やHoVert法など，1つの組織片で垂直断面と水平断面の両方を評価する方法もある[6]（図Ⅴ-3b, c，表Ⅴ-1）．

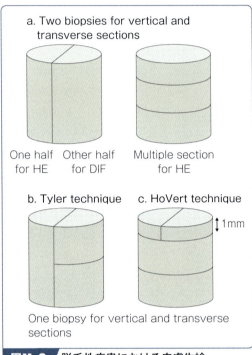

図Ⅴ-3 脱毛性疾患における皮膚生検

脱毛性疾患における皮膚生検は水平断面・垂直断面評価のため2箇所からの生検が推奨される（a）．縦に半割した材料の一方は蛍光抗体法にも利用できる．1箇所の生検で水平断面・垂直断面を評価するTyler法（b），HoVert法（c）も提唱されている．

爪疾患の生検

爪疾患の生検には，その疾患が爪のどの部位を主座とするかという理解に加え，爪部の正常構造の解剖学的な理解が必要である．爪甲色素線条で特にメラノサイト系病変が疑われるときは爪母を含め生検する．特に近位爪母の生検の

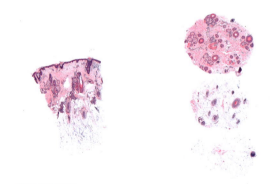

図Ⅴ-4 脱毛症を2箇所で生検した組織標本

際は，術後の爪変形のリスクに留意する（侵襲と爪変形の合併症の点で，爪の生検はその適応を決める難しさが常につきまとう）．爪甲側縁部にある色素線条は，爪母・爪床・後爪郭・側爪郭・爪下皮を一塊として切除する（lateral longitudinal nail biopsy）[8]．爪の乾癬や扁平苔癬などの爪母・爪床・爪郭の限局した病変にはパンチ生検も有用である[8]．爪床の生検は4 mm径までのパンチ生検が許容されるが，爪母の生検は3 mm径のパンチ生検が望ましい（表V-1）．爪郭・爪下皮は縫合するが，爪母・爪床は通常縫合せずにオープントリートメントで上皮化させる．3 mm径であれば爪母の生検後に爪変形の合併なしに治癒することが多い．

血管内大細胞型B細胞性リンパ腫を疑った場合の生検

　不明熱の精査で血管内大細胞型B細胞性リンパ腫が疑われ，皮膚科医に皮膚生検を依頼されることがある．無疹部からのランダム皮膚生検が検索に有用である．上腕・大腿・腹部から数箇所を，メス生検や6 mm径のパンチ生検で十分な皮下組織が含まれた組織片を採取することが推奨されている[9]．しかしながら真皮の血管内にもリンパ腫細胞が観察される症例も多いことから，特に重度の患者に血小板減少や凝固異常がある場合は，上腕や大腿から3箇所を4 mm径のパンチ生検で検索する方法が提唱されている[10]（表V-1）．また，老人性血管腫を生検すると血管が多く含まれるため診断精度が上がる可能性があり，生検部位として考慮するとよい[7]．

表V-1　生検時の注意点

生検前の準備	臨床像を写真撮影し記録しておく（必ず生検部位をマーキングした写真も撮影する） 特にメラノサイト系病変の場合，必ずダーモスコピー像を撮影し記録しておく 外用治療による修飾がないか考慮する．場合によっては1～2週間程度外用を中止した後に生検を考慮する
消毒・局所麻酔	皮膚表面を消毒する際は，できるだけ愛護的に行う 炎症性疾患の場合，局所麻酔の注入量が多くなりすぎないよう配慮する．注入後，膨隆がなくなってからメスを入れる 紅斑を生検する場合は，麻酔薬に添加されたアドレナリンにより注入部が蒼白になり，紅斑が消えることを留意する リドカイン・プロピトカイン配合クリームは，表皮真皮境界部の空胞変性や部分的な裂隙を形成しうる
適切な検体の量	光学顕微鏡での診断以外の検査にも使用するか？を考慮する．使用する場合，小さな組織片（例えばパンチ生検）を分割処理すると組織へのダメージやサンプル量の不足のため不適切な検体になる可能性がある
避けるべき生検部位	下腿はうっ滞による影響が組織所見に含まれるので，上半身に皮疹がある場合はあえて下腿を選ぶメリットは少ない 顔面やケロイド好発部位など整容上の問題になりそうな部位，骨突出部や下腿などの生検後の創傷治癒が悪そうな部位は可能であれば避ける
生検は1箇所か？それ以上か？ 　炎症性疾患 　　性状が均質な場合 　　性状の異なる個疹がある場合 　　典型疹 vs. 非典型疹 　腫瘍性疾患	代表する1箇所を生検する 異なる性状の個疹をそれぞれ生検することを考慮する 典型疹の方が診断確定につながる所見が得られやすい．非典型疹をあえて生検する場合は典型疹と併せて2箇所生検する 単発の腫瘍性病変の場合でも，病変内に異なる性状の部分があれば2箇所の生検を考慮する

炎症性疾患	
どの時期の病変を生検するか？	基本的に最盛期病変を選択する 水疱性疾患・膿疱性疾患は例外的に早期病変を選択する 強皮症・硬化性萎縮性苔癬・慢性萎縮性肢端皮膚炎などでは例外的に後期病変を選択する
潰瘍性疾患	可能であれば，潰瘍に至る前の早期病変を選択する 単発の潰瘍病変であれば，正常皮膚を含め中央から辺縁にかけて紡錘形生検を考慮する 原因不明の難治性潰瘍の場合，組織片を用いた培養検査も考慮する 生検後の縫合創の離開のリスク，生検後に患部が拡大するリスクについてあらかじめ患者に説明しておく
小血管の LCV を疑った場合	直接蛍光抗体法での IgA の血管壁への沈着は 24 時間以内に出現した個疹において検出率が高い フィブリンの血管壁への析出は，72 時間以上経過した最盛期病変において検出率が高い
自己免疫性水疱症を疑った場合	直接蛍光抗体法の生検部位は水疱になっていない早期病変の紅斑か，もしくは水疱周囲 1cm 以内の正常皮膚を生検する HE 染色での形態的評価においては，水疱部位を選択する 大きな水疱の中央部をパンチ生検した場合，水疱蓋と真皮以下が分離してしまう 水疱形成後の再上皮化が予想される長く時間が経過していそうな水疱の生検は可能であれば避ける
個疹の中のどの部位を生検するか？	基本的に，個疹の中央部が最も浸潤を触れる，あるいは隆起していることが多く，診断に必要な情報が得られる可能性が高い 環状肉芽腫や汗孔角化症などの環状の皮疹では，辺縁部からの生検が望ましい 分枝状皮斑の生検でリベド血管炎を疑う場合は，網状の紅斑の中心の蒼白部からの生検が望ましい 白斑・皮膚萎縮症・結合組織母斑などでは隣接する正常皮膚を生検部位に含め，病変部と比較できるようにする
十分な深さで採取されているか？	脂肪織炎・好酸球性筋膜炎などでは十分な深さで組織片が採取できるか事前に検討・計画する 角質肥厚が著明な場合，トレパンの挿入が浅く真皮に届かないことがあり得る
腫瘍性疾患	
部分切除生検 vs. 全切除生検	診断に全体構築像が必要な病変（ケラトアカントーマやメラノーマなど）を想定した場合，原則的に全切除生検を考慮する
メラノサイト系病変	パンチ生検による部分切除生検は病理診断を誤らせる可能性があることに留意する 顔の悪性黒子や末端黒子型黒色腫の可能性がある大きな病変は，整容的観点から全切除による初期評価は現実的ではない場合がある 部分切除生検を施行した場合は病理検査依頼書にその旨を必ず記載する
皮下腫瘍	エコー検査や MRI などの画像検査で病変の局在や性状を把握してから生検の必要性や方法を検討する 脂肪腫をパンチ生検した場合，組織片が小さく正常皮膚なのか脂肪腫の組織なのか鑑別が難しいことがある 深部の軟部肉腫を疑う場合，針生検やメス生検を検討する．四肢の病変のメス生検の場合は切開ラインを四肢長軸方向に沿ってデザインする

その他	
脱毛性疾患	4 mm トレパンで垂直断と水平断用に 2 箇所生検する
	脱毛が進行し完全に無毛になった領域ではなく，脱毛が進行中の辺縁の疎毛になっている部位を選択する
爪疾患	爪甲色素線条で特にメラノサイト系病変が疑われる場合，爪母を含め生検する
	爪乾癬や扁平苔癬を疑った場合，パンチ生検も有用である
	爪母は 3 mm 径（爪床は 4 mm 径）までのパンチ生検が望ましい．通常はその後，オープントリートメントで問題なく治癒する
IVL を疑った場合	皮疹があれば皮疹部からの生検を考慮する
	無疹であれば上腕・大腿・腹部から数箇所を生検する．メス生検や 6 mm トレパンで，皮下脂肪組織を十分含めた組織片を採取する
	患者に重度の血小板減少や凝固異常がある場合は，真皮内の血管を評価する目的で 4 mm トレパンでのパンチ生検を選択してもよい

LCV: leukocytoclastic vasculitis（白血球破砕性血管炎），IVL: intravascular large B-cell lymphoma（血管内大細胞型 B 細胞性リンパ腫）

5 生検前の準備
~写真撮影・消毒・局所麻酔~

第Ⅴ章 生検の仕方

写真撮影

　皮膚生検の前に必ず写真撮影をすべきである．全体像と強拡大像，そして，生検する部位をマーキングした写真を撮影しておくべきである（しばしば忘れられるが重要であるので強調しておく）．これは，病理組織像と臨床肉眼像との対比検討を行うことができるようにするためである．また，メラノサイト系病変の場合，ダーモスコピー像の評価が確定診断に必要になることがあるため，ダーモスコピー像を必ず撮影し記録に残す．メラノサイト系病変においては病理組織像とダーモスコピー像は主従の関係ではなく，相補的な関係と捉えるべきである．日常皮膚科医が目にする病理組織像は病変の垂直断面における広がりを見ているに過ぎない．水平方向の病変の広がり方の情報は，臨床肉眼像およびダーモスコピー像でしか得られない．部分切除生検で病理組織像が悩ましくとも，臨床肉眼像やダーモスコピー像が決定打になり診断がつく場合もある[1]（**図Ⅴ-5**）．現実には臨床肉眼像・ダーモスコピー像の撮影記録を残さずに全切除され，あげくコンサルテーションに回される症例がしばしば発生している．そのよ

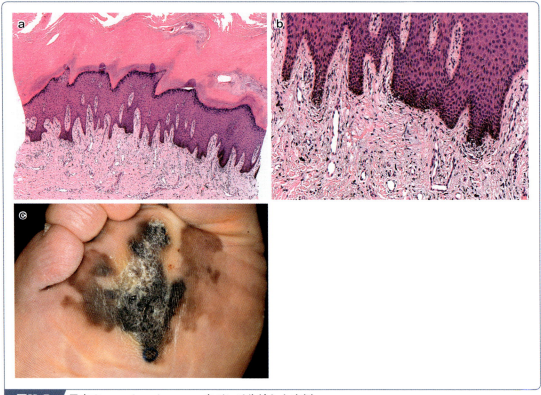

図Ⅴ-5 足底の acral melanoma をパンチ生検した事例

組織像（a，b）だけでは良性・悪性の判定に悩ましいが，臨床肉眼像（c）をみれば一目で悪性とわかる．

うな臨床医の姿勢は厳しく非難されるべきである.

消毒

生検部位の皮膚表面を消毒する際は,できるだけ愛護的に行う[3].これは角層に診断に関わる有用な情報があるかもしれないからである.術野の消毒には10%ポビドンヨード(イソジン®)か0.5%グルコン酸クロルヘキシジン(ヒビテン®)が一般的である.1980年代に本邦で膀胱・腟・口腔粘膜にグルコン酸クロルヘキシジンを使用しアナフィラキシーショックをきたした症例の報告があいついだ[11].グルコン酸クロルヘキシジンを粘膜部に使用することは禁忌である.0.01~0.025%塩化ベンザルコニウム(ザルコニウム®)は粘膜に比較的耐容がある.

局所麻酔

浸潤麻酔による局所麻酔は,特殊部位を除きアドレナリン添加の1%あるいは2%リドカイン(キシロカイン®)を使用することが一般的である.刺入する際,生検を行う部位の直下には注射針が刺さらないように配慮し,ゆっくりと注入する.パンチ生検の場合,0.5～1mLほどの浸潤麻酔で十分鎮痛が得られることがほとんどである.炎症性疾患の場合,局所麻酔の注入量が多すぎると病理組織学的に真皮の浮腫と紛らわしくなる場合があり,注入量を配慮する[3].また膨隆がなくなってからメスを入れることが望ましい.注入の際は,血管内に薬剤を注入することによるリドカイン中毒を起こさないよう留意する.耳・指趾・陰茎などの部位では血行が終末動脈になっているのでアドレナリン添加の局所麻酔薬の使用によって虚血壊死を生じる可能性を考慮し避けるのが一般的であり添付文書上も禁忌事項になっている.しかしながら,これについては反論もある[12].

アドレナリン添加した麻酔薬の浸潤麻酔は,注入部位が蒼白になり生検したい部位が認識できなくなる可能性があるので,特に紅斑部の生検の際に事前に目印をつけておかなければならない(写真撮影の項目で記述したが,そもそも生検前はどのような生検であれマーキングをつけて記録に残すべきであり,このような失敗は防止できる).

欧米ではリドカイン・プロピトカイン配合クリーム(エムラ®クリーム)が外用剤の局所麻酔として使用されることがある.生検前に約1時間クリームを塗布し密封する.特に小児の皮膚疾患の生検には有用であるが本邦では皮膚生検には保険適用はない.塗布した部位は表皮に組織学的な修飾が加わる.真皮表皮境界部の空胞変性や部分的な裂隙を形成するため,炎症性疾患での使用においては避けたほうがよい[13].

6 皮膚生検の方法・種類

生検は病変の一部分を生検する部分切除生検（incisional biopsy）と，病変全体を切除する全切除生検（excisional biopsy）がある（図V-6, 7）．全切除生検は小さいものであればほとんどの場合，単純縫縮するので紡錘形にデザインされる（図V-7）．

また，切り方・形状により，パンチ生検，メス生検（≒紡錘形生検），シェイブ生検の3つに大別できる（図V-8）．多くの成書や論文では"incisional biopsy"といえば"メスによる紡錘形生検"とほぼ同義の扱われ方をしており，パンチ生検と別個のものとして区別されている．厳密には"incisional"とは"中に切り込む"，という意味でしかない．パンチ生検であっても部分切除であれば"incisional punch biopsy"，全切除であれば"excisional punch biopsy"に分類できる（図V-8）．

パンチ生検（punch biopsy）

ディスポーザブルのプラスチックの柄がついた円柱状のメス（トレパン）での生検である．パンチ生検は比較的簡便で短時間で手技が完結するため，忙しい日常診療の中で炎症性・腫瘍

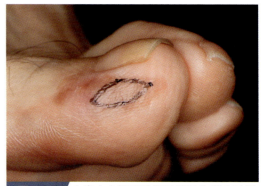

図V-6　上皮内末端悪性黒子型黒色腫の紡錘形部分切除生検

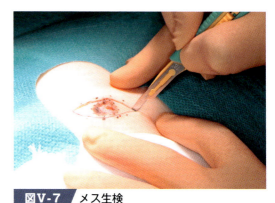

図V-7　メス生検
紡錘形の全切除生検．

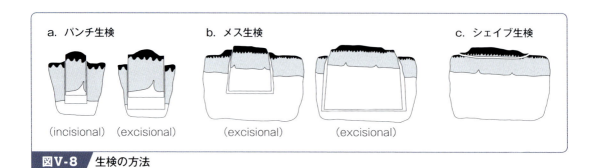

図V-8　生検の方法

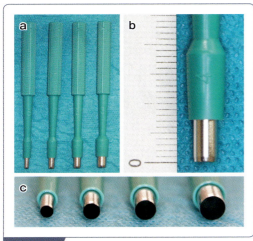

図V-9　パンチ生検のトレパン

a，c：径は3〜6 mmが頻用される．
b：通常，円柱状のメス（トレパン）の深さは約7 mmである．

性疾患問わず最も頻用される．直径3〜6 mm径のものが通常使用される（図V-8）．病理診断をするのに最低限必要な大きさは3〜4 mm径である[1]．顔面などより整容的な点の配慮が必要な部位では3 mm径のものを選択する．脂肪織炎など十分な皮下脂肪組織が必要な場合，6 mm径のものを選択する[14]．パンチ生検で使用する標準的なトレパンの円柱状メスの深さは7 mm程度であるので（図V-9），実際の手技において脂肪織レベルが主座の病変を十分に採取できるかは慎重に検討すべきである．

ピンセットで組織片を強く把持すると圧し潰してしまいcrush artifact（第X章付録③参照）を起こすため，できるだけatraumaticに扱う．トレパンで打ち抜いた部位の周囲を開いた剪刀で押し下げ，浮かせた材料の底部を脂肪織レベルで切除すると，ほとんど把持せずに採取できる．また，フック攝子やスキンフックを用いると損傷を最小限にできる．

採取した材料に過剰な血液が付着している場合は洗い除く．切り出し面のオリエンテーションが診断に重要である場合は，事前に切り出したい方向を皮膚ペンでマーキングしておき，組織片を採取直後に11番メスで半割して提出するなどの工夫が有用である．半割して提出する際，割面を濾紙に圧抵して容器に入れるとよい．

パンチ生検後の欠損創は1〜2針縫合することが多い．なお，3 mm径のパンチ生検であれば，縫合なしのオープントリートメントでも通常は問題なく治癒する[3]．

メス生検（scalpel biopsy），≒紡錘形生検（spindle-shaped biopsy, elliptical biopsy）

11番メスや15番メスなどの一般的なメスを使用した皮膚生検である（図V-7）．脂肪組織まで深く切除することが可能である（図V-8）．15番メスが使用されることが多い．創の閉鎖に縫合を要する．前述のように全切除の場合は，単純縫縮するため紡錘形生検になることがほとんどである（ドッグイヤーを予防するために紡錘形にデザインされる）．全切除生検で紡錘形に切除する場合，可能であれば長軸方向が皮膚のしわの割線に一致するように検討する．時には11番メスを用い，トレパンによるパンチ生検では全切除しきれないサイズの小結節を円形ないし類円形に皮膚切開し切除することもある．また，大きな病変の場合は，皮弁や植皮にて再建するので，多彩な形態にデザインされうる．

部分切除生検として施行する際は，パンチ生検よりも大きく深く皮膚を採取でき，診断に必要な情報を得る可能性が高まるのが利点である．この場合もほとんどが紡錘形生検である．

シェイブ生検（shave biopsy）

シェイブ用のディスポーザブルの生検ブレード・メス・滅菌カミソリなどで，病変を真皮レベルで削ぎとって組織片を採取する方法である（図V-8）．理想的には真皮乳頭下層レベルでの切除になるので，病変の主座が表皮や真皮乳

頭層に限局し外方向性発育を示す腫瘍性病変に適している。脂漏性角化症や日光角化症などの表在性腫瘍に施行されることが多い。

縫合が不要であるためメス生検よりも手技が簡便で、治癒後の創部が整容的にも優れているのが利点であるが、病変の底面まで含め全体が切除できるかは検者の手技に左右される。最も大きな問題点は、しばしば組織片は病変のごく表面しか採取されず、組織診断をするには不適切な検体になることである。したがって生検手技として積極的には推奨しがたい[1]。特にメラノサイト系病変の場合、悪性黒色腫の見逃しが後に重大な悪影響を患者に与えるし、色素性母斑であったとしても再発時に非典型な組織像を示すことがあり悪性黒色腫と誤診される可能性がある。皮膚キュレットを用いた搔爬術（curettage）や高周波電気手術器のループ電極を用いた生検も、シェイブ生検の一種である。しばしば切除検体は断片化し、また、十分な切除マージンの評価が難しくなることがある。

保存液への保管の仕方

採取した組織片は乾燥しないよう速やかに10％中性緩衝ホルマリン液などの保存液の入った検体容器に入れる。検体容器には患者識別できる情報を明瞭に記載し、検体の取り違えが起こらないように配慮する。2個以上の組織片を採取する場合、同じ検体容器に入れない。各々の組織片について1個ずつ検体容器を準備する[1]。通し番号を明記し番号の若い順から順番通りに採取していくと番号の取り違え予防に有効である。

第V章　生検の仕方

7 病理検査依頼書の記載事項

病理医が欲しい情報を意識する

　"標本を読む病理医が欲しい情報は何か？"を意識して書くべきである．臨床医が皮膚生検で病理検査依頼書に記載すべき事項を**表V-2**に挙げた．「いつもお世話になっております」や「ご高診お願いします」という文面は不要で，何をどう評価してほしいかをはっきり書く．考えられる診断名は可能な限り列挙すべきである．これは，わが国において必ずしも各々の病院施設で働く病理医が皮膚病理を専門としているわけではなく，むしろ多くの病理医は臨床診断を頼りに絵合わせ診断をしているという実情があるからである．よって臨床医が記載する臨床診断や鑑別疾患の確からしさが病理診断に大きく影響する．ただし，ただ単に鑑別疾患を羅列するのではなく，可能性が高そうな順に鑑別疾患を列挙し，そのなかでも特に除外したい疾患があればその旨も付け加える．

その他の注意点

　病理検査依頼書は生検前に記載することも多いが，生検の施術の間に特記すべきことがあれば書き直す．例えば，パンチ生検時に真皮と皮下が分解して2つの断片になってしまうことがある．その場合，その旨を記載することを忘れてはならない．記載していれば保存液から材料を取り出す段階で技師が2つの断片を探して標本にできる．これを怠ると，どちらか片方の検体しか標本作成に使用されないことも起こり得る．

　切り出す方向についても，希望があれば記載する．特に足底の色素斑の診断においては皮丘・皮溝の流れに垂直方向に切り出すべきであるが，病理検査依頼書に記載するだけでなく，用紙に直接シェーマを書き込むと確実である．

（加来　洋）

表V-2	皮膚生検で病理検査依頼書に記載すべき事項

- ●患者の年齢・性別
- ●生検の解剖学的部位
- ●生検方法
- ●皮疹の形態学的記述（時間経過による変化を含む）
- ●皮疹の分布
- ●皮疹の発症期間
- ●臨床診断と鑑別疾患
- ●以前の生検歴とその結果
- ●薬歴（薬疹が鑑別疾患にある場合）
- ●その他、病態に関連していそうな情報

■文　献

1）Sina B, et al：Skin biopsy for inflammatory and common neoplastic skin diseases: optimum time, best location and preferred techniques. A critical review. J Cutan Pathol **36**:505-10, 2009

2）Elston DM, et al：Skin biopsy: Biopsy issues in specific diseases. J Am Acad Dermatol **74**:1-16, 2016

3）Stevenson P, et al：Improving diagnostic accuracy of skin biopsies. Aust J Gen Pract **47**:216-20, 2018

4）Pflugfelder A, et al：Incisional biopsy and melanoma prognosis: Facts and controversies. Clin Dermatol **28**:316-8, 2010

5）日本整形外科学会：軟部腫瘍診療ガイドライン 2012．南江堂，2012

6）Tailor A, et al：The current state of play in the histopathologic assessment of alopecia: two for one or one for two? J Cutan Pathol **40**:298-304, 2013

7）Cerroni L, et al：Intravascular large B-cell lymphoma colonizing cutaneous hemangiomas. Dermatology **209**:132-134, 2004

8）Haneke E：Anatomy of the nail unit and the nail biopsy. Semin Cutan Med Surg **34**:95-100, 2015

9）Asada N, et al：Use of random skin biopsy for diagnosis of intravascular large B-cell lymphoma. Mayo Clin Proc **82**:1525-1527, 2007

10）Maekawa T, et al：Random skin biopsy of patients with intravascular large B-cell lymphoma associated with thrombocytopenia and coagulation abnormalities: proposal of a modified biopsy method. J Dermatol **42**:318-321, 2015

11）Okano M, et al：Anaphylactic symptoms due to chlorhexidine gluconate. Arch Dermatol **125**:50-52, 1989

12）Ilicki J：Safety of Epinephrine in Digital Nerve Blocks: A Literature Review. J Emerg Med **49**:799-809, 2015

13）Hoss DM, et al：Histopathology of an adverse reaction to a eutectic mixture of the local anesthetics lidocaine and prilocaine. J Cutan Pathol **26**:100-104, 1999

14）Sleiman R, et al：Maximizing diagnostic outcomes of skin biopsy specimens. Int J Dermatol **52**:72-78, 2013

VI

皮膚生検・摘出材料の
取り扱い方, 切り出し方法

第VI章　皮膚生検・摘出材料の取り扱い方，切り出し方法

1 皮膚摘出材料の固定

摘出材料の基本的な取り扱い

　人体から取り出されたすべての組織は，臨床医などの判断により廃棄することは許されず，必ず病理診断部門に提出されなければならない．人体から切り取られた組織は，瞬く間に変性や腐敗が刻一刻と進行していく．体内における組織の情報を正確に得るためには，皮膚科医は摘出後は一刻も早く組織を「固定」することにより，変性や腐敗を防ぐ必要がある．組織の固定には通常，10％中性緩衝ホルマリン液が使用される．免疫組織学的検索（以下免疫染色）やDNAの抽出を考慮する必要がなかった時代は20％緩衝ホルマリン液も好まれたが，ホルマリン濃度が高いことや過固定による，蛋白質の発現の低下およびDNAの断片化のため最近では一般的ではない．ホルマリン液は少なくとも検体容積の10倍量が必要である．皮膚がめくれないように必要であればまっすぐに濾紙に貼ったり，コルク板に細い釘で打ち付けるなどし，プラスチック容器など口が広く十分な大きさの容器に平らに入れる．

　ホルマリンの浸透速度は約1mm/時程度であることを考慮し，手術検体では切り出しまでに十分な固定が行える程度の厚さまで，固定前に適切に割を入れるとよい．固定時間は，固定不足や過固定を避けるため，6〜48時間を目安とする．

　最近の癌診断や治療において，患者一人一人の分子発現や遺伝子変異プロファイリングを元にした分子標的治療の適応を行う個別化医療（precision medicine）が臨床応用されるようになり，病理診断部門が患者から摘出された検体の適切な保存による質の保証と活用の適切なコ

ントロールという役割を担うようになってきている．

未固定（生材料）で病理診断部門に提出すべき検体

　以前は，免疫染色において特定の抗体がホルマリン固定材料では使用できないため，悪性リンパ腫など一部の疾患は，検体を未固定で病理診断部門に提出する必要があった．現在では未固定材料が必要な抗体は，日常診断の範囲であればほぼないといえる．

　皮膚科領域で未固定で病理診断部門に提出されなければならない疾患としては，膠原病や血管炎における蛍光抗体法の検索，悪性リンパ腫におけるフローサイトメトリー，ヒトパピローマウイルス（human papillomavirus：HPV）のDNA型判定などが挙げられる．

　固定せずに病理診断部門に搬送される検体は，切除後の乾燥や変性を少なくするため，可及的速やかに持ち込まれる必要がある．病理診断部門までの運搬中は，生理食塩水に浸し固く絞ったガーゼにそっと包んで運ぶ．生理食塩水の中に漬けたり，濡れすぎたガーゼでは検体の変性が急速に進むのでよくないし，何も包まないとすぐに乾燥してしまう．

　未固定材料を切り分ける際，特に小さい検体では，まな板の上に置いて割を入れると潰れたりまっすぐ切れない．そのため，利き手と反対の手にガーゼを厚く乗せ，指の間に挟んで軽く固定させてから割を入れるとよい（**図VI-1**）．半割の際には，病変の真ん中より，ほんの少し（0.5mm程度）どちらかにずらし，大きい方をHE標本の作製に供する．そうすると薄切す

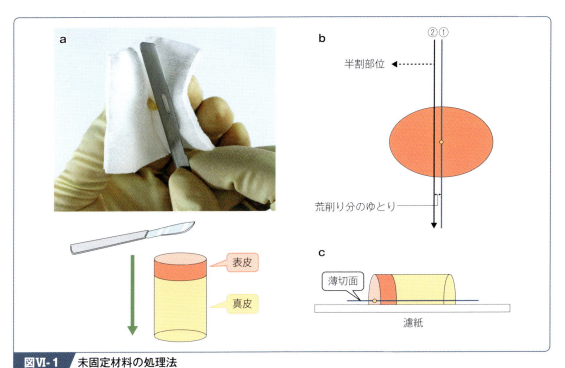

図Ⅵ-1 未固定材料の処理法

a：半割を入れる際は，多めのガーゼに包んで組織を軽く固定し，表皮側から刃を押さずに滑らせるようにしてガーゼに達するまで切る．
b：割は検体のまん中（①）より，ほんの少しどちらかに寄せる（②）．
c：大きい方の検体の割面を濾紙に貼ることにより面を平らにして，ホルマリン液に漬ける．

る際に，面を合わせるための荒削り分が失われた後に，ちょうど病変の中央部が切片上に現れる．半割されたHE標本用の検体は，割面を濾紙に貼ってからホルマリン液の中に入れることにより平らに保つことができ，綺麗な標本が作製できる．

電子顕微鏡検索に供される検体

電子顕微鏡による観察にはホルマリンではなく，グルタルアルデヒド（2.5％）による固定が必要である．現在，診断レベルで電子顕微鏡による検索が役立つ病態には，Merkel細胞癌の神経内分泌顆粒［有芯顆粒（dense-core granule）］，Langerhans細胞組織球症（Langerhans cell histiocytosis）や自然治癒性細網組織球症（self-healing reticulohistiocytosis）におけるBirbeck顆粒（Birbeck granule），無色素性悪性黒色腫／メラニン欠乏性黒色腫（amelanotic melanoma）でのプレメラノソームの確認および，微量元素の分析などがある．目的とする組織を両刃のカミソリを用いて固定液中（グルタルアルデヒド）で切り出し，0.7〜1.0 mm^{3}大にする．まず板状にする．その後，1.0 mm^{3}に切り出し，方向性を確認しながら包埋するとよい．

バイオバンクなどに供される検体

昨今盛んになりつつある，癌の増殖や浸潤に最も関与する遺伝子（ドライバー遺伝子）の検索や個別化医療のためのDNA抽出には，以前は凍結切片が使われていた．ホルマリン固定パラフィン包埋（formalin fixed paraffin-embedded：FFPE）切片からのDNAの抽出では，ホルマリンがDNAを断片化してしまうた

め良質な DNA 抽出が困難であった．しかし，近年では試薬や機械の改良により，FFPE 検体からでも良質な DNA の抽出が可能となっている．日本病理学会では，「ゲノム診療用病理組織検体取扱い規程」を定め，FFPE ゲノム検体の適切な作製や保管方法について示している[1]．それによると，「手術により切除された組織は，摘出後は速やかに冷蔵庫など 4 ℃下で保管し，1 時間以内，遅くとも 3 時間以内に固定することが望ましい」「摘出後 30 分以上室温で保持することは回避する」と明記されている．比較的小型の組織については，速やかに固定液に浸漬し固定する．

最近では，バイオバンクに供される目的として，RNA*later* RNA Stabilization Reagent（組織用 RNA 安定化溶液）や，PAXgene® Tissue System（PreAnalytiX 社）による固定，PAXgene 固定パラフィン包埋（PAXgene Tissue System fixed paraffin-embedded：PFPE）をすることもある．どちらも検体は 5 mm 以下の大きさとし，ホルマリン固定と同様に検体の 10 倍量の溶液が必要である．

第VI章 皮膚生検・摘出材料の取り扱い方，切り出し方法

2 検体の切り出し

検体切り出し前の注意点

切り出しは，原則として病理医と臨床検査技師の2名で行う．臨床検査技師は切り出し前に検体を写真撮影し，プリントアウトもしくは病理診断支援システム等にデータとして保存する．切り出した部位や割線等は写真やデータ上に記載する．カセットに入れる際には検体の向きや大きさなどが適当か否かを病理医と臨床検査技師で確認する．検体のコンタミネーションや患者の取り違えを防ぐために，同時に複数の検体処理はせず，1つの検体が完了してから次の症例に移る．次の症例の検体を切り出す前には，メスやコルク板等を洗浄し，検体が他の症例にコンタミネーションしないよう注意する．

切り出し

切り出しで重要なことは，3mmのパンチ生検や小さい紡錘状の生検材料であっても，必ず半割することである．組織の情報量が倍になることは，特に炎症性疾患では正確な診断に役立つ（図VI-1）[2]．

切り出し時には，検体と病変の大きさ，色，形などの記載が必須である．

切り出しの向きは，検体の大きさや性状によって異なる．紡錘状切除の場合，短軸方向の断端が長軸方向より近いことが多いため，成書にはしばしば短軸方向の割が推奨されている．しかし，前述のごとく皮膚の腫瘍性病変の良性・悪性の判断は，腫瘍の全体像，とりわけ周囲との境界や左右対称性の判断が重要である．左右対称性は，病勢が最も顕著に表れる最大割面で判断すべきであるため長軸方向の切り出しが推

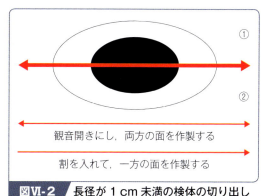

図VI-2 長径が1cm未満の検体の切り出し
最大割面で割を入れ，両方の面を作製する（①②）．

奨される．基本的な切り出しの方法を下記に示す．

①検体の長径が1cm未満の場合：長軸に平行に最大割面を切り出し，観音開きに両方の面を作製する（図VI-2）．

②検体の長径が1～3cmの場合：長軸方向に最大割面を作製し，それと垂直に短軸方向の断端がわかる面を1，2箇所で作製する（図VI-3a）．

③病変（検体ではなく）の長径が3cm未満の場合：病変部に割を入れない最大割面を作製する（図VI-3b①～③）．①③が小さくても気にする必要はない．短軸方向の断端のわかる面をいくつか作製する（図VI-3b④～⑦）．

④病変の長径が3cmを超える場合：病巣内に割を入れざるを得ないが，その際には，図VI-4a③のように，できるだけ病巣の中央部には割を入れない．病巣と健常部との境界は，両方の関係がわかるようにかけて切り出す（図VI-4a②④，VI-4b③'⑥'）．

⑤避けるべき切り出しの方法：短軸方向だけの切り出しや，割を病変の中央に入れるのはで

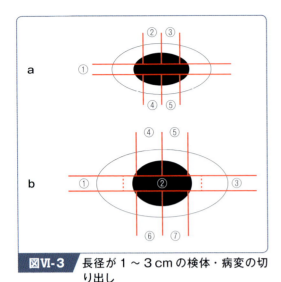

図VI-3 長径が1〜3cmの検体・病変の切り出し

a：短軸方向の断端の検索には，長軸に垂直な割面を1，2個ずつ作製する．
b：病変の長径が3cm未満であれば，最大割面は病変部位を避けて3分割する．

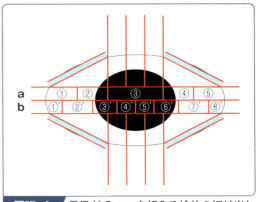

図VI-4 長径が3cmを超える検体の切り出し

病変部の中央をできるだけ長く一切片に入れる（①〜⑤あるいは①'〜⑧'）．必ず，病変と正常部との境界を含む（②④③'⑥'）．病変が大きく断端の検索が必要な場合（乳房外Paget病など）は，青色で示した辺縁部を切り出す．

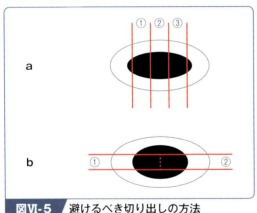

図VI-5 避けるべき切り出しの方法

長径が1〜3cmの検体の切り出し．
a：短軸方向に切り出すと，左右対称性が不明となる．
b：病変の中央に割を入れると，左右対称性が不明となる．

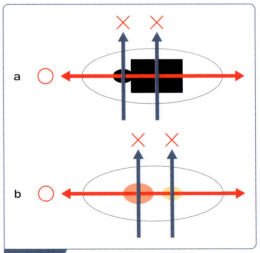

図VI-6 切り出しで注意すべきこと

a：病変が不均一な検体は，両者の関係がわかるように切り出す．
b：複数の病変がある検体も同様に切り出す．青矢印の方向に切らないこと．

きるだけ避けるべきである（図VI-5）．例外は後述する掌蹠の皮膚のみである．

6 切り出しで注意すべきこと：病変の形や色が不均一であったり，病変が複数ある場合は，必ず両者の関係がわかる方向に切り出さなければいけない（図VI-6）．

7 病変が断端に及んでいるか否かの判断：病理診断部門側の標本作製が悪いために検体の断端面が標本に現れていないのか，真の断端が陽性であるかの区別は重要である．このために，切り出しの時に断端部位に墨を塗っておくと検鏡時に，組織標本上にその墨が現れていれば，検体の真の断端と判断することができる．専用のカラー（3〜10色まで）のマーキング（着色された液体）も市販されてい

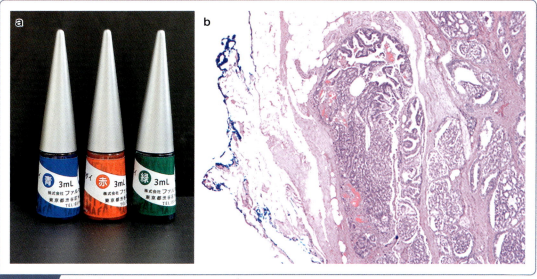

図VI-7 検体の向きを示すためのマーキング

切り出し時に青色のマーカー（a）を病変の切除断端に塗布した例．組織像で，切除断端に癌がかろうじて達していないことが確認できる（b）．

る［図VI-7，ティッシュマーキングダイライナー，株式会社ファルマ（http://www.falma.co.jp/02product/p_04_tmd_tfm/p_302_tmd-l.html）］．マーキングは，標本作製の過程でも脱色しないため，顕微鏡観察の際に色の付いた部位として認識することができる．青色と緑色がHE染色とコントラストを呈してみやすい．

手掌・足底の切り出し方[3]

掌蹠の皮膚には，指紋のような皮溝と皮丘で形成される平行線状の紋様がある．この紋様のおかげで，ダーモスコピーで特有の所見が得られ，臨床診断の有用な味方となる．最も有名なのは，掌蹠の母斑でみられる「皮溝平行パターン（parallel furrow pattern）」と，（末端黒子型）悪性黒色腫でみられる「皮丘平行パターン（parallel ridge pattern）」である（図VI-8）．正常の掌蹠の皮膚をこの紋様と垂直方向に切り出した面で観察すると，皮溝の深部に位置する表皮突起（crista profunda limitans：CPL）と，皮丘の深部に位置する表皮突起（crista profunda intermedia：CPI）の2種類が識別できる（図VI-9）．良性の母斑の細胞は，皮溝（CPL）に多く存在し（感度70％，特異度93％），逆に悪性黒色腫のメラノサイトは皮丘（CPI）で主として増殖する（感度86％，特異度99％）（図VI-10）．この分布の違いは病理診断においても有用で，母斑と悪性黒色腫とを鑑別する有力な手がかりである．したがって，掌蹠の色素斑における切り出しは，病変の大きさや向きに拘わらず，病変がCPLに存在するのか，CPIに存在するのかがわかるように，皮溝と皮丘の紋様に垂直方向に切り出さなければいけない．もし，紋様と平行に切ってしまうと，それらがわからなくなり診断に難渋する（図VI-11）．

爪の切り出し方

爪の母斑や爪甲下悪性黒色腫は，爪母のメラノサイトから発生し，爪甲の形成と同様に爪の先端に向かって移動していく．爪甲下悪性黒色

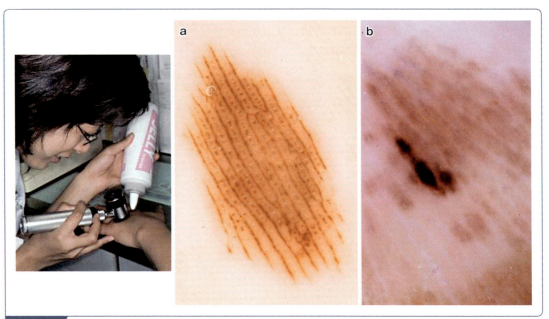

図Ⅵ-8　足底の母斑細胞母斑と悪性黒色腫のダーモスコピー像

a：母斑細胞母斑の色素沈着は，皮溝（CPL）で優位である．
b：悪性黒色腫の色素沈着は，皮丘（CPI）で優位である．

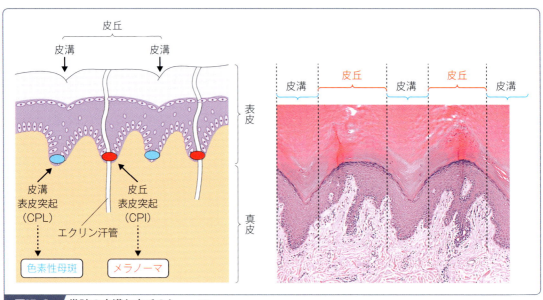

図Ⅵ-9　掌蹠の皮溝と皮丘のシェーマ

皮膚の紋様に垂直に切り出すと，エクリン汗管が貫く皮丘部の表皮突起（CPI）と皮溝部の表皮突起（CPL）が明瞭である．
（文献4），p.30，図Aより引用）

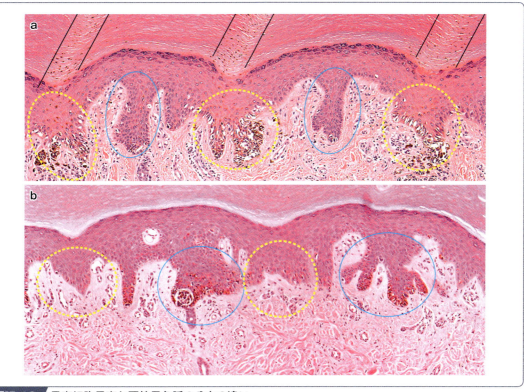

図Ⅵ-10 母斑細胞母斑と悪性黒色腫の分布の違い

a：母斑細胞母斑では，メラノサイトは皮溝優位（🟡）に分布する．メラニン柱も皮溝一致性に形成される（黒線間）．
b：悪性黒色腫では，メラノサイトは皮丘優位（🔵）に分布する．この分布から悪性黒色腫と診断する助けになる．

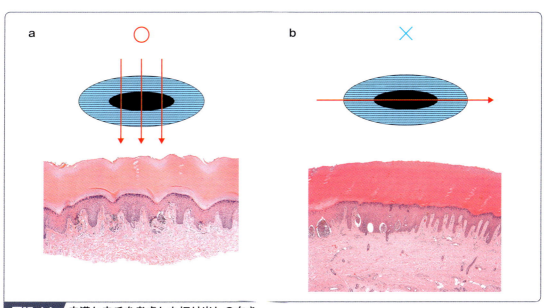

図Ⅵ-11 皮溝と皮丘を考慮した切り出しの向き

a：皮溝と皮丘に垂直に割を入れることにより，メラノサイトの分布が明瞭となる．
b：皮溝と皮丘に平行に割が入ると，両者とメラノサイトの分布が不明になり，判断のヒントを失う．

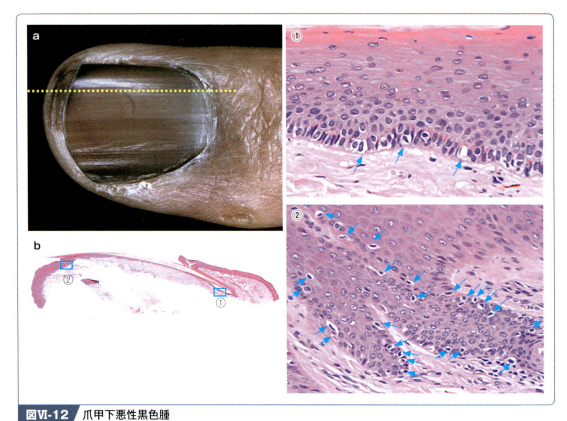

図Ⅵ-12 爪甲下悪性黒色腫

a：爪の検体は黄点線で示すように縦に切り出す．
b：爪母（①）だけでなく，爪下皮（②）における腫瘍細胞（→）の増殖を確認することにより，爪甲下悪性黒色腫と診断することができる．

腫で表皮内に病変が留まる時期では，メラノサイトの細胞異型は軽度で核分裂像をみることもほとんどない．この時期に病理学的に良性・悪性を判断するためには，メラノサイトが指尖部や後爪郭の皮膚にまで及んでいるか否か（Hutchinson徴候）が重要である．さらに，爪母において異型メラノサイトが少数でも，指尖部の爪下皮と呼ばれる表皮突起の伸びた部位で，（しばしば爪母よりも）メラノサイトが多数増生することがあり，爪甲下悪性黒色腫の診断に役立つ．したがって，爪の黒色線条，母斑および爪甲下悪性黒色腫を診断するためには，背側面を上にして，指軸方向で垂直に切る（図Ⅵ-12，13）[5]．

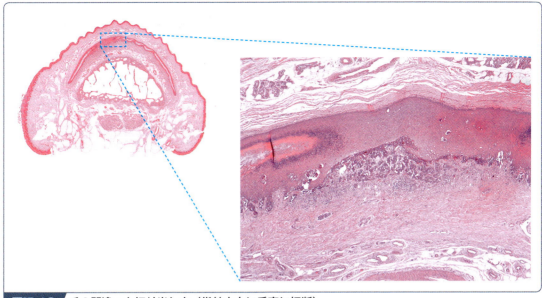

図Ⅵ-13 爪の間違った切り出し方（指軸方向に垂直に切断）

爪甲下悪性黒色腫のために離断された指を指軸方向に垂直に切断すると，爪母と爪下皮の所見が不明であるため診断に苦慮する．

第Ⅵ章 皮膚生検・摘出材料の取り扱い方，切り出し方法

3 標本作製上のコツなど

皮膚の組織標本の薄切と標本上の向き

包埋の際には，検体の長軸方向がミクロトーム刃と平行になるようにブロックを作製する．薄切は，ミクロトーム刃が最後に角質層を通る向きで切る（図Ⅵ-14）．ただし，技師の経験により，逆の向き（角質層側から切る）を好む者もいる[6]．

薄切切片のスライドガラス上の向きは，ラベルを左にして下側に表皮が向くように載せる（図Ⅵ-15）．顕微鏡像は倒立であるから，検鏡では表皮が上で真皮が下に向くというという体内での正常な極性通りに観察することができる．観音開きに載せると（図Ⅵ-16），一方が逆さまとなり，標本かステージを180度回転させなければならず不便である．スライドガラスに直角の向きも観察が難しい．形態学における判断では，同じ物をみても観察する向きが非常に重要である．例えば，図Ⅵ-17aは誰もがライオンと判断するであろうが，上下を180度逆さまにするとネズミにみえる（図Ⅵ-17b）．この認識の差異は，繊細な病理診断においては決定的な違いといわざるを得ない．

連続切片や深切り切片

標本上に，予想された像が得られない場合は，薄切を追加して検索する（図Ⅵ-18）．「連続切片（serial cut）」は，現在の薄切面から連続して標本を作製することで，現在みえている組織像の変化を追いかけたい時に便利である．求める像がほとんど得られないために薄切を追加する場合には，「深切り切片（deep cut）」をオーダーする．現在の面から，多くの組織を薄

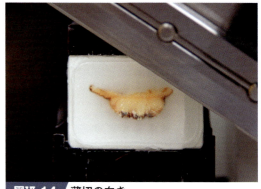

図Ⅵ-14 薄切の向き

包埋は検体の長軸がミクロトーム刃と平行になるように置き，薄切はミクロトーム刃が皮下脂肪織・真皮側（皮膚の深部）を経て表皮（皮膚の表層）に向かう向きで切る．

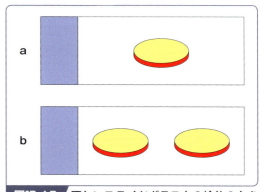

図Ⅵ-15 正しいスライドガラス上の検体の向き

a：ラベルを左にして，検体を上下逆向きに載せる．
b：複数載せても構わない．
赤が表皮，黄色が真皮や皮下脂肪織．カバーガラスは描かれていない．

切の際に切り飛ばし（捨）て，大きく異なる組織像を得る．両者を組み合わせると，一枚一枚の間をかなり飛ばして必要な枚数分を薄切することになる．

薄切を追加する場合は，病変の最も重要な部位，最大割面あるいは全体像を得るべく最適な

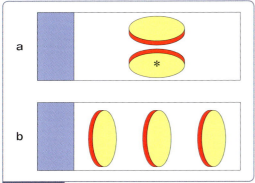

図Ⅵ-16 誤ったスライドガラス上の向き

a：観音開きにすると，片方の切片（＊）が逆さまにみえて観察し難い．
b：斜めの切片ではステージか標本を図Ⅵ-15の向きに回転させなければならず観察し難い．

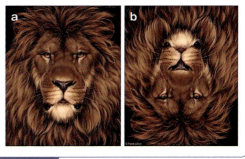

図Ⅵ-17 向きによる判断の違い

a：この図は，誰もがライオンと判断するのではないだろうか．
b：上下を逆さまにして観察すると，ネズミにみえる．
(https://matthewbfj.wordpress.com/2010/08/16/%E9%80%86%E3%81%95%E7%B5%B5/ 2019年5月15日アクセス)

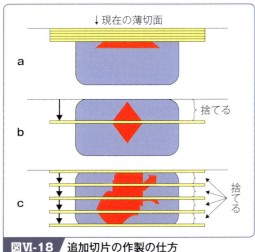

図Ⅵ-18 追加切片の作製の仕方

a：連続切片（例：5枚）．
b：深切り切片（1枚）．
c：deep serial cut（例：5枚）．
青は包埋ブロック，赤は組織，黄は切片．

オーダーを選択する必要がある．

爪の標本を作製する際のコツ

爪や角質層が厚く硬い皮膚標本を作製する際には，ブロックを荒削りの後，20〜40％程度の低濃度エタノール液を入れたシャーレに，荒削り面を下にして20分（時間厳守）浸漬させると薄切しやすい．エタノールのほか，チオ

グリコール塩酸を含むパーマネントウェーブ用剤や，チオグリコール塩酸の硫酸物を含む脱毛用のローションなどを用いて軟化する方法もある．これらの方法で，細胞が損傷されることはない．さらに標本に皺が寄らないようにするには，写真伸展用のローラーを用いることもある．薄切後，伸展器上のスライドガラスを濾紙で覆い，その上からローラーを転がすことによって，角質層の皺が綺麗に取り除かれる．これにより薄切後に角質層がスライドガラスから浮き上がることも抑えられる．

大判標本を作製しよう

繰り返しになるが皮膚病変の診断では，病変の全体像による判断が非常に重要である．そのために，必要があれば通常の標本より大きい標本を作製するとよい．例えば，らせん腺腫（spiradenoma）から発生したらせん腺癌（spiradenocarcinoma）では，良性病変部位と悪性病変部位の関係をみるためには，病変全体が1つの切片に収まっていると両者の関係が理解しやすい（図Ⅵ-19）．大判のスライドガラスやカセットは表Ⅵ-1の製品が巾販されている．

3 標本作製上のコツなど 207

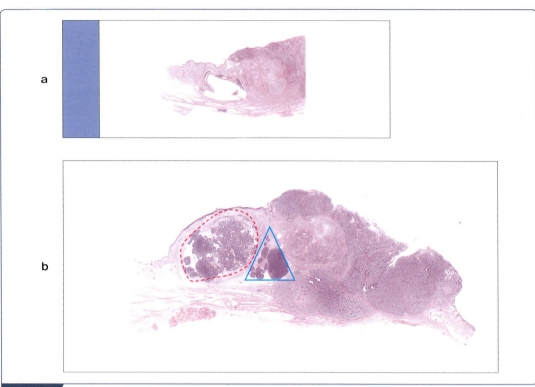

図Ⅵ-19 らせん腺腫から発生したらせん腺癌における大判標本の作製例

a：通常の大きさの標本では，良性病変と悪性病変との関係や両者の広がりを理解することは難しい．
b：大判標本では，良性病変（⬭）の右手に悪性病変（△）が全層性に広範囲に広がっていることが一目で理解できる．

表Ⅵ-1 スライドガラス・カセットの製品例

- 大型スライドグラス：松浪硝子工業株式会社：品番 S9213／S9224（http://www.matsunami-glass.co.jp/product/glass/large_glass_slide/）
- カバーグラス：同社：品番 C050701
 （http://www.matsunami-glass.co.jp/product/glass/square_microscope_cover_glass/）
- 大型カセット：村角工業株式会社（MURAZUMI IND.）：品番 W40（http://www.murazumi-ind.co.jp/product/index.html#01）

VI章のまとめ

- 生体から切り出した検体は，速やかに 10 倍量の 10 %中性緩衝ホルマリン液に漬ける．
- 未固定で病理診断部門に提出される検体の疾患には，悪性リンパ腫，HPV 感染症および，蛍光抗体検査が必要な膠原病などがある．
- 未固定材料は，生理食塩水に浸してきつく絞ったガーゼに包んで急いで病理診断部門に運ぶ．
- 電子顕微鏡検査に供される疾患には，Merkel 細胞癌，Langerhans 細胞組織球症，無色素性悪性黒色腫などがある．
- DNA 抽出は FFPE 切片でも可能であるが，検体は適切に処理される必要がある．
- 3 mm パンチ生検でも情報量を増やすために半割する．
- 切り出しは原則として，最大割面で行う．
- 掌蹠の色素斑は，皮溝と皮丘の紋様に垂直の方向に切り出す．
- 爪は指と平行の方向に切り出す．
- 綺麗な皮膚標本を作製するためにはいくつかのコツがある．

（泉　美貴）

■文　献

1) 日本病理学会ゲノム診療用病理組織検体取扱い規程策定ワーキンググループ：ゲノム診療用病理組織検体取扱い規程. 一般社団法人日本病理学会. p.4-6 , 2018（http://pathology.or.jp/genome_med/）【2019 年 5 月 15 日アクセス】
2) 泉 美貴：外科病理マニュアル　皮膚（爪を含む）. 病理と臨床 26（臨時増刊号）：242-249，2008
3) 斎田俊明 他（編）：ダーモスコピー. 皮膚疾患の最新医療，先端医療技術研究所，259-262 , 2006
4) 泉 美貴：みき先生の皮膚病理診断 ABC ③メラノサイト系病変. 学研メディカル秀潤社，2009
5) 泉 美貴 他：爪甲下メラノーマ　―臨床期別による組織像の検討―. 病理と臨床 25：1252-1259，2007
6) 畠 榮：美しい HE 染色写真とは. Visual Dermatology 6：810-817，2007

VII

組織切片の作製法，一般的組織染色法と免疫組織化学および蛍光抗体法

組織切片の作製法

第Ⅶ章　組織切片の作製法，一般的組織染色法と免疫組織化学および蛍光抗体法

包　埋

　適切な固定液で固定された検体は，適宜第Ⅵ章に記載されているような切り出し操作を経て，薄切切片を作製することになる．薄く切った組織切片を作製するためには，組織そのものを硬くする必要がある．通常この目的には，①パラフィンを浸透させる方法と②本来組織が保持している水分を凍結させる方法がある．前法で使用するパラフィンは非親水性の物質であるため，包埋する前に検体組織中の水分を取り除く作業が必要となる．この作業を脱水（または脱水・脱脂）という．

　検体組織中の水分を抜くためには，まずエタノールに浸して水分を取り除く操作を繰り返し，完全にエタノールで置換する．さらに，今度はエタノールをキシレンやトルエンなどの有機溶剤で置換し，最終的には有機溶媒に溶かしたパラフィンを通した後，完全にパラフィンで置換する．パラフィンは60℃以上では液体であり，常温で固体になるという性質を利用するので，組織は硬い固体の中に埋め込まれることになる．この工程が包埋である．この間，組織片はプラスチックでできた包埋カセットと呼ばれる小さな網目が入った容器に入れられた形で各工程が進んでいくので，ほとんど失われたり他のものの混入が起こらないようになっている．最終的には包埋カセット内部の組織片はカセットの外底に貼りつけられ，パラフィンブロックの形となる．

　上記のように，これまでの工程では有機溶剤が使われているため，検体組織中の脂肪はすべて溶け出してしまう．そのため，脂肪細胞や成熟脂腺細胞の細胞質にある脂質類はなくなってしまい，組織学的には脂肪があったところは空胞状にみえることになる．角層も例外ではなく，角質細胞間の脂質が溶け出してしまい，接着部を除いて離開してみえるため，籐籠状の形態を示すようになる．

　新鮮凍結切片を作製する場合には，専用の親水性包埋剤の中に検体を埋め込み，液体窒素やドライアイス・アセトンなどで急速に凍結する．

薄　切

　パラフィン包埋した検体はミクロトームを用いて薄切する．ミクロトームには，滑走式と回転式のものがあるが，わが国では前者を使用する施設が多い．皮膚組織を切る場合は，表皮側から刃が当たるようにすると切りやすいとされている．通常3～4μm厚の切片を作製する．薄切された切片は蒸留水を含む温浴槽に浮かべ伸展し，スライドガラスで掬い上げるように載せ，恒温のパラフィン伸展器の上で乾燥，さらに伸展させ，しっかりと付着させる．これでできるのがパラフィン組織切片である．この工程が不十分だと皺の寄った標本となったり，逆に強く伸展されて組織が破れ，観察が困難になることもある．

　骨や組織の石灰化，爪などの硬いものや多量の脂肪が含まれた検体は薄切が困難であり，しばしば，きれいな薄切標本が作製できない．また，小さな異物などがあるといわゆる「メス傷」が形成されることもある（**図Ⅶ-1**）（第Ⅹ章付録③参照）．

　新鮮凍結切片の場合には，低温環境が維持できるクリオスタットという装置内で薄切切片を作製する．薄切後は，素早く風乾し目的に応じ

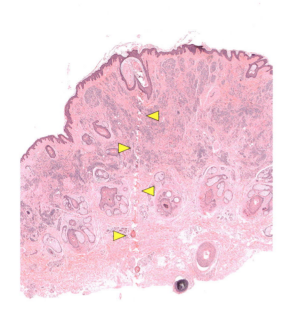

図Ⅶ-1　いわゆるメス傷
ナイフマーク（▷）．

て冷凍保存するか 20％ホルマリン・メタノールなどで簡単に（30 秒程度）固定する．

脱パラフィン，親水

　染色液は水溶性なので，上記のように作製されたパラフィン組織切片を染色するためには，疎水性物質であるパラフィンを除去して親水化しなくてはならない．そのためには，まず切片を有機溶剤であるキシレンに浸してパラフィンを除去する必要がある．この操作を脱パラフィンや簡単に脱パラと呼んでいる．さらに，有機溶剤とも水とも混ざり合えるエタノールでこれを置換し，最終的にはエタノールの濃度を段階的に下げて，水で置換する作業が必要である．段階的に行わないと組織片が破れてしまうことがある．

　新鮮凍結切片では，この工程は不要である．切片の固定後すぐに水洗して親水性包埋剤を除去する．

脱水，透徹，封入

　脱パラ・親水が終わった組織切片を顕微鏡下でみても，不透明なごつごつとした状態としてみえるのみである．組織像を観察できるようにするためには，この後色づけする染色という工程が必要で，目的に応じていくつかの方法がある．染色の工程は後で述べることとし，本項では染色後の作業について述べる．

　染色されたスライドガラス上の切片を顕微鏡でみても，やがて乾燥してみえ難くなる．そのため特殊な液で置き換え，空気が入らないようにしてカバーガラスをかけて薄く密封する．この作業を封入という．これにより乱反射がなくなり，顕微鏡下で鮮明にみることができるし，組織切片の長期保存ができるようになる．この標本を一般にガラス標本と呼んでいる．

　封入剤には親水性のものと非親水性のものがあるが，脂肪染色など組織の脱水ができない特殊な場合を除き，非親水性の封入剤を用いる．

　非親水性の封入剤を用いるためには，また，組織中の水分を除去する必要がある．そのため，染色された切片の水分をエタノールで置換し，さらにはそれをキシレンで置換する．この工程が脱水・透徹である．その後，封入剤を滴下してカバーガラスをかけて封入する．これで，顕微鏡下で観察することができるようになる．

1　組織切片の作製法　213

第Ⅶ章　組織切片の作製法，一般的組織染色法と免疫組織化学および蛍光抗体法

2 一般的な組織染色法と特殊染色

ヘマトキシリン・エオジン染色（HE 染色）

すべての病理組織検索でまず使用される基本的な染色法である．塩基性色素である濃青紫色のヘマトキシリンと酸性色素である赤橙色のエオジンを組み合わせた染色である．ヘマトキシリンは主に細胞核を染色するが，その他，石灰化部，軟骨組織，細菌，粘液なども染色する．一方，エオジンは主に細胞質を染色するが，その他間質や各種線維，赤血球，角質細胞なども染色される．

この染色は手技的に非常にシンプルではあるが，逆に染色液の質や染色時間などの手技的な技量の差で，染色された標本の観察のしやすさが大きく左右される．ひいては，病理診断の正確性にもかかわってくる大事な要素である（**図Ⅶ-2**）．常に観察しやすい HE 染色標本を作製することは非常に重要である．

特殊染色

皮膚病理診断で使用される特殊染色を**表Ⅶ-1**にまとめる．以下に，目的別に解説する．

1．沈着物を特定する

細胞内のグリコーゲンについては，PAS 染色を用いると紫赤色の陽性反応物質ができるが，ジアスターゼで消化した後染色すると反応物質ができず陰性となることを確認する必要がある．

皮膚紅斑性狼瘡や環状肉芽腫において，真皮内のムチン（粘液）の貯留をみるためには，アルシアンブルー染色やコロイド鉄染色を用いる．

アミロイド沈着の同定には，コンゴーレッド染色やダイレクトファーストスカーレット（DFS）染色を用いるが，表皮角化細胞由来のアミロイドは DFS 染色が，免疫グロブリン由来のアミロイドの場合には，コンゴーレッド染色がより有用である．

出血などによる鉄（ヘモジデリン）の沈着にはベルリンブルー染色，石灰沈着には Von Kossa 染色を用いてそれを証明する．リウマチ結節や白血球破砕性血管炎のときにみられる線維素：フィブリンの沈着を確認するためには，リンタングステン酸ヘマトキシリン（PTAH）染色が有用である．

メラニン顆粒を証明するために Fontana-Masson 染色が利用されるが，メラノファージと腫瘍（母斑）細胞との鑑別にはともに陽性となるため向かない．また，メラニン顆粒が非常に多い場合，漂白法を用いてメラニン顆粒を消し，腫瘍細胞の形態を観察しやすくすることがある．

2．病原微生物を検索する

細菌の存在をみるのには，組織でも Gram 染色を用いることがある．これをティッシュ Gram 染色と呼んでいる．よく使われるのが Brown and Brenn 法や Tayler 法である．膿痂疹の症例で使われることがあるが，染色性は一定せず，同定も難しいため，他の症例では使われないことが多い．抗酸菌では一般に，Ziehl-Neelsen の抗酸菌染色を行うが，らい菌をターゲットとする場合には，Fite 変法を用いる．真菌の証明には，PAS 染色と Grocott 染色が用いられる．クリプトコッカスの菌体ではムチカルミン染色も陽性となる．梅毒スピロヘータの証明には，以前は，Warthin-Starry 鍍銀染色が用

214

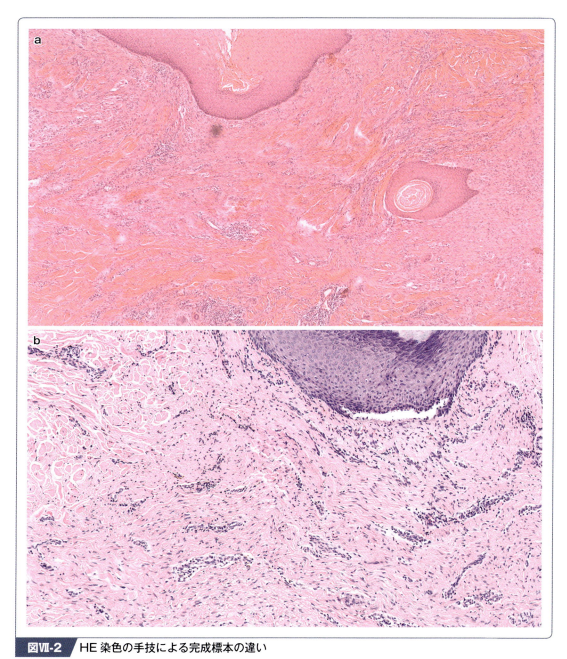

図Ⅶ-2 HE染色の手技による完成標本の違い

赤みが強くコントラストの少ないaの標本はbに比べて観察しにくい．

いられたが，染色性が安定しないため，近年ではTreponema pallidumに対する抗体を用いた酵素抗体が用いられる．Warthin-Starry鍍銀染色は，その他ネコひっかき病の原因であるBartonella属細菌を検索するためにも使われる．

3．間葉系要素を特定する

膠原線維を染色するためには，アザン染色やMassonトリクローム染色が，弾性線維を染色するためには，エラスチカVan Gieson染色やエラスチカMasson染色が用いられる．平滑筋と膠原線維の鑑別には，エラスチカVan

| 表Ⅶ-1 | 皮膚病理診断で頻用される特殊染色のまとめ | | |

染色法	皮膚における 主な陽性部位や物質	皮膚病理領域における 対象疾患	備考
PAS（periodic acid Schiff）染色	グリコーゲン，粘液物質，真菌，基底膜など（赤紫色）	真菌感染症，Paget 病，皮膚紅斑性狼瘡など	表皮基底膜で陽性になる，ジアスターゼ消化で染色性が消失すればグリコーゲンと同定できる
アルシアンブルー染色	酸性ムコ多糖類（ムチン）（青から水色）	環状肉芽腫，皮膚紅斑性狼瘡，Paget 病，基底細胞癌など	通常は pH2.5 を用いる，ヒアルロニダーゼ消化にて染色性が消失すればヒアルロン酸と同定できる
コロイド鉄染色	酸性ムコ多糖類（ムチン）（青色）	環状肉芽腫，皮膚紅斑性狼瘡，Paget 病，基底細胞癌など	アルシアンブルー染色より鮮明
ムチカルミン染色	上皮性ムチン，一部真菌（ピンク色）	クリプトコッカス感染症，皮膚粘液癌など	
コンゴーレッド染色	アミロイド（特に免疫グロブリン由来のもの）（橙色）	全身性アミロイドーシスなど	
ダイレクトファーストスカーレット（DFS）染色	アミロイド（特にケラチン由来のもの）（橙色）	斑状アミロイドーシス，アミロイド苔癬など	
アザン染色・Masson トリクローム染色	膠原線維（青色）	穿孔性膠原線維症など	
エラスチカ Van Gieson 染色	弾性線維（黒紫色），膠原線維（赤），細胞質・筋線維（黄色）	血管炎，弾性線維腫，弾性線維性仮性黄色腫など	特に下肢における筋性血管で動・静脈の鑑別に有用
エラスチカ Masson 染色	弾性線維（黒紫色），膠原線維（緑色），細胞質・筋線維（赤色）	血管炎，弾性線維腫，弾性線維性仮性黄色腫など	特に下肢における筋性血管で動・静脈の鑑別に有用
リンタングステン酸ヘマトキシリン（PTAH）染色	フィブリン，筋線維（青藍色）	リウマチ結節，白血球破砕性血管炎など	
ズダンⅢ染色・オイルレッドO 染色・ズダンブラックB 染色	脂肪（脂腺細胞，皮下脂肪組織の脂肪細胞）など	脂腺腫瘍，脂肪細胞腫瘍など	パラフィン包埋不可
Fontana-Masson 染色	メラニン顆粒（黒色）	色素細胞腫瘍	
漂白法	メラニン顆粒を漂白する	色素細胞腫瘍	免疫組織化学染色における抗体の反応性が落ちることが多い
Giemsa 染色	肥満細胞の異染性（赤紫色），メラニン顆粒の異染性（深緑色）	肥満細胞腫など	色素細胞腫瘍の核染に用いる［メチルグリーン染色（メラニン顆粒は深緑色）も同様の目的で用いられることがある］

染色法	皮膚における 主な陽性部位や物質	皮膚病理領域における 対象疾患	備考
トルイジンブルー染色	肥満細胞の異染性（赤紫色）	肥満細胞腫など	
Ziehl-Neelsen の抗酸菌染色	結核菌，非結核性抗酸菌，らい菌（赤色）	皮膚結核，非結核性抗酸菌症，ハンセン病	ハンセン病では，Fite 変法を用いる
Grocott 染色	真菌（黒色）	真菌感染症	
Gram 染色	一般細菌（陽性：紫色，陰性：赤色）	細菌感染症	
ベルリンブルー染色	鉄（ヘモジデリン）（青色）	うっ滞性皮膚炎など	メラノファージとジデロファージの鑑別
Von Kossa 染色	石灰（黒色）	石灰沈着症など	
Warthin-Starry 鍍銀染色	スピロヘータ，*Bartonella* 属細菌（黒色）	梅毒，ネコひっかき病	スピロヘータの検索では，染色結果が安定せず，現在あまり使わない

Gieson 染色が有用である．

4．その他 ────────

　肥満細胞を同定するためには，トルイジンブルー染色あるいは Giemsa 染色で，使用色素は暗青色でありながら細胞質内顆粒が赤紫に染色される異染性という性格を利用する．

　皮膚紅斑性狼瘡や皮膚筋炎における基底膜の肥厚の確認には，PAS 染色が有用である．この場合，ジアスターゼ消化をしても反応産物は消失しない．

第Ⅶ章 組織切片の作製法，一般的組織染色法と免疫組織化学および蛍光抗体法

3 免疫組織化学染色

原理および注意点（図Ⅶ-3）

抗原抗体反応を利用し，特定の物質に対する抗体（一次抗体）を親水化した切片と反応させ，種々の方法で一次抗体に酵素（主に西洋わさびペルオキシダーゼ）を特異的に結合させ，最終的にその酵素を用いた組織化学染色（多くの場合ペルオキシダーゼ染色）をすることにより，一次抗体の結合する抗原の局在部位を明らかにする方法である．3, 3′-diaminobenzidine tetrahydrochloride（DAB）を基質として用いる通常の方法では，陽性部位は茶褐色に染色される．

免疫組織化学染色は，種々の物質の組織内での局在を比較的容易に検索できるため，極めて有用な方法であり，現在の病理診断においては，必須の技法であるが，以下のような，いくつかの注意点を知っておく必要がある．

- できるだけ陽性所見を有意なものとし，陰性所見は参考程度とする．標本の固定状況や手技的な問題で陽性所見が得られない可能性があるためである．同一スライドガラスに陽性対照切片を載せて同時に染色することで，染色過程での技術的エラーの可能性を知ることは可能である．
- 特にパラフィン包埋切片を利用する場合，一次抗体によっては，酵素処理や熱処理などの前処置を適切に行わないと，正しい陽性所見が得られないことがある．その意味でも，同一スライドガラスに陽性対照切片を置いて，同時に染色することが重要である．
- それぞれの抗原の細胞内あるいは組織構築内での分布をあらかじめ知っておく必要がある．核に陽性になるもの，細胞質に陽性になるもの，管腔面で陽性になるもの，などである（図Ⅶ-4）．本来陽性となるべきところではない部位での所見は，基本的には有意ととらない．

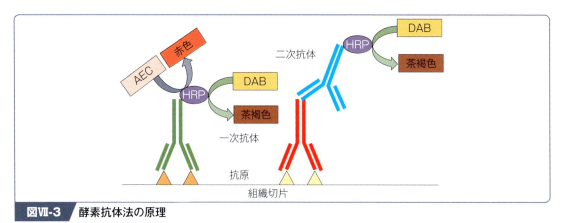

図Ⅶ-3 酵素抗体法の原理

HRP：horseradish peroxidase，DAB：3, 3′-diaminobenzidine tetrahydrochloride，AEC：3-amino-9-ethyl-carbazole．

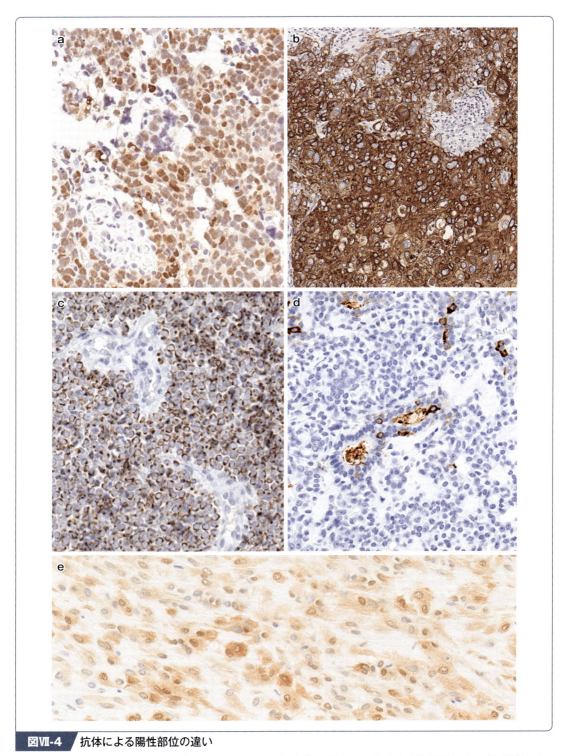

図Ⅶ-4　抗体による陽性部位の違い

a：androgen receptor は核に陽性．b：AE1/AE3 は細胞質に陽性．c：CK20 は核周囲に dot 状に陽性．d：CA19-9 は汗管では管腔面に陽性．e：S100 タンパクは，主に細胞核に陽性であるが，細胞質にも陽性にみえることがある．

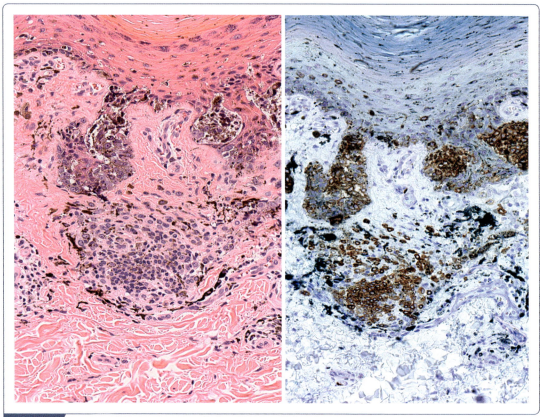

図Ⅶ-5 メラニン顆粒は，Giemsa染色で深緑色に染色される

- 抗体は必ずしも，1つの抗原としか反応しないとは限らない（交差反応）．特にポリクローナル抗体の場合にはその特異度はやや低い．
- 免疫組織化学染色の染色性とHE染色の所見が矛盾した場合には，基本的にはHE染色の所見を優先する．
- ペルオキシダーゼ染色の陽性像と類似したメラニン顆粒の多い組織では，Giemsa染色やメチルグリーン染色で核染を行い，メラニン顆粒を黒緑色～緑色に異染する必要がある（図Ⅶ-5）．
- DABの代わりに，3-amino-9-ethyl-carbazole（AEC）を基質として用いる場合がある．この場合，陽性部位は赤色調となる．AECはDABに比して溶液中の安定性が高いこと，DABのように発癌性がないこと，陽性所見がメラニン顆粒と鑑別しやすいことが特徴である．しかし，AECは退色しやすいこと，有機溶剤を通して封入することができない（したがって永久標本にならない）こと，DABに比して発色の感度が低いことから，近年ではあまり用いることはない．
- 標識酵素としては，アルカリホスファターゼを用いる場合がある．この場合，基質により陽性部位は青（ファーストブルーBB），赤（new fuchsin），黒（クエン酸塩/硫化アンモニウム）になる．ペルオキシダーゼ標識抗体と併用して，二重染色で用いられることが多い．

目的別の使用抗体

免疫組織化学染色は，主に腫瘍性疾患の診断で用いられることが多いので，その所見を中心に述べる.

1. 病変を構成する細胞の分化の診断 ────

a. 上皮性腫瘍

上皮性腫瘍の診断で頻用する抗体とその正常皮膚や上皮組織における各細胞や構造の陽性所見を**表Ⅶ-2**にまとめる.

①表皮腫瘍

表皮角化細胞，特に有棘細胞への分化は，サイトケラチン（cytokeratin：CK）1やCK10で証明される. 有棘細胞癌では，正常表皮角化細胞では基本的に陽性にならない上皮膜抗原（epithelial membrane antigen：EMA）が陽性になることが多く，また，時にCK7やCK19などの単層上皮型ケラチンが陽性になることもある. いわゆる紡錘形細胞を伴う亜型の場合，AE1/AE3やCK5，CK5/6，CK14などを用いて，いずれかの抗体が陽性になることを確認して診断する.

Merkel細胞癌では，CK20が核の周囲にdot状に陽性である（**図Ⅶ-4**）.

②汗腺腫瘍

正常の汗器官の陽性像と対比して，腫瘍細胞の分化を推定することができる.

汗管は，アポクリン管でもエクリン管でもほぼ同様の陽性像を示す. 内側細胞では，癌胎児性抗原（carcinoembryonic antigen：CEA），CA19-9，CK5/6，CD117，EMAなどが陽性である. 外周細胞では，CK5/6，p40，p63，CD117が陽性になる. CEAおよびCA19-9では，特に管腔面での陽性像が重要である.

エクリン腺の腺上皮では，CA15-3，CK7，CK19，gross cystic disease fluid protein（CCDFP)-15，CD117，SOX10，Ber-EP4などが陽性になる.

一方，アポクリン腺の腺上皮でも，エクリン腺の腺上皮とほぼ同様の抗原が陽性となるが，

SOX10は基本的に陰性であり，エクリン腺の腺上皮で陽性にならないGATA3やGCDFP-24が陽性になる. ただし，これらの所見は補助的なものであり，アポクリン腺上皮分化とエクリン腺上皮分化の決定的な鑑別とはならない.

筋上皮細胞は，S100タンパク，および，α-smooth muscle actin（α-SMA）やcalponinなどの平滑筋マーカーとCK5/6，CK7などのサイトケラチン，p40，p63，vimentinなどが陽性となる.

上述した抗原に関しては，汗腺特有のものではなく，ほぼすべてのものが，他臓器でも陽性になることが知られている. そのため，内臓癌の皮膚転移と汗腺癌との鑑別に関しては，留意する必要がある.

③脂腺腫瘍

脂腺分化細胞に対する最も有用な抗体は，adipophilin（ADP）である. ADPは，細胞質内の脂肪のあるべき空胞のところに陽性になることを確認する. それ以外の所見は，非特異的である. このような所見は，有棘細胞癌などで陽性と判断されることが多いので，注意が必要である. perilipinは，特異度は高いが，感度はADPに比べて比較的低い. それ以外にも，androgen receptor（AR）なども陽性となるが，特異性に乏しい. 現在までの多数例によるADP，EMA，Ber-EP4，ARを用いた検討で，脂腺癌と有棘細胞癌および基底細胞癌の結果の比較を要約すると，脂腺癌はEMA＋，AR＋，Ber-EP4－/＋，ADP＋，有棘細胞癌は，EMA＋，AR－，Ber-EP4－，ADP－，基底細胞癌は，EMA－，Ber-EP4＋，AR－/＋，ADP－となる. もちろん，それぞれの抗体の染色性には例外があるため，1つの抗体で診断を確定することは避けた方が無難であり，これら4つの抗体を組み合わせて評価することが推奨されている.

④毛包腫瘍

毛包漏斗部では，毛包間表皮と同様にCK1が陽性であり，CK17とcalretininは陰性である. 一方，毛包峡部以下では，CK1は陰性で，

表VII-2	上皮性腫瘍の診断で頻用される抗体のまとめ		
抗原あるいは抗体名	正常皮膚（上皮細胞）での分布	陽性となる主な上皮性皮膚腫瘍	備考
adipophilin (ADP)	脂腺細胞	脂腺腫瘍	脂肪を含んでいた空胞の膜が陽性
androgen receptor (AR)	脂腺細胞，それ以外の皮膚の上皮細胞の一部	脂腺腫瘍，時に基底細胞癌，一部の汗腺腫瘍	細胞核が陽性
Ber-EP4 (epithelial cell adhesion molecule)	毛芽細胞，汗腺分泌部細胞	基底細胞癌，毛芽腫，毛包上皮腫，Paget 病など	
CA15-3	脂腺細胞，汗腺分泌部細胞，汗管小皮縁細胞	汗腺腫瘍，脂腺腫瘍など	
CA19-9	汗管内側（小皮縁）細胞（管腔面）	汗管腫瘍，時に脂腺腫瘍，基底細胞癌など	
calponin	筋上皮細胞	筋上皮細胞分化腫瘍	平滑筋マーカー，その他間葉系細胞にも陽性（表VII-3参照）
calretinin	毛包峡部以下の毛包上皮	毛包腫瘍	
CD34	毛幹部外毛根鞘の最外層の細胞	外毛根鞘癌	その他間葉系細胞にも陽性（表VII-3 参照）
CD117 (c-kit)	汗管内側・外周細胞，エクリン腺上皮	汗管系腫瘍，脂腺系腫瘍，毛母腫，Merkel 細胞癌	細胞膜に陽性，その他肥満細胞や正常メラノサイトでも陽性
CEA	汗腺分泌部細胞（主に管腔面），汗管小皮縁細胞（管腔面），時に脂腺細胞および脂腺管	汗管腫瘍，時に脂腺腫瘍，内臓悪性腫瘍皮膚転移など	
EMA	汗腺分泌部細胞，汗管小皮縁細胞，脂腺細胞，時に表皮角化細胞，脂腺管	脂腺腫瘍，多くの汗腺腫瘍，有棘細胞癌	
GATA3	アポクリン腺上皮	アポクリン腫瘍，表皮系腫瘍，毛包系腫瘍，脂腺系腫瘍	細胞核が陽性
GCDFP-15	アポクリン腺分泌部細胞，エクリン腺分泌部細胞	アポクリン腺腫瘍	
GCDFP-24/ apolipoprotein D	アポクリン腺分泌部細胞	アポクリン腺腫瘍	感度が低い
h-caldesmon	筋上皮細胞	平滑筋腫瘍，筋上皮細胞分化腫瘍	平滑筋マーカー，その他間葉系細胞にも陽性（表VII-3参照）
keratin (AE1/AE3)	おおむねすべての上皮細胞	ほとんどの上皮性腫瘍	
keratin (CK1)	有棘層以上の表皮角化細胞	有棘細胞癌	
keratin (CK5/6)	表皮角化細胞，内毛根鞘を除く毛包上皮，脂腺，脂腺管，筋上皮細胞，汗管	多くの皮膚原発性腫瘍	

抗原あるいは抗体名	正常皮膚（上皮細胞）での分布	陽性となる主な上皮性皮膚腫瘍	備考
keratin（CK5 あるいは CK14）	表皮角化細胞，内毛根鞘を除く毛包上皮，脂腺，脂腺管，筋上皮細胞，汗管	多くの皮膚原発性腫瘍	
keratin（CK7）	毛隆起，脂腺細胞，脂腺未分化細胞，汗腺分泌部細胞，一部の汗管細胞	Paget 病を含む汗腺腫瘍，脂腺腫瘍，乳癌など	
keratin（CK10）	有棘層以上の表皮角化細胞	有棘細胞癌	皮膚付属器腫瘍の一部でも時に陽性
keratin（CK15：clone C8/144B）	毛隆起	毛包腫瘍，脂腺腫瘍	
keratin（CK17）	毛包峡部以下の毛包上皮	毛包腫瘍	
keratin（CK19）	毛隆起，毛芽細胞，汗腺分泌部細胞	Paget 病を含む汗腺腫瘍，乳癌など	
keratin（CK20）	Merkel 細胞	Merkel 細胞癌，大腸癌皮膚転移など	
Ki-67　（MIB1）	G0 期以外の細胞の核	多くの腫瘍	核における陽性率が悪性度と関連する場合がある
p40	表皮角化細胞，毛芽細胞，外毛根鞘，脂腺未分化細胞，汗管外周細胞，筋上皮細胞	有棘細胞癌	
p53	通常陰性	一部の悪性腫瘍	核に陽性，TP53 遺伝子の変異を起こすと陽性になる
p63	表皮角化細胞，毛芽細胞，外毛根鞘，脂腺未分化細胞，汗管外周細胞，筋上皮細胞	皮膚原発性腫瘍の多く	核に陽性，非皮膚原発性腫瘍の皮膚転移では陰性とされる
podoplanin（D2-40）	外毛根鞘基底細胞，脂腺，表皮基底層角化細胞，リンパ管内皮細胞	有棘細胞癌，皮膚原発性汗腺癌	その他間葉系細胞にも陽性（表Ⅶ-3 参照）
SOX10	エクリン腺上皮，筋上皮細胞	汗腺系腫瘍（孔新生物，汗管腫，アポクリン癌は除く）	細胞核が陽性，その他間葉系細胞にも陽性（表Ⅶ-3 参照）
S100 タンパク	エクリン腺分泌部細胞，筋上皮細胞	一部の汗腺腫瘍，筋上皮腫など	細胞核と細胞質が陽性（核は必須），その他間葉系細胞にも陽性（表Ⅶ-3 参照）
vimentin	通常陰性	一部の上皮性腫瘍	その他間葉系細胞にも陽性（表Ⅶ-3 参照）
α-smooth muscle actin（SMA）	筋上皮細胞	筋上皮細胞分化腫瘍	その他間葉系細胞にも陽性（表Ⅶ-3 参照）
β-catenin	毛母細胞，上毛母細胞	毛母腫	細胞核内発現のみ意味がある

CEA：carcinoembryonic antigen，EMA：epithelial membrane antigen，GCDFP：gross cystic disease fluid protein．

表Ⅶ-3　非上皮性腫瘍の診断で頻用される抗体のまとめ

抗原あるいは抗体名	正常皮膚（非上皮細胞）での分布	陽性となる主な非上皮性皮膚腫瘍	備考
bcl-2	正常神経細胞，リンパ節の濾胞部以外のリンパ球	孤在性線維性腫瘍，滑膜肉腫	アポトーシス抑制タンパク
calponin	平滑筋細胞，筋上皮細胞，筋線維芽細胞	平滑筋腫瘍，筋線維芽細胞分化腫瘍，筋上皮細胞分化腫瘍	平滑筋マーカー
CD31	血管内皮細胞，組織球，血小板など	血管内皮細胞腫瘍	
CD34	血管内皮細胞，真皮樹状細胞，神経内線維芽細胞など	隆起性皮膚線維肉腫，血管内皮細胞腫瘍，孤在性線維性腫瘍，類上皮肉腫，末梢神経鞘腫瘍など	
CD56	NK細胞，Schwann細胞など	末梢神経鞘腫瘍，Merkel細胞癌	血液細胞悪性腫瘍でも陽性になることがある
CD68	組織球，時に好中球	組織球腫瘍，顆粒細胞腫など	クローンにより染色性が異なる
CD99		Ewing肉腫／PNET，横紋筋肉腫など	*MIC2* gene product，細胞膜が陽性
desmin	平滑筋細胞，横紋筋細胞，時に筋線維芽細胞	平滑筋腫瘍，横紋筋腫瘍など	
EMA	神経周膜細胞	神経周膜腫	
ERG	血管内皮細胞	血管内皮細胞腫瘍	細胞核が陽性
factor XIIIa	真皮樹状細胞，真皮紡錘形細胞の一部	皮膚線維腫	
factor VIII related antigen	血管内皮細胞	血管内皮細胞腫瘍	非特異反応が強い
FLI-1	血管内皮細胞	血管内皮細胞腫瘍	細胞核が陽性
GFAP	通常陰性	一部の末梢神経鞘腫瘍，筋上皮細胞分化腫瘍	
glut-1, claudin-1	神経周膜細胞，赤血球（glut-1），乳児血管腫（glut-1）	神経周膜腫	
h-caldesmon	平滑筋細胞，筋上皮細胞	平滑筋腫瘍，筋上皮細胞分化腫瘍	平滑筋マーカー
HMB45	基本的には陰性	色素細胞腫瘍	

CK17とcalretininが陽性になる．毛包下部の外毛根鞘の最外層の細胞はCD34陽性であるが，この細胞では，CK17は弱陽性となる．

　成長期初期の二次毛芽の毛芽細胞では，Ber-EP4が陽性となる．毛隆起では，CK15［抗CD8抗体（clone；C8/144Bで認識される）］が陽性となる．また，毛母細胞と上毛母細胞では，β-cateninが核内に陽性となる．

　CK20陽性のMerkel細胞は，毛包漏斗部から毛包峡部にかけて最外層に散在性に分布している．毛芽腫では，まだこの細胞が残っているが，基底細胞癌になると消失する．

　上記のほか，GATA3は，毛母基を除く毛包上皮全体で陽性である．

抗原あるいは抗体名	正常皮膚（非上皮細胞）での分布	陽性となる主な非上皮性皮膚腫瘍	備考
INI-1	すべての細胞で陽性	類上皮肉腫，類上皮型悪性末梢神経鞘腫などで陰性となる	
keratin (AE1/AE3)	基本的に陰性	ほとんどの上皮性腫瘍	
Ki-67 (MIB1)	G0 期以外の細胞の核	多くの腫瘍	核における陽性率が悪性度と関連する場合がある
MelanA	色素細胞	色素細胞腫瘍	
muscle specific actin (HHF35)	平滑筋細胞，横紋筋細胞，筋線維芽細胞	平滑筋腫瘍，横紋筋腫瘍など	
MiTF	色素細胞	色素細胞腫瘍	
myogenin , MyoD1	横紋筋芽細胞	横紋筋肉腫（胞巣型）など	細胞核が陽性
myoglobin	横紋筋細胞	横紋筋肉腫，Triton 腫瘍など	
neurofilament	軸索	外傷性神経腫，柵状被包化神経腫	
neuron specific enolase (NSE)	神経組織	Ewing 肉腫／PNET など	
podoplanin (D2-40)	リンパ管内皮細胞	脈管肉腫，Kaposi 肉腫など	
S100 タンパク	色素細胞，Langerhans 細胞，Schwann 細胞，脂肪細胞，軟骨細胞	色素細胞腫瘍，Langerhans 細胞腫瘍，末梢神経鞘腫瘍，脂肪細胞腫瘍，軟骨細胞腫瘍など	細胞核が陽性
SOX10	色素細胞，Schwann 細胞	悪性黒色腫，神経鞘腫瘍	細胞核が陽性
STAT6		孤在性線維性腫瘍	細胞核が陽性
synaptophysin	神経細胞，神経内分泌細胞	Ewing 肉腫／PNET，Merkel 細胞癌など	
vimentin	間葉系細胞の多く	非上皮性腫瘍，一部の上皮性腫瘍	
α-smooth muscle actin (SMA)	平滑筋細胞，筋線維芽細胞，血管周皮細胞，筋上皮細胞	平滑筋腫瘍，筋線維芽細胞分化腫瘍，周皮細胞性腫瘍，筋上皮細胞分化腫瘍	
β-catenin		デスモイド	細胞核が陽性

EMA : epithelial membrane antigen，GFAP : glila fibrillary acidic protein，MiTF : microphthalmia transcription factor.

b．軟部腫瘍

軟部腫瘍の診断においては，腫瘍細胞の分化を特定するため，免疫組織化学染色は必須であるといっても過言ではない．軟部腫瘍の診断に使用される主な抗体と正常非上皮組織における陽性所見を表Ⅶ-3 に示す．以下に主なものを挙げる．

①筋原性マーカー

筋組織は，横紋筋と平滑筋に分類されるが，desmin および muscle specific actin（HHF35）は，その両方に陽性となる．横紋筋では，myoglobin が発現する．myogenin や MyoD1 は，未分化な横紋筋芽細胞の核内で発現する．平滑筋では，α-SMA，h-caldesmon，calponin が発現する．筋線維芽細胞では，muscle

表VII-4	多形細胞腫瘍の免疫組織化学的鑑別								
	S100タンパク	desmin	α-SMA	muscle actin	myogenin	HMB45	CK	CD34/CD31	備考
多形型脂肪肉腫	＋	－	－	－	－	－	－	－	
多形型平滑筋肉腫	まれに＋	＋	＋	＋	－	－	まれに＋	－	
多形型横紋筋肉腫	－	＋	まれに＋	＋	＋	－	－	－	
類上皮型血管肉腫	－	－	－	－	－	－	まれに＋	＋	podoplanin（D2-40）しばしば陽性
粘液線維肉腫，高悪性度	－	－	－	時に＋	－	－	－	時に＋（CD34）	
未分化多形細胞肉腫	－	－	－	時に＋	－	－	－	－	
悪性黒色腫	＋	－	－	－	－	しばしば＋	まれに＋	－	
肉腫様有棘細胞癌	－	－	時に＋	時に＋	－	－	＋	－	症例により陽性となるサイトケラチンは異なる

SMA：smooth muscle actin．

specific actin，α-SMA，calponin が陽性となるが，基本的に desmin（まれに陽性になることはある）や h-caldesmon は陽性とならない．

②血管およびリンパ管内皮細胞マーカー

従来は，第VIII因子関連抗原やレクチンである UEA-1 が用いられてきたが，現在は，CD34，CD31，FLI-1（核内発現），ERG（核内発現）がよく用いられる．また，リンパ管内皮では podoplanin（D2-40）が発現している．ちなみに，血管周皮細胞では，α-SMA が陽性である．

③神経性マーカー

鞘細胞マーカーと神経細胞マーカーがある．

S100 タンパクは神経鞘細胞に陽性，EMA，claudin-1，glut-1 は神経周膜細胞のマーカーである．neurofilament は，神経線維に陽性である．

④その他

その他，**表VII-3** に挙げるような，種々のマーカーが利用されている．また，HE 染色にお

ける腫瘍細胞の形態により，種々の抗体をパネルとして組み合わせて染色し，診断を検討するというやり方も頻用されている．その主なものを**表VII-4 ～ 6** に示す．

c．色素細胞腫瘍

免疫組織化学染色での色素細胞分化マーカーとして主なものを**表VII-3** に示す．この目的では，S100 タンパク，HMB45，MelanA，SOX10 が主に用いられる．時に microphthalmia transcription factor（MiTF）を使用することもある．S100 タンパクは感度は良いが，神経組織や Langerhans 細胞などほかの多くの組織で陽性になるため，特異性は低い．HMB45 は，正常ではほとんど陽性細胞はなく，一部の母斑細胞と悪性黒色腫の腫瘍細胞の多くで陽性となる．MelanA は色素細胞に関しては特異度が高いが，正常の色素細胞や，母斑細胞，悪性黒色腫の腫瘍細胞すべてで陽性になる．SOX10 は，S100 タンパクに比べても，色素細胞腫瘍に対

表VII-5 紡錘形細胞腫瘍の免疫組織化学的鑑別

	α-SMA	desmin	S100タンパク	CD34	CK	備考
孤在性線維性腫瘍	−	−	−	+	−	STAT6 がびまん性に核に陽性
デスモイド	+	−	−	−	−	β-catenin が核に陽性
平滑筋肉腫	+	+	まれに+	−	まれに+	h-caldesmon，calponin 陽性
隆起性皮膚線維肉腫	−	−	−	+	−	
悪性末梢神経鞘腫瘍	−	−	時に+	時に+	まれに+	
異型線維黄色腫	まれに+	−	−	−	−	CD10 陽性，CD99 時に陽性，CD68 陽性
紡錘形細胞有棘細胞癌	時に+	−	−	−	しばしば+	CD10，CD99 まれに陽性，サイトケラチンは CK5/6 など，症例により，陽性となる抗体が異なる
線維形成性悪性黒色腫	−	−	+	−	−	CD10，CD99 まれに陽性，MelanA や HMB45 は通常陰性
びまん性神経線維腫	−	−	+	+	−	
Kaposi 肉腫	−	−	−	+	−	CD31，podoplanin（D2-40）も陽性

SMA：smooth muscle actin.

表VII-6 円形細胞腫瘍の免疫組織化学的鑑別

	desmin	myogenin	CK20	CD99	NSE	CD45（LCA）	CD56	備考
Merkel 細胞癌	−	−	+	まれに+	+	−	+	Ber-EP4 陽性，PAX-5 陽性，bcl-2 陽性，chromogranin A 陽性，synaptophysin 陽性，TdT および CD117 しばしば陽性，CK7 まれに陽性，TTF-1 陰性
悪性リンパ腫	−	−	−	病型により+	−	+	病型により+	病型により，その他さまざまな抗体が陽性となる
横紋筋肉腫	+	+	−	−	−	−	時に+	
Ewing 肉腫（PNET）	−	−	−	+	+	−	−	
小細胞癌皮膚転移	−	−	まれに+	−	+	−	+	TTF-1 陽性（種々の臓器原発の病変で）

NSE：neuron specific enolase，LCA：leukocyte common antigen，TdT：terminal deoxynucleotidyl transferase，TTF：thyroid transcription factor.

する感度が高いとされているが，S100タンパク同様筋上皮ならびに筋上皮性腫瘍やエクリン腺上皮で陽性になることに注意する必要がある．これらの抗体は，腫瘍細胞の色素細胞分化の証明や，センチネルリンパ節を含むリンパ節などにおける腫瘍細胞の分布の検索に利用される．また，MelanAの染色により，腫瘍細胞の形態や分布が比較的容易に鑑別でき，良性・悪性の鑑別に有用である場合もある．また，悪性黒色腫の腫瘍細胞の真皮内浸潤の有無を判定するのに利用されることもある．

d．リンパ腫

今や悪性リンパ腫の診断には免疫組織化学染色は不可欠である．皮膚の悪性リンパ腫の診断で比較的使われることの多い抗体を**表Ⅶ-7**に示した．

e．転移性皮膚癌

皮膚原発性病変か転移性病変かの判断には，絶対的なものはないが，GATA3，CD117，SOX10，p63，podoplanin，CK5/6，CK15，calretininなどは皮膚原発性腫瘍で陽性となるが，内臓癌で陽性になることが少ない抗原としてしばしば利用されている．しかし，これらの抗原も陽性である場合には有意となるが，陰性である場合には決め手とならない．一般に扁平上皮癌や，皮膚原発性の汗腺悪性腫瘍と乳癌，唾液腺，涙腺原発の悪性腫瘍の転移あるいは直接浸潤との鑑別は免疫組織化学染色では，時に困難であることは銘記すべきである．

転移性病変で原発臓器を特定するためには，原発臓器に特異的な抗原に対する抗体〔prostate specific antigen（PSA）：前立腺，thyroid transcription factor（TTF-1）：甲状腺・肺，thyroglobulin：甲状腺，CDX2：腸管など〕が手がかりになることがある．ただし，これらの抗原は必ずしも完全に臓器特異的とは限らず，例外もあるので，注意が必要である．

さらに，ある程度原発臓器の絞り込みをするためにCK7とCK20の組み合わせを用いることがある．CK7＋CK20－の腫瘍としては，肺・乳腺・婦人科系臓器，唾液腺，そして汗腺癌を主体とする皮膚原発腫瘍が知られている．CK7－CK20＋の腫瘍としては，直腸・結腸癌が知られており，胃癌の約1/3もこのパターンとなる．皮膚原発性腫瘍では，Merkel細胞癌も同様なので注意が必要である．ちなみに，Merkel細胞癌では，CK20は核周囲にdot状に染色されることが特徴であり，さらにCD56やchromogranin Aなどの神経内分泌細胞のマーカーも陽性になる．肺小細胞癌の皮膚転移との鑑別には，TTF-1が有用であるとされている（肺小細胞癌：陽性，Merkel細胞癌：陰性）．CK7＋CK20＋になる腫瘍としては，膵・胆道系および尿路上皮系の悪性腫瘍が挙げられるが，これらの腫瘍では，しばしば一定の発現パターンをとらないことが多いとされている．CK7－CK20－の腫瘍としては，前立腺をはじめとして，腎細胞癌，肝細胞癌，副腎癌，各臓器の扁平上皮癌，小細胞癌やカルチノイドが知られている．

2．悪性度の診断

Ki-67は，GO期以外の細胞で陽性になる抗原で，腫瘍の増殖能を反映する．その陽性率や腫瘍内での陽性細胞の分布によって，腫瘍の良性・悪性の判断の補助になることがある．ただし，その陽性率は，腫瘍の良性・悪性の診断において絶対的なものではない．癌抑制遺伝子であるp53については，変異がないと陽性に染色されないため，腫瘍組織でp53がびまん性に陽性になる場合，悪性腫瘍の可能性が高いと考えられている．ただし，これも良性・悪性の判断材料という意味では補助的な意味合いしかない．

3．予後の推測，あるいは，治療選択に必要な免疫組織化学染色

近年，癌遺伝子などに対する阻害薬が多数使われるようになり，各症例ごとの腫瘍細胞の遺伝子発現の特定が，治療あるいは予後の推測に必要になる場合がしばしばある．

human epidermal growth factor receptor 2

表Ⅶ-7 リンパ球腫瘍の診断で用いる主なマーカーとその意義

マーカー	陽性となる細胞	備考
CD1a	Langerhans 細胞	
CD3	成熟 T 細胞	
CD4	helper T 細胞，組織球，Langerhans 細胞	
CD5	T 細胞	時に B 細胞リンパ腫の腫瘍細胞で陽性
CD7	T 細胞	菌状息肉症の腫瘍細胞で発現が減弱
CD8	cytotoxic T 細胞	
CD10	胚中心の B 細胞	
CD20	B 細胞	形質細胞では陰性
CD21	リンパ濾胞樹状細胞	
CD23	B 細胞とリンパ濾胞樹状細胞の一部	
CD25	活性化 T 細胞，B 細胞，マクロファージ，制御性 T 細胞	成人 T 細胞性白血病 / リンパ腫で陽性
CD30	活性化 T 細胞	リンパ腫様丘疹症，未分化大細胞性リンパ腫，菌状息肉症の大細胞転化で陽性
CD43	T 細胞	
CD45RB（LCA）	白血球全体	
CD45RO	T 細胞，顆粒球，単球，B 細胞の一部	
CD56	NK 細胞，T 細胞の一部，形質細胞	
CD68	組織球，時に好中球，肥満細胞	
CD79 α	B 細胞，形質細胞	
CD123	形質細胞様樹状細胞，好塩基球	芽球性形質細胞様樹状細胞腫瘍で陽性
CD138	形質細胞，内皮細胞	
CD207（langerin）	Langerhans 細胞	
anaplastic large cell kinase（ALK）-1	未分化大細胞性リンパ腫，ALK 陽性型（主にリンパ節原発）の腫瘍細胞（皮膚原発では陰性）	t(2;5) 転座による融合遺伝子
bcl-2	リンパ節のリンパ濾胞：lymph follicle 以外のリンパ球，T 細胞の多く	節外性辺縁帯リンパ腫，原発性皮膚びまん性大細胞型リンパ腫の腫瘍細胞で陽性
bcl-6	胚中心の B 細胞	核に陽性，原発性皮膚濾胞中心リンパ腫の腫瘍細胞で陽性
免疫グロブリンκ鎖・λ鎖	形質細胞	形質細胞様細胞が，モノクローナルに増加しているかを判断する．どちらかの陽性細胞が 5 ～ 10 倍程度多い場合優位と考える
MUM-1/IRF4	非胚中心 B 細胞	原発性皮膚びまん性大細胞型 B 細胞リンパ腫，下肢型で陽性
granzyme B	細胞障害性 T 細胞，NK 細胞	
TIA-1	細胞障害性 T 細胞，NK 細胞	
perforin	細胞障害性 T 細胞，NK 細胞	
terminal deoxynucleotidyl transferase（TdT）	リンパ芽球，胸腺リンパ球	リンパ芽球性リンパ腫で陽性，芽球性形質細胞様樹状細胞腫瘍の一部で陽性
cyclin D1	組織球，内皮細胞など	マントル細胞リンパ腫で陽性
myeloperoxidase（MPO）	顆粒球	皮膚白血病の一部で陽性

3 免疫組織化学染色

表Ⅶ-8	皮膚で検索する可能性のある病原体に対する抗体			
	clone	supplier	remarks	
human papilloma virus	K1H8	Abcam		
Merkel cell polyomavirus	CM2B4	Santa Cruz		
herpes simplex virus type 1	polyclonal	Dako	HSV type 2 にも反応する	
herpes simplex virus type 2	polyclonal	Dako	HSV type 1 にも反応する	
varicella zoster virus	C90.2.8	Novocastra		
cytomegalovirus	CCH2+DDG9	Dako		
Epstein-Barr virus (LMP1)	CS.1-4	DakoCytomation		
Epstein-Barr virus (EBNA-2)	PE2	DakoCytomation		
human herpes virus type 8 (Kaposi sarcoma associated herpes virus)	LN53	Advanced Biotechnologies		
Pseudomonas aeruginosa	B11	Biogenesis		
Mycobacterium tuberculosis	1038/103	Chemicon		
Treponema pallidum	polyclonal	Gene Tex		
Cryptococcus neoformans	polyclonal	Dako		
Candida albicans	B341M	Gene Tex		
Toxoplasma gondii	polyclonal	Spring Bioscience		

EBNA：Epstein-Barr virus encoded nuclear antigen 2，LMP-1：latent membrane antigen 1．
必ずしも，すべての抗体を記載しているわけではない．

（HER2）は，乳癌や胃癌などで，治療の標的にされる分子であるが，皮膚でも，HER2 発現のある進行期 Paget 病に対する治療効果が検討されている（保険適用はない）．また，programmed cell death protein 1（PD-1）や，programmed cell death ligand 1（PD-L1），cytotoxic T-lymphocyte associated antigen 4（CTLA-4）については，悪性黒色腫における免疫チェックポイント阻害薬の標的分子であり，腫瘍細胞におけるこれらの抗原の発現をみるこ

とで，それらの薬剤の効果を推定する場合がある．その他，悪性リンパ腫における CD20 の発現（リツキシマブの標的），白血病などにおける c-kit（CD117：イマチニブの標的分子）の発現の検索も同様の意味を持つ．

4．病原体同定

　いくつかの病原体に関しても，免疫組織化学染色により組織内で同定することが可能である．比較的ルーチンに使えるものを**表Ⅶ-8**に示す．

4 蛍光抗体法

原理および注意点

抗体を蛍光色素（fluorescein isothiocyanate：FITCなど）で標識し，それを利用して，組織中の主に免疫グロブリンや補体などの局在を検索するものである．一次抗体に標識抗体を使う直接法と一次抗体に対する二次抗体に標識抗体を用いる間接法がある．間接法では，一次抗体として患者血清を用い，正常組織を使って患者血清中の自己抗体の有無およびその反応部位を検討する方法も用いられる．標本の観察には蛍光顕微鏡が必要である．

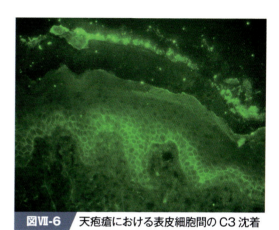

図Ⅶ-6　天疱瘡における表皮細胞間のC3沈着

目 的

1．自己免疫性水疱症

水疱性類天疱瘡，尋常性天疱瘡，表在性天疱瘡，後天性表皮水疱症，線状IgA水疱症などの自己免疫性水疱症の診断で用いられる．通常，IgG，IgM，IgA，補体C3などの局在を観察する．天疱瘡群は表皮細胞間に（図Ⅶ-6），類天疱瘡や後天性表皮水疱症，線状IgA（水疱性）皮膚症は，表皮真皮境界部に陽性となる（図Ⅶ-7）．表皮真皮境界部に陽性となる疾患では，1M食塩水処理を行い，表皮を剥離した正常皮膚に対して患者血清を用いた間接法を行うことで，水疱性類天疱瘡（表皮側に陽性）と後天性表皮水疱症（真皮側で陽性）の鑑別が可能となる（図Ⅶ-8）．

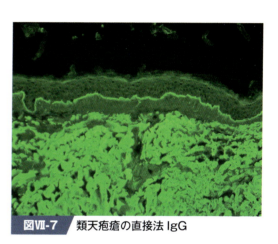

図Ⅶ-7　類天疱瘡の直接法 IgG

2．血管炎

通常，IgG，IgM，IgA，補体C1q，C3，C4を用いた直接法を行う．

小血管の白血球破砕性血管炎の場合，血管壁にIgAが顆粒状に沈着していればIgA血管炎の可能性が高くなる（図Ⅶ-9）．また，IgGあるいはIgMが顆粒状に陽性となれば，それ以外のいわゆる皮膚白血球破砕性血管炎の可能性を考えることになる．ただし，IgA血管炎で，血管壁でのIgAの陽性像がみられるのは，ごく初期の皮疹のみであり，臨床的には，紫斑になる前の小紅斑の時期の皮疹を採取しなければならない．この時期の皮疹からは，典型的な白血球破砕性血管炎の病理組織像は得られないため，病理組織診断と蛍光抗体法のためには，別

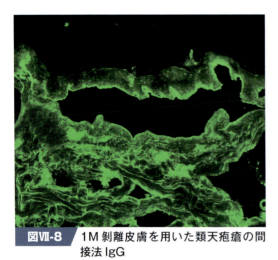

図Ⅶ-8 1M剝離皮膚を用いた類天疱瘡の間接法IgG

水疱蓋側に陽性所見がみられる.

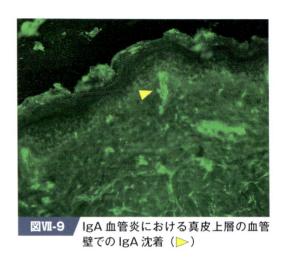

図Ⅶ-9 IgA血管炎における真皮上層の血管壁でのIgA沈着（▷）

の皮疹の採取が必要である.

　その他，低補体血症性蕁麻疹様血管炎やクリオグロブリン血症性紫斑，Wegener肉芽腫症でもある程度陽性像がみられる．うっ滞性皮膚炎やリベド血管炎でも陽性がみられる場合があるが，その場合には，陽性像は顆粒状ではなく，均質無構造となる．

3．膠原病

　紅斑性狼瘡では，無疹部でIgG，IgM，あるいは補体C3が表皮基底膜部に陽性となる場合がある（lupus band test）．皮疹部でも陽性になることがある．

（安齋眞一）

VIII

顕微鏡の取り扱い方

第VIII章　顕微鏡の取り扱い方

1 顕微鏡の原理

顕微鏡の原理

　対物レンズで標本の実像を作り，その実像を接眼レンズで，ちょうどルーペでものを見るように，拡大して観察することを原理とする（図VIII-1）．対物レンズによる実像は180度回転（倒立）しており，鏡筒内の複数のプリズムによってはこの倒立は解消されない．

　皮膚の組織標本の多くには表皮が含まれているから，組織切片を作製する際，プレパラートのラベルの向きとは上下反対に皮膚切片を貼り付けることが大切である（図VIII-2）．そうすれば，ラベルを見ながら標本を顕微鏡に装着した時に観察時には表皮が上になり，観察しやすい．病理標本作製部門に，あらかじめ説明しておくとよい．

ケーラー照明

　組織標本観察に用いる顕微鏡は，いまではすべてケーラー照明法（図VIII-3）を用いている．原理の眼目は光源となるハロゲンランプ（あるいはLEDランプ）の実像をコンデンサー絞り（開口絞り）の絞り面に結ぶことであり，しかもこの位置がコンデンサーレンズの前側焦点になっていることである．そのために光源からの

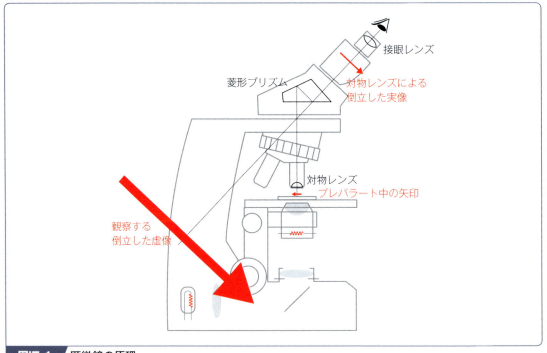

図VIII-1　顕微鏡の原理
対物レンズでできた倒立した実像を接眼レンズで拡大して観察．プレパラートにある赤矢印は対物レンズと菱形プリズムによって接眼レンズの前焦点の内部に実像を結ぶ．その実像を接眼レンズで（ちょうど虫眼鏡で見るように）拡大して観察する．

光は平行な，多方向への光束となって一様に標本を照らす．コンデンサー絞りを絞りきると焦点にある点光源からの垂直な平行光束のみが標本を照らすことになる．また，光束の大きさを調節するフィールド絞り（視野絞り）の実像が試料面に結ばれ，試料のほかの領域へは光が当たらないようになっている．

顕微鏡の選び方

組織標本を自分で観察するという開業医はニコン製エクリプスCiシリーズ（60〜80万円）やオリンパス製BX43（50〜60万円）などのやや高級機種がよい．真菌鏡検にしか使わない場合にはオリンパス製CX23（12万円程度）やニコン製E100（13万円程度）などの廉価品で十分である．筆者が使っているのはオリンパスCX41である．顕微鏡各部名称を図Ⅷ-4に示す．

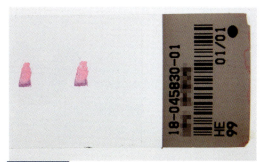

図Ⅷ-2　プレパラート作製時のラベルの向き

プレパラートの作製時にラベルの向きと上下逆さまに皮膚切片を貼り付けると，観察時に表皮が上になる．左側にラベルがくるようにプレパラートを扱う場合はいうまでもなく上下反対に試料を貼り付ける．要は上下反対に観察されるということに標本作製者が気配りをするかどうかである．

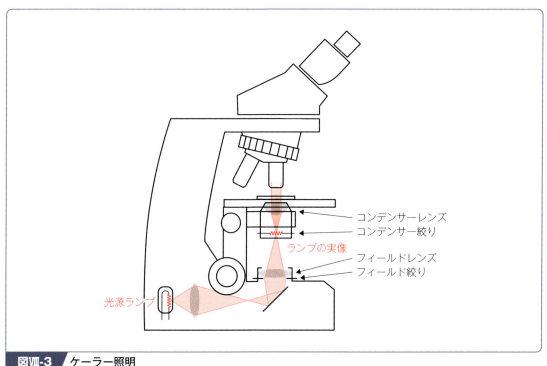

図Ⅷ-3　ケーラー照明

光源の実像がコンデンサー絞りに結ぶ．この位置はコンデンサーレンズの焦点で，標本は平行な光束の集合で照らされる．

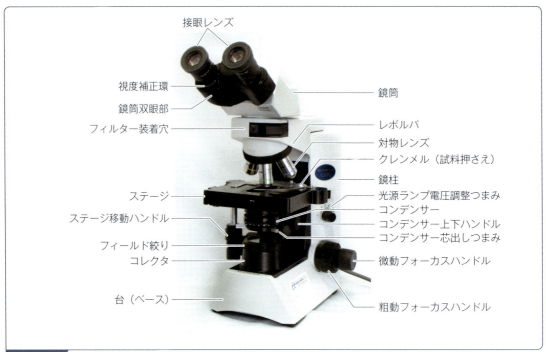

図Ⅷ-4 顕微鏡の各部名称

2 顕微鏡を上手に使う8つのポイント

顕微鏡を上手に使う8つのポイント

① 左右の視度調整
② コンデンサーの軸合わせ
③ 光源ランプの芯出し
④ 対物レンズの開口数
⑤ 適正なコンデンサー絞り
⑥ 色温度と補正フィルター
⑦ 40倍対物レンズ（乾燥系開口数0.85以上）の補正環
⑧ 光学系のクリーニング

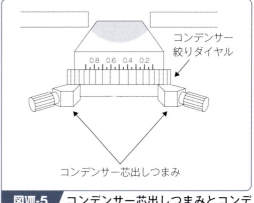

図Ⅷ-5 コンデンサー芯出しつまみとコンデンサー絞り

①左右の視度調整

　オリンパスの双眼顕微鏡では左側の鏡筒（接眼レンズを装着する筒）に視度を補正する視度補正環が付いている．標本を装着して光源ランプを点灯し，左目を閉眼して右目だけで検鏡し，フォーカスハンドルを回して試料に焦点を合わせる．次に右目を閉眼して左目だけで検鏡し，視度補正環を回して焦点を合わせる．この際フォーカスハンドルを回してはいけない．次いで両眼視をし，両目ともに焦点が合っているように視度補正環を微調整する．

　ニコンの機種では鏡筒に視度補正環が付いていない代わりに，すべての接眼レンズに視度補正環が付いている．はじめに両方の接眼レンズの視度補正環の目盛を0に合わせる．10倍の対物レンズで検鏡し，片方の目で見ながら粗動フォーカスハンドルでピントを合わせる．次いで，対物レンズを40倍にしてその目で微動フォーカスハンドルを回して視野中央に焦点を合わせる．10倍の対物レンズに戻し，片目ずつ視度補正環を回してピントを合わせる．このときフォーカスハンドルを回してはいけない．さらにもう一度40倍の対物レンズに戻し，微動フォーカスハンドルでピントを合わせる．最後に10倍の対物レンズに戻してまた視度補正環だけを回してピントを合わせる．

　こうすることによって，対物レンズを変えた場合にもほぼ同じ位置でピントが合っていることになる．

②コンデンサーの高さ調整と軸合わせ

　20倍の対物レンズを選び，標本に焦点を合わせる．フィールド絞りを絞って絞りの像がはっきり見える位置までコンデンサーを上下する．さらにコンデンサーホルダにある左右の芯出しつまみ（図Ⅷ-5）を動かし，フィールド絞りが視野の中央に位置するように調整する（図Ⅷ-6）．フィールド絞りを視野周辺に内接するぐらいに広げると合わせやすい．

　フィールド絞りは試料面に実像を結び，これ

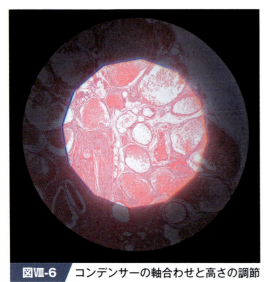

図Ⅷ-6　コンデンサーの軸合わせと高さの調節

標本に焦点を合わせる．コンデンサー芯出しつまみを操作し，フィールド絞りの陰の中心が視野の中心に一致するようにする．コンデンサーを上下して，フィールド絞りの陰がシャープになるようにする．

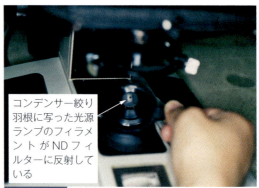

図Ⅷ-7　外付けランプの芯出し

NDフィルター（マジックミラーになる）をコンデンサーの下に斜めに持っていき，絞りきったコンデンサー絞り羽根に光源ランプの実像を結ぶ．中央に像がシャープになるように光源ランプハウスのネジを調節する．図の中央に見えるのがNDフィルターに映ったコンデンサー絞り羽根に見える光源ランプの実像．

（コンデンサー絞り羽根に写った光源ランプのフィラメントがNDフィルターに反射している）

を絞ることによって対物レンズに余分な光が侵入しないように工夫されている．開放にしたままでは視野外の部位も照明されて光が回り込み，フレアーの原因となって像のコントラストが低下するから，倍率ごとの視野に合わせて調節することが必要である．

③光源ランプの芯出し

最近の顕微鏡はほとんどがプリセットの光源になっていて，しかもランプの前にすりガラスでできた散乱フィルターが装着してあるため，むらのない強い光で標本が照らされる．そのような機種では光源ランプの芯出しの必要はない．しかしランプハウスが外に備わっている古い機種では光源ランプの芯出しをする．

コンデンサー絞りを絞りきり，その下にNDフィルター（マジックミラーとして用いることが可能．後述）を斜めに挿入して光源ランプの実像を下から観察する．光源ランプの実像がコンデンサー絞り羽根の中央にシャープに形成されるように光源ランプの位置を前後左右に調整する（図Ⅷ-7）．

④対物レンズの開口数

標本を細かく観察しようとすれば，標本にできるだけ近づき，たくさんの光を得る必要がある．優れた天体望遠鏡の口径が大きい理由と同じである．対物レンズの実効的な大きさは，標本から見上げた時の口径の角度であり，見上げたレンズの半径の角度の正弦に媒質の屈折率（空気の場合は1）を乗じた数を開口数という（図Ⅷ-8）．開口数の大きな対物レンズを用いればそれだけ高い分解能，すなわち細かい2点の分別ができる（COLUMN「分解能の概念」参照）．

対物レンズの側面にはその対物レンズの種類，倍率，開口数，光学系の種類，カバーガラスの有無，作動距離が刻印されている．倍率表示の横の数字がこの対物レンズの開口数を表わす（図Ⅷ-9）．

⑤適正なコンデンサー絞り

コンデンサー絞りを対物レンズの開口数と同

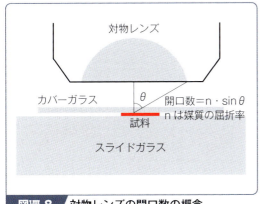

図Ⅷ-8 対物レンズの開口数の概念

焦点の合った位置での標本から見上げたレンズの大きさの正弦を開口数という．油浸レンズの場合には屈折率が乗算されるから，この値が1を超えるレンズもある．

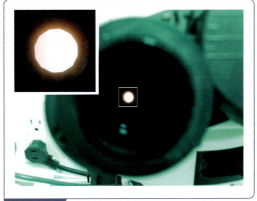

図Ⅷ-10 シャープさの調整

接眼レンズを引き抜いて覗くと瞳の中にコンデンサー絞り羽根が見える．径で70～80％に絞るとシャープな像が得られる．

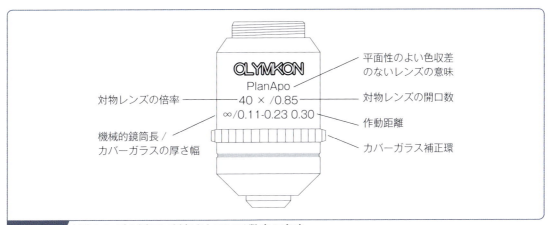

図Ⅷ-9 対物レンズの側面に刻印されている数字の意味

じだけ絞ったときに，理論上は最も分解能が高くなるが，実際にはそれより絞って観察した方がくっきり見える．これは光が膠原線維や細胞の間を通って視野に達する際，それらの要素の輪郭の部分で屈折され輪郭が強調されるためである．

この効果は対物レンズの倍率によって異なる．接眼レンズを取り除いて鏡筒内を覗くと，コンデンサー絞り羽根が見える．対物レンズ後ろ側の瞳（光路の断面）の直径の70～80％ほどに絞るとぎらつきの目立たないシャープな像が得られる（**図Ⅷ-10**）．コンデンサー絞りを絞ったり開いたりすることによって，像のシャープさが変わることを十分に理解し，対物レンズを変えるごとにコンデンサー絞りを変える習慣をつけることが大切である．

この効果によって輪郭が強調された写真をコントラストのよい写真と表現する場合が多いが，これはコントラストがよいのではなく，輪郭が強調されている，と言うのが正しい表現である．強調されすぎると「ぎらついた写真」といわれる（**図Ⅷ-11**）．

真菌の苛性カリ標本のような無染の標本を観察する際には，この周辺での屈折効果のみで観察することになり，コンデンサー絞りをさらに一層絞る必要がある（後述）．

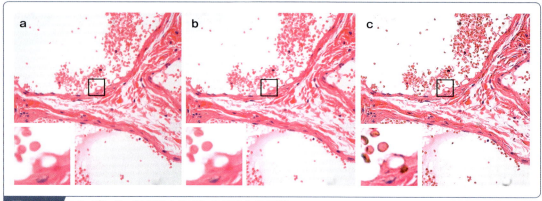

図Ⅷ-11 コンデンサー絞りによるコントラストの調整

a：コンデンサー絞りを開放，b：70％に絞った場合，c：30％に絞った場合の像．対物レンズは40倍．コンデンサー絞りを絞ると輪郭が強調される．絞りすぎるとぎらついた像になる．

コンデンサーを絞ると，光路中のゴミがはっきり見えるようになるから，光路のクリーニングを励行する必要がある（後述）．

⑥色温度と補正フィルター

人の目は日中の外界の景色を見るときに最も自然な視覚を得るが，顕微鏡の光源ランプは太陽光（いわゆる自然光）のような波長分布（スペクトル）を示さない．光源ランプの温度が太陽表面温度ほど高くないためである．そこで光源のスペクトルを太陽光のスペクトルに近づけるために色温度補正フィルターが工夫されている．その顕微鏡にふさわしいフィルターを装着し，適切な電圧をかけて光源ランプを点灯させる必要がある．

太陽光は紫外線から赤外線の広い範囲にわたって，ほぼ500 nmにピークを持つ（空気中の水分子，オゾン，炭酸ガスに吸収されるために，ところどころ陥凹する）ボルツマン分布（すなわち発熱する物質の出す輻射）を示す．顕微鏡のハロゲンランプもボルツマン分布を示す．このスペクトルは温度によって決まり，温度が高い方が波長の短い（青白い）光を多く含む．逆に，光源ランプの温度が低い（すなわち電圧が低い）場合には波長の長い（赤みを帯びた）光が多くなる．このスペクトルを温度に換算したものが色温度と呼ばれる．日中の太陽光はおよそ5,000 Kであり，朝夕の光では2,000～3,000 Kである．

顕微鏡用のハロゲンランプにメーカー指示の電圧（普通9 V）をかけるとおよそ3,000 Kの色温度を得るが，これではやや赤みを帯びた光（波長800 nm付近にピーク）に感じるから，その色温度を上げるためにカラーバランスフィルター（CBフィルター）などのフィルターを装着する．また，低倍率の対物レンズで観察するときには高倍率の対物レンズで観察するときに比べまぶしくなるから，その場合にはNDフィルターをさらに装着する．まぶしいからと言って光源ランプにかける電圧を下げれば，言うまでもなく色温度は下がり，赤みがかった光になってしまう（**図Ⅷ-12**）．NDとはneutral densityの略であり，ND8フィルターは光源のスペクトルを変えずに光量を1/8に落とす．このフィルターは前述した光源ランプの芯出しの際にマジックミラーとして用いることができる．

最近は白色LEDランプを用いる機種も増えているが，白色LEDランプの特性は560 nm付近にピークを持つなだらかな連続スペクトルと470 nm付近の鋭いピークの複合したものであり，1,000 nm以上の波長の光を含まない．

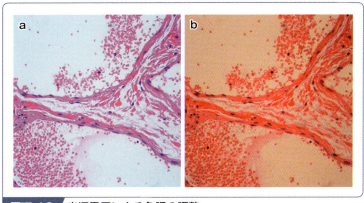

図Ⅷ-12 光源電圧による色調の調整

ホワイトバランスをそのままにして光源電圧を上げた場合（a）と下げた場合（b）．青白い像や薄赤い像になる．

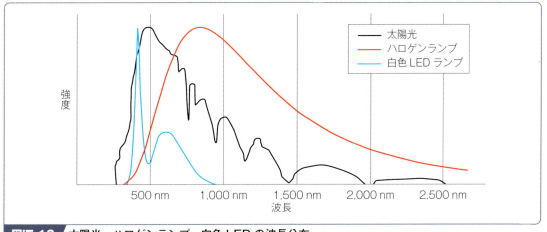

図Ⅷ-13 太陽光，ハロゲンランプ，白色 LED の波長分布

太陽光，ハロゲンランプ（電圧 9 V），白色 LED のおおよその波長分布．強度のピークを揃えてある．ハロゲンランプは CB フィルターで太陽光に近いものに補正できるが，白色 LED は青白くみえる．

そのため CB フィルターで補正したハロゲンランプの光源とは異なった，青白い色具合を示す（**図Ⅷ-13**）．ハロゲンランプの色に慣れた目には幾分なじみづらい．

⑦ 40 倍対物レンズの補正環

標本を覆うカバーガラスは一般に 0.17 mm のものが使われているが，実際には厚いものや薄いものなど，1 枚ごとに厚さにむらがある．そのため対物レンズと合算した球面収差がレンズの設計とずれ，ずれが大きければ分解能が低下する．高級機種（乾燥系では開口数が 0.85 以上）の 40 倍の対物レンズにはこのカバーガラスの厚さのむらに対する補正環が備えられている．対物レンズの筒の先端近くに回転可能なリングがはめられているのが補正環である（**図Ⅷ-9**）．補正環は球面収差のずれを補正し，分解能を保つものである．適正に用いることでそのレンズの性能を十分に発揮することができる．

標本を観察し，ステージを上下させて焦点を前後させる．そのとき最適な位置での像を記憶しておき，次に補正環をどちらかにわずかに回

転させる．さらに焦点を前後させ，そのときの最適な像を先ほどの最適な像と比べ，今回の方がシャープに観察された場合はさらに補正環を同じ方向に回転させ，同じ作業を行う．最適な像が前回よりシャープでなければ補正環を反対方向に回す．

このように，補正環を少しずつ回すごとに焦点を前後させて最適な像を確認し，最もシャープに像を観察できる位置に補正環を設定する．言うまでもなく標本ごとに補正を行う．

⑧光学系のクリーニング

光路中のレンズで外界に露出している表面には汚れが付く可能性がある．最も汚れやすいのはフィールドレンズの上面とコンデンサーレンズの上面，また，接眼レンズの上面である．肉眼で汚れを確認し，ブロアーで吹き飛ばす．それでも落ちない汚れはレンズペーパーでぬぐい取る．ティッシュペーパーを用いると細かい線維が付きやすいから用いてはならない．それでも残る汚れはエーテル・アルコール（エーテルとエタノールの6：4混合）で拭き取る．

頭を動かせば動く汚れは眼の中の汚れか眼鏡の汚れ，接眼レンズを回した時に汚れも回るようなら，接眼レンズの上面の汚れである．ステージを動かして動く汚れは標本の汚れである．コンデンサーを上下したら像がぼやける汚れはコンデンサーレンズ上面の汚れかフィールドレンズ上面の汚れである．左右の接眼レンズの像を見比べて異なって見える汚れは鏡筒内の左右に分光するプリズムの上面の汚れである．

肉眼で汚れが目立たなくとも，写真撮影をすると汚れは目立つ．

もし，対物レンズの下面が汚れたら，先をマイナスドライバー状に加工した割箸に巻き付けたレンズペーパーに上記のエーテル・アルコールをわずかに染み込ませ，中央から円を描くように拭き取る．接眼レンズを逆さまに用いればルーペの代用になるから，それで観察しながら最小限の回数でクリーニングする．

接眼レンズの下面，あるいは対物レンズの中のレンズなどは決して触れてはならない．また，鏡筒内の汚れは業者に依頼してオーバーホールをしてもらう．

3 標本観察時の注意点

第VIII章　顕微鏡の取り扱い方

真菌の苛性カリ標本の観察

　真菌の苛性カリ標本は一般に無染色で行うから，通常の組織標本を観察する条件では真菌成分は見えない．そのために顕微鏡のコンデンサーを下げた状態で観察すると思い込んでいる人が多いが，それは誤りである．

　無染色標本の観察には細胞など，試料要素の周辺で光が屈折する効果に頼る．平行な光束で照らせばその効果が増大する．コンデンサーを下げてもその効果は期待できるが，倍率を変えた際にその都度コンデンサーを上下する必要がある．コンデンサーを上下するのではなく，コンデンサー絞りを絞ったり広げたりすることによって，光束を調節し，この効果の程度，すなわち輪郭の強調度を調節すべきである．低倍率で観察する際には絞りをぎりぎりまで絞り，高倍率で観察する際にはいくぶん広げる．見やすい像になるように，右手でフォーカスハンドルを回すとともに，左手でコンデンサー絞りをまめに調節することが大切である（**図VIII-14**）．

　苛性カリ標本を長期間観察すると，苛性カリやそのガスでレンズのコーティングが損なわれる．特にコンデンサーレンズの表面の消耗は著しい．対物レンズも消耗品と考えるべきである．

油浸レンズでの検鏡

　組織標本はカバーガラスで覆われているために，組織の1点から出た光は法線（平面から垂直に立った線）に対しておよそ42度より大きな方向へは全反射してしまうためにレンズには達しない．そのために乾燥系の対物レンズの開口数はたかだか0.95にとどまる．しかし対物レンズの下面とカバーガラスの間を屈折率がガラスに近い液体で満たせば，この臨界角が大きくなり，レンズはより多くの光を捉えることができる（**図VIII-15**）．

　一般の組織検査では100倍の油浸対物レンズを用い，エマルジョンオイル（以下油浸オイル）でこの空間を満たす．油浸レンズで検鏡する場合は，まず40倍で観察し，さらに詳細に観察するべき部位を決める．ステージを下げ，プレパラートの観察すべき場所に油浸オイルを1滴垂らす．対物レンズを油浸レンズに変えて，対物レンズの先にオイルが接触するまでステージを注意深く上げる．さらに肉眼で可能な限りレンズをプレパラートに近づける．検鏡しながら微動フォーカスハンドルを回してステージをごくわずかずつ下げ，組織標本の要素にピントを合わせる．この際，不用意にステージを上げると対物レンズにプレパラートが当たってガラスが割れる．

　100倍の油浸対物レンズを用いれば，細胞核の切れ込みや核分裂，細胞の接着の様子などが観察できるが，標本が十分に薄くなければ微細な観察はできない．油浸レンズの焦点深度が浅いためである（**図VIII-16**）．

血液塗抹標本の観察

　血液塗抹標本は一般にカバーガラスをかけないで保存される．有核細胞の核の形や顆粒，あるいは封入体などを詳細に観察するために油浸レンズを用いて観察されることが多いためである．このような標本を通常の乾燥系の対物レンズで観察すると，カバーガラスがないために収

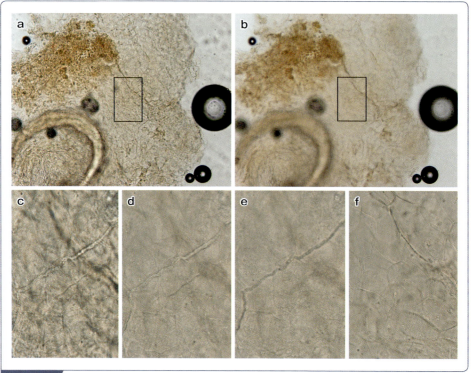

図Ⅷ-14 苛性カリ標本

少々厚い標本でも上手に見れば真菌は見つけられる．弱拡大（対物レンズ10倍）で全体を見るときにはコンデンサー絞りを絞り込んで観察する（a）．絞りを少し開くと途端に不明瞭になる（b）．しかし，詳しく観察しようと対物レンズを40倍にすると，絞り込んだまま（c）では角化細胞の輪郭と区別がつきづらい．ここで絞りを少し開いてステージを上下させると，真菌はピカピカ光り，角化細胞の輪郭と鑑別可能（d, e）．フォーカスハンドルを動かすと角化細胞の辺縁が識別される（f）．

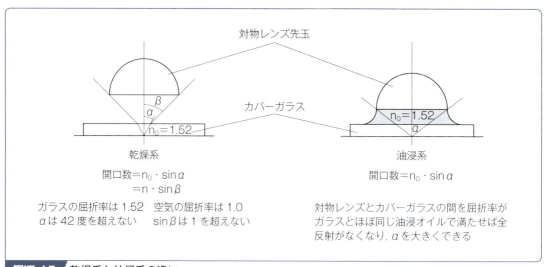

図Ⅷ-15 乾燥系と油浸系の違い

カバーガラスの上面で全反射するためにαは42度を超えない．また，sin βは1を超えないために，乾燥系の対物レンズでは開口数は1を超えない．カバーガラスと対物レンズの下面を液体で満たせば，臨界角が大きくなる．たとえば屈折率が1.52のカバーガラスと同じ屈折率を持つ油浸オイルで満たせば，全反射がなくなり，αを大きくすることが可能である．

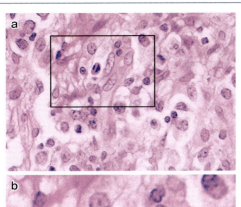
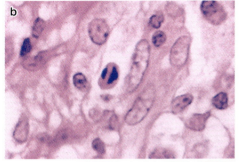
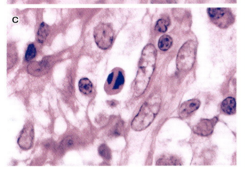

図Ⅷ-16 油浸レンズの効果（40倍観察写真の拡大との比較）

a：40倍の乾燥系レンズで撮影したもの．
b：四角で囲んだ部分を拡大した写真．
c：同じ部位を100倍の油浸レンズで観察撮影したもの．クロマチンの局在など，詳細に観察できる．

差の補正が適切に行われず，分解能が下がる．

　カバーガラスをかぶせていない標本を通常の40倍の対物レンズで観察する際には，標本の上にカバーガラスをのせて観察する．接着剤を用いる必要はない．

ディスカッション用顕微鏡での観察

　複数の観察者が同時に同一の標本を見ながら観察できるような，ディスカッション用顕微鏡を用いる場合には，それぞれの観察者において同時にピントが合うように設定しなければならない．本体を操作する観察者が一人でピントを合わせても，残りの観察者においてもピントが合っているとは限らないからである．

　このような顕微鏡においては視野の部位を指示するための矢印（アロー・ポインター）が光るようになっている．はじめに光源ランプのスイッチを入れる前にポインターのランプを点灯し，全員がこの矢印を鮮明に見られるように各自が接眼レンズで視度調整を行う．全員が矢印をはっきり観察できるようになった時点で，光源ランプを点灯し，組織を観察すれば，全員が明瞭に観察することができる．

4 組織写真の撮影法

第Ⅷ章　顕微鏡の取り扱い方

■ コンパクトデジタルカメラで撮影

　デジタル一眼レフカメラのように大口径でファインダーを通して視野を観察するタイプではなく，口径の小さい，背面の液晶モニターを見ながらシャッターを押すタイプのデジタルカメラを選ぶ．たとえばカメラ付きダーモスコープに用いられているキヤノン Power Shot G11 などである（図Ⅷ-17）．スマートフォン内蔵のカメラで撮影する際には専用のアダプター（サンコー顕微鏡接眼レンズ取り付けスマホアダプタ SMHMCR63）を用いる．

　あらかじめ組織のない場所を視野におき，ホワイトバランスを設定しておく．ホワイトバランスを行わないと赤茶けた写真になったり，逆に青っぽい写真になったりする（図Ⅷ-12 参照）．ホワイトバランスは顕微鏡の倍率を変えた際に，その都度行う．

　その後，撮影したい組織に顕微鏡のピントを合わせ，接眼レンズにカメラのレンズの先を密着して手ぶれを防ぐ．顕微鏡の円形の視野すべてがカメラの視野に入るように，カメラのズームは最も広角側（ワイド端）にセットする．カメラのシャッターを押せば，光量が十分な時にはカメラが自動的にピントを合わせる．

■ 専用の顕微鏡カメラを搭載しての撮影

　撮影のための光路のついた三眼鏡筒の装着している顕微鏡では，撮影筒に顕微鏡用デジタルカメラを装着し，画像を付属のモニターかコンピュータの画面で確認しながら撮影する．最近では，接眼レンズの代わりに装着してコンピュータに USB 接続できる安価なデジタルカメラも販売されているが，安価なものは画質が粗い．いずれも付属のソフトをインストールし，コンピュータで画像を確認しながら撮影することができる．

■ 写真撮影用のカメラとスクリーン投影用のカメラ

　画素数の大きい写真撮影用のカメラでスクリーンに投影して観察すると，ステージを動かした際の画像の処理に時間がかかるために，スムーズな観察ができない．スクリーンに投影して観察する場合には写真撮影用のカメラではなく，テレビカメラを装着して投影する．テレビカメラの方が画素数は低いが，通常のコンピュータによるコントロールでも，標本を動かしたときの画像の動きはスムーズになる．写真撮影用の画素数の高いカメラでスクリーンに投影して観察する場合には演算速度の十分に速いコンピュータを用いなければならない．

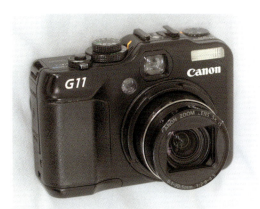

図Ⅷ-17　筆者が使用しているデジタルカメラ
ダーモスコープ Derma9500 に付属しているキヤノン Power Shot G11．ズームはワイド端に設定．

COLUMN　分解能の概念

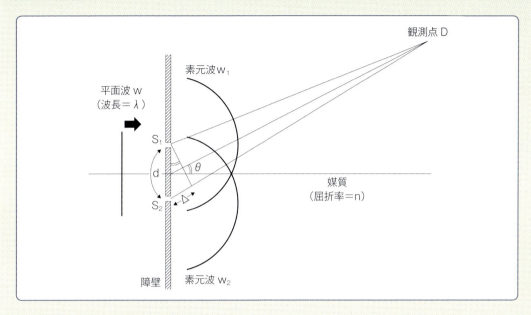

　図のように，障壁の左から波長 λ，周波数 ν の平面波 w が右方向に進行して障壁に当たったとすると，障壁にある d だけ離れた 2 つのスリット S_1，S_2 から素元波 w_1，w_2 が生じ，円を描いて屈折率 n の媒質中を進む．S_1，S_2 の中央より角度 θ だけずれた観測点 D で w_1，w_2 を観測したとすれば，D に到達する w_1 と w_2 の時間的ずれ T は，

$$T = \frac{D から見た S_1 と S_2 の距離の差}{媒質中の波の速さ}$$

$$= \frac{\Delta}{\nu \cdot \lambda / n}$$

$$= \frac{d}{\nu} \cdot \frac{n \cdot \sin\theta}{\lambda}$$

この時間に D に到達した w の波数は $T \cdot \nu$ であり，上式より，

$$T \cdot \nu = d \cdot \frac{n \cdot \sin\theta}{\lambda}$$

この値が大きいほど w_1 と w_2 は 2 つの波として認識される．いま，観測装置の精度を K とし，右辺が K より大なら w_1 と w_2 を 2 つの波として認識できたとすれば d の最小値は，

$$d = K \cdot \frac{\lambda}{n \cdot \sin\theta}$$

で表される．これはホプキンスの分解能として知られる式と同じである．分母は開口数であり，開口数が大きければ大きいほど分解能は小さい値になる．すなわち細かいところまで識別できる．

（堀口裕治）

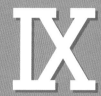

顕微鏡標本をみる前に知っておくべき基本

　皮膚科医も病理医も，言うまでもなく，医師である．医師は，患者からあるいは検査で得られる情報を的確に判断し，早く正確な診断をつけ，最適な治療を適時に行うことによって最終的には患者や患者の家族を癒すという職務を全うしなければならない．また，この**最終受益者が誰であるかをいつも心にとどめ対応することが求められている**．現在，医療の現場は巨大化し複雑で，一人ですべてを把握し対処することできなくなってきている．そのため，どうしても分化しなければならない．医療という組織では，分化した組織がそれぞれ責任組織であり，全体を通していわばオーケストラ型組織となっている．各科に所属する医師も同様である．**それぞれ自分の担当領域を責任もって全うするが，同僚や他分野と協調，協同し最終目的を達成する**のである．的確に情報を集め，早く正確な診断を下すためには，知識だけではなく，いかに効率よく物事を進めていくかの技術を習得しておかなければならない．医療で求められる効率には検査効率，診断効率，そして医療効率がある．検査効率とはいかに早く，検査者に負担なく，そして安く検査工程を終えるかを求めるものであり，診断効率とはいかに無駄なく最小の検査手段を使って早く，正確な診断を得るかであり，医療効率とは患者にとって精神的に，肉体的に，そして経済的に負担なく，最良の結果を早く得るためにどの治療をいつの時点で行うかを含めた一連の検査・医療行為の手順選択を求めるものである．

　考えるべき病理組織診断を落とさないよう念頭に置き，鑑別していく手段については第X章で詳しく述べることとする．本章では，検査効率，診断効率を上げるための顕微鏡操作技術，疾患の捉え方，診断基準の把握の仕方，診断へ至るまでの見方と考え方，医療効率を上げるための臨床病理相関と臨床医との対話のキャッチボールの重要性についてまとめる．

第IX章　顕微鏡標本をみる前に知っておくべき基本

1 顕微鏡を使う前に必ず確認すべきこと：患者の確認

はじめに

病理組織診断を専門とする者は，下記の点を熟知しておく必要がある．

①正常構造（正常の組織像）
②正常構造の生理的範囲でのバリエーション
③発生における諸臓器の状態の特徴的所見
④病的状態の特徴的所見とその意義
⑤病理総論からみた組織像の解釈の仕方
⑥炎症時における細胞や組織の変化のバリエーションと経緯的変化
⑦ある１つの疾患の病理組織像の多彩性や経時的変化
⑧病理組織変化の臨床的，生理・生化学的あるいは免疫学的解釈
⑨病理組織変化の超微細構造からの解釈
⑩アーチファクトの認識とその理由
⑪診断のつけ方の原則やアプローチの仕方
⑫特殊染色，免疫組織化学染色などの用い方や解釈の仕方

これらのことの多くはこれまでの章ですでに取り上げられてきた．⑤～⑨については，拙著「皮膚科医のための病理学講義 "目からウロコ"の病理学総論―『生命』からみた病気の成り立ち―」があるので，副読本としてお読みいただければと思う．⑩についてはX章付録③で紹介する．⑪についてもX章で取り上げることにする．

本章では，病理組織診断を自ら行いたいと欲する初学者が皮膚病理診断をつけるために必要となる細かい技術や病理診断者としての心得といったものを，11か条にまとめて述べておきたい．

患者の確認

病理組織診断をつける際，自分が検索し診断する材料がその患者のものであることを確認することから始めることを忘れてはならない．まずは依頼書をみて患者名などの識別因子をみる．次いで，組織切片の載ったガラス標本の一側に貼り付けられているラベルをみて，病理番号や患者名，その他の識別因子を照合し同一患者のものであることを確認する．その際，提出標本の個数や組織標本作製のための切り出し方法にも注意を払い，ガラス標本上の個数と同じであり，貼付されている組織片のどれがどこから切り出されたものであるかも確認しておくとよい．この作業を怠ったがために，材料の取り違えを起こし，別の患者の標本を誤って当該患者のものとしたり，同一患者のものでありながら違う部位に出現した病変を誤って観察して結果を返すことにもなりかねない．癌でない人に癌としての診断を返して過剰治療を受けさせたり，逆に癌の患者に良性の結果を返したために適切な治療が受けられず，再発によって誤診とわかった時点では治療不可能となってしまうことも起こり得るため，この患者確認の過程は極めて重要である．

最近では，個人情報の取り扱いが厳しくなり，ガラス標本に貼り付けられたラベルに患者名を載せない施設や，識別因子が１つだけというところもある．しかも，同一施設内ではカルテや病理検査依頼書などが電子化され提供されているところが多くなっている．その場合，

バーコードや QR コードを唯一の識別因子とし
て使用しているところがあるという．これによ
って患者確認が自動的になされ，病理検査依頼
書や診断書がモニターに直接表示されることに

なり，誤りがほとんどなくなっているともいわ
れているが，コンサルテーションなどで持参さ
れる標本に関しては確認操作に特別の注意を払
わなければならない．

第IX章　顕微鏡標本をみる前に知っておくべき基本

2 顕微鏡を使っての検索法

何事においてもそうであるが，"ものは俯瞰的にみていく"ことが大切である．1つの病巣も臨床像，臨床経過，肉眼像，組織像などそれぞれ異なる側面を示しながら進行・経過してきた結果としての病変をみているものであるから，これらを併せ総合的にみていく必要がある．顕微鏡的に組織を観察する場合も，すべての情報を入れて俯瞰的に，総合的に解釈する必要があることは言を俟たない．しかし，1枚の組織切片から多くの情報を得るためには，先入観を捨て，まず純粋に組織像からそれらの情報を導き出してやることも重要で，組織検索後もう一度他の情報と併せて熟考し，総合的に見直していく方がよいと考えられる．いわゆる二段階法である．そのため，**得た情報のうち，年齢，性別，採取部位のみを意識に残し，他の情報を意識的に忘れた状態で，組織標本に対峙する**ことをお勧めしたい．

1枚の組織切片を顕微鏡的に観察するに際しても，俯瞰的にみていく必要がある．それは，その組織の全体像をみることから始まる．

弱拡大の重要性と観察法

組織切片を観察する場合，まず肉眼的にみて欲しい．観察の仕方は次節で詳しく述べるが，そのやり方は実際に顕微鏡で観察する時と同様である．顕微鏡の構造やその取り扱い方は第VIII章で詳しく述べられている．通常，対物レンズに4倍，10倍，40倍のレンズを搭載している顕微鏡が多い．なかには中間に20倍のレンズを入れているものもある．4倍の対物レンズを10倍の接眼レンズで40倍に拡大したものを一般に弱拡大と呼び，同様に100倍ないし

200倍を中拡大，400倍を強拡大として使用している．しかし，全体像を短時間で俯瞰してみていき，検鏡しながら考察を加えていくためには，さらに**2倍の対物レンズを装備・使用して20倍の拡大像までを弱拡大**として欲しい．これが見落としなく正確な診断を早くつける最良の手段だからである．そのうえで，一段階上の弱拡大である40倍や中拡大としての100倍に上げて確認し，考察を深めながら200倍や強拡大の400倍で確認するとよい．20倍の倍率での観察に慣れると，その倍率で，あるいは40倍の拡大で好中球や好酸球などの浸潤細胞の同定も可能となる．

組織切片の載ったガラス標本には，大きな切除切片が載せられた標本もあれば，3mmあるいは4mmのパンチ生検切片標本もある．3mmや4mmのパンチ生検切片はほぼ40倍の拡大視野にすべて入るか少しはみ出る程度の大きさであるので，40倍の倍率で全体像の観察を始めることも可能である．しかし，4mmパンチ生検では半割され，鏡像状に置かれて組織切片が作製されることが多い．その場合，20倍の倍率下で観察すると両方の切片が1視野内でみることができ，両者の違いを比較，認識することができる．そうなると，診断しやすい切片を認識し，そちらをまず選択して観察することもできるのである．したがって，組織切片の大きさを問わず，常に20倍の倍率で観察を始めるように心がけるとよい．

皮膚病理組織を診断目的で使用する標本は，ほとんどがヘマトキシリン・エオジン（hematoxylin-eosin：HE）染色がなされたものである．HE染色標本はそれ1枚で組織内にある診断上大切な構成物の多くを浮き出してくれ

る優れた手段で，病理の歴史の過去140年間もの期間を生き抜いてきたものである．ヘマトキシリンは暗青色，エオジンは赤色の色素であるので，原則として以下のように理解しておくとよい．

- ・ヘマトキシリンの色素によって濃く暗青色に染まるものは，細胞核か石灰（カルシウム）の沈着部位で，時に細菌集塊や軟骨がこのように染まる．少し薄い青色に染まるものには粘液がある．
- ・エオジンの色素によりやや赤く染まるものには細胞質または間質がある．
- ・何色にも染まらない透明な領域があれば，囊胞，液状変性，限局性の強い浮腫があるか，脂肪やグリコーゲンが組織切片作製時に溶解，抽出されたところの可能性がある．

したがって，

① 暗青色に濃く染まっている領域をみれば，核がたくさんあるところ，つまり細胞が多数群がっているところと解釈でき，腫瘍細胞やリンパ球，好中球などの集まったところ，カルシウムの沈着部位，軟骨の存在などを考える．
② 細胞集簇巣で暗青色が非常に濃い場合は，その細胞は細胞質に乏しくほとんどが核からなるものか，間質量が極めて少ないものであると考える．
③ 逆に，細胞集簇巣で淡く染まる，あるいはむしろ好酸性にやや赤みを帯びた色に染まるものをみた場合には，細胞質に富む細胞の集簇や細胞間が離開して間質が浮腫状ないし膠原線維に富む状態を考える．
④ 炎症細胞の集簇巣であれば，リンパ球集合巣では核間距離が狭く，密で濃い暗紫色に染まり，形質細胞では暗赤紫色にみえる．好中球集簇巣では核の大きさは小さく密度は疎で，やや淡い紫色にみえ

る．1つの好中球では核の数は1個から3個くらいまでみられるが，多くは3個となるものが多い．実際には核は分離した3個のものではなく分葉化したものである．好酸球の多いところでは，核は2個程度に分葉し，それぞれ好中球よりも少し大き目にみえ，核周囲の細胞質がやや赤くみえ拡大率を上げるとやや粗な赤い顆粒が存在することがわかる．組織球は細胞質が比較的豊富で淡好酸性に，泡沫細胞になると明るく抜けて認められる．
⑤ 生体内で一番濃く赤く染まる細胞は赤血球で，次いで横紋筋，平滑筋の順である．
⑥ 緻密結合織や，場合によっては壊死組織はやや赤く染まる領域としてみえる．また，骨梁やタンパク質を多く含む液，濃縮物，結晶物も赤く染まるものがある．

このような原則を利用してみていけば，肉眼的に組織片をみても，顕微鏡で20倍や40倍の弱拡大でみてもどのような病巣があるかを推測することができる．つまり，診断への思考プロセスは肉眼観察，弱拡大像から始められるのである．

顕微鏡下における弱拡大による標本の走査法

前項で，弱拡大での観察の重要性を強調した．しかし，人の心は移ろいやすいものである．否，何事にも興味を持ち，自分の興味を満足させるように動かしみていこうとするのが人間の特質といってもよい．標本を弱拡大で観察し始めたところ，疑問に思う箇所あるいは興味ある箇所をみつけるとすぐに強拡大で観察したくなるものである．人間の性ともいえる．そのため，いきなり強拡大で観察を始め，興味を満足させた後でも，往々にして弱拡大へ戻すことを忘れ，全体観察を怠ってしまうことがある．

そのため，診断に必要な所見を見落してしまったり，見つけ出すまでに時間だけが経ってしまう．これを防ぐために，たとえ興味ある，あるいは確認したい場所があっても，それに固執せず切片全体をまず走査（スキャン）することである．精神修養の場でもあるといえるし，ヒトが人へとなるための教育でもある．

　走査する際は一定の動きをいつも心がけるとよい．そうしておくと，全体観察後にどのあたりに途中で興味を覚えたり確認したいと思った場所があったかを思い出し，すぐに戻ることもできるようになるからである．皮膚の組織切片標本では，脱毛症の検索などの例外を除いて，一般に皮表に垂直に切り出して薄切し，顕微鏡でみた時に表皮が上にくるように置いた状態でスライドガラスに貼り付けるようにしていることが多い．したがって，顕微鏡下では，通常上下へ"コ"の字型に，少し画面の重なりを持たせながら移動させていく（**図IX-1**）．同様に左右"コ"の字型に動かしていってもよいが，切除組織切片の多くでは横長に作られていることが多く，左右横への移動では表皮，真皮，皮下組織という区分を確認しながらの走査に時間がかかるため，検者の思考過程が障害されてしまうことになりかねない．移動中に即座に表皮，真皮，皮下組織といった順で観察できる方が病変の局在部位を認識しやすく，組織変化を分析，分類し，鑑別疾患を考えたり鑑別点の捕捉が同時に行いやすい．20倍，40倍の倍率では同様の走査法を繰り返し，しかもその間に思考を繰り返すのである．皮膚パンチ生検標本では，この倍率でほとんどみえるので，全体がみえるように配置してから病変の局在部位と変化の種類を目で認識しながら思考を繰り返す．変化が乏しい場合を除いては，100倍や200倍の倍率での観察で，走査を繰り返す必要はほとんどない．この倍率での観察の目的は確認だからである．弱拡大で疑問を感じた部分の確認，思い描いた鑑別疾患同士の鑑別点の検索とその確認を行い，診断に到達していくのである．強

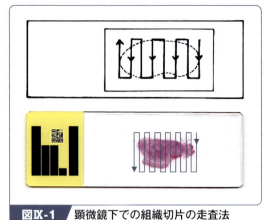

図IX-1 顕微鏡下での組織切片の走査法
➡のように上下へ"コ"の字型に，少し画面の重なりを持たせながら検索していく．

拡大での確認が終わると必ず弱拡大に戻るとよい．

　核分裂像の個数を勘定する場合には，強拡大で"コ"の字型に重なりのないように視野を移動させ視野数を勘定する．1視野内で全体を観察する時は，今度は自分の眼を"コ"の字型に動かして全体をくまなく走査し，核分裂像の個数を勘定する．1視野毎に個数を記載しておき，通常50視野で積算し，合計を5で割って10視野での核分裂像数（/10 HPF）とする．接眼レンズ視野の表示番号が20のものを使用し，対物レンズを40倍のもので測定する場合には，1視野の面積が0.2 mm^{2}ということがわかっているので，10 HPFが2 mm^{2}に相当するとして核分裂数を「… /2 mm^2」と記載してもよい．

顕微鏡下での大きさ（長さ）の測定

　顕微鏡下で病変の大きさや幅，浸潤の深さ，切除断端から病変辺縁までの距離の測定や細胞の大きさの測定，あるいはその大きさの推測を行いたいことがある．顕微鏡の接眼レンズにマイクロメータが入ったものがあるが，普段は検鏡時に邪魔になり組織像の観察がし難くなるので使用しない．また，一般に組織診断上の測定

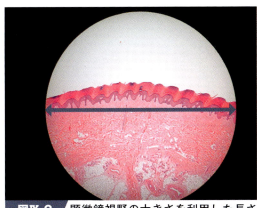

図IX-2 顕微鏡視野の大きさを利用した長さの測定

各倍率で視野の最長距離（⟷）がどれくらいかを知っておき，それを利用して測定したいものの長さを推測するとよい．比較的長いものの測定に利用される．

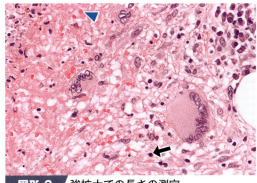

図IX-3 強拡大での長さの測定

赤血球や小型リンパ球の大きさを利用する．それぞれの細胞のうち一番丸く大きなものを指標とするとよい．例えば，赤血球（▶）やリンパ球（➡）を利用する．大きさはいずれも約8 μmである．

は不正確であり，細かい測定値は必ずしも必要とされないことも多い．そのため，大雑把であっても検鏡中にその大きさの測定が素早くできる簡便な方法が求められる．この目的で診断病理医がとる手段には次の2つがある．

①顕微鏡視野の大きさを利用する方法
②組織内のほぼどこにでもある赤血球やリンパ球を指標にする方法

である．

顕微鏡の（円形）視野の一番広いところの距離（直径）は，40倍の倍率で約5 mm，100倍で2 mm，200倍で1 mmである（図IX-2）と覚えておくとよい．通常，その幅は対物レンズの口径によるが，実際に観察している視野の直径（実視野）は，接眼レンズに記載されている視野数（field number：FN）を対物レンズの倍率で割ることによって正確に求めることができる．しかし，日常業務では極端な正確さは必要ではない．顕微鏡のメーカーや使用レンズによって多少の差があるので，あらかじめ自分が使用している顕微鏡ではどのくらいの距離があるかを定規を顕微鏡下でみて確認，実感しておくとよい．ちなみに，最近筆者が使用している顕微鏡では40倍のもので5.5 mm幅である．

いずれにしても，例えばメラノサイト系病変で40倍の拡大でみた時にその視野を超える幅のものであれば危険信号（6 mm径以上の大きさはメラノーマに多い）として認識されるのである．この視野よりも小さいものであれば，適切な倍率において，目視で視野を分割して概測することもできる．逆に大きなものでは，一視野で測定した後，今まで視野の一端にあったところを反対側の視野端にまで移動させ病変の幅をみて視野内にあれば同様に長さを概測し，両計測値を足して病変の幅（長さ）とすればよい．同じ切片をバーチャルスライドとして取り込み測定した値とこの目測値にはほとんど差がなかったので，慣れると有用な方法であると考える．勿論，顕微鏡視野の数個を超すようなものでは，組織切片を肉眼的にみて定規で計測すればよい．

赤血球の大きさや小型リンパ球の核の直径は約8 μmである．なるべく円形となったものを選び，この直径を指標として細胞や小さな組織構造を概測することもできる（図IX-3）．

絞りと偏光の利用

HE染色標本を通常の光学顕微鏡を使って検

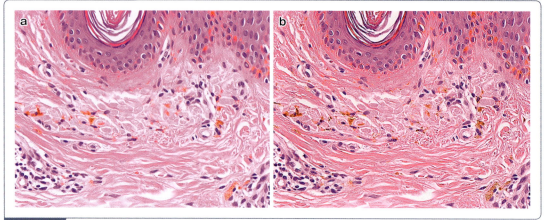

図IX-4 ものをくっきりみるための簡便法：絞りの利用

図は同じ切片の同じ場所を絞りを変えた状態で撮影している．ａが絞りを開大した場合で，ｂが絞り込んだ場合である．ｂではアミロイド小体やメラニン色素が浮き上がってよくみえる．

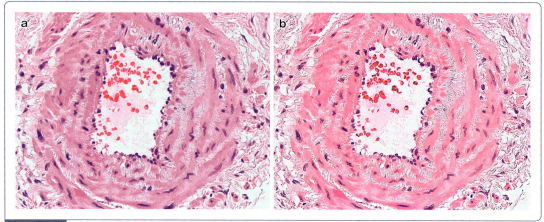

図IX-5 ものをくっきりみるための簡便法：絞りの利用

弾性線維も，ａよりｂのように絞り込むことによってくっきりみえるようになる．図のサイズの血管では，動脈では筋性血管で中膜は密な平滑筋層からなり，弾性線維を含まない．一方，静脈では平滑筋層が数層に分かれその間に弾性線維が介在する．このため，介在する弾性線維の存在をHE染色標本上で簡単に検出することによって，本血管が静脈であると確認できる．

索する際に，極小さな顆粒を鮮明にあるいは分解能や解像度を高めてみたい場合はケーラー（Köhler）の照明法を利用する（詳細については第VIII章参照）．ただ，日常診断の場合には面倒なので，単に光量を多くして絞りを絞ることによって代用することが多い．この方法で細かいものがはっきりみえてくる．また，既に第II章や第III章で述べたように，光輝性のあるヘモジデリンの検出に役立つし，赤血球，弾性線維や膠原線維，アミロイド小体などをくっきりとみる場合にも適している（図IX-4）．HE染色標本での弾性線維の認識は，その時点での血管構造の同定，動・静脈の識別に役立つし（図IX-5），真皮乳頭層，網状層の識別にも使われる．また，真菌壁も際立ってみえ，発見しやすくなることがある（図IX-6）．簡易偏光板の携帯は病理医にとって必須の要件，医療器具の1つである．偏光性のある異物や毛髪の検出にも役

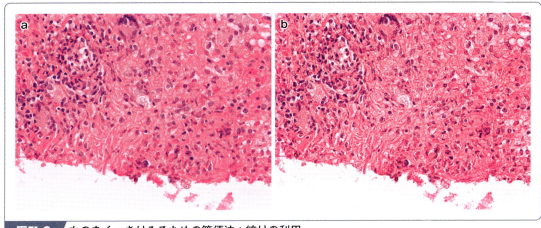

図Ⅸ-6 ものをくっきりみるための簡便法：絞りの利用

図は肉芽腫性病変を撮影したものである．絞らずにみた a よりも絞りを絞ることによって，b のように真菌壁が明瞭になり，真菌の存在を確信できる．

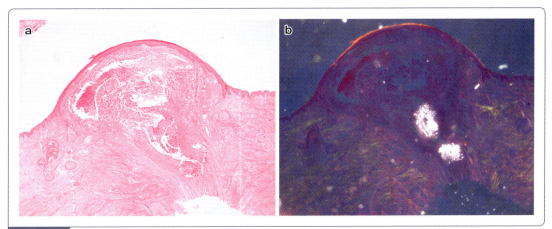

図Ⅸ-7 ものをくっきりみるための簡便法：偏光の利用

糸または毛髪を含め，異物の検出には偏光現象を利用するとよい．通常の HE 染色標本の弱拡大標本（a）では異物は観察できないが偏光をかける（b）と白く異物がみえ，それが縫合糸であることが弱拡大でわかる．ただ，周囲に迷入した繊維も偏光を示すことは理解しておく必要がある．簡易偏光板は病理医が常に携帯すべき必需品の 1 つである．

立つ（図Ⅸ-7）．アミロイド検出のためのコンゴーレッド染色標本ですぐにアップルグリーンの複屈折性（apple green birefringence）を調べることもできる（図Ⅸ-8）．肉芽腫をみた場合には，Ziehl-Neelsen 染色やジアスターゼ消化 PAS 反応染色（DPAS）やグロコット染色を行うとともに，まずは HE 染色標本上で強い光で絞りを絞った状態で観察したり，必ず偏光をかけてみることが重要である．前述のように強い光と絞りで真菌壁が浮き上がってみえることがあるからで，HE 染色標本でみつかっていると安心して特殊染色（特染）を依頼することができるし，その時点で培養依頼の必要性を臨床医へ伝えることもできる．

同様の操作を皮膚科医は，真菌等の検索時に用いる水酸化カリウム（KOH）検査（KOH 試験）で使っている．検索の際，コンデンサーを下げて真菌の壁を浮き出させ，検出しやすくす

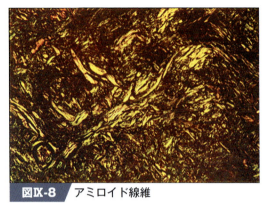

図Ⅸ-8　アミロイド線維
アミロイド線維の緑色偏光アップルグリーンの複屈折性を示している．

る手法である．ただ，外科病理診断の実践中では，コンデンサーを下げる方法は面倒で，元に戻すのに時間がかかる．もう1つ比較的ものをよりみえやすくする技術を紹介すると，顕微鏡の下にある光源からの光が出るフィールドレンズの上に，少し指の間を広げた手を入れ透かしてやる方法がある．例えば，境界不明瞭な皮膚線維腫の切片の走査倍率でこの手法を使うと，意外と腫瘤の部分と周囲組織との間で明暗がついて病巣の確認が容易となる．

3 疾患の定義や概念の把握と病理組織診断

　医学や病理学で用いる用語にそれぞれ定義があるように，**疾患にも定義やその概念といったものがある**．診断に携わる者はこれを理解しておく必要がある．現在使用されている疾患名のいくつかは，純粋に組織診断名に基づいて命名されたものもあるが，多くのものは臨床症状，その経過，罹患臓器や部位，病因子や病理発生のメカニズムに基づいて定義された1つの疾患概念となっている．組織変化のみの特異性から概念づけられた疾患は少ない．また，病気にはでき始めから終末像に至るまでのいわゆる病気の生涯があり，その組織学的表現としての組織像は一定不変のものではなく多彩である（**図Ⅸ-9**）．また，炎症性疾患では，病因子そのものが起こしてくる変化と免疫反応，組織反応が起こしてくる変化があり，病因子がいろいろ異なっても起こってくる組織変化や病態は同様なものであることがある．言い換えれば，ある特定の組織変化や病態はいろいろな疾患によって起こってくるし，現在わかっていないいろいろな原因によって起こってくる疾患を含めて1つの疾患名を付与しているものも多いといえる．さらに，局所的には同様の病態であっても，身体全体として捉えた場合，病変の広がり具合や他の症状や徴候，合併病変の存在によっても疾患名は変わってくる．したがって，まず「組織像，しかも病変の一部から採取された**組織像のみから疾患そのものを診断することは困難**」と心得る必要があるし，**病理組織診断と疾患の診断は違う**ことがあると考えておくべきである．

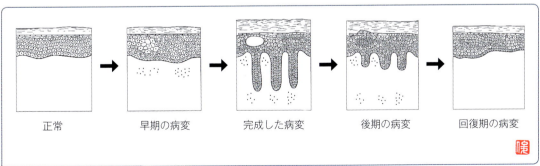

正常　　早期の病変　　完成した病変　　後期の病変　　回復期の病変

図Ⅸ-9　炎症の生涯：湿疹を例として

湿疹の経時変化を示している．早期病変では海綿化がみられる．やがて小水疱が形成されることもあるが，表皮の再生，増殖が起こり，表皮の肥厚や表皮突起が延長し，苔癬様過形成の像がみられる．これが最盛期，完成した病変の像である．後期となると，表皮突起の延長は消退し始め，細胞増殖の強い領域の角質層部には錯角化がみられるようになる．最後には元の状態に近いくらいに消退してくる．

4 診断基準の把握

第Ⅸ章　顕微鏡標本をみる前に知っておくべき基本

　臨床診断に診断基準があるように，**病理所見や病理組織診断にも診断基準がある**．臨床医学にも病理学にも主観が入り込む要素は大きい．しかし，診断に際しては，誰もが客観的に物事が判断できる手順が必要であり，それを可能にするのが基準の作成である．病理診断は決して「私はこう思う」という個人の意見や曖昧な感想であるべきでなく，誰もが信頼でき使用できる基準を作り，それに基づいて診断していくことが望ましい．これらの基準を正確に把握しておくことも病理組織診断を下す者にとって必須の要件である．この基準にしたがうことによって，診断者の診断の再現性（reproducibility）を上げることができる．多くの病理学専門書にはそれらの基準が書かれており，どの教科書でもほぼ同一に定義されているので，成書を参考にして欲しいし，早い時期にマスターしておいて頂きたい．

　ただ，ここに5つの問題が内在することは指摘しておきたい．1つ目は個人による**認識力**の問題である．ある所見が存在しても，ある人にはみえるのに，別のある人には認識できていないことがある．検出力といってもよい．認識力や検出力には差があることは否めない．組織所見に名前をつけ注意を喚起する方法がとられることがあり，しかもその認識基準を作っておいても，基準の認識は各個人で異なることも多い．2つ目は**識別力**の問題である．誰もが同じ所見を認識しているが，誰がみても他の類似所見とは異なりこの所見だと同定できるかというと必ずしもそうではないのも現実である．ものの識別にはかなり**個人差**が存在する．3つ目は**複数の基準に対する重要度の違い**である．診断基準はすべて揃わないと診断できないとなる

と，ほとんど役に立つものはなくなってしまうし，すべて揃っていないものをどうするかとの問題も出てくる．さらには，診断基準のなかにも**感度**，**特異度**の問題が出てくるのである．ここに主観や経験が大きく作用してくる．4つ目は**再現性**の問題である．同じ所見をいつも同じものと認識しているのか，診断基準の重要度をいつも一定して使っているのかの問題である．少なくとも診断者個人での再現性は十分に担保しておく必要がある．5つ目は**診断基準を満たさない場合の症例の取り扱い**である．これには診断者の哲学や人生観が大きく関与してくるといわざるを得ない．ただ，症例の取り扱いは病理組織診断者のみの問題ではなく，主治医との間での対話のキャッチボールが必要となってくる．

　およそ，診断には**自己（個人の）診断**と**総意診断**（consensus diagnosis），**エキスパート（専門医）診断**（expert diagnosis）がある．自己診断とは，診断者が自己の経験から一人でつけた診断といえる．総意診断とは，同一症例を例えば100人の診断者がそれぞれ個別にみてつけた診断のなかで多くの診断者が合意した診断をいう．専門医診断とは，専門医とみなされている診断者がつけた診断である．通常の診断というのは自己診断に当たる．人の行うことにはどうしても多少の違いが出てくる．自己診断も何回も行ってその結果を集めるとそれぞれ多少の差があるのが普通である．しかし，所見の認識，診断基準の取り扱い方，症例の取り扱い方について，病理診断者間で差が大きいのは好ましくないので，診断者間の再現性を保持し，担保する必要がある．このために講習会等での研修や精度管理試験（proficiency testing）

による一致率評価を受けることよって，常に一定のものとして維持する必要がある．自己診断を総意診断に近づける努力である．良い病理医（病理診断者）とは，個人的にも再現性が高く，また多数の他診断者による総意診断との一致率も高い者をいう．専門医は，ある疾患について数多くの症例を検討し深く学び，診断基準を形成しそれを維持していると信じられている．したがって，専門医の診断は尊重されるし，現在

の概念を変え新しい概念や真実に近い診断へ基準を作り出していくのも専門医の役割である．ただ，その診断や概念が本当に正しいかどうかは実際にはわからない．しかし，医療は科学ではない面も多くあるので，専門医の作った概念や基準にしたがって医療体系が作られているため，それに沿った診断を尊重し，それを総意診断へと持っていく努力をしておかなければならない．

第IX章　顕微鏡標本をみる前に知っておくべき基本

5 病変の多彩性とその取り扱い方

　病変には組織学的多彩性がある．それは1つの症例，1つの切片内においての多彩性であることもあるし，同一疾患として分類された症例間での多彩性であったり，炎症性疾患では病巣採取時期の差による違い（経時的変化）であったりする．病気には生涯（chronology）があるし，病気が起こっているその"場"の特異性による修飾や，腫瘍などでは細胞の小進化による形態の多様性や腫瘍に対する組織反応の違いにもよる．それでは，少し違った組織像をみて，どうして同じ疾患であると診断することができるのであろうか．そこに前述の診断基準が関係してくるし，その疾患であるという最小限の必須条件となる所見を重要視するからである．別の言い方をすれば，いずれのものに対しても共通して存在する因子の存在が大切で，これを共通項や，公分母（common denominator）と呼んでいる．これがあればその概念の病変と呼んでよいという所見である．公分母によってまとめられる疾患は，その他に認められる所見によって，組織学的亜分類がなされることにもなり得る．一般に，亜分類を行う場合やその命名に関しては，少しでも違う成分があれば別ものとして分類しようとする細分的分類方法（splitters' approach）と，共通項をみつけてなるべく大きく分類しようとする併合的分類方法

（lumpers' approach）の考え方がある．しかし，多彩性をすべて1つの亜分類として扱ったり，別の疾患名を当てはめると，いわゆる2,000個問題となってしまう．つまり，2,000症例があれば2,000個の疾患名がついてしまうということである．そこで，多彩性を容認する時は，それを亜分類することによって，予後が異なり治療法が変わるとか，この病変と見逃さないために注意が必要であることを強調するなど臨床的に，あるいは病理診断学上意義があるかを重要視し，意義ある場合のみ行うべきである．

　診断に必要とされる所見のなかには，必要条件（necessary condition）と十分条件（sufficient condition）というものがあることを知っておくべきである．つまり，ある疾患を診断するために必要である所見であっても，必ずしもその存在だけで疾患を特定できない場合がある．これを「診断をつけるのに必要であっても十分ではない所見（条件）」という．言い換えれば，他の疾患でも同じ所見を示すものが存在するということである．ここに所見に対する鑑別疾患表が必要ともなる．必要かつ十分な条件（所見）があれば，その所見を特異性が高いという．

第IX章 顕微鏡標本をみる前に知っておくべき基本

6 病理所見の目的別分類と診断者のとるべき態度

病理組織所見のなかには，下記の5つが挙げられる．

① 純粋に診断をつけるために必要な所見
② 純粋に治療・患者管理，病理発生のメカニズム推測を含め病態把握に関係する所見
③ ①と②を併せ持つ所見
④ 診断特異性はないがある疾患を想起させるヒントとなる所見
⑤ 興味深いが診断や治療・患者管理に関与しない所見

がある．

病理診断をつけるためには，まず①の所見を素早く見つけ出すことが必要になる．そして，診断がついた後，あるいはその最中に②の所見に気付き確認していかなければならない．もちろん，①と②の両方を持った所見もある．病理診断医がまず検索し，思考していかなければならないのはこれらの所見である．

純粋に診断をつけるために必要な所見には，いくつかのものがある．それをどのように捉えて診断に迫っていくかには1つの方法論がある．

人がものを覚える方法には**記憶術**（mnemonics）ともいえるものがある．1つは形態像による記憶である．**図柄（パターン）**を捉えそれを記憶する．日本人は漢字という表意文字を使用するため，形をみてその意味を推測することが得意である．形態像の認識と記憶という方法である．これについては第X章で詳しく述べることにするが，**組織構築に基づく方法と組織模様に基づく方法**がある．もう1つは，**数字あるいは文字による記憶術**である．例え

ば，"ある所見を示すもの5つ"として覚えようとする方法で，多くの西欧人が使う記憶法である．このほか，"5F"や"7S"と呼び，必要な所見をFで始まる言葉として表して"5つあるぞ，Sで始まる言葉で7つあるぞ"と覚えるのである．皮膚科領域でいえば，扁平苔癬の症状を覚える手段としての"Ps"というのがある．かゆみがあること（pruritic），紫紅色（purple），多角形（polygonal），平坦な丘疹（planar papules）や局面（plaques）を示す皮膚・粘膜病変である．また，"rule of 1"や"rule of 2"などといった「ある疾患での発生頻度，部位特異性や男女比」を覚える方法や，特徴的な肉眼所見を"2"にこじつけて覚える方法もこれに当たる．頭字語（acronym）という方法もある．所見の頭文字を集めてそれで記憶する方法である．よく知られたものに，"POEMS"症候群や，"LEOPARD"症候群などの疾患名として使用されるものもあるし，「痛みを伴う皮膚腫瘍は"ANGEL"など」などの記憶術もある．同じようなものをいろいろな分野で自ら作っておくとよいと思う．さらに，これらを前述の図柄による記憶術に組み込んで使用すると便利である．

④の診断へのカギ（ヒント；clue，hint）となる所見は知っておくと便利であるし，時として見落としを防いでくれる．カギとなるものには病変の織りなす綾（模様・組織パターン）であったり，ある領域でのちょっとした組織の歪みであったり，炎症細胞の浸潤などであったりする．実際にどういうものがあるかは第X章で記載する．初学者が陥りやすいのは，あまりにも便利で当たると満足感に浸りやすいこの「診断へのカギ」に頼り過ぎることである．一

方，これとともに“警句”あるいは“但し書き”（caveat）も覚えておくとよい．つまり，このような所見があるときはこのような誤りを起こすことがあるので注意しておくべきであるといった警告である．

　しかし，病理組織診断には王道というものがある．まずこれにしたがって組織をみていくよう繰り返し実践していくことが大切である．そして，その王道に沿った方法として「**組織パターンによる診断へのアプローチ**」の方法がある．この王道に沿ったうえでも診断が困難な場合や確認の目的でこのカギや警句を利用していくとよい．

　⑤の所見のなかには，今までみたことのないような組織変化や細胞変化があり，不思議に思ったり，わくわくさせられるものがある．調べることによって，将来，診断に必要な所見であることがわかったり，それにより病態を把握することができることがわかってくることもあるし，病気の発生メカニズム解明に役立つこともある．このような所見はサイドメモとして書き留めておき自分で持っておくとよい．ただし，診断はその時点で迅速に行わなければならないことは十分に銘記しておかなければならない．病理診断医は臨床医であり，患者のために働いていることは決して忘れてはならないのである．Béla Schick（Hungarian-born American, pediatrician; 1877 - 1967）のいう「まず第一に行うべきは患者に対してである．第二も患者．第三も患者．第四も患者．第五も患者．そして多分最後に科学である．われわれ医師はまず患者に対して働く者である．科学は待つことができるし，研究も待つことはできる」という姿勢である．

第Ⅸ章　顕微鏡標本をみる前に知っておくべき基本

7 診断困難な場合の対応

HE染色標本をみている時，診断が困難だと感じる場合は必ず存在する．その場合何が原因なのか，どうすれば診断ができるようになるかを考えることが大切である．

その原因となり得るものには，下記の場合がある．

1）標本の作製状態が悪いため顕微鏡的観察が困難である
　①固定不良で十分に染色されていない
　②組織切片が十分にスライドガラスに貼りついていないため，組織の一部が浮き上がって観察困難である
　③固定は十分と思われるが染色が不良で観察困難である
　④アーチファクトの混入でみえにくい
　⑤薄切不良（厚過ぎたり，まだらや穴あきとなったり）で観察困難である
　⑥その他
2）臨床像を説明する明らかな病変が観察している切片に現れていない
　①切り出しが十分でない
　②病変は存在するが特徴的な病変が出ていない
　③その他
3）HE染色標本ではその特異的構造物や原因物質を描出できない
4）知識不足・経験不足あるいは未知の疾患に遭遇している

これのどれに当たるかをまず順を追って考えてみることである．

検体の提出，標本の作製状態が悪い場合の対応

例えば病理検査依頼者がホルマリンではなく生食に入れて標本を提出し，確認を怠り誤って標本を作製したり，固定液の量が足りなかったり，組織が固定液上に浮いていたために固定不足になるようなことがあり得る．標本提出時にホルマリンに浸けられていない場合や固定液量が十分でない場合は，その旨を確認して即座にホルマリン液に入れ替えたり，追加する．いずれにしても，その旨を依頼者（主治医）に知らせ周知させたり，病理検査技師と確認し二度と同じようなことが起こらないようにする必要がある．再度生検等を施行してもらう必要が生じることもあるため，主治医とも十分に話し合うことが大切である．染色不良やアーチファクトの混入，薄切不良の場合は，気がつき次第その旨を病理検査技師に連絡して再度至急に標本作製を行ってもらう．病理検査技師とのコミュニケーションは検査室の健全なる運営には必須である．

予想される病巣が存在しない場合の対応

病変が大きいために組織片をその一部から切り出したところ，期待した病変が組織切片上には認められないという事態が発生し得る．不思議なことに，3〜4mmの生検組織であっても，しかも半割（bisect）して両方の組織を包埋し組織切片とした場合であっても，臨床的に認められた病変が出現していないのではないかと思われることがある．その場合は，必ずもっ

7　診断困難な場合の対応　　265

表IX-1	採取組織切片の名称	
組織切片の採取方法	日本語表記	説明
recut	再切り切片	一旦，組織切片を得て検鏡・検索した後に再度組織切片を得ることをいう
deep cut	深切り切片	一旦，組織切片を得て検鏡・検索した後に病変の出現が十分でないなどの理由でパラフィンブロックをまず少し切り込んでから薄切切片を採取することをいう
serial cut	連続切片	通常1～数枚の薄切切片を採取するが，もっと多くの切片を連続的に採取し，すべてを標本として検索できるようにすることをいう．再検査としてこの手段を使うこともあれば，初めから連続切片を得るように依頼することもある
step cut	跳躍切片	薄切組織片を得た後にパラフィンブロックを少し削り込み，また薄切切片を得る操作を繰り返して得られる切片をいう．効率よく広い幅の領域を検索したいときに用いられる．初めからこの方法で組織切片を得るように依頼することもある
deep-step cut	深切り跳躍切片	跳躍切片のうち，間隔を大きく空ける場合にこの名称で呼ぶことがある．同様に deep-step-serial cut（深切り-跳躍-連続切片）などの組み合わせも使用されることがある．

と多くの薄切切片を得る必要がある．実際，薄切時の切り込みが足りなかったと思われる標本も多々ある．切除材料で病変の存在が確認できない場合には，パラフィンブロックを肉眼的に見直してみる必要もあるし，残存している肉眼臓器・組織標本に立ち戻って再切り出しを行う必要がある場合もある．

ここで，参考のために組織切片の取り方，薄切切片のガラス標本への貼りつけ方について説明しておきたい．

通常の組織切片は，パラフィンブロックを作りそれを薄切して作る．したがってこれをパラフィン切片と呼んでいる．これに対して，組織を凍結し薄切する凍結切片（frozen section）というものがある．術中迅速診断時に使用したり，蛍光抗体法などに利用されるものである．この凍結材料に対応させて，ホルマリン，その他で固定しパラフィン包埋後に組織切片にしたものを永久切片（permanent section）あるいは永久標本と呼んでいる．

組織切片は，通常はパラフィンブロックを上から大雑把に切り込んで表面を平坦にした後に最終的に3μm程度の切片を得るように薄切し，1枚からほぼ連続的に得られた数枚のみの

組織片を1枚のガラス片に載せている．これをガラス標本と呼ぶことが多い．この標本を一旦，顕微鏡検索にた後に，もっと組織切片が欲しいと思われる場合がある（**表IX-1**）．再度薄切してガラス標本を得たものを**再切り切片**（**recut section**）という．このうち，切り込み不足などで病変が十分に出ていない場合などでは，残余組織包埋ブロックを少し切り込んでから薄切操作を行い，新たに1～2枚の組織切片を作ることがある．これを**深切り切片**（**deep cut section**）という．また，かなりの枚数連続して薄切した切片をすべて貼りつけることがあり，これを**連続切片**（**serial section**）と呼んでいる．一方，連続切片と同じように切片を作りながらその間のいくつかの切片を抜かして拾い上げ，1枚のガラス板に貼りつけていくか，何枚かの薄切標本を採取した後に少し厚めに切って除去し，また薄切標本を作ることを繰り返し集めた**跳躍切片**（**step cut section**）を作製して調べることもある．効率よく，検出力を上げたり，検出範囲を増加させる方法として用いられている．このように病変の"探し方"にもいろいろあるので，その手段に精通して利用することが望ましい．どの

形で作製した組織切片がよいかの判断は経験によるところも大きい.

HE染色標本では描出されない物質の検出が必要な場合の対応

先に述べたように通常の病理組織学的検索にはHE染色標本を用いている. しかし, 切片内にはある構造物や原因菌が実際には存在しているのにHE染色標本ではそれを確かなものとして認めることができないことも多い. そのような場合に特殊操作や特殊染色, 免疫染色を利用することがある. 特殊染色と免疫染色については, 第Ⅶ章に詳しく書かれているので, そちらを参考にして欲しい. 本項ではその使い方や使うときの心構えについて述べておく.

使用される手段を大きく以下の3つに分けて捉えておくとよい.

①組織構築物や細胞, 特定のタンパク質などを特異的に染め出し, その結果だけで診断の確立が可能となるので必ず行わなければならないもの
②染色結果は全く非特異的ではあるが, ある特定のもの, 例えば組織構築を浮き上がらせることによって, その変化の特徴をより明確にし, 診断に役立てようとするもの
③比較的特異的に物質の同定はできるがその結果自体は診断に直接関係せず, 組織像や他の検査結果を踏まえて診断に貢献し得るもの

である. そして, どの目的でその検査法を利用するのかを考えておく必要がある.

染色結果を解釈する場合には, それぞれの染色方法による感度 (sensitivity), 特異度 (specificity), 診断に対する信頼度 (reliability) (感度, 特異度を含む) について知っておくべきであるし, いくつかの検査方法をセットとして利用する場合には最小限どの組み合わせで最大の効率が得られるか, そしてその感度, 特異度はどうか, をいつも考えておく必要がある.

例えば, 菌の検出力を例にとれば, 肉芽腫の原因として真菌か結核菌による可能性が考えられたとしよう. ある特殊染色を行えば, 菌が存在すれば100%陽性になると仮定する. それぞれの菌の大きさには差が非常に大きいので, 3μmの厚さの切片での検出率は, 3～15μmの真菌と幅0.3～0.6μm, 長さ2～4μmの結核菌では, 当然真菌の方が高くなる. 組織内の抗酸菌をZiehl-Neelsen染色などの特殊染色で検索する場合, 1mgないしは1mLの組織体積中に約1万個の菌が存在しなければ検出できないとされている. そのため, 1枚の組織切片では菌が検出できないことは多い. このような場合の検索方法としては, 単に特殊染色を試みたというのではなく, 検出力の高い方法で行ったことを確認しなければならない. 連続切片や跳躍切片で10枚の切片を適当に振り分けて3枚を真菌用に, 7枚を抗酸菌用にと振り分けるなどの検出力を上げるための配慮が必要である.

また, ものには"探し方"がある. 例えば, 前記の抗酸菌の検索では, 抗酸菌は条件性偏性好気性菌であるので, 2か所が検索の中心部位となる. つまり, 開放性となっている場合は酸素の多い開放部, つまり潰瘍部表面近くやその壊死層内で集簇していることがあるのでそこを重点的に検索する. 非開放性である場合にはマクロファージ, 特に多核巨細胞内に存在することが多いので, まず多核巨細胞が検索の対象となる. 菌は細長いので, 塊をなさず輪切りにされたものではそれと識別することが難しい. 切片中に菌体の存在の疑われた時は, 「1つあれば2つあるはず. 2つあれば3つあるはず」という鉄則を信じて, 意を強くして丹念に検索を続けるべきである.

菌の検出は陽性であることを確認するためだけではない. もう1つの目的は, その可能性

7 診断困難な場合の対応 267

を除外することである．サルコイドーシス疑いの症例で組織学的にサルコイド肉芽腫（sarcoidal granuloma）がみられる場合，その組織変化だけでサルコイドーシスの診断ができるわけではない．サルコイドーシスは疾患概念である．他臓器を傷害したことによる症状や検査所見を知る必要があるし，同様の肉芽腫は感染症を含め他の疾患でもみられる．したがって，この場合，他の可能性を組織学的に除外するのが病理検査の目的となる．そのままで，あるいは偏光をかけて異物の存在を除外する．真菌や抗酸菌などの病原体が存在しないことを特殊染色で確認するのも1つの方法である．このように，特殊染色には**確認**と**除外**という目的があることを覚えておく必要がある．

最近，むやみに免疫染色を依頼する傾向があるように思われる．繰り返しになるが**免疫染色にすぐに頼るのではなく，まずHE染色標本から得られる情報を十分に引き出すべきである**．そして，何のために免疫染色が必要なのか，何をみていこうとしているのかの目的を明らかにすべきである．免疫染色の利用目的には，

①抗体，補体などの組織沈着の有無とその状態
②細胞の機能，分化段階あるいはその程度
③細胞の起源
④腫瘍か否かの判定
⑤良性・悪性の判定
⑥予後の判定や治療指針
⑦病原体の存在

などの検索がある．そして，その結果判定には感度，特異度を含めた結果の信頼性を十分に考えるべきである．HE染色標本での所見と併わせて結果判定を行わないと判断を誤ることも多い．今，どのように用いていくかの診断戦略学といったものが求められている．

未経験・未知の疾患に出遭った時の対応

知識・経験不足の場合は，先輩医師や専門医に聞くとよい．この過程を**コンサルテーション**と呼んでいるが，特別に受けつけてくれるコンサルテーション支援機関があるので知っておくとよい．ただ，コンサルテーションに出す場合には，必ず自分の診断や鑑別疾患，その他の検索結果を一緒に送るべきである．その方が送る側も問題点を整理できるし，送られる側（コンサルタント）も特殊染色などを行う手間が省ける．疑問点にも丁寧に答えてくれるであろう．

初学者と一緒に顕微鏡観察をしている場合に，診断とは関係ないが，何かわからない構造物が存在しているため，気になって長い時間頭を悩ませている人がいることに気づく．そのような場合，まず同じ組織片でその構造物の周囲を見渡して同様の構造あるいは類似する構造がないかをみるとよいと助言することがある．多くの場合，そのヒントは同じ組織のなかに存在していることが多い．いくつか類似する構造があれば，その形態的類似性から互いの連続性が推測でき，このような構造と同じものであろうとの推測がなされ得る．つまり，よくある構造物でも，その構造物の一端が斜めに（接線方向に）薄切された場合などでは，みたこともないような構造物，変性物のような病的物質だとか腫瘍として悩ませることがある．勿論，今まで同定されていなかったようなものを発見した可能性や腫瘍である可能性もあるので，よく観察したり調べたりする必要もある．

第IX章　顕微鏡標本をみる前に知っておくべき基本

8 技術の限界と能力の限界

　病理診断者が使用する手技や技術，そして診断者自身の能力そのものにも限界があることは肝に銘じておくべきである．そのうえで，ここまでが確実に明らかにできることという理解の限界，逆からいえばどこまで信頼が置けるかは常に把握しておかなければならない．

　本来，臨床診断や病理診断は初めから完成されたものとして存在していたものではない．今まで，先達の努力によって何もわからなかったものが多少わかるようになってきた状態が現在の医学，医療における臨床診断であり病理診断である．定義を作り，概念を形成し，診断するための基準を作ってきた．それが本当に正しいかどうかは日々診断をつける過程で検証されていかなければならないし，よりよくわかるようにしていかなければならないが，そこには限界があることも理解しておくべきである．ただ，日常診療においては，今までの限界のある学問体系のうえでも，ここまでは確実にいえるというものは存在する．限界を知りつつ，それに則って診断していくのが診断に携わる者の義務といえる．しかし，残念ながらこの過程には主観が入り込まざるを得ない．同じ主観が入り込むのであれば，診断者が基準を満足し100%確かであると信じることのできる診断を提供すべきである．どちらかといえばといった曖昧な主観的判断あるいは賭博的判断で診断をつけるべきではない．その限界が技術にあるのか自分の能力にあるのか正直に判断し，確診できなければ「わからない」とすべきであろう．「わからない」ということをためらってはならないと思う．ただその場合，どうすべきかは主治医と話し合うべきである．それが臨床医学，医療である．

　その限界を表現する運用方法を紹介し，確認しておきたい．その1つとして，病理医がつけ，報告書内に記す診断名がある．細かいことをいえば，病理医が報告する病理診断書は本来の臨床病理学的検討を経た診断書ではなく，病理組織学的コンサルテーションとなっている．「病理組織学的にみるとこのような状態となっており，組織学的にはこのようなことが考えられる」という組織解釈書である．ただ，実際の病巣を顕微鏡下で直接検索するため真実に近い一側面を持っており，その分診断の重要な部分をなしているのは事実である．

　病理医のつける診断書の診断欄（図IX-10）をみると，「Skin, forehead, biopsy：……」や「Skin, forehead, excision：……」などと書かれている．まず，顕微鏡で検索したのは「①皮膚で，それは②前額部から，③生検ないし全摘出術で採取されたものである」ことを記載するようになっているのである．皮下の軟部組織から採取されたものでは「Soft tissue, nucha, excision：……」，つまり後頸部の軟部組織の病変を切除したものである，と記載される．この記載様式には大きな意味が含まれていると考えるべきである．①，②で採取部位の確認を行う．病理医にとっては，皮膚であり，前額部から採取された皮膚であることを組織学的にも確認した，あるいは少なくともその部位から採取された皮膚として矛盾しないということを記載しているのである．記載が前額部となっていながら例えば足の裏のような皮膚組織片であったとすれば，違った検体を取り扱っているか，正しい検体であればそのような変化を起こす病変があることを意味しているのである．そして，どこかに前額部の皮膚であり，足の裏や手のひ

8　技術の限界と能力の限界　　269

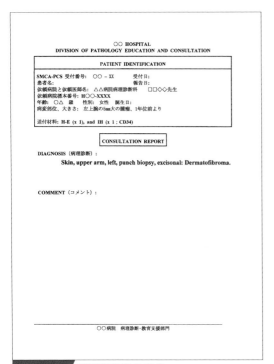

図Ⅸ-10 診断報告書の書式

フリー記載方式の病理診断書およびコンサルテーション報告書を示す．病理診断の記載様式に注意．

らの組織とは考えられない根拠を探して確認するのである．軟部組織と書かれていれば，皮膚組織は含まれていないことを確認している．組織学的に依頼者が採取部位を指定していないと，この項目は「Skin, site not specified（または exact site not described）」と記載されることになる．つまり，「病変が確認できていない可能性もあります」ということを示唆しているのである．③の採取法の記載は，特に腫瘍性病変の場合では大切である．「biopsy」と書かれている場合は通常，incisional biopsy を指し，excision と書かれた場合は excisional biopsy あるいは total excision を意味している．"punch biopsy, incisional" や "punch biopsy, excisional" あるいは "spindle biopsy, incisional"，"spindle biopsy, excisional" と細かく記載する診断者もいる．前者の場合は病変の一部を切除したものなので，それだけの信頼度しかなく，残ってい

る病変のことについては何もいえない．したがって，全摘出すると診断名が変わるということも起こり得ることを意味している．このような理由から，「biopsy（incisional biopsy）」と記載された場合は，例え悪性腫瘍であっても通常，切除断端の状態についてはよほどの場合でない限り記載されない．それは当然どちらかの断端には病変があると思っているからである．全摘出された標本では，下床断端を含め検索した断端部のすべてについて腫瘍の存在について記載されることになる．このように，診断書の記載様式で採取技術の信頼度あるいは限界をも記述しているのである．

　診断名については，①疾患名のみを記載した場合，②「compatible with」，「consistent with」（「…として矛盾しない」や「…に一致する」）とか「suggestive of」（「…の疑い」）などの言葉の後に疾患名が書かれた場合や，③疾患名の後に「probable」，「possible」，「most likely」などの修飾語を付記した場合がある．最近では，組織学的診断名の後に，自分はこの診断だと思うといったもう少し踏み込んだ判断を「favor ……」として記載することも多くなっている．いずれもが，診断者の診断に対する自信を表す修飾語と捉えてよい．前述のように，生検の場合は疾患名だけであっても②の意味を含んでいる．①，②の書き方は，炎症性疾患では，主治医に対する信頼度をも表現していると考えられる．③は正に病理診断者の自信の程度を表現している．②の表現と③の表現が同時に使用されることはない．

　もう1つの運用方法は，腫瘍の診断の際に用いられている．分類困難な場合の総称名の使用と良性・悪性の判定の困難な場合の診断不明概念の設定である．腫瘍の分化度が低い場合やいろいろな分化方向の成分が混在している場合，適切に識別できないと考えられるときは総称名だけを付与し，治療やその取り扱いについてコメントする方式がある．例えば，良性の皮膚付属器腫瘍で，分化傾向不明だとか，わずか

表IX-2 Melanocytic Pathology Assessment Tool and Hierarchy for Diagnosis（MPATH-Dx）schema

カテゴリー	説明	臨床的取り扱い方針
0	採取あるいは技術的限界のため検索が不完全	もう一度検査または短期間の経過観察
1	良性病変と考えられ，有害事象発生の可能性がない病変 例：通常の母斑（軽度の異型母斑を含む），黒子および同様の病変	追加治療の必要なし
2	侵攻性の可能性が考えられない病変だが，局所増殖の危険性があり，有害事象となり得る可能性が否定できない場合 例：スピッツ腫瘍，貫通性母斑，中等度の異型母斑	マージン5mm以下程度の完全切除
3	局所再発や侵攻性の可能性が高く，さらなる治療を必要とする病変 例：表皮内メラノーマ（melanoma in situ），高度の異型母斑	マージン少なくとも5mm（1cm以下）の追加切除
4	局所侵攻性発育の危険性が高い病変 例：浸潤性メラノーマ AJCC stage T1a	広範局所切除（マージン1cm以上）
5	局所侵攻性がより強い病変 例：浸潤性メラノーマ AJCC stage T1b 以上	マージン1cm以上の広範局所切除でセンチネルリンパ節検査による病期判定，他の補助療法を考える

（Piepkorn MW, et al：J Am Acad Dermatol 70：131-141, 2014 を引用改変）

に〇〇，〇〇への分化を併せ持つなどといった診断名の使用である．Benign cutaneous adnexal neoplasm with uncertain differentiationや with follicular, sebaceous, and apocrine differentiation などがこれに当たる．診断（あるいは良性・悪性）不明概念の設定例としてメラノサイト増殖病変をあげると，「superficial（non-tumorigenic）atypical melanocytic proliferation（SAMP）」や「superficial atypical melanocytic proliferation of uncertain significance（SAMPUS）」あるいは「melanocytic tumor of uncertain malignant potential（MELTUMP）」がこれに当たろう．筆者は dysplasia や dysplastic nevus という概念を安易に診断不明を表す目的で使用すべきでないと考えている．これにはきちんとした組織学的基準が用意されているし，悪性腫瘍化の一段階にあることを念頭において使う傾向もあるからである．それでは，このような曖昧な診断名を付与した場合にどうすればよいか．前述のように主治医と，あるいは患者を含めて協議する必要もあると考える．最近では，そのような場合の取り扱いも議論され指針も作成されている．メラノサイト増殖病変に関しては「Melanocytic Pathology Assessment Tool and Hierarchy for Diagnosis（MPATH-Dx）schema」などがあり，役立つようになっている（**表IX-2**）．

第IX章　顕微鏡標本をみる前に知っておくべき基本

9 病理診断を行う者がとるべき態度

病理組織診断に際しては，「**疑わしきは罰せず**」の消極的姿勢と「**疑わしきは明らかになるまで検索する**」との積極的姿勢をとる必要がある．ただ，「**適時性のない病理診断は臨床上無意味となる**」という言葉があるように，わからないからといって放置しておくことはできない．この意味でも主治医に積極的に連絡をとり，臨床情報を確認したり，次にどのような検索が臨床的にそして病理組織学的に必要であり，その結果が出るまでにどのくらいの期間を要するのか，その期間を含めてどのように患者に対応するのかを話し合う必要があると考えている．話し合った結果は仮報告書として一旦主治医に報告しておくべきである．臨床は時間とともに経過していく．その時点での主治医への判断材料は，なるべく早く記録に残る形で提出すべきである．

病理医の仕事のなかにも緊急性を要するものがある．組織変化をみて，すぐに対応しないと患者の命にもかかわる事態となり得ると考えられる場合がある．これを**重大診断**（critical diagnosis）と呼んでいる．このような症例に接した場合は，そうとわかった時点で至急主治医に連絡すべきである．病理医にとって電話は医療器具の1つでもある．また，治療方針決定のために，生検手技の時点ですぐに病理診断を行う必要がある場合がある．これをポイントオブケア（point of care：POC）検査と呼んでいる．皮膚科医であれば，現場で行う真菌の存在を調べるKOH検査や疥癬の存在を調べるミネラルオイル法，水疱の検査に使うTzanck試験（Tzanck test）がこれに当たる．病院に勤務する病理医が直接関係するPOC検査として凍結切片検査がある．皮膚科症例でいえば，剝脱

性皮膚炎（exfoliative dermatitis）があり，この場合，中毒性表皮壊死症（toxic epidermal necrolysis：TEN）やStevens-Johnson syndrome（SJS）からブドウ球菌性熱傷様皮膚症候群（staphylococcal scalded skin syndrome：SSSS）を鑑別して薬剤中止とステロイドの投与を行うか抗生物質の投与を行うかをその場で決定し，治療に踏み切らなければならない．この目的で，水疱部分から皮膚片を採取しすぐに凍結し薄切する凍結切片法をその時点で行うことがある．術中迅速診断と同様の方法である．前者では表皮の全層にわたる完全壊死がみられる．したがって，この目的での検査は，実際には手術中での病変の確認や断端部の腫瘍の存在を調べる術中迅速診断よりも患者の生命を守るためにはより大切かもしれない．これに対応するのは，臨床医としての病理医の義務ともいえる．

病理医は，常に患者のことを考える優秀な臨床医であるべきである．顕微鏡で得られた所見に基づいて心の目で臨床病変を思い描くことができ，肉眼所見と組織所見を併せて正しい診断や数多くの病理情報を導くことができ，病気のすべての側面を主治医を通して患者に提供していかなければならない．これが病理医の持つ付加価値である．そのためには，微生物学，免疫学，血液学，生物学，臨床診断学，治療医学などを含め，臨床の現場にいて病気の異なる側面を統合できるような優れた臨床医学の修練を受ける必要があるし，それらの学習を生涯行って鍛錬しておかなければならない．その意味でも，主治医は病理医を，病理医は主治医を育てることが医療の向上に貢献していくものといえる．

第Ⅸ章　顕微鏡標本をみる前に知っておくべき基本

10 臨床病理相関の重要性と臨床医とのキャッチボール

　本章の冒頭で病理診断をつける場合はまず患者の年齢，性別，病変の存在部位のみを確認し，その他記載されている臨床所見については一旦忘れ，組織像のみから診断したり，臨床病理相関をつけるようにするとよいと述べた．そうすることによって，組織学的変化を十分に読み解いていくことができるようになるからである．臨床所見を組織所見から導き出した後に臨床像を再度読んで確認することを繰り返していると，病態の把握や予後の推測などがより深くできるようになる．これらの情報を主治医に与えられるのが病理医の付加価値の1つでもある．

　皮膚病理に関しては，病理医は得てして皮膚科医との対話を敬遠しがちである．その一方で，皮膚科医の診断を過度に信頼する傾向もある．そのため，診断は皮膚科医の挙げる疾患に一致するかどうかを教科書に記載された所見と照らし合わせ，その正否を記載するか，確証が得られない場合には臨床診断に矛盾しない像であると診断してしまうことも多いようである．

　病理組織診断をつける際に大切なのは，臨床病理相関をつけることである．互いが納得することで最終診断に至る．勿論，仮診断として経過を追うこともあるが，単なる診断名あるいは組織診断名だけでは役に立たないことが多い．主治医にとって役に立たない診断名やコメントほど始末に負えないものはない．両者が納得できて初めて活きた診断名，病理報告書となる．また，明確な診断名を付与できない場合ほどコメントの重要性が大きい．診断行為をこのような意義あるものとするために，臨床をよく理解しておくことが病理医に課せられた義務でもある．病理組織像を把握し理解するうえで，臨床所見，治療の既往，患者の容態を知る必要がある場合も多い．

　臨床と病理の間で齟齬が生じる理由の1つには，病理医は組織切片1枚ですべてがわかるという誤った考えを病理医だけでなく臨床医もともに持っていることが挙げられる．また，皮膚科医のなかには，診断は一見してわかるが隣にある皮疹は少し定型例と異なるので生検して調べてみようと提出しながら，その事実を病理医に知らせないでいることもある．そのため，病理医は組織学的にはこう思うのだが臨床診断や所見が違うようだと悩み時間がかかるのみで曖昧な診断名で返却することになってしまうことも起こり得る．このような症例では，その旨を十分記載するか，定型的なものと非定型的な病変の2つを生検すべきである．つまり，診断確認用と疑問ある皮疹の変化解明用は分けて採取する必要もあるのである．

　いずれにしても，皮膚科医と病理医の対話は重要で，カンファレンスなどを定期的に開催し，意思の疎通や診断の確認，今後の方針決定を両者で行っていくことが推奨される．繰り返すが，電話は病理医にとっては医療器具の1つである．疑問あるときは連絡をとりあうこと，それも繰り返し行うキャッチボールが大切であることを強調しておきたい．対話は診断を促進し，正確さを引き出す．邪魔にならない程度に最大限利用すべきである．

　William Boyd（Scottish-Canadian, pathologist; 1885 - 1979）の言葉に「病理学は純粋な科学ではない．病理学的変化は病気の一側面を表しているに過ぎず，その向こう側には臨床像が存在している．それぞれがそれぞれに光を投げかける．どちらか一方では完全とはならない」というのがあるが，その通りと心得るべきである．

11 病理診断の精度管理

第IX章　顕微鏡標本をみる前に知っておくべき基本

およそ診断には，①診断者個人の診断と，②専門医診断，③多数の診断者による診断（総意診断）があることは既に述べた．専門医診断とはその分野の専門医が下した診断であり，総意診断とは例えば100人の診断者が同一症例を検討し，一番多くの診断者が下した診断のことをいう．勿論専門医の診断が常に正しいとは限らないし，多くの同レベルの診断者が下した診断も常に正しいとは限らないが，個人診断はあくまでもこれらに近づけておくように常に努力しなければならない．

自分のつけた病理診断が正しかったかどうかは常に検証しなければならない．この検証操作には自分が行うものと他者が行うものがある．自分が行うものには，①臨床医とのカンファレンスなどで臨床・病理相関をとる方法，②コンサルテーションに出して専門医の意見を聞く方法，③参加者の診断集計を行うような症例検討会で提示し他の者の意見を聞く方法がある．①は臨床とのキャッチボールから得られるもので，②はコンサルテーションである．③は一種の生涯教育ともいえる．

欧米では，複数人の病理医がいる病理診断科が多い．このような体制下では，精度管理の一環として，部長による検閲が1980年代から導入されている．部長はある一定期間，実務としての病理診断から外れ，この業務に徹する．例えるなら捕り方と町奉行（裁判官）を同時に行うことによって入り込み得る情状酌量の判断を許さないためである．部長は他の病理医が下した診断症例を一定の割合でピックアップし，診断書とは別にチェックするのである．

診断の制度管理のなかで，一番重要と思われる「**癌の病理診断のダブルチェック**」を紹介し

ておきたい．よくダブルチェックというと「若い病理研修医のみた診断を再度チェックして1枚の診断書に2人の病理医のサインの入った形で報告する体制」と考える人がいる．これは専門医以外の人，つまり教育期間中の者を指導する体制で，これはカウンターサインの体制と言い換えることができる．ダブルチェックは専門医同士で行うものである．癌の診断がついた症例は全例が部長によって検鏡され，前病理医の診断でよいかをチェックする．**癌のダブルチェックの目的は，癌ではないのに癌と診断する偽陽性（false positive），言い方を換えれば過剰診断（overdiagnosis）を防ぐことであり，その後起こり得る過剰治療（overtreatment），つまり不必要な治療を避けることである**．癌の診断に疑いのある場合は第3の病理医の意見が求められるし，部長がコンサルテーションに出すこともある．逆に癌でないと診断した症例のなかに癌の症例があることがある．偽陰性（false negative），つまり，見落とし，過小診断（underdiagnosis）である．欧米では，過小診断による過小治療よりも過剰治療の方がより重大であると考える傾向がある．過小診断では，臨床によるチェック機構が働き得るからであるし，症状が続いたり再発したりして，いずれ明らかにされることが多いからである．

さまざまな理由によって，この見落としが起こり得る．しかし，そうだからといって，全症例を部長による再診断に回すことはできない．この場合，ある一定の割合でランダムに症例を選別し，これらの症例のみを再診断することにしている．このような体制によって，作業効率，診断効率，医療効率を上げていこうとしているのである．過剰診断や過小診断は病理医個

人別に記録され，互いに注意を喚起している．近い将来，この作業は人工知能（AI）によってなされる日が来るかもしれない．

　わが国でも，このような体制は採られるべきであり，例え病理医が1人の施設であってもデジタル化画像による遠隔病理診断ネットワークの体制を構築してそれに参加すれば，安心，安全な体制下で機能することが可能である．言い換えれば，テクノロジーの進歩によって，病理医同士や病理医と医療機関を結ぶ医療施設群病理検査科が作れる時代となっているのである．この体制下では，臨床医の参加も可能で，テレディスカッションによって前述したいろいろな機能を果たすこともできる．よりよい診断をより早く主治医にそして患者に提供することが求められている．

（真鍋俊明）

X

顕微鏡による
皮膚病理組織の診断

　病理組織診断への迫り方にはいろいろある．山の頂上を目指すにも，違った登山口から入り違った経路をたどっていく，いくつかの選択肢がある．なかにはヘリコプターで一気に頂上にという方法もあろう．ものを知るという行為，組織診断という行為も同様である．慣れてくると得てしてパッと見て診断が浮かび上がってくることがある．「暗黙知」である．ただ，この方法では誤りに陥ったり，逆に診断に到達できないことも多いし，病理組織像が訴えるいろいろな所見，情報を見過ごしてしまうことになりやすい．登り口や経路を間違えると山の頂にまで到着するのに時間がかかったり，美しい景色を見逃すことにもなる．山に登山道図，海に海図が必要なように病理診断にも道しるべ，診断経路図があると安全である．したがって，皮膚病理診断学を学び始めた諸氏には「形式知」，つまり所見をしっかりとりながら理詰めで迫る方法をマスターして欲しいと思う．その1つの方法が**パターン分類による診断へのアプロー チ**である．

　本章では，皮膚病理組織診断への迫り方としての方法論，皮膚病理におけるパターン分類について紹介し，その使い方についてまとめることにする．ただ，パターンの認識は人によって異なるし，パターン分類表に取り上げる疾患も検者の経験によって異なることも多い．やがては，読者自身のパターン分類を作っていくことをお勧めしたい．

第Ⅹ章　顕微鏡による皮膚病理組織の診断

1 皮膚病理組織診断への迫り方：総論

皮膚組織の観察の流れ

　まず，患者の年齢，性別，採取部位，臨床診断，臨床所見に目を通す．ただ，これからしばらくは，第Ⅸ章で述べたように臨床診断，臨床所見については考慮しないように努める．

　組織切片を肉眼的にまた弱拡大で走査する時に，まず①切片の方向性を含め薄切が適切になされ，アーチファクトの混在がないかをみる．次いで②採取部位がどこかを組織学的にみてとる努力をする．そして，③男性か女性の皮膚であるかを考え，④臨床情報としての年齢，性別，採取部位，採取組織片数などを検証する．

病変観察の仕方の原則

　標本を走査している時に考えていくことは，組織切片を肉眼的に観察する時と同じである．標本は適切に処理され，組織切片はアーチファクトなく作製されているかをも同時にみてとるようにするとよい．

　病変については，以下のことを考えながら行う．

①臓器はどこか．皮膚であれば，どこの部位の皮膚か

②正常か異常か

・異常とすれば

③どこに異常があるか（皮膚であれば，表皮か，真皮か皮下脂肪織かなど）

④その異常部位（病変・病巣）には，細胞成分が多いのか，間質が多いのか

⑤細胞成分が多いとすれば，細胞成分の種類は何か

⑥病変の境界は明瞭か，不明瞭か

⑦病巣内は均一に染まっているか，まだらか

⑧特定の構築像を示しているか

である．

組織診断学における病変の種類

　一般に，身体に起こってくる病変は，大きく分けて炎症（循環障害を含む），腫瘍，代謝障害，奇形の4つとされている．実際に組織像を分析して異常なところがあると分かれば，まず正常な構築が残存しているか，破壊されているかをみていくことになる（図Ⅹ-1）．正常な構築が残っている場合には過形成，代謝異常，軽度の炎症，上皮内腫瘍といった病変が存在し得る．正常の組織構築が破壊されるような病変には炎症，腫瘍，代謝障害，奇形が含まれる．しかし，後者の場合，代謝障害も組織奇形も腫瘍性の病変として臨床的に採取されることが多いし，組織学的にも腫瘍を形成していることが多い．したがって，組織学的に大雑把に病変の種類を認識するには2つないし3つのカテゴリーに分類しておく方がよい．つまり，炎症か腫瘍かであり，必要であればそれに炎症性疾患でありながら腫瘍の形成のある腫瘍類似病巣のカテゴリーを残しておけばよいのである．

　炎症か腫瘍かの鑑別には以下のような原則がある．

①組織の破壊が強く，結節状の病変を作るもの（組織破壊性結節性病変）は腫瘍性病変（新生物）であることが多い（図Ⅹ-2）．

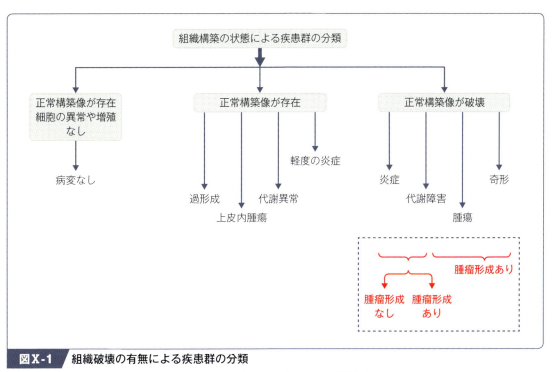

図X-1 組織破壊の有無による疾患群の分類

大雑把に分けていくと，腫瘍形成のあるなしで分類することができる（破線枠内）．

②組織の基本構築が保たれながら細胞浸潤等の変化がみられるもの（組織非破壊性病変）は炎症性変化であることが多い（図X-3）．

③腫瘍性病変では，境界明瞭，左右対称，腫瘍内部の変化がほぼ均一なものは良性のものが多く，境界不整・不明瞭，左右非対称で浸潤性増殖を示し，腫瘍内部の変化が不均一，不整なものは悪性のものが多い（図X-4）．

④炎症性病変では出現している細胞が多型性（polymorphous），つまりいろいろな種類の細胞からなること（多彩性があるともいう）が多い（図X-5a）．

⑤腫瘍性病変では単一性（monomorphous），つまり1種類の細胞からなることが多い（図X-5b）．

⑥腫瘍性病変では，出現細胞は単調（monotonous）でどれをみてもほとんど形態が同じなこともあれば（図X-5c），多形性（pleomorphic）に富むこと（図X-5d）もある．ただし，立体的に配列，存在しているので真の意味で単調となることは少なく，多少の大小不同や形態の違いがみられるのが普通である．この状態を不規則細胞性（poikilocytosis）と呼んでいる．

⑦腫瘍性病変で構成細胞がやや異なる形態を示すが，それが同一系統の細胞の成熟段階の違いによる形態の変化である場合は多型性，多形性とは解釈しない．形態像は異なっても単一性と捉える（図X-6）．

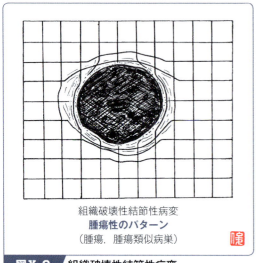

図X-2 組織破壊性結節性病変

これを腫瘍性パターンという．このパターンを示すものには腫瘍類似病巣も含まれる．

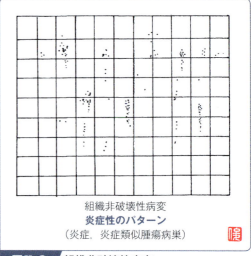

図X-3 組織非破壊性病変

これを炎症性パターンという．このなかには炎症類似の腫瘍病変も含まれる．

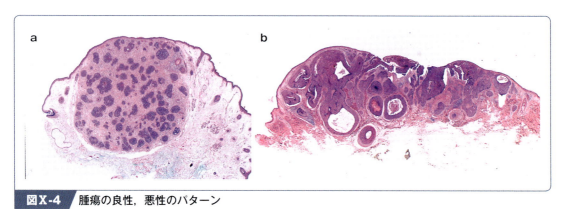

図X-4 腫瘍の良性，悪性のパターン

両者とも既存の組織を破壊し結節の形成を示すので腫瘍性病変とわかる．aでは，境界明瞭，左右対称であるので良性腫瘍，bは境界不明瞭，左右非対称，いわゆる浸潤性増殖を示すため悪性腫瘍と判断される．

今まで述べた診断のための検索の仕方が病理診断学の基本であり，王道である．つまり，まず総論的に病変を大きく腫瘍と炎症に振り分けていくのである．その後の診断へのアプローチはむしろ各論的になり，実際の診断方法については次項で述べることにする．

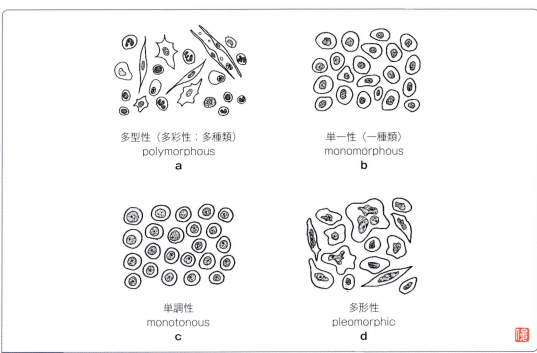

図X-5 病変の構成細胞の表現

多型性（a），単一性（b）のなかでどの細胞も同じような形態と大きさを示す場合を特に単調性（c）と表現する．構成細胞の大きさ，形態のばらつきが大きい場合を多形性（d）という．

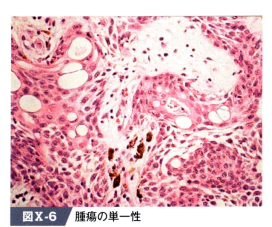

図X-6 腫瘍の単一性

腫瘍の単一性は，1つの種類の細胞を指す．したがって，成熟による形態や大きさの変化は単一性と捉えられ，多形性とはならない．図は汗孔腫の組織を示す．重層扁平上皮であり，管腔形成を示す細胞へと成熟するため，すべての細胞は同一種のものと捉えられる．

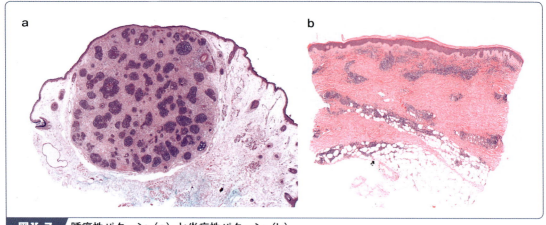

図X-7 腫瘍性パターン（a）と炎症性パターン（b）

組織破壊性結節性病変を示すaの病変の輪郭は腫瘍性パターン．組織非破壊性で血管周囲性の細胞浸潤を示すbの病変は炎症性パターンと捉えることができる．

パターンとはなにか

　パターンという言葉には，いろいろな意味があるが，病理組織学で使用されるパターンには，**模様**という意味で用いる場合と**型**，**様式**という意味で使う場合が多い．病変があれば，その病巣が形作る模様やその形態，あるいは病変の広がりの型や様式をパターンとして捉えるのである．前項で述べた**組織破壊性結節性病変**や**組織非破壊性病変**もパターンである．それぞれが腫瘍性病変，炎症性病変に多い形態なので，これらを**腫瘍性パターン**，**炎症性パターン**と呼んでもよい．**図X-7**をみると**図X-7a**が腫瘍性パターン，**図X-7b**が炎症性パターンとすぐに認識される．これが模様によるパターン分類の第一歩である．

　腫瘍性，炎症性パターンのどちらかであると認識されると，今度はその局在をみていく．つまり皮膚では，表皮にその主座があるか，真皮にあるか，皮下脂肪織にあるかである．そして，今度はその広がりの様式と病変の作る模様に着目して，それらに名前をつける．これらもパターンである．炎症性病変では，炎症反応の局在と炎症細胞の種類と広がり方を中心に（**表X-1**），腫瘍性病変では腫瘍の存在場所と細胞形態，腫瘍が作る模様から分けていく（**表X-2**）．炎症では炎症細胞の種類と広がりの様式，他の副次的所見に名前をつけパターンとして捉える方式を使う．一方，腫瘍では細胞像の他に腫瘍細胞が作る組織模様によって腫瘍細胞の由来が推定できるので，その構造に名前をつけパターン名とし，由来細胞によって分類する方式を採用する．

パターン分類の作成方法と使用方法

　まず前節で述べたようなパターンに名称を与え，その定義を明らかにしておく必要がある．そして，ありとあらゆる疾患をみてその模様や広がりの様式などがどのパターンに入るかをみる．そのために集めた疾患をそれぞれのパターンに分解するのである．1つの疾患でみられるパターンは1つとは限らない．複数個あれば複数のパターンを抽出する．そして，系統立てたパターン表を作り，そのなかに該当する疾患名を当てはめる操作を行う．出来上がったものがパターンによる疾患の分類リスト，**パターン分類表**である．分類表では，同じ疾患でもその模様の違いや広がりの様式の違いによって複数個所に分類されるし，腫瘍類似病変や炎症類似

表X-1　炎症性皮膚疾患のパターン分類の基本

病変の主座	反応パターン	出現炎症細胞
表皮	1. 真皮・表皮境界部　- 空胞状変化 　　　　　　　　　　- 苔癬様変化 2. 表皮 - 海綿状 　　　　　水疱性 / 棘融解性 　　　　　　　- 基底層直上，有棘層内 　　　　　　　　角質層下，顆粒細胞層内 　　　　　膿疱性　- 有棘層内，角質層下 　　　　　　　　角質層内 　　　　　乾癬状 必ず浅在ないし深在血管周囲性皮膚炎に伴う	好中球 好酸球 リンパ球 組織球 混合
真皮	1. 浅在性血管周囲性 　　浅在・深在血管周囲性 2. 結節性 3. びまん性 4. 血管炎 5. 線維化性 6. 毛包炎および毛包周囲炎 7. 汗腺炎	好中球 好酸球 / 肥満細胞 リンパ球 形質細胞 組織球 （巨細胞を含む） 混合 （白血球核破砕）
皮下脂肪織	隔壁性　+/− 血管炎 小葉性　+/− 血管炎	好中球，好酸球 肥満細胞，リンパ球 形質細胞，組織球 混合

病変が入り混じって分類されることになるため，腫瘍の分類のなかに炎症性疾患が含まれたり炎症の分類のなかに腫瘍性疾患が含まれる．このため紛らわしいものを含め考えるべき鑑別疾患すべてが網羅されることになる．

実際に症例を検索するに当たっては，そのパターンを認識することから始まる．どのパターンに相当するのかを検討するのである．この**パターン認識**の過程にパターンを分析するという**パターン分析**という操作とどのパターンに当たるかを考える**パターン識別**という操作がある．この一連の操作過程をパターン分類と総称する（図X-8）．パターン分類の最終段階がパターン分類表からの鑑別疾患の抽出である．ここまでくれば，後は微小な所見の差によって鑑別疾患を鑑別していけば，病理組織診断に到達することができる．これが**パターン分類による診断へのアプローチ**である．

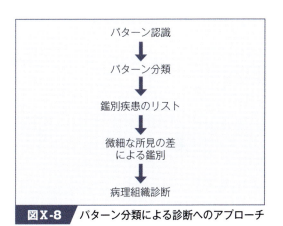

図X-8　パターン分類による診断へのアプローチ

勧められる診断作法

本書で勧める診断作法をもう一度まとめる．性別，年齢，採取部位を確認しながら，病変があればパターン認識と分析を行う．パターンは1つとは限らない．パターン分類表から鑑別疾患を抽出し，列挙する．この時点で性別，年

表X-2 腫瘍性皮膚疾患のパターン分類の基本

腫瘍の主座	増殖パターン			腫瘍細胞の由来	良性・悪性
表皮	1．平坦	胞巣型 　表皮内上皮細胞腫状 　散布状（Paget様） びまん型		角化細胞 毛包角化細胞 脂腺細胞 アポクリン・エクリン管細胞（両者の鑑別不可） アポクリン腺細胞 エクリン腺細胞 Langerhans細胞 リンパ球 Merkel細胞	良性
	2．外方性	疣贅型	乳頭状 乳頭腫状 表皮剥離性角化症状		
		非疣贅型	平坦ポリープ状 皮角状		（中間悪性）
	3．内方性	結節・小葉型 索状・束状融合型 腺様型			
	4．外方性・内方性	乳頭型 表面平坦型			悪性
真皮／皮下脂肪織	1．類器官様（organoid） 非嚢胞状 嚢胞状	 導管・腺管型 充実（結節・小葉）型		角化細胞 毛包角化細胞 脂腺細胞 アポクリン・エクリン管細胞 アポクリン・エクリン腺細胞 メラノサイト Merkel細胞	良性
	2．間質組織様（histoid） 充実（富細胞性）性 線維性 脂肪性 粘液性 血管性	小円形細胞型 紡錘形細胞型 多角形（組織球様）細胞型 多形細胞型 血管腫様 血管周皮腫様	単調性 多型性	線維芽細胞 平滑筋細胞 横紋筋細胞 神経線維細胞 組織球 Langerhans細胞 リンパ球 Merkel細胞 内皮細胞 その他	（中間悪性） 悪性

齢，採取部位などから除外されるものも出てくる．特異性を有する所見からの鑑別，特異的ではないがある疾患によくみられる所見あるいはその疾患には認められることのない所見などから鑑別を繰り返し，組織診断を絞る．その際，HE染色標本ではみえないものの検出が必要であると考えられた場合は，特殊染色，免疫染色（免疫組織化学），電子顕微鏡的検索を行う．次いで確認のために，得られた組織診断名から鑑別を要する疾患のリストもあるのでもう一度鑑別を行い，再確認したうえで，臨床病理相関によって最終的な確認と最終病理診断に至る（章末の図X-31を参照）．

第X章　顕微鏡による皮膚病理組織の診断

2 炎症性皮膚疾患の パターン分類の構成

炎症反応の起こりと組織の変化

　炎症とは，炎症を起こす起炎因子が身体に入り込み傷害を加えた際に，それに反応し起炎因子や傷害を受けた細胞や組織を排除し，その組織を元に近い状態に修復する一連の過程をいう．起炎因子には外因性のものもあれば内因性，つまり身体内で産生されたものもある．いずれの起炎因子にも，生物学的因子，化学的因子，物理学的因子がある．起炎因子の侵入経路は，皮膚では ①表皮，毛包，汗管・汗腺系，②血管，③リンパ管である（**表X-3**）．外来性のものであれば，多くは①の経路を，時に②，③の経路をとるし，内因性のものであればほとんどが②の血行性の経路をとる．反応因子は免疫系であり，傷害を受けた組織内にある間葉系細胞である．免疫系には，外分泌免疫系と内分泌免疫系があり，身体内で起こる炎症では外分泌免疫系はほとんど関与せず，内分泌免疫系が主役をなす．内分泌免疫系では，自然免疫系と適応（獲得）免疫系が起炎因子の種類や量，存在期間等に応じて発動してくる．また，皮膚には特殊な免疫装置も存在している．皮膚関連リンパ装置（skin-associated lymphoid tissue：SALT）である．皮膚にも粘膜関連リンパ装置（mucosa-associated lymphoid tissue：MALT）に相当するものがあると考えられるが，これは外分泌系に属するもので，特殊な疾患でしか作動しないようである．

　詳細は成書を参考にして欲しいが，ここでは単純に自然免疫系は好中球，マクロファージを主体とする反応で，適応免疫系はTリンパ球，Bリンパ球・形質細胞を中心とする反応でそれぞれ細胞性免疫，液性免疫とも呼ばれているも

表X-3	炎症性皮膚疾患における組織反応の場

起炎因子の侵入門戸
　　1．表皮（epidermis）
　　2．血管（blood vessels）
　　3．リンパ管（lymphatics）

反応因子の侵入門戸
　　1．血管

のに関係すると理解しておいて頂きたい．自然免疫系の細胞が炎症の現場にやってくるのは血管を介してである．また，皮膚の炎症は適応免疫系を介して起こるものが多いし，炎症が遷延化してくると，適応免疫系のリクルートの場所は三次リンパ装置，つまり炎症の現場周辺の血管周囲となり，そこがいわば前哨基地となる．したがって，反応因子の侵入門戸は血管ないし血管周囲に作られたリンパ装置ということができる．

　このような変化が起こっている最中に，細胞の壊死や組織の変性，血管の拡張，炎症の道づくりとしての浮腫等が起こったり，一次的あるいは二次的な組織変化が加わってくることになる．炎症が慢性期に入ると，組織の増殖が起こる．血管の増生，線維芽細胞の増殖，膠原線維の増加がみられるようになる．

炎症性皮膚疾患における組織反応の パターン化

　前項で述べた一連の炎症反応を炎症反応の起こっている場所やその広がり方によって分類することができると考えられる．そのうえで，反応してきている炎症細胞の種類，組織の傷害様式によってさらに細分類するのである．筆者自

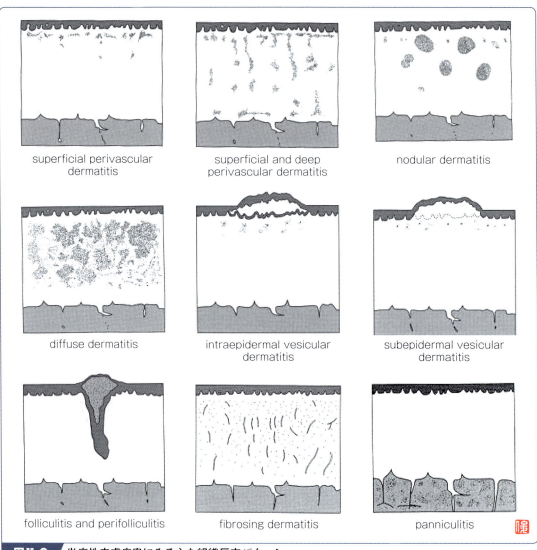

図 X-9 炎症性皮膚疾患にみる主な組織反応パターン

らもこれらのパターン分類の仕方を考案したが，Ackerman 氏による 9 つのパターンの方が優れており，氏の薦めと協力もあって前著では Ackerman 氏のパターンをほぼ採用した．現在もこの改良型，変形が多くの他著者らによる成書でも推奨されている．本項では，オリジナルのパターン分類の骨格をまず紹介する．この分類パターンそのものが病因や組織反応，免疫反応の様式や時期を反映するものであるが，これについては別書を参照して欲しい．

まず炎症性皮膚疾患のパターン化では，皮膚で炎症反応が主に起こっている場所（主座）を認識し，大きく表皮の反応，真皮の反応，皮下脂肪織での炎症反応に分けて捉えていく方法をとる（**表 X-1**，**図 X-9**）．前述のように，皮膚に炎症性反応が発生してくると，表皮に変化が強かろうと弱かろうと，また存在しない場合でも，第一の反応の場は真皮内の血管ないし血管周囲である．したがって，炎症性皮膚疾患のほとんどでは，大なり小なり血管周囲性の炎症細胞浸潤がみられることになる．この変化を組織学的に，**血管周囲性皮膚炎パターン**

（perivascular dermatitis pattern）と呼ぶことができる．起炎因子の種類，反応因子の種類と大きさ，持続性によって，反応の広がりや程度が決められるので，表層に止まるものを浅層血管周囲性皮膚炎パターン（superficial perivascular dermatitis pattern），表層と深層とに広がるものを浅層・深層血管周囲性皮膚炎パターン（superficial and deep perivascular dermatitis pattern），炎症細胞浸潤が強く結節状になったものを結節状皮膚炎パターン（nodular dermatitis pattern），さらに浸潤が強くなり結節状であったものがびまん性に広がったものをびまん性皮膚炎パターン（diffuse dermatitis pattern）と呼ぶようにする．血管壁そのものが炎症の場である場合が血管炎パターン（vasculitis pattern）である．これらが皮膚炎の基本パターンであると考えてよい．表皮に変化がみられる場合にも，この真皮血管周囲性の炎症反応は存在していて，通常は浅層あるいは浅層・深層血管周囲性の細胞浸潤を認める．厳密にいえば，表皮の変化が強いものは表皮炎（epidermatitis），真皮内の炎症変化が強いものは真皮炎（dermatitis）であるが，表皮に変化が強いものには必ず真皮にも変化がみられるので，両者を合わせて皮膚炎（dermatitis）と統一して呼ぶことにする．表皮内の変化には，実際には純粋に表皮内上皮層の変化として認識されるものと，表皮上部には変化がほとんどなく基底細胞層が乱れたり細胞浸潤や空胞化し変化そのものが表皮直下にあるようにみえるものがある．表皮内変化の明瞭なものには，海綿化の明瞭なものや既に水疱状にみえるもの，膿疱状にみえるもの，表皮が肥厚し表皮突起が極めて延長してみえるものがある．水疱状，膿疱状のものでは表皮層での位置によって病気が異なるのでその局在により細分類するとよい．水疱状の変化にも，形態学的に風船状，棘融解状，海綿状などの変化がある．

真皮内には，間質に包み込まれるような形で毛包やエクリン汗管・腺系，脂腺とアポクリン管・腺系がある．これらは表皮の変化とは独立して炎症反応を起こすようにみえるため，それぞれ毛包炎・毛包周囲炎パターン（folliculitis/ perifolliculitis pattern），汗腺炎パターン（hidradenitis pattern）として捉える．真皮内には，間質組織が存在し，血管やリンパ管を内包している．前記のように炎症の初期病変で血管周囲を中心とする炎症細胞の出現が明瞭である場合はその広がりで皮膚炎を分類してきた．しかし，炎症の後期で線維化が強い場合，どの炎症のなれの果てなのかわからないことも多いため，これも独立した組織疾患名として捉えれば，皮膚炎の組織変化のパターンをすべての疾患で分類することができる．このように線維化性の変化を示すものを線維性皮膚炎（fibrosing dermatitis）と呼ぶことにする．線維化の状態にはいろいろな段階があるため，線維芽細胞や組織球，血管成分が多く残っているもの，膠原線維の多いもの，硝子化したもの，真皮の厚さが厚いものや菲薄化したものなどがある．

皮下脂肪織では，脂肪葉と隔壁で機能と構造が異なっている．このため皮下脂肪織の炎症を皮下脂肪織炎（panniculitis）と呼んで，隔壁を中心に広がるもの（septal type）と脂肪葉を中心に存在する炎症（lobular type）に分けることにしている．

このようにして，まず部位別の炎症パターンを作ることができる．これが炎症性変化の存在部位と構造異常に基づく炎症性皮膚疾患の診断へのアプローチの仕方で，パターン分析の第一歩である．これらをさらに出現炎症細胞の種類によって亜分類すればより病変をふるい分けることができるようになる．

第X章 顕微鏡による皮膚病理組織の診断

3 炎症性皮膚疾患におけるパターン分類による診断へのアプローチ

　パターン分類による組織診断へのアプローチの仕方，アルゴリズムの骨子を図X-10に示す．まず組織切片をみて，組織破壊性結節性病変つまり腫瘍性パターンがなく，真皮にその多少にかかわらず炎症細胞浸潤を認めれば炎症性パターンつまり皮膚炎であると考える．次に，表皮の変化に着目する．表皮層内に変化があるか，表皮真皮境界部に変化があるかをみる．表皮層内の変化であれば，それが乾癬様の増殖変化，水疱状変化，膿疱状変化のいずれかの変化があるかをみてとる．水疱状である場合は，それがいわゆる風船状変化なのか，棘融解状あるいは海綿状変化であるかをみるとともに，その変化の主座が，上基底層部，有棘層部，顆粒層部，角質層直下にあるかをみる．囊胞状変化では，炎症細胞の集簇巣が有棘層内か角質層下

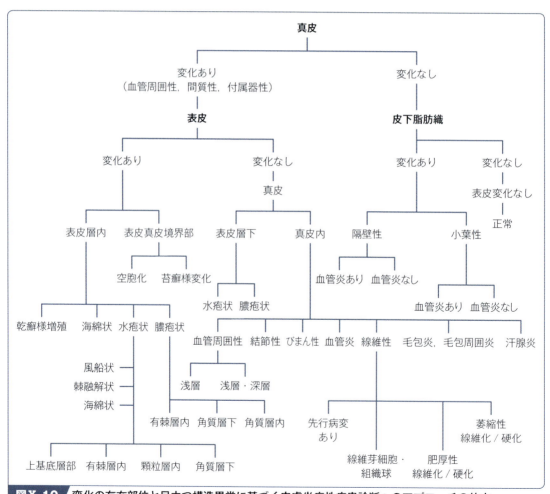

図X-10　変化の存在部位と目立つ構造異常に基づく皮膚炎症性疾患診断へのアプローチの仕方

か，あるいは角質層内かを把握する．表皮層内の大半に変化がなく，表皮真皮境界部に異常があると思われた場合には，そこに細胞浸潤があるか，つまり苔癬状のリンパ球浸潤があるかをみる．好中球や好酸球の浸潤があれば，それは膿疱状変化として真皮炎の範疇のパターンに入れ込む．細胞浸潤よりも空胞化が目立つ場合は空胞化を伴う皮膚炎として捉える．

表皮に変化がない場合は，純粋な真皮炎である．まず表皮層直下に変化がないかに注意を払う．水疱状変化や膿疱状変化がないかをみるのである．表皮変化がなく，真皮内に結節性，びまん性の細胞浸潤がある場合は結節性皮膚炎，びまん性皮膚炎とする．線維性変化の強いものではこれを線維性皮膚炎の範疇に入れる．その他，部位により，血管炎，毛包炎，毛包周囲炎，汗腺炎のパターンと認識する．

真皮にほとんど変化がなく皮下脂肪織に変化があれば脂肪織炎とする．この場合，皮下脂肪織の隔壁に変化が強いのか，小葉の変化が強いのかをみてとる．その際，血管炎の所見や血管に変化があったために生じるような皮下脂肪織の変化があるかに注意するとよい．

病変の主座，反応のパターンから識別が終わると，今度は出現している細胞に注意を払う．そして，パターン名の後にどの細胞主体の変化であるかをつけてパターン分類を終了する．

真皮に変化なく，皮下脂肪織にも変化なく，また表皮に変化がなければ，正常の皮膚組織と考えざるを得ないが，この場合はもう一度，ご

く軽微な表皮の変化の内浅在性皮膚炎の可能性を考えて，好酸球や肥満細胞，好中球，組織球，あるいはヘモジデリン沈着やメラニンの逸脱が少しでもないかに注意を払い再確認する．

また，実際のパターン分けはこれほど単純なものではなく，いろいろなパターンが合併することも多いので，1つのパターンのみに押し込める必要はないことは鉄則としておくべきである．その意味で，パターン分類は単一のものだけではなく，複合的なカテゴリーも準備されなければならない．

実際の炎症性皮膚疾患のパターン分類表，脱毛疾患の診断のアルゴリズムを次項でまとめて示す．そのものを認識し正しく同定しないと診断に至らない所見がある．HE染色標本で同定できる感染性病原微生物や組織標本でわかる外因性および内因性異物がこれに当たる．これらについては，HE染色標本では実際にはその病原微生物は確認できないが病原微生物が示唆される，あるいはその存在を他の方法で確認ないし除外する必要のある所見と併せて第X章付録①AとBとに提示しておく．鑑別疾患相互の鑑別点に関しては以降の続巻に譲ることにする．

次節には炎症性皮膚疾患におけるパターン分類表を提示している．しかし，腫瘍性皮膚疾患におけるパターン分類の構成について早く知りたいと思う読者は「7　腫瘍性皮膚疾患におけるパターン分類表」に進むとよい．

第Ⅹ章　顕微鏡による皮膚病理組織の診断

4 炎症性皮膚疾患におけるパターン分類表

本節では，まず一般的なパターン分類を提示する．これを参考にして，読者の経験から頻繁に遭遇する疾患のみをまとめたリストを作成したり，新たに確立された炎症性皮膚疾患名を追加されるとよい．脱毛性疾患については，別に少し詳しいアルゴリズムを提示する．

1．Superficial perivascular dermatitis without epidermal changes

浅層血管叢（superficial vascular plexus）の血管周囲に限局して炎症性細胞の浸潤を認めるものを superficial perivascular dermatitis と総称する．このうち表皮の変化を伴わない，あるいはごく軽度の表皮の変化を伴うものをsuperficial perivascular dermatitis without epidermal change と呼ぶ．変化は一般に軽微なことが多く，浸潤細胞はリンパ球を基調とする．したがって，この組織パターンを示す疾患はいずれも非常に類似しており，非特異的であるため，多くは chronic non-specific dermatitis とのみ診断されていたものである．この組織パターンをみた場合，中・強拡大にて浸潤細胞をより詳しく検索していくとともに，

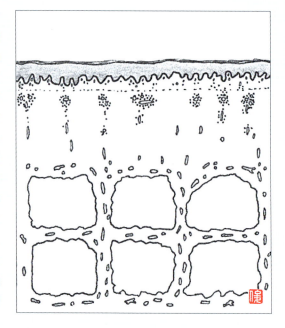

浸潤細胞が血管周囲にのみ限局しているのか，さらに間質にまで広がっているのかをみてやるとよい．前者を"perivascular mostly"，後者を"perivascular and interstitial"と呼ぶこともできる．このような浸潤細胞の分布とその種類によって分けた疾患リストを左に記してある．これらの疾患を念頭に置いたうえで，それぞれの疾患に比較的よくみられる，あるいは特徴的な所見を探し組織学的な鑑別を試みる．そして，最後に臨床像や臨床診断を参考にして最終診断をつける過程を辿る．臨床病理相関がよくつけば疾患名を最終診断とするが，そうでない場合は「superficial perivascular dermatitis compatible（またはconsistent）with "……"」と診断しておけばよい．臨床所見や情報が少なく，組織像のみから疾患名を特定できない場合は「superficial perivascular dermatitis without epidermal change」を組織診断名としておく．出現細胞の分布とその種類を付記し，いかなる疾患が考え得るかをコメントしておき臨床的に調べてもらえばよい．「chronic dermatitis」の診断名だけでは何の役にも立たないことが多い．

A. Perivascular Mostly

(1) Lymphocytic Infiltrate

Some viral exanthema
Some drug eruptions
Vitiligo
Tinea versicolor (except for hyphae and spores in the cornified layer)
Erythrasma
Pitted keratolysis
Superficial gyrate erythemas (peripheries of lesions)
Pernio
Persistent pigmented purpuric dermatitis (Schamberg's disease)
Urticaria, late lesion

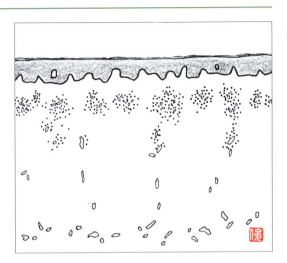

B. Perivascular and Interstitial

(1) Lymphocytic Infiltrate

Persistent pigmented purpuric dermatitis (Schamberg's disease)
Pruritic urticarial papules and plaques of pregnancy (PUPPP)

(2) Mixed-Cell Infiltrate, Neutrophils Prominent

Dermatitis herpetiformis, urticarial lesions
Linear IgA bullous dermatosis (including chronic bullous disease of childhood), urticarial lesions
Systemic lupus erythematosus/acute discoid lupus erythematosus
Leukocytoclastic vasculitis, early lesions
Erythema marginatum
Erysipelas
Erythropoietic portoporphyria

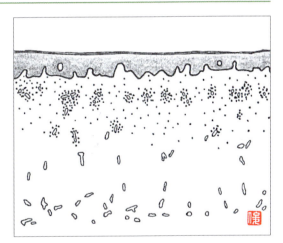

(3) Mixed-Cell Infiltrate, Eosinophils Prominent

Bullous pemphigoid, urticarial lesions

Herpes gestationis, urticarial lesions

Pemphigus vulgaris, urticarial lesions

Arthropod assaults, superficial response

Pruritic urticarial papules and plaques of pregnancy (PUPPP)

(4) Mixed-Cell Infiltrate, Neutrophils and Eosinophils Prominent

Urticarias

"Chronic" urticaria and physical urticarias

Urticarial allergic eruption, superficial type

Urticarial eruption of serum sickness

Juvenile rheumatoid arthritis (Still's disease)

Familial Mediterranean fever

(5) Melanophages Prominent

Macular amyloidosis (not truly an inflammatory disease)

Post-inflammatory pigmentary alteration

Drug-induced pigmentary changes (e. g., minocycline, amiodarone)

(6) Mast Cells Predominate

Urticaria pigmentosa, macular and papular lesions (possibly neoplastic disease)

(7) Siderophages Prominent

Lichenoid purpura of Gougerot and Blum (lichen aureus)

Stasis changes, including stasis dermatitis

(8) Melanophages and Siderophages Prominent

Drug-induced pigmentary changes (e.g., minocycline)

2. Superficial perivascular dermatitis with epidermal changes: Interface dermatitis; Vacuolar type and lichenoid type

　superficial perivascular dermatitis のパターンを示し，表皮に変化を伴うもののうち，表皮真皮境界部に空胞形成（液状変性）や強い細胞浸潤を示すものを interface dermatitis と総称する．細胞浸潤が少なく空胞形成の目立つものを vacuolar type，空胞変性のみならず細胞浸潤の強いものを lichenoid type と称する．この皮膚炎パターンは，浸潤してきている炎症細胞の種類によって，さらに好中球性，好酸球性とリンパ球性あるいはリンパ・組織球性に呼び分けることができる．本項では，組織変化に基づき浸潤細胞の種類によって interface dermatitis を分類したものを，疾患リストとしてまとめている．このなかで，多かれ少なかれリンパ球浸潤を主体とするものをリンパ球性境界部皮膚炎（lymphocytic interface dermatitis）あるいは単に interface dermatitis とか lichenoid dermatitis と呼び，本分類上での vacuolar type の lymphocyte predominate と lichenoid type の

lymphocytes prominent の 2 つを含めるようにしている研究者がいる．両タイプともほぼ同じ機序で起こるもので，基底膜上部や基底膜下部に空胞化と呼ばれる小水疱化現象の存在，少数のリンパ球浸潤とアポトーシスに陥った角化細胞（dyskeratotic cell）が表皮内に存在したり，真皮内に脱落した硝子様球状物（colloid body，Civatte body）などがみられる場合は，基底層部角化細胞がリンパ球によって傷害される反応，言い換えると細胞毒性ないしは細胞傷害性反応（cytotoxicity）により起こっており，病理発生の類似性が示唆されるという．そのなかで，急激に起こるものの組織傷害変化はあり持続しないもの（acute cytotoxicity）やじわじわと慢性的に経過する反応様式（chronic cytotoxicity）に分けられ，その組織学的特徴が vacuolar change と lichenoid change であるという．長く続いたものでは，破壊された基底細胞から脱落したメラニン顆粒が，真皮の浅層にそのままの形で存在したり，マクロファージに取り込まれメラノファージ（melanophage）と呼ばれる形で存在する場合がある．別名，melanin incontinence（メラニンの逸脱）である．メラニンの逸脱があれば逆に基底細胞の傷害を考えさせるが，メラニンの産生の強い病態（例えば lentigo，nevus，melanoma の存在や melanocyte の混在を示す腫瘍や過形成状態）でもみられるので注意を要する．"lichenoid" とは表皮に平行に走り，表皮真皮境界部を不明瞭にするほどに近接したり，表皮内への浸潤を伴う真皮内の帯状の細胞浸潤を指す．

　リンパ球浸潤を主体とするものを主として扱い，好中球や好酸球の浸潤を示すものは，主に「16．subepidermal vesicular and pustular dermatitis」のパターンで捉えることが多い．パターン分類としては表皮真皮境界部にどのような細胞が出現しているかで識別していく方法をとる方が使用する者にとってはわかりやすいが複雑となるので本書では分けて記載してある．

A. Vacuolar Type

(1) Lymphocytes Predominate

Erythema multiforme, papular lesions
Graft-versus-host reaction, early lesions
Phototoxic dermatitis
Dermatomyositis
Systemic lupus erythematosus
Discoid lupus erythematosus (DLE), early lesions, including the subacute cutaneous form
Mixed connective tissue disease (MCTD)
Poikiloderma atrophicans vasculare variant of mycosis fungoides (neoplastic disease)
Poikiloderma following nitrogen mustard therapy for mycosis fungoides
Some drug eruptions

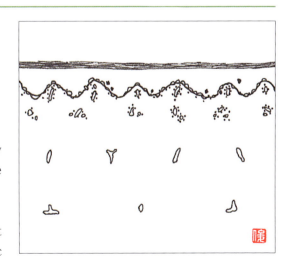

Some viral eruptions
Erythema dyschromicum perstans (Ashy dermatosis)
Lichen sclerosus et atrophicus
Chronic radiation dermatitis
Poikiloderma congenitale (Rothmund-Thompson syndrome)
Bullous pemphigoid, urticarial lesions
Toxoplasma-induced dermatomyositis-like eruption
Interface dermatitis of HIV infection
Autoimmune progesterone dermatitis
Dyskeratosis congenita
Vitiligo

(2) Neutrophils Prominent (see Subepidermal Pustular Dermatitis)

Bullous pemphigoid, early and recurrent lesion
Dermatitis herpetiformis, early lesion
Linear IgA dermatosis
Systemic lupus erythematosus

(3) Eosinophils and Neutrophils Prominent (see Subepidermal Pustular Dermatitis)

Bullous pemphigoid, early and recurrent lesion
Dermatitis herpetiformis, early lesion
Arthropod reaction, early lesion
With ballooning and individual necrotic keratinocytes
Fixed drug eruption, superficial

B. Lichenoid Type

(1) Lymphocytes Prominent

Lichen planus
Lichen planus-like keratosis (neoplastic disease)
Lichen planus-like drug eruption (including fixed drug eruption)
Lichen striatus
Lichenoid connective tissue disease syndrome (SCLE, anti-Ro-associated SLE, and MCTD)
Graft-versus-host reaction, lichenoid type
Lichenoid purpura (Gougerot-Blum)
Mucha-Habermann disease [pityriasis lichenoides et varioliformis acuta; PLEVA and pityriasis lichenoides chronica (PLC)]
Disseminated superficial actinic porokeratosis
Mycosis fungoides, plaque lesions (neoplastic disease)

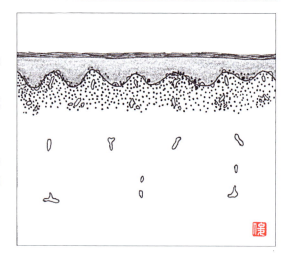

Keratosis lichenoides chronica

(2) Histiocytes Prominent (see Nodular Dermatitis)

Lichen nitidus

Sarcoidosis

(3) Langerhans' Cells Prominent

Langerhans cell histiocytosis

3. Superficial perivascular dermatitis with epidermal changes: Spongiotic dermatitis

表皮に海綿化（spongiosis）—つまり特に有棘細胞層での細胞間浮腫，言い換えれば細胞間隙が離開した状態—の組織所見を示す皮膚炎症性疾患を spongiotic dermatitis と呼ぶ．いわゆる湿疹反応の原型である．初期には拡張した真皮浅層の血管周囲のリンパ球を中心とした細胞浸潤と真皮乳頭層の浮腫がみられ，やがて表皮内に海綿化が現れる．海綿化した空隙内にはリンパ球，時に好酸球がみられる．散在する海綿化の領域は次第に癒合し広範となる．細胞内浮腫を伴うこともある．海綿化が強くなると表皮内あるいは表皮下に小空胞を形成する．表皮内浮腫液は錯角化細胞と相まって痂皮（scale-crust）となることもある．やがて表皮の増殖が始まり，海綿化は減退していく．このため，表皮は有棘細胞層を中心として肥厚（acanthosis）し，次いで表皮突起を延長させ，いわゆる psoriasiform hyperplasia の像となる．

組織学的に superficial perivascular dermatitis としての spongiotic dermatitis の組織パターンをみた場合，表皮の肥厚，稠密な細胞浸潤があるか否かによって ① spongiosis only，② psoriasiform，③ lichenoid，④ psoriasiform lichenoid に亜分類していくとよい．前2者の多くは単なる時間経過の差に過ぎない．後2者の群に含まれる疾患は限られている．spongiosis のみを示す疾患群を組織学的に鑑別していくことは困難な場合が多い．特に変化が軽微な場合は非特異的慢性皮膚炎とのみ診断されることも多い．些細だが手掛かりとなる所見を見つけ出して鑑別していくか，臨床所見から鑑別せざるを得ない．組織学的手掛かりとしては出現細胞の種類があり，まずこれで分けて考えていくとよい．

A. Spongiotic Only

(1) Lymphocytes Prominent

Allergic contact dermatitis, early lesions
Photoallergic contact dermatitis, early lesions
Nummular dermatitis, early lesions
Id reaction, early lesions
Dyshidrotic dermatitis (pompholyx), early lesions
Dermatophytosis
Atopic dermatitis
Pityriasis rosea
Gyrate erythema, superficial type
Guttate parapsoriasis and digitate dermatosis
Papular acrodermatitis of childhood (Gianotti-Crosti disease)
Papulovesicular acrolocated syndrome (Gianotti-Crosti syndrome)
Pityriasis alba
Seborrheic dermatitis, early lesions
Rubeola
Lichen striatus
Miliaria rubra
Irritant contact dermatitis
Stasis dermatitis
Pruritic urticarial papules and plaques of pregnancy (PUPPP)
Toxic shock syndrome
Eczema craquele
Ichthyosis linearis circumflexa
Spongiotic drug eruption
Autoimmune progesterone dermatitis
Estrogen dermatitis
Mycosis fungoides (neoplastic disease)

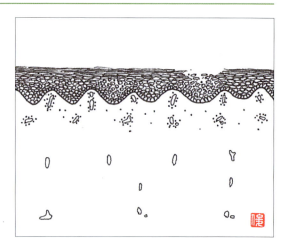

(2) Neutrophils Prominent

Pustular psoriasis
Prurigo pigmentosa
IgA pemphigus
Dermatophytosis
Candidiasis
Beetle (*Paederus*) dermatitis

(3) Eosinophils Prominent

Superficial response to arthropod assaults

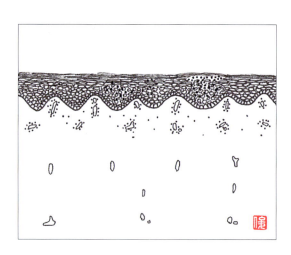

Allergic contact dermatitis/nummular dermatitis/dyshidrotic dermatitis/id reaction, early lesion

Bullous pemphigoid, urticarial lesions

Herpes gestationis, urticarial lesions

Incontinentia pigmenti

Pemphigus vulgaris, urticarial lesions

Pemphigus foliaceus

Hypereosinophilic syndrome

Polycythemia rubra vera

Erythema toxicum neonatorum

Eosinophilic pustular folliculitis (Ofuji disease)

Vulvar lichen sclerosus

Toxic erythema of the newborn

Arthropod reaction, superficial

B. Psoriasiform

(1) Lymphocytes Prominent

Allergic contact dermatitis, fully developed lesions

Nummular dermatitis, fully developed lesions

Dyshidrotic dermatitis, fully developed lesions

Id reaction, fully developed lesions

Seborrheic dermatitis, including the form in immunosuppressed patients, fully developed lesions

Photoallergic dermatitis, chronic

Lichen striatus

Nonbullous congenital ichthyosiform erythroderma

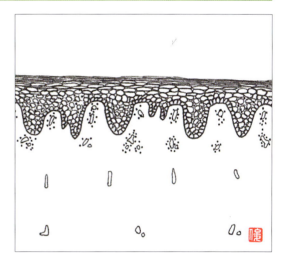

C. Lichenoid

(1) Lymphocytes Prominent

Mycosis fungoides, plaque lesions (neoplastic disease)

Bullous pemphigoid, urticarial lesions

Herpes gestationis, urticarial lesions

Lichen striatus

D. Psoriasiform Lichenoid

(1) **Lymphocytes Prominent**

　　Bullous pemphigoid, urticarial lesions

　　Herpes gestationis, urticarial lesions

　　Lichen striatus

　　Mycosis fungoides, plaque lesions
　　　　（neoplastic disease）

(2) **Eosinophils Prominent**

　　Bullous pemphigoid

　　Herpes gestationis, urticarial

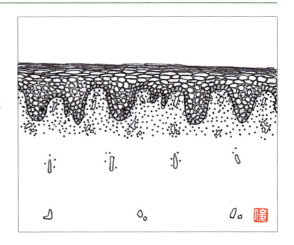

4．Superficial perivascular dermatitis with epidermal changes: Psoriasiform dermatitis

　　superficial perivascular dermatitis のパターンを示すもののなかには，表皮の肥厚や表皮突起の延長が著しく，しかもその長さがほぼ均等で，表皮真皮境界部の空胞化（vacuolar change）［液状変性（liquefaction）］や表皮の海綿化（spongiosis）などの強い変化を伴わないものがある．これを psoriasiform dermatitis と称する．表皮突起の延長は短いものから長いものまでみられるが，いずれもほぼ等長であるのが特徴である．しかし，この変化も実際にはかなり多彩であり，やや不規則なものや互いに癒合するものもある．psoriasiform の変化をみた場合，次に表皮内の浸潤細胞の有無，その種類を調べる．一般にごく軽度のリンパ球浸潤を伴うものが多い．これに好中球の浸潤が加わるものがみられるが，そのような場合は psoriasis や allergic contact dermatitis の陳旧化したもので搔破などによる二次感染を伴うもの，nummular dermatitis, seborrheic dermatitis, dyshidrotic dermatitis, 真菌感染症が考えられる．多くの場合，種々の程度の spongiosis を伴う．seborrheic dermatitis では，毛孔周囲性に炎症細胞の浸潤や錯角化がみられることが多い．spongiosis がなく，過角化や hypergranulosis が目立つ場合は lichen simplex chronicus を考えさせる．Interface から基底層へのリンパ球浸潤と表皮直下に広がる帯状の浸潤病変は psoriasiform lichenoid dermatitis と称せられることがある．lichen striatu や mycosis fungoides, inflammatory linear verrucous epidermal nevus が鑑別に挙がる．このパターンが窺えるものでは，帯状の真皮内細胞浸潤がなくとも，表皮内のリンパ球浸潤が強かったり，表皮内侵入リンパ球の集簇巣（Pautrier's microabscess）をみることがあり，この場合は mycosis fungoides（腫瘍性疾患）を考える．patch stage の mycosis fungoides の診断は難しいが，そのほか大型異型細胞や脳回状の核を持つ細胞がみられるとその可能性を考える．このような細胞が明瞭でなくとも，表皮内リンパ球が多い，角質層など表皮上層にリンパ球が存在している，haloed lymphocytes, basilar linear lymphocytic infiltration (epidermotropism), reticular fibroplasia (wiry collagen）などの所見がみられると mycosis fungoides が示唆される．しかし，どれ 1 つとして診断的となる所見はない．以前は，mycosis fungoides の場合には spongiosis を伴うことはないとされていたが，3.A.(1) にも含まれているように spongiosis の所見をみることもあり，mycosis fungoides の除外所見とはならない．最終的には，臨床病理学的にその可能性を確かめることが大事である．

リンパ球の他に組織球や特に形質細胞が目立つ，あるいは血管の増生や内皮細胞の腫大がある場合は syphilis が考えられる．

A. Psoriasiform Only

(1) Lymphocytes Prominent

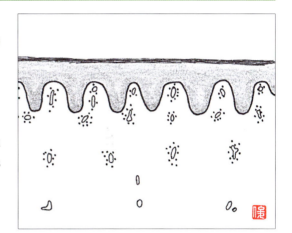

　　Lichen simplex chronicus, including prurigo nodularis
　　Allergic contact dermatitis, late lesions
　　Nummular dermatitis, late lesions
　　Dyshidrotic dermatitis, late lesions
　　Seborrheic dermatitis, including the form in immunosuppressed patients, late lesions
　　Pityriasis rubra pilaris
　　Norwegian scabies
　　Pellagra
　　Acrodermatitis enteropathica
　　AID-associated psoriasiform dermatitis
　　Glucagonoma syndrome（necrolytic migratory erythema）
　　Lamellar ichthyosis
　　Erythrokeratodermia variabilis
　　Ichthyosis linearis circumflexa
　　Parapsoriasis variegata variant of mysosis fungoides（neoplastic disease）
　　Inflammatory linear verrucous epidermal nevus（malformation）
　　Incontinentia pigmenti, verrucous lesions
　　Acrokeratosis paraneoplastica（Bazex's syndrome）
　　Nonbullous congenital ichthyosiform erythroderma
　　Psoriasiform keratosis
　　Bowen's disease（neoplastic disease）

(2) Neutrophils and Lymphocytes Predominate

　　Psoriasis and its variants
　　Allergic contact dermatitis and eczema, late lesions with secondary impetinization
　　Dermatophytosis, late lesions
　　Candidiasis

B. Lichenoid

(1) **Lymphocytes Predominate**

　　Lichen striatus

　　Mycosis fungoides, plaque lesions
　　　　(neoplastic disease)

　　Inflammatory linear verrucous epidermal
　　　nevus

(2) **Histiocytes and Plasma Cells Prominent**

　　Secondary syphilis

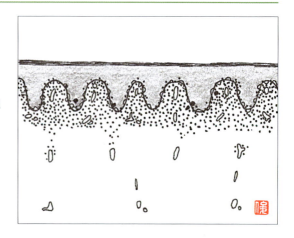

5．Superficial and deep perivascular dermatitis without epidermal changes

　浅層血管叢（superficial vascular plexus）や深層血管叢（deep vascular plexus），これらの血管層を連結する交通枝（communicating vessel）を取り囲むように血管周囲性の炎症細胞の浸潤がみられるものを superficial and deep perivascular dermatitis と総称する．これらの疾患群のなかには全身疾患や内臓病変を伴うものが多いので注意を要する．superficial と superficial and deep を分ける基準を明確に記載したものはないが，浸潤が真皮中層以下に達するものを superficial and deep と捉える検者が多い．この疾患群のなかには superficial perivascular dermatitis と同様，表皮の変化を伴うものと伴わないものがある．本パターンは表皮の変化のみられないものをいう．superficial and deep perivascular dermatitis without epidermal change をみた場合，次に細胞浸潤が血管周囲性にのみ存在するのか，あるいは間質にまで広がっているのか，そして，どのような細胞が主体をなしているかをみていく．そのうえで，浸潤細胞の種類を確認しリンパ球を主体とするものであるか，種々の細胞を混じるも形質細胞が目立ったり，組織球，好中球，好酸球が目立つかによって分けて考えていくとよい．

A. Perivascular Only

(1) Lymphocytes Prominent

Lymphocytic infiltration (Jessner), (probably not a disease *sui generis*)
Polymorphous light eruption
Pernio
Gyrate erythema, deep type
Discoid lupus erythematosus, tumid type, possibly including reticular erythematous mucinosis syndrome
Erythrocyanosis with nodules
Erythema chronicum migrans (Lyme disease)
Erythema nodosum (superficial biopsy specimen that does not include subcutaneous fat)
Malignant lymphomas and chronic lymphocytic leukemia (neoplastic diseases)

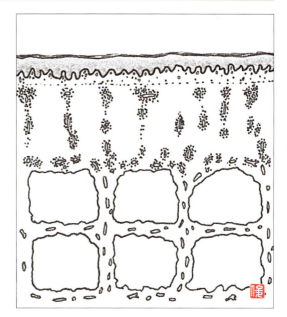

(2) Mixed-Cell Infiltrate, Lymphocytes and Plasma Cells Prominent

Erythema chronicum migrans (Lyme disease)
Scleroderma, early inflammatory lesions devoid of collagenous changes

(3) Mixed-Cell Infiltrate, Lymphocytes and Histiocytes Prominent

Leprosy, indeterminate stage

(4) Mixed-Cell Infiltrate, Lymphocytes and Eosinophils Prominent

Response to arthropod assaults, uncommonly (usually perivascular and interstitial)
Erythema chronicum migrans (Lyme disease)

B. Perivascular and Interstitial

(1) Lymphocytic Infiltrate

Erythema chronicum migrans (Lyme disease), advancing margin
Gyrate erythema, rarely
Response to arthropod assaults, rarely

(2) Mixed-Cell Infiltrate, Neutrophils Prominent (Phlegmonous Dermatitis)

Cellulitis, including erysipelas
Acute febrile neutrophilic dermatosis (Sweet's syndrome)
Bowel associated dermatosis-arthritis syndrome (bowel-bypass syndrome)

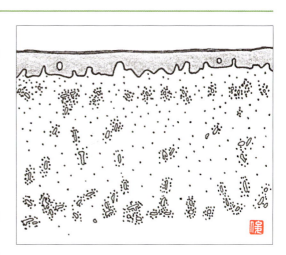

Erythropoietic protoporphyria

Tick bite

Flea bite

Neutrophilic eccrine hidradenitis

Erysipeloid

Reactions to coelenterates

Changes at the sides of folliculitis (no hair follicle visible in the sections, however)

Behçet's syndrome

(3) Mixed-Cell Infiltrate, Eosinophils Prominent

Response to arthropod assaults, including one manifestation of erythema chronicum migrans
(Lyme disease)

Scabies

Cutaneous larva migrans

Cercarial dermatitis

Reaction to caterpillar hairs

Coral dermatitis

Bullous pemphigoid, urticarial lesions

Herpes gestationis, urticarial lesions

Eosinophilic cellulitis (Wells' syndrome), (perhaps not a disease *sui generis*)

(4) Mixed-Cell Infiltrate, Neutrophils and Eosinophils Prominent

Urticarias

"Chronic" urticaria and physical urticarias

Urticarial allergic eruption, deep type

Urticarial eruption of serum sickness

Juvenile rheumatoid arthritis (Still's disease)

Familial Mediterranean fever

(5) Mixed-Cell Infiltrate, Plasma Cells Prominent

Erythema chronicum migrans (Lyme disease)

6. Superficial and deep perivascular dermatitis with epidermal changes: Interface dermatitis; Vacuolar type and lichenoid type

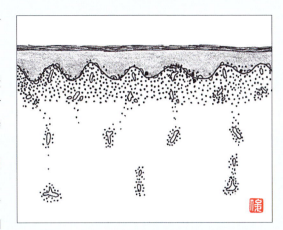

　superficial and deep perivascular dermatitis で表皮に変化を伴うもののうち，表皮真皮境界部に空胞化（液状変性）や強い細胞浸潤（特にリンパ球浸潤）を示すものも superficial perivascular dermatitis におけるのと同様 interface dermatitis と呼ぶ．言い換えれば，interface dermatitis には superficial に血管周囲性の細胞浸潤を示すものと superficial and deep に細胞浸潤を示すものがあり，正確には superficial and deep perivascular dermatitis with interface change である．このうち液状変性の強いものを vacuolar type，細胞浸潤の強いものを lichenoid type と細分化することもある．vacuolar type にみられる空胞は小さく，表皮基底膜や毛包部基底膜の上または下あるいはその両方に存在する．基底細胞の破壊を伴うことが多く，真皮上層にメラニン顆粒の逸脱，メラニン含有マクロファージ（melanophage）をしばしば認める．空胞内には細胞（リンパ球）浸潤は少ないか，ほとんど存在しない．lichenoid とは表皮に平行に走り，表皮真皮境界部を不明瞭にするほどに近接したり，表皮内への浸潤を伴う真皮内の帯状の細胞浸潤をいう．この変化は必ず空胞変化（液状変性）を伴うと考えてよい．superficial perivascular dermatitis におけるそれぞれのタイプに多くの鑑別疾患が存在するのに反し，superficial と deep vascular plexus の両方にまで細胞浸潤がみられるこのタイプの疾患は数限られている．vacuolar type のものの代表例は discoid lupus erythematosus であり，lichenoid type の代表例は Mucha-Habermann disease である．好中球や好酸球を混じる場合は fixed drug eruption や arthropod reaction (insect bite) がある．

A. Vacuolar Type

(1) Lymphocytes Prominent

　　Discoid lupus erythematosus, including neonatal lupus erythematosus, subacute cutaneous lupus erythematosus, lupus erythematosus associated with complement deficiency, and verrucous lupus erythematosus

　　Dermatomyositis

　　Mucha-Habermann disease

(2) Neutrophils and Eosinophils Prominent

　　Fixed drug eruption

　　Arthropod reaction (insect bite)

B. Lichenoid Type

（1）Lymphocytes Prominent

Pityriasis lichenoides et varioliformis acuta（Mucha-Habermann disease）

Lymphomatoid papulosis

Lichenoid drug eruption

Lichenoid photodermatitis

Discoid lupus erythematosus

Graft-versus-host reaction, lichenoid type

Mycosis fungoides（neoplastic disease）

7．Superficial and deep perivascular dermatitis with epidermal changes: Spongiotic dermatitis

　浅層から深層の血管叢の両領域にかけて血管周囲性に細胞浸潤のみられる superficial and deep perivascular dermatitis のうち，表皮に spongiosis がみられるものを spongiotic type の superficial and deep perivascular dermatitis（spongiotic dermatitis, superficial and deep type）と呼ぶ．純粋にこの組織反応パターンを示すものは実際には少なく，表皮内水疱や表皮下水疱を伴うものが多い．したがって，intraepidermal vesicular dermatitis や subepidermal vesicular dermatitis の範疇で捉えられることが多い．spongiosis only のものでは，浸潤細胞の種類によって lymphocytes prominent と eosinophils prominent に分けて分類される．これに表皮の乾癬型の肥厚を示すものを spongiotic psoriasiform dermatitis と呼ぶ．これはリンパ球の目立つものからなる．この組織パターンに苔癬型の細胞浸潤を伴うものを superficial and deep perivascular type の spongiotic lichenoid dermatitis と呼ぶ．浸潤細胞はリンパ球からなる．Spongiotic psoriasiform dermatitis に苔癬型のリンパ球浸潤を伴うと spongiotic psoriasiform lichenoid dermatitis となる．同様にリンパ球浸潤が主体で，mycosis fungoides と dermatophytosis くらいしか鑑別疾患がない．表皮の ballooning change を示すものがあるので，これを独立したものとして分類表に入れてある．

A. Spongiotic Only

(1) Lymphocytes Prominent

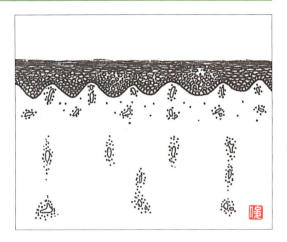

Allergic contact dermatitis, rarely
Nummular dermatitis, rarely
Dyshidrotic dermatitis, rarely
"Id" reaction, rarely
Photoallergic dermatitis, early
Polymorphous light eruption
"Papulovesicular" polymorphous light eruption
Native American hereditary polymorphous light eruption
Response to arthropod assaults, including scabies
Cutaneous larva migrans
Bullous pemphigoid, urticarial lesions, rarely
Herpes gestationis, urticarial lesions, rarely
Drug eruptions, rarely
Dermatophytosis
Pernio, rarely

(2) Eosinophils Prominent

Arthropod reaction and simulators of it
Bullous pemphigoid, urticarial lesion
Herpes gestationis, urticarial lesion

B. Psoriasiform

(1) Lymphocytes Prominent

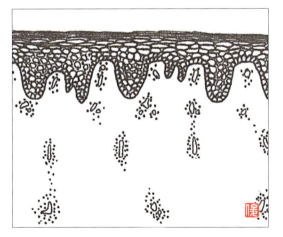

Photoallergic dermatitis, fully developed lesions
Polymorphous light eruption
Allergic contact dermatitis, rarely
Nummular dermatitis, rarely
Dyshidrotic dermatitis, rarely
"Id" reaction, rarely
Pernio, rarely
Mycosis fungoides, plaque (neoplastic disease)

C. Lichenoid

(1) Lymphocytes Prominent

Mycosis fungoides, plaque lesions (neoplastic disease)

Fixed drug eruption

Dermatophytosis

Acrodermatitis chronica atrophicans, fully developed lesions

D. Psoriasiform Lichenoid

(1) Lymphocytes Prominent

Mycosis fungoides, plaque stage (neoplastic disease)

Dermatophytosis

E. With Extensive Ballooning

(1) Lymphocytes Prominent

Hydroa aestivale

Hydroa vacciniforme

Native American hereditary polymorphous light eruption

Herpes virus infection

Fixed drug eruption

Toxic shock syndrome

8. Superficial and deep perivascular dermatitis with epidermal changes: Psoriasiform dermatitis

superficial and deep perivascular dermatitis のうち，表皮の psoriasiform hyperplasia（乾癬型表皮肥厚）を伴うものをこう呼ぶ．これには，細胞浸潤が比較的少なくリンパ球からなるものと，密で表皮と近接し帯状に細胞浸潤が広がるものがある．前者を psoriasiform only type，後者を psoriasiform lichenoid type という．

superficial and deep perivascular dermatitis with psoriasiform epidermal change を示す疾患の代表例は keratotic-crusted scabies（Norwegian scabies）で好酸球の浸潤を伴うことも多い．一方，psoriasiform lichenoid change を示すものの代表は lichen striatus，mycosis fungoides や actinic reticuloid で，その他組織球や形質細胞を伴う場合は secondary syphilis が考えられる．syphilis では形質細胞の浸潤が著明で，AIDS に伴ったり，免疫不全状態でみられる場合は形質細胞に異型性が強く認められる．血管の増生や内皮細胞の腫大を伴うことも多い．diffuse dermatitis のパターンを示すこともある．また，spongiform pustular dermatitis や毛包の表在部に好中球の浸潤が強い suppurative folliculitis の組織パターンを併せ持つことも多く，これらのパターンが混在する時はほとんどが secondary syphilis と考えてもよいほどである．

A. Psoriasiform Only

(1) Lymphocytes Prominent

    Keratotic crusted (Norwegian) scabies
    Pityriasis rosea, "herald patch"
    Photoallergic dermatitis, longstanding
        lesions (including actinic reticuloid)
    Dermatophytosis

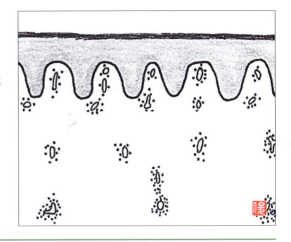

B. Lichenoid

(1) Lymphocytes Prominent

    Lichen striatus
    Mycosis fungoides, plaque (neoplastic disease)
    Actinic reticuloid

(2) Histiocytes and Plasma Cells Prominent

    Secondary syphilis

9. Vasculitis

　血管炎（vasculitis）とは血管壁に炎症反応が存在する場合をいう．つまり，血管炎とは血管壁の炎症と言い換えることができる．血管炎のうち原発性に血管壁に炎症が起こるものを原発性または一次性血管炎 primary vasculitis，周囲の炎症巣から二次的に波及してくるものを二次性血管炎（secondary vasculitis）と概念的に分ける．しかし，両者を厳密に区別することが困難なことも少なくない．本書では，前者を中心に取り扱う．

　血管炎と組織学的に確認するためには，血管壁への炎症細胞の浸潤，フィブリンの析出，膠原線維の変性，内皮細胞腫大や壊死，血栓の形成，平滑筋細胞の変性・壊死の存在を認めなければならない．これらの点が単なる血管周囲性の細胞浸潤（perivascular infiltration）つまり perivascular dermatitis とは異なる．毛細血管，細静脈という小血管とやや太めの動・静脈ではその構造が異なるため，上記所見のいずれが強く現れるかが異なる．小血管は炎症によって破綻し出血しやすいが，大きな血管は破綻し難く壁構造がフィブリンの析出や細胞浸潤によって肥厚し，結節状となりやすい．そのため，伝統的に血管の大きさを毛細血管や細静脈を中心とした小血管と動脈，静脈を中心とした大血管に分けて疾患を考えていく．small vessel type と large vessel type である．

　血管炎の存在を認めた場合，次に①浸潤細胞の種類，②大きな血管ではその種類（動脈か静脈か）と大きさに注意を払う．また，血管炎は同一疾患でもその発生からの時期によって

多彩な組織像を呈する．それは炎症の推移によっている．また，浸潤細胞も1種類ではなく，多種類のものが混在することも多い．したがって，その主体となる細胞の種類をみてとる必要がある．通常，浸潤細胞の種類によって neutrophilic, eosinophilic, lymphocytic, histiocytic に分類する．さらに，好中球浸潤の強い neutrophilic vasculitis はその核の破砕（nuclear dust）がみられるか否かによって leukocytoclastic と non-leukocytoclastic type に分ける．前者は免疫現象の結果として，後者は感染症の結果として起こるものが多い．本項では細胞浸潤は目立たないが血管の閉塞を示す疾患群も含めている．

　これまで述べてきたのはあくまでも組織学的分類法であり，組織学的診断名として使うことも可能であるが，それによって疾患名として疾患概念を形成するものではない．特に全身性血管炎は臨床病理学的疾患概念であるので，他の臓器傷害による症状の有無などを調べて初めて最終診断に到達できることになる．言い換えると，全身性血管炎症候群の疑われる症例では，組織学的に血管炎の証拠をみつけるのが病理診断の重要な役割であり，それがどの症候群に属するものであるかは臨床像を加味して初めて確定される．例えば，polyarteritis nodosa（PN）でよくみられる fibrinoid necrosis を伴う leukocytoclastic vasculitis, large vessel type は PN のみならず，Wegener's granulomatosis でも Churg-Strauss syndrome でもみられる．また，最近は，leukocytoclastic vasculitis, small vessel type という言葉に代わって IgA vasculitis という臨床診断名が用いられているが，組織学的にはあくまでも leukocytoclastic vasculitis である．蛍光抗体法によって IgA の沈着が証明されるとそれは IgA-associated leukocytoclastic vasculitis であり，臨床像と併せて初めて IgA vasculitis と診断すべきである．IgA-associated leukocytoclastic vasculitis は他の疾患概念でも認められる所見である．この理由から，鑑別疾患リストでは旧名で記載している．

A. Small Vessel Type（Venules）

(1) Neutrophils Prominent

　a. With nuclear dusts of neutrophils - leukocytoclastic vasculitis

　　Henoch-Schönlein purpura
　　Mixed cryoglobulinemia（types II and III）
　　Cutaneous Crohn's disease
　　Drug induced
　　Malignancy induced
　　Hypocomplementemic urticarial vasculitis
　　Systemic lupus erythematosus
　　Rheumatoid arthritis
　　Hypergammaglobulinemic purpura of
　　　　Waldenström
　　Serum sickness

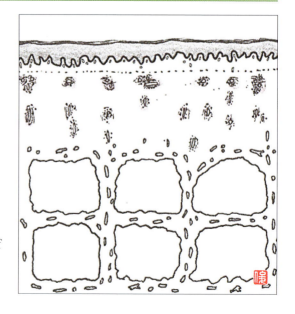

Erythema nodosum leprosum

Lucio's phenomenon

Spirochetal vasculitis of secondary syphilis ("malignant" syphilis)

Granuloma faciale, early lesions

Erythema elevatum diutinum, early lesions

Behçet's disease

Herpesvirus infection, uncommonly

Papulonecrotic tuberculid

Churg-Strauss syndrome

Wegener's granulomatosis

b. Without nuclear dusts of neutrophils – non-leukocytoclastic vasculitis

① septic

Chronic gonococcemia

Chronic meningococcemia

Subacute bacterial endocarditis (Janeway lesions, Osler's nodes)

Pseudomonas septicemia

Rocky mountain spotted fever

Rickettsialpox

Staphylococcal septicemia

② non-septic (with thromboses)

Disseminated intravascular coagulation

Thrombotic thrombocytopenic purpura

Waldenström's macroglobulinemia

Monoclonal (type I) cryoglobulinemia

Coumarin-induced necrosis

Paroxysmal nocturnal hemoglobinuria

Cutaneous Crohn's disease

Livedo vasculitis

Behçet's disease

(2) Lymphocytes Prominent

Perniosis

Collagen vascular disease (including systemic lupus erythematosus)

Malignant atrophic papulosis (Degos disease)

Lymphomatoid papulosis (type E), uncommon

Response to arthropod assaults, uncommon

Malignant lymphoma (neoplastic disease)

(3) Mixed Cell Infiltrates, Lymphocytes and Eosinophils Prominent

Arthropod reaction

(4) **Mixed Cell Infiltrates, Abnormal Lymphocytes, Eosinophils, Neutrophils and Plasma Cells Prominent**

Lymphomatoid papulosis

Some malignant lymphomas

(5) **Mixed Cell Infiltrates, Lymphocytes and Histiocytes Prominent**

Granuloma annulare

Necrobiosis lipoidica

Necrobiotic xanthogranuloma

Rheumatoid nodule

(6) **No Cell Infiltratation but with Vascular Occlusion**

a. **Thrombi only**

Disseminated intravascular coagulation (DIC)

Thrombotic thrombocytopenic purpura (TTP)

Coumarin-induced necrosis

Antiphospholipid syndrome

b. **Occlusion by globulin**

Waldenström's macroglobulinemia

Cryoglobulinemia, type I

c. **Occlusion by cholesterol**

Cholesterol emboli

d. **Occlusion by atypical lymphocytes and histiocytes**

Intravascular lymphoma

Intravascular (endolymphatic) histiocytosis

e. **Occlusion by endothelium**

Reactive angioendotheliomatosis

B. Small Vessel Type (Arterioles) ————————————————————————

(1) **Neutrophils (Early Lesion) or Lymphocytes (Late Lesion)**

Degos disease

C. Large Vessel Type (Veins) ————————————————————————————

(1) **Neutrophils Prominent**

a. **With nuclear dusts of neutrophils – leukocytoclastic vasculitis, large vessel type**

Wegener's granulomatosis

Nodular vasculitis

b. **Without nuclear dusts of neutrophils – non-leukocytoclastic vasculitis, large vessel type**

Thrombophlebitis (including migratory thrombophlebitis, varicose thrombophletitis, superficial type)

Nodular vasculitis

Mondor disease

(2) Neutrophils and Eosinophils Prominent
Churg-Strauss disease
(3) Mixed Cell Infiltrates, with Histiocytes
Necrobiosis lipoidica

D. Large Vessel Type (Artery)

(1) Neutrophils Prominent
a. With nuclear dusts of neutrophils – leukocytoclastic vasculitis, large vessel type

Polyarteritis nodosa, early lesions
Wegener's granulomatosis, early lesions
Allergic granulomatous angiitis (Churg-Strauss), early lesions
Nodular vasculitis

b. Without nuclear dusts of neutrophils – non-leukocytoclastic vasculitis, large vessel type

Nodular vasculitis

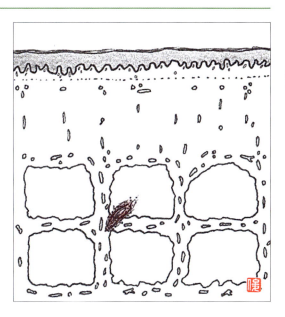

(2) Neutrophils and Eosinophils Prominent
Allergic granulomatous angiitis (Churg-Strauss)
Giant cell arteritis
Hypereosinophilic syndrome

(3) Mixed Cell Infiltrates, with Histiocytes
Allergic granulomatous angiitis (Churg-Strauss)
Wegener's granulomatosis
Giant cell arteritis
Polyarteritis nodosa, fully developed lesions
Nodular vasculitis, fully developed lesions
Necrobiosis lipoidica, rare

(4) Mixed Cell Infiltrates, with Atypical Lymphocytes
Malignant lymphomas (esp. angiocentric T cell lymphoma (extranodal NK/T cell lymphoma), lymphomatoid granulomatosis)

10. Nodular dermatitis

ここでいう nodular dermatitis とは superficial または superficial and deep perivascular dermatitis のうち，血管周囲の細胞浸潤が強く結節状の広がりをみせるものをいう．vasculitis，特に leukocytoclastic vasculitis, small vessel type でも結節状の細胞浸潤を伴うことがあるので，実際には nodular dermatitis, non-vasculitic type と nodular dermatitis, vasculitic type に分類する方が便利かもしれない．本パターン分類には後者は含まれていない．結節状の細胞浸潤巣をみた場合，次に浸潤細胞の種類に注意を払う．好中球を主体とするもの，組織球を主体とするもの，リンパ球を

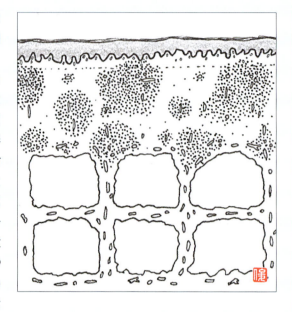

主体とする混合性の細胞浸潤巣からなるものがある．一般に，結節状の細胞浸潤を示すものの多くは組織球性で肉芽腫の形成を示す．好中球，リンパ球によるものは数が限られている．組織学的に，肉芽腫を tuberculoid, sarcoidal, palisaded, foreign body, suppurative の5つのタイプに分ける．典型的疾患でみられる形態像を念頭に置いた命名である．tuberculoid granuloma とは比較的境界明瞭な類上皮細胞肉芽腫の中央部に種々の程度の，しかし比較的大きな壊死巣を伴うもの，sarcoidal granuloma とは類上皮細胞肉芽腫のうちほとんど壊死巣を伴わず，また随伴するリンパ球浸潤の乏しいものをいう．中央部にフィブリンの析出を軽度に認めたり極小線維化巣がみられることもある．肉芽腫1個の大きさは小さいものが多く，密に配列し大きな腫瘤を形成する傾向がある．まれに大きな壊死巣をみることがあり，necrotizing sarcoidal granulomatosis（NSG）と呼ばれている．palisaded granuloma とは粘液，フィブリン，変性した膠原線維，壊死巣や脂肪，尿酸等を取り囲むように組織球が存在し，これらが柵状に配列してみられるものをいう．foreign body granuloma とは文字通り異物を含むものをいう．suppurative granuloma は壊死性の tuberculoid type や palisaded type，foreign body type に好中球浸潤を伴ったものである．このタイプには細菌，真菌などの感染性のものが多い．

検鏡時に肉芽腫をみた場合，まず異物を探す．この目的に偏光を用いるとよい．技術のある病理検査技師が作製した切片で組織内に直線状の細い裂隙の存在は，異物があることを疑わせるアーチファクト所見である．次に真菌を検索する．まずは絞りを小さくし光を強くして検索する．そして，確認には PAS 染色や Grocott 染色標本で真菌を，Ziehl-Neelsen 染色で抗酸菌の存在を調べる．細菌検索のための tissue Gram 染色は検出率が低い．細菌塊は HE 染色で十分にみえる．例えば，sarcoidal granuloma で sarcoidosis と考えた場合であっても，必ず前記の特殊染色は行い，感染症でないことをある程度まで確認しておくことが大切である．

A. Neutrophils Prominent

Acute febrile neutrophilic dermatosis (Sweet's syndrome)

Bowel associated dermatosis-arthritis syndrome (bowel-bypass syndrome)

Rheumatoid neutrophilic dermatitis

Drug eruption, rare

Abscesses secondary to ruptured follicular cysts and folliculitides

Follicular occlusion tetrads

Acne conglobate

Acne keloidalis

Dissecting cellulitis

Hidradenitis suppurativa

B. Histiocytes Prominent (Granulomatous)

(1) Superficial

Lichen nitidus

Lichen striatus, fully developed lesions

Sarcoidosis, uncommon

(2) Superficial and Usually Deep

a. Tuberculoid

Tuberculosis

 Primary cutaneous

 Lupus vulgaris

 Scrofuloderma

 Miliary types

Tuberculids

Chronic cutaneous leishmaniasis

Leprosy, tuberculoid and dimorphous types

Brucellosis

Syphilis, late secondary and tertiary types

Leishmaniasis

Rosacea, granulomatous type (including perioral and periocular dermatitis)

Lupus miliaris disseminatus faciei

Crohn's disease

Post-herpetic granulomas, rare

Idiopathic facial aseptic granuloma, rare

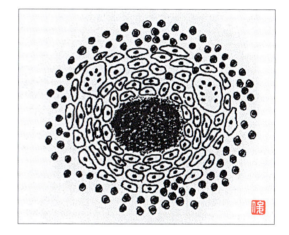

b. Sarcoidal
- Sarcoidosis
- Silica granuloma
- Beryllium granuloma
- Zirconium granuloma
- Cutaneous Crohn's disease
- Granulomatous cheilitis (Melkersson-Rosenthal syndrome)

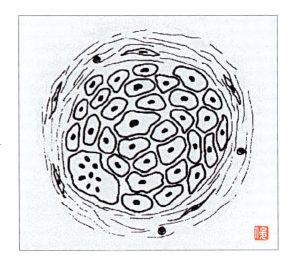

c. Palisaded
- Granuloma annulare
- Elastolytic granuloma
- Necrobiosis lipoidica
- Necrobiotic xanthogranuloma
- Granuloma disciformis of the face (Miescher's granuloma)
- Rheumatoid nodule
- Rheumatic fever nodule
- Gout
- Reaction to Zyderm (bovine collagen)
- Interstitial granulomatous dermatitis
- Drug reaction

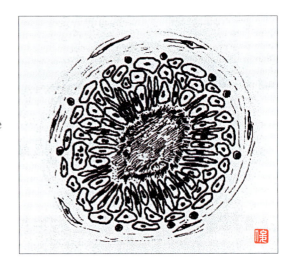

d. Foreign body
- Ruptured follicular cysts
- Metals (mercury, carbon, zirconium, beryllium)
- Vegetable materials (splinters, sutures, cactus spines)
- Mineral oils
- Silica
- Starch
- Drug injections (Talwin, morphine)
- Reaction to Zyderm (bovine collagen)
- Others

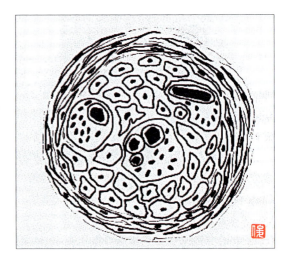

e. Suppurative

① infectious

　Chromomycosis

　Phaeohyphomycosis

　Sporotrichosis

　Nontuberculoid mycobacterial infections

　Blastomycosis

　Paracoccidiomycosis

　Coccidiomycosis

　Blastomycosis-like pyoderma

　Mycetomas

　Nocardiosis

　Actinomycosis

　Cat-scratch disease

　Lymphogranuloma venereum

② non-infectious

　Pyoderma gangrenosum

　Ruptured epidermal cyst and ruptured folliculitis

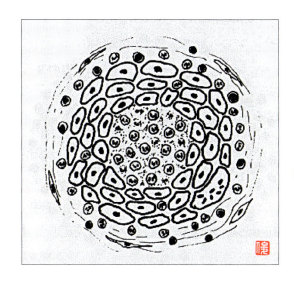

C. Mixed-Cell Infiltrate Containing Atypical Lymphocytes (and Sometimes Histiocytes)

(1) Top-Heavy

　Pseudolymphomas of various causes (most are idiopathic), including Kimura's disease, arthropod reaction and actinic reticuloid

　Discoid lupus erythematosus

　Lymphomatoid papulosis

　EBV-positive mucocutaneous ulcer

　Malignant lymphoma, T cell type

(2) Bottom-Heavy

　Malignant lymphomas (T cell and B cell type)

11. Diffuse dermatitis

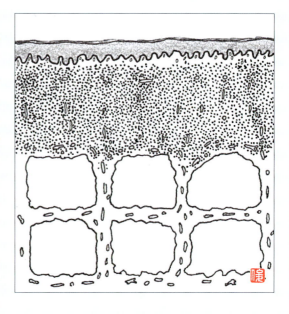

diffuse dermatitis とは真皮内の細胞浸潤が強く広範に広がったものである．初め血管周囲性，次第に多結節状の浸潤様式を示していたものがさらに広がり融合しその境界が不明となって広範囲に均一にあるいは濃淡がありながらびまん性の広がりを示すようになったものと考えてよい．細胞浸潤は真皮全層に亘ってみられることもあれば，真皮上部に強く深部でやや乏しい傾向を示すものもある．細胞浸潤が強いために真皮結合織は不明瞭となる．diffuse dermatitis もその出現細胞の種類によって分けられる．好中球，組織球，形質細胞，肥満細胞，異型リンパ球を含むものに分けて分類される．diffuse dermatitis の場合，表皮との関係が重要視されるものがあるため，好中球と組織球浸潤を伴うものでは，表皮の偽癌性増殖（pseudocarcinomatous hyperplasia）を示す場合とそれがないものに分けるとわかりやすい．偽癌性増殖を伴うものには，比較的限られた感染症やハロゲン性皮膚病，毛包閉塞性疾患などがある．感染症では深在性真菌症のほか，非定型抗酸菌症，まれな細菌感染症などを疑わせる所見である．偽癌性増殖がない場合には表皮囊腫の破裂や異物によるものが考えられる．また，形質細胞に富むものでは潰瘍が存在するか否かで分けて捉えると分類しやすい．ただ，潰瘍のない部分が生検される時もあるので，両者併わせて鑑別疾患として考えていくことが勧められる．

A. Neutrophils Predominate

Sweet syndrome

Rheumatoid neutrophilic dermatitis

Pyoderma gangrenosum

Halogenoderma

Bowel associated dermatosis-arthritis syndrome (bowel-bypass syndrome)

Leukemic neutrophilic dermatosis

Granuloma faciale, early lesions

Epidermal cyst (follicular cyst), ruptured

Foreign body reaction

B. Neutrophils and Histiocytes Predominate

(1) With Pseudocarcinomatous Hyperplasia

Deep fungal infections (sporotrichosis, candidiasis, kerion, blastomycosis, botryomycosis, prototheosis, histoplasmosis, coccidioidomycosis, phycomycosis, etc.)

Atypical mycobacterial infections

Tuberculosis verrucosa cutis

Unusual bacterial infections (actinomycosis, nocardiosis)

Halogenodermas

Follicular occlusion tetrad (acne conglobata, hidradenitis suppurativa, dissecting cellulitis of the scalp, and pilonidal sinus)

Pyoderma chronica glutea

(2) Without Pseudocarcinomatous Hyperplasia

Ruptured follicular cysts

Foreign bodies

C. Histiocytes with Foamy or Granular Cytoplasm Predominate

Xanthomas; eruptive, tuberous, tendinous, planar; xanthelasma, xanthoma disseminatum, verruciform xanthoma

Xanthelasma

Status post hemorrhage (hematoma), often with siderophages

Leprosy, lepromatous type

Dermatofibroma, early histiocytic stage

Xanthogranuloma, juvenile and adult types

Malakoplakia

Silicone granuloma

Paraffinoma

D. Histiocytea Predominate, Many of Them Multinucleated Often

Xanthomas

Xanthogranuloma, juvenile and adult types

Reticulohistiocytic granuloma

Multicentric reticulohistiocytosis

Granulomatous slack skin, variant of mycosis fungoides (neoplastic disease)

Benign cephalic histiocytosis

Congenital self-healing reticulohistiocytosis

Generalised eruptive histiocytoma

Silicon granuloma

Paraffinoma

Langerhans cell histiocytosis (histiocytosis X), especially Hand-Schüller Christian disease

E. Plasma Cells Predominate

(1) With Ulceration

Syphilitic chancre

         Chancroid
         Granuloma inguinale
         Lymphogranuloma venereum
         Rhinoscleroma
         Leishmaniasis, cutaneous and mucocutaneous types
  (2) **Without Ulceration**
         Plasmacytoma
         Secondary syphilis
F. **Mast Cells Predominate** ────────────────────────────────
         Urticaria pigmentosa, nodular type (neoplastic disease)
G. **Mixed-Cell Infiltrate with Atypical Cells** ────────────
         Extramedullary hematopoiesis
         Pseudolymphomas

12. Intraepidermal vesicular dermatitis: Spongiotic vesicular dermatitis

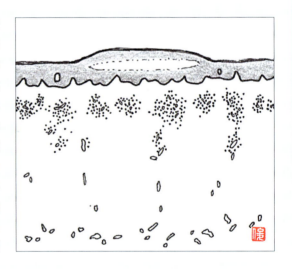

　表皮層内基底細胞層よりも上部に水疱を形成してくる病変を intraepidermal vesicular dermatitis と総称する．このうち，細胞間浮腫，つまり海綿化 (spongiosis) が強くなり，このために表皮内水疱を形成したものを spongiotic vesicular dermatitis と呼ぶ．多くの場合，水疱周囲の表皮には海綿化の像が残っているので水疱が spongiosis から生じたものと推測することができる．海綿化は，通常表皮有棘層に発生する．したがって，これに伴ってみられる水疱は表皮中間層に存在することが多い．

　spongiotic vesicular dermatitis とわかった場合，次に水疱や海綿化巣内の浸潤細胞の種類に注目する．まず，浸潤細胞の種類により lymphocytic, eosinophilic, neutrophilic に分けるが，このなかには—特に lymphocytic なもので—壊死に陥った角化細胞を多く含むものや，少し経過して表皮の乾癬様過形成を示すものがあるため，別枠として spongiosis with necrotic keratinocytes と spongiotic psoriasiform type を亜型として加えた．それぞれ，真皮内浸潤細胞の局在分布によって superficial および superficial and deep type に分けている．

A. Spongiosis with Lymphocytes

(1) Superficial Infiltrate

Allergic contact dermatitis, early lesions

Nummular dermatitis, early lesions

Dyshidrotic dermatitis, early lesions

Id reaction, early lesions

a. With hyphae in cornified layer

Dermatophytosis

b. With vacuolar alteration, ballooning, necrotic keratinocytes

Erythema multiforme

(2) Superficial and Deep Infiltrate

Photoallergic dermatitis, early lesions

Response to arthropod assault, early lesions

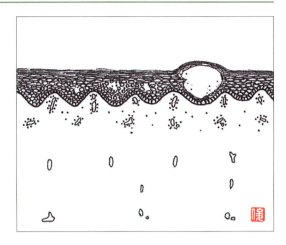

B. Spongiosis with Eosinophils

(1) Superficial Infiltrate

Incontinentia pigmenti, early lesions

Pemphigus vulgaris, rare and only in urticarial lesions

Bullous pemphigoid, urticarial lesions

Herpes gestationis, urticarial lesions

Allergic contact dermatitis, early lesions

(2) Superficial and Deep Infiltrate

Response to arthropod assaults, early lesions

a. With interface changes, ballooning, and necrotic keratinocytes as well as neutrophils

Fixed drug eruption

C. Spongiosis with Neutrophils

Dermatophytosis, early lesions

Candidiasis, early lesions

Psoriasis, early lesions

D. Spongiosis with Necrotic Keratinocytes

(1) Superficial Infiltrate

Irritant contact dermatitis

Erythema multiforme

Toxic shock syndrome

(2) Superficial and Deep Infiltrate

Phototoxic dermatitis

Fixed drug eruption

cf. Spongiotic Psoriasiform Dermatitis

Allergic contact dermatitis, fully developed lesions

Nummular dermatitis, fully developed lesions
Dyshidrotic dermatitis, fully developed lesions
"Id" reactions, fully developed lesions
Stasis dermatitis

13．Intraepidermal vesicular dermatitis: Ballooning vesicular dermatitis

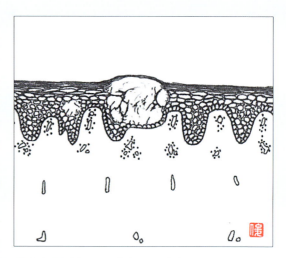

表皮内水疱を形成してくる病変のうち，細胞内浮腫，つまり風船様変性（ballooning）が強くなり，破れ融合して水疱を生じたものをballooning vesicular dermatitisと呼ぶ．風船様変性は通常，表皮有棘層に発生する．風船様変性は１個の細胞で起こる変化で，細胞膜の破壊のない限り小水疱に相当する空隙を形成することはない．したがって，病初期には風船様変性が存在していたとしても水疱形成期にはこの変化をみることは少ない．細胞内浮腫が進行すると細胞膜は破壊され，できあがった水疱内に網目状の物質の残存を認めたり，介在する残存細胞によって均一な大きさのやや小さな空隙が多数集まった多房性の水疱として認められる．この変化を網状変性（reticular degeneration）と呼ぶこともある．水疱は実際には風船様変性そのものではないので，むしろこの変化をreticulated vesicular dermatitisという方が正しいのかもしれない．ballooning vesicular dermatitisは真皮内浸潤細胞の局在分布によって，浅層のみにみられるsuperficial typeと深層にも及ぶsuperficial and deep infiltrateの２つのタイプに亜分類する．これらの病変では表皮下水疱の形成を同時に伴うものも多い．spongiotic type，ballooning typeを問わず，表皮内と表皮下に水疱を同時に形成する疾患を付録として提示してある．

A．Superficial Infiltrate

Vaccinia
Hand, foot, and mouth disease
Herpesvirus infections
orf
Milker's nodule
Necrolytic migratory erythema (glucagonoma syndrome)
Pellagra

Deficiency diseases（i.e., zinc, biotin）
　　Acrodermatitis enteropathica
　　Pachyonychia congenita
　　Immersion blister
　　Erythema multiforme
　　Irritant contact dermatitis
　　Phototoxic dermatitis

B. Superficial and Deep Infiltrate

　　Fixed drug eruption, early lesions
　　Pityriasis lichenoides et varioliformis acuta（Mucha-Habermann disease）, early and fully developed lesions
　　Herpesvirus infections

cf. Intra- and Subepidermal Vesicular Dermatitis

　　Erythema multiforme
　　Fixed drug eruption
　　Herpesvirus infections
　　Response to arthropod assaults
　　Allergic contact dermatitis, nummular dermatitis, dyshidrotic dermatitis, and "id" reactions, early florid lesions
　　Dermatophytosis, vesicular and bullous lesions
　　Hydroa aestivale
　　Phototoxic dermatitis
　　Erysipelas
　　Bullous pemphigoid, uncommon
　　Herpes gestationis, uncommon

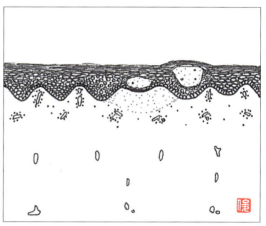

14. Intraepidermal vesicular dermatitis: Acantholytic vesicular dermatitis

表皮内水疱を形成してくる病変のうち，角化細胞間の接着性が失われること［棘融解（acantholysis）］によって生じるものを acantholytic vesicular dermatitis という．棘融解によって互いに離開した細胞は棘融解細胞（acantholytic cell）と呼ばれる．棘融解は表皮のいろいろなレベルにみられる．通常，その主な局在部位によって suprabasal, intraspinous, subcorneal の3型に分ける．

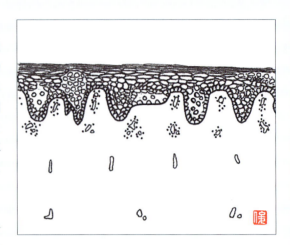

suprabasal type では，基底細胞層を残して有棘層下層レベルで棘融解が起こる．真皮との接着は保たれるがゆえに，水疱底には1列の基底細胞が存在する．ただ，これらも隣接細胞との間の結合が失われているため，孤立して存在し，一見墓石が並んでいるようにみえる．これを"墓石の列（a row of tumbstones）"になぞらえ表現する．また，1層の基底細胞に縁取られた真皮乳頭が水疱腔内に突出してみられるようになるため，これを絨毛（villi）と呼び，この状態を絨毛状（villous）ということがある．棘融解細胞は水疱液中に浮遊しているが，細胞間橋を形成する細胞間接着装置を失っているため，細胞は円形ないし多角形にみえる．棘のように尖った細胞はほとんどないし，細胞間橋の所見もないものが多い．intraspinous type では有棘層全層，主にその上部2/3を主体として，棘融解細胞を含む水疱が存在する．subcorneal type では棘融解細胞を含む水疱は角質層直下ないし顆粒層に存在する．顆粒層に存在するものには，ハンマーを振ったり野球のバットの振り過ぎで水疱が形成される friction blister がある．同じ人為的な原因でも，強く吸引した場合に起こるものは表皮下（subepidermal）に水疱がみられる．

A. Suprabasal

(1) **Focal**

　　Keratosis follicularis (Darier's disease), (not truly blistering)
　　Transient acantholytic dermatosis (Grover's disease)
　　Warty dyskeratoma
　　Focal acantholytic dyskeratoma

(2) **Diffuse**

　　Pemphigus vulgaris, including drug-induced type (e.g., penicillamine) and paraneoplastic type
　　Pemphigus vegetans
　　Benign familial chronic pemphigus (Hailey-Hailey disease)

B. Intrabasal

Epidermolysis bullosa simplex

C. Intraspinous

Herpesvirus infections

Benign familial chronic pemphigus (Hailey-Hailey disease)

Transient acantholytic dermatosis (Grover's disease)

D. Intragranular

Friction blisters

Epidermolysis bullosa, Weber-Cockayne type

E. Subcorneal

Pemphigus foliaceus

Pemphigus erythematosus

Fogo selvagem

Staphylococcal scalded skin syndrome

Bullous impetigo

Drug-induced (rifampicin-induced and penicillamine-induced pemphigus foliaceus)

15. Intraepidermal pustular dermatitis

表皮内に好中球が浸潤し，膿疱（pustule）を形成したものをintraepidermal pustular dermatitisと総称する．膿疱の形成には原因不明のもの，細菌や真菌等の感染によるもの，既存の水疱内に二次的に好中球の遊走をみるものがある．最後者は，spongiotic vesicular dermatitisで二次感染secondary impetinizationを起こした場合などにみられる．

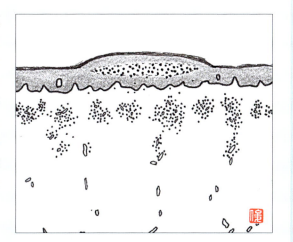

組織学的には，好中球の存在部位によってintracorneal, subcorneal, intraspinousに分けられるが，膿疱の原型は海綿状膿疱（spongiform pustule）であるという．コゴイ（Kogoj）の海綿状膿疱とは，角質層下の上部有棘細胞層にみられる多房性の膿疱で，海綿化を起こしたように角化細胞が広がり，その間に好中球が多数存在する状態で，好中球はさらに角化細胞内にも入り込んでみえる．激しい場合は，角化細胞は好中球の浸潤により破壊され，細胞膜が網目状に残存してみえる．典型的には，膿疱性乾癬などでみられる．角質層内あるいは角質層下に小さな好中球集簇巣がみられる場合をマンロー（Munro）の微小膿瘍（microabscess）と呼び，こちらは尋常性乾癬に特徴的にみられる．

いずれにしても，表皮に浸潤してくる好中球は真皮乳頭の毛細血管に発し，基底膜を越えて表皮に入り，やがて基底層，有棘層，角質層へと達する．したがって，症例によっては，上述の存在部位は病気の経過の一断面をみているに過ぎないのかもしれない．これは部位特異性の高い acantholytic vesicular dermatitis と異なる点の1つである．acantholytic vesicular dermatitis では，デスモグレイン1と3の存在・分布様式に一致して棘融解の場所が決まってくる．

　純粋に組織像から intraepidermal pustular dermatitis，特に subcorneal type のものを鑑別診断していく場合には，PAS 染色または Grocott's silver methenamine 染色，Gram 染色，Warthin-Starry 染色で染めた標本を観察する必要も出てくる．すなわち，真菌，*Staphylococcus*，*Spirochaete* の存在を検索するためである．また，その他の組織パターンや浸潤細胞の種類に注目することも大切である．乾癬では，psoriasiform epidermal hyperplasia を伴うことが多い．

A. Intracorneal Pustular Dermatitis

Psoriasis
Candidiasis, fully developed lesions
Dermatophytosis, fully developed lesions
Transient neonatal pustular melanosis (ill-defined condition)

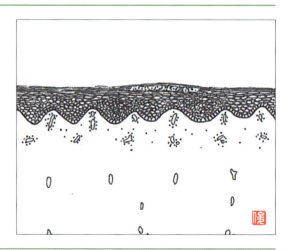

B. Subcorneal Pustular Dermatitis

Psoriasis and its variants, including subcorneal pustular dermatosis (Sneddon and Wilkinson)
IgA pemphigus
Miliaria crystallina
Impetigo and bullous impetigo
Superficial pemphigus
　Pemphigus foliaceus
　Pemphigus erythematosus (Senear-Usher syndrome)
　Fogo selvagem
Staphylococcal scalded skin syndrome

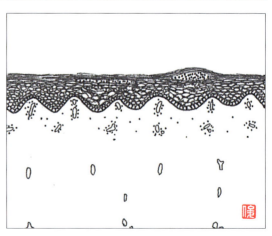

Candidiasis, early lesions
　　Dermatophytosis, early lesions
　　Pyoderma gangrenosum
　　Transient neonatal pustular melanosis
　　Acropustulosis of infancy
　　Suppurative folliculitis, at the side of the involved follicular infundibulum

C. Spongiform Pustular Dermatitis

Pustular psoriasis and its variants including subcorneal pustular dermatosis, acrodermatitis continua, dermatitis repens, palmo-planter pustulosis, pustular bacterid, impetigo herpetiformis, and keratoderma blenorrhagicum (Reiter's disease)

IgA pemphigus

Rupial secondary syphilis

Dermatophytosis

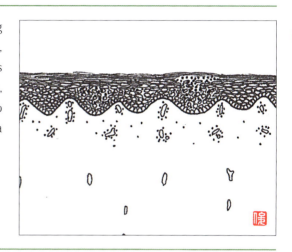

D. Intraspinous Pustular Dermatitis

Pustular psoriasis

Dermatophytosis

Candidiasis

Dermatitis herpetiformis, rare

16. Subepidermal vesicular and pustular dermatitis

　表皮基底細胞層直下に水疱を形成してくる病変をsubepidermal vesicular dermatitisと呼ぶ．ここで取り扱う表皮下（subepidermal）とは光学顕微鏡のレベルで捉えられるもので，表皮基底細胞層より下といっても，実際には基底細胞と基底膜の間，基底膜内部，基底膜直下の組織の3つが含まれる．言い換えれば，これらの領域を光顕的に区別してみることは困難で，1つのもの，つまり表皮下層としてみなさざるを得ないのが現実である．表皮下水疱には，浸潤細胞が少ないか全くな

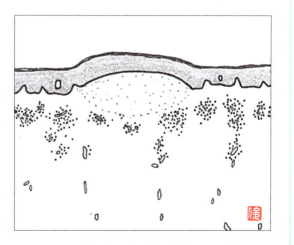

いものと多いものとがある．浸潤細胞には好酸球や好中球等も含めるが，浸潤細胞の数が少ない場合はこれらを一種の subepidermal pustular dermatitis あるいは 2. の項で述べたように interface dermatitis とみなすことも可能である．また，水疱内に存在する細胞の数を問題にする場合，組織片を変な方向に置いて固定すると浮遊細胞は重力で沈澱し底部に集まる（buffy-coat effect）ことになる．これを皮表に垂直に包埋し薄切すると，薄切のレベルによっては実際には多数の炎症細胞が存在していたとしても，切片上では細胞を含まないようになってしまっていることがあるので注意を要する．水疱内に炎症細胞が少ない場合でも，真皮血管周囲の細胞反応のないものや明瞭なものがある．表皮下水疱をみる場合にもう 2 つ問題点がある．1 つは，再生が完了した時期では，水疱上の残存表皮と水疱下の新生表皮の 2 つがみられ，この水疱が表皮内（intraepidermal）にあるようにみえることである．確かに，現在は表皮内に水疱が存在するのであるが，病気の起こりは表皮下水疱であったと解釈しなければならない場合がある．水疱天蓋部の表皮に正常の成熟過程（keraton）が認められ，水疱下の表皮層にも正常の表皮にみる分化成熟過程（keraton）がみられ，しかもその最表層が扁平化している場合や，下層の表皮が皮膚付属器との連続性を示したり，水疱下の一部を表皮細胞が覆っている場合は，現実には表皮内水疱であっても表皮下水疱の再生期と捉えるべきである．第 2 は表皮下水疱内に好中球の多い表皮下膿疱が実をいえば化膿性毛包炎の破裂したものであることがある．この場合には膿疱内に毛が存在したり膿疱周囲に肉芽腫がみられることがあるので，これらの所見をみた場合は表皮下水疱群から除外して考える必要がある．

　subepidermal vesicular dermatitis のパターン分類も他の分類と同様に，出現細胞によって分類している．細胞が少ない場合，リンパ球，好酸球，好中球や肥満細胞が目立つ場合で疾患が集められている．

A. Little or No Inflammatory-Cell Infiltrate

Epidermolysis bullosa, junctional type

Epidermolysis bullosa, dermolytic type

Epidermolysis bullosa, acquired type

Bullous pemphigoid, cell-poor type

Herpes gestationis, cell-poor type

Porphyria cutanea tarda

Variegate porphyria

Erythropoietic protoporphyria, rare

Porphyria-like eruption secondary to naproxen and other medications

Hepato-erythropoietic porphyria

Porphyria turcica

Polymorphous light eruption

Fixed drug eruption, bullous variant

Lichen sclerosus et atrophicus

Bart's syndrome

Burns and cryotherapy

Suction blisters

Blisters secondary to hypoxia

Blisters above scars

Blisters secondary to electrodesiccation

Bullous amyloidosis

Toxic epidermal necrolysis

Lichen planus pemphigoides

B. Lymphocytes Prominent

(1) Superficial (Mainly Interface)

a. Vacuolar

Erythema multiforme

Lichen sclerosus et atrophicus

Mucha-Habermann disease

Graft-versus-host reaction, early lesions

Estrogen dermatitis

b. Lichenoid

Bullous lichen planus

(2) Superficial and Deep Infiltrate

Polymorphous light eruption

Pernio

C. Eosinophils Prominent

Bullous pemphigoid

Pemphigoid gestationis (herpes gestationis)

Cicatricial pemphigoid (benign mucous membrane pemphigoid), including the
Brunsting-Perry form of the disease

Response to arthropod assaults, including scabies, uncommon

Epidermolysis bullosa acquisita, sometimes

Drug eruption

D. Neutrophils Prominent

Dermatitis herpetiformis

Dermatitis herpetiformis-like drug eruption

Bullous systemic lupus erythematosus

Linear IgA bullous dermatosis, including chronic bullous dermatosis of childhood

Cicatricial pemphigoid (benign mucous membrane pemphigoid)

Bullous pemphigoid, unusual

Leukocytoclastic vasculitis

Septic vasculitis

Erysipelas

Bullous pyoderma gangrenosum

Epidermolysis bullosa acquisita, sometimes

Bullous urticaria

Cellulitis

E. Mast Cells Prominent

Bullous mastocytosis（urticaria pigmentosa）（neoplastic disease）

17．Folliculitis and perifolliculitis: Perifolliculitis

　毛包部に一致して起こる炎症性疾患を folliculitis and perifolliculitis として一括して取り扱う．このうち毛包上皮層内を中心に炎症細胞浸潤が認められるものを folliculitis といい，毛包上皮には変化がないか，あるいは増殖性または萎縮性の変化を認めるのみで，むしろ細胞浸潤が毛包周囲—特に結合織性毛根鞘部に及ぶもの—にみられるものを perifolliculitis という．両者とも毛包に起こる炎症性疾患で，部分的には同一疾患の経時的な差を意味するに過ぎないものも多い．perifolliculitis にみる毛包周囲の変化には，血管周囲性のリンパ球浸潤，形質細胞浸潤を示すものや肉芽腫の形成を伴うもの，線維化を伴うものがある．また，しばしば毛孔の拡大や開大，角質物の貯留，角栓の形成を示すことがある．後者の所見をみた場合，comedo や milium とは毛包や毛包周囲の炎症反応の有無によって鑑別せざるを得ない．浸潤細胞内に形質細胞が目立つ場合には毛包の破壊を起こす疾患，特に suppurative folliculitis が存在したことが示唆されるという．肉芽腫の存在も，同様に脂漏性物質や角化物の逸脱を意味するが，純組織病理学的には DPAS 染色や Ziehl-Neelsen 染色を行って感染症を除外する操作を行っておく必要がある．毛包上皮や毛包の基底膜の残存を認めない場合でも，ほぼ等間隔に表皮にほぼ垂直に配列する線維化巣を認めれば，毛包に関係した病変であると考え，alopecia や folliculitis の存在を疑うべきである．

　本分類では，リンパ球およびリンパ球・形質細胞の浸潤をみるもの，組織球の浸潤の強く肉芽腫を形成しているもの，線維芽細胞および線維化を伴うもので分けて行っている．

A. Lymphocytic and Lymphoplasmacytic

Keratosis pilaris and lichen spinulosus

Lichen planopilaris

Discoid lupus erythematosus

Scurvy

Chronic folliculitis, non-specific（including long-standing suppurative folliculitis）

Ulerythema ophryogenes, rare

Folliculitis ulerythematosa reticulata, rare

Keratosis pilaris rubra atrophicans faciei, rare

Phrynoderma, rare

B. Predominantly Histiocytic (Granulomatous)
Rosacea
Perioral/periocular dermatitis
Acneiform secondary syphilis
Chronic folliculitis, non-specific (including long- standing suppurative folliculitis)

C. Fibroblasts Prominent
Lichen planopilaris
Keratosis pilaris/lichen spinulosus

18．Folliculitis and perifolliculitis: Folliculitis

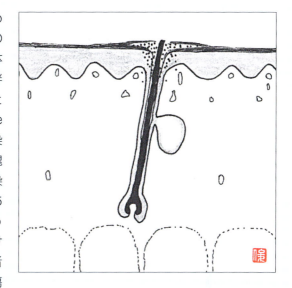

毛包上皮層内に炎症細胞浸潤が強く認められる病巣を folliculitis と呼ぶ．多くの場合好中球を主体とするが，好酸球を主体とするものもある．時にリンパ球浸潤を伴なった spongiosis の像がみられることもある．好中球浸潤を伴う suppurative folliculitis には，感染性のものと非感染性のものがある．HE 染色標本でも細菌塊や真菌を認めることがあるが，Gram 染色や PAS 染色等で菌を確認する必要がある．いずれのものも病巣の存在部位によって superficial type と deep type に分けられる．前者は漏斗部までの炎症で，後者は峡部を越え下部にまで及び毛包全体を傷害する．deep folliculitis には superficial folliculitis に続発するものが多い．毛包は破壊され，炎症は真皮に拡大する．Staphylococcus aureus の感染によるもので，1本の毛包が全体的に炎症反応を示すものを癤（furuncle）といい，これらのいくつかが融合してできたものを癰（carbuncle）と呼ぶ．また，同様の病変で部位によっては sycosis (beard) や folliculitis decalvans (scalp) と呼ばれることがある．また真菌（dermatophyte）によるものでは Majocchi's granuloma, tinea, favus, kerion 等も感染性の毛包炎である．感染性や非感染性の病変のなかには化膿性の変化が強く多発性で膿瘍を形成し，毛包上皮の再生を伴って大きな瘻溝（sinus tract）を作るものがある．follicular occlusion triad ないし tetrad と呼ばれるものがこれに当たる．内部に毛を含有することもある．周囲には線維化が強い．臨床的に superficial type は pustule として，deep type は papule ないしは nodule の病変としてみられる．

好酸球を主体とするものには太藤病（eosinophilic pusular folliculitis）がある．特徴的に，細胞浸潤は脂腺にも及んでいる．

本分類では，脱毛性疾患（alopecia）も参考として取り込んでいる．詳しい分類や診断へのアプローチは他章を参考にしてほしい．

A. Neutrophils Prominent

(1) **Superficial**

  a. Infectious

   Staphylococcal folliculitis (impetigo of Bockhart)

   Pseudomonas folliculitis

   Dermatophytosis

   Candidiasis

   Herpesvirus infections

   Secondary syphilis

  b. Non-infectious

   Acne vulgaris

   Rosacea

   Perioral dermatitis

   Toxic erythema of the newborn

   Eosinophilic pustular folliculitis (Ofuji disease), both in infancy and in patients with acquired immune deficiency syndrome

   Systemic medications [e. g., halogens, corticosteroids, phenytoin (Dilantin), lithium]

   Topical exposure (e. g., chlorinated hydrocarbons, tars, corticosteroids, cutting oils, crude petrolatum, and adhesive tapes)

   Pseudofolliculitis barbae

   Follicular mucinosis in alopecia mucinosa and in other inflammatory and neoplastic diseases

(2) **Deep**

  a. Infectious

   Furuncle

   Carbuncle

   Pseudomonas folliculitis

   Sycosis barbae

   Folliculitis decalvans

   Majocchi's granuloma

   Tinea barbae

   Favus

   Kerion

   Herpesvirus infections

   "Hot-tub" folliculitis (*Pseudomonas*)

   Ecthyma

  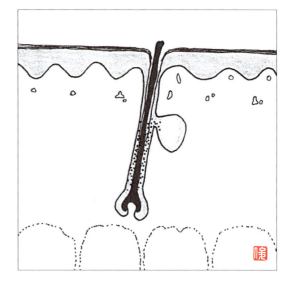

  b. Non-infectious

   Follicular occlusion tetrad or tirad

       Acne vulgaris (papulonodular, "cystic", conglobate and keloidal)

       Hidradenitis suppurativa

       Dissecting cellulitis of the scalp (perifolliculitis capitis abscedens et suffodiens)

Rosacea

Perioral dermatitis

"Perforating" folliculitis

Elastosis perforans serpiginosa

Hyperkeratosis follicularis et parafollicularis in cutem penetrans (Kyrle's disease), if it is truly a disease sui generis

Perforating disease of renal failure

Halogenodermas

Job's syndrome

Pyoderma gangrenosum

B. Eosinophils Prominent

Eosinophilic pustular folliculitis (Ofuji disease)

Toxic erythema of the newborn

C. Lymphocyte Prominent - (Spongiotic Folliculitis)

Disseminate and recurrent infundibulofolliculitis

Atopic dermatitis

Alopecia mucinosa

Fox-Fordyce disease

Discoid lupus erythematosus

Cutaneous T cell lymphomas, including mycosis fungoides (neoplastic disease)

---

cf. Alopecia
(1) Non-Inflammatory
Androgenic alopecia

Telogen effluvium

Trichotillomanis

Traction alopecia

(2) Inflammatory
a. Lymphocytes prominent
Alopecia areata

Lichen planopilaris

Discoid lupus erythematosus

Scleroderma

b. Neutrophils prominent
Folliculitis decalvans

Tinea capitis

Majocchi's granuloma

Zoster/Varicella/Herpes simplex

Dissecting cellulitis

Burns
Radiodermatitis
  c. **Histicocytes and plasma cells prominent**
     Secondary syphilis
  d. **Little or no infiltrate**
     Alopecia areata, late stage
     Lichen planopilaris, late stage
     Discoid lupus erythematosus, late stage
     Scleroderma, late stage
     Burn, late stage
     Radiation sclerosis

19. Sweat duct and gland dermatitis

エクリン管やアポクリン管，そしてエクリン腺やアポクリン腺に炎症が起ったものを集めた．単独で疾患概念をなすものはほとんどない．hidradenitis suppurativa はアポクリン腺の一時的な疾患ではなく，毛包の閉塞起点に基づく毛包脂腺炎が周囲に波及し，二次的に傷害されたものと考えられ，follicular occlusion triad（ないし tetrad）の範疇に入れられているが，アポクリン腺の炎症としてみえるため，このパターンにも分類してある．

A. Eccrine Ducts

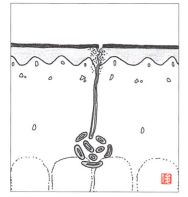 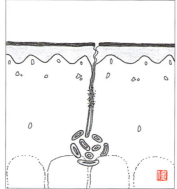 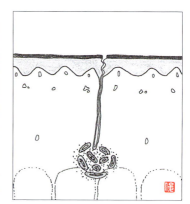

(1) **Lymphocytes Present**
    Miliaria crystallina
    Miliaria rubra
    Miliaria profunda
    Transient acantholytic dermatosis（heat-induced）

(2) Neutrophils Present
　　Miliaria pustulosa
　　Secondary involvement of adjacent inflammatory change

B. Apocrine Ducts

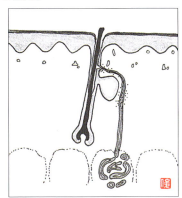 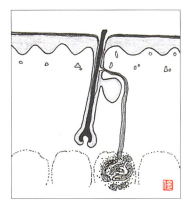

(1) Mixed Cell Infiltrate, Neutrophils and Lymphocytes, with Spongiosis
　　Fox-Fordyce disease

C. Eccrine Glands

(1) Neutrophils Prominent
　　Neutrophilic eccrine hidradenitis
　　Infectious bacterial hidradenitis
　　Secondary involvement of adjacent inflammation

(2) Lymphocytes Predominate
　　Sjögrene's hidradenitis

D. Apocrine Glands
　　Hidradenitis suppurativa
　　Hidradenitis, non-specific and secondary to folliculitis

20. Fibrosing dermatitis

真皮に起こってくる病変のうち，線維芽細胞（fibroblast）の増殖やそれに随伴して起こる膠原線維（collagen fiber）の増加や緻密な線維束を形成する炎症性皮膚疾患を fibrosing dermatitis と呼ぶ．膠原線維の増加を伴うため，実際には fibrosing dermatitis, collagenous type と命名する方がよいかもしれない．このなかには，①増殖性炎症の初期変化としての肉芽組織形成の時期からより線維化組織へ移行する段階のものや，②まだ線維芽細胞や組織球が多く残存するものも含まれるほか，③線維芽細胞の増殖は少なくすでに完成された線維組織が厚くなり皮膚表面を盛り上げるもの，逆に④薄くなり皮膚表面をやや陥凹させるもの，⑤線維芽細胞

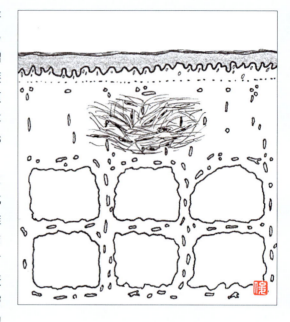

はほとんどなく膠原線維は均一で肥厚した状態にあり，これが表皮を盛り上げたり，⑥やや陥凹させるものがある．それぞれを antecedents to fibrosis, fibrohistiocytic proliferations, hypertrophic fibroses, atrophic fibroses, hypertrophic scleroses と atrophic scleroses のパターン名を付与して呼び分ける．それぞれのグループで諸々の表皮の変化を示すことがある．表皮の肥厚や萎縮はパターン名のそれとは直接の関係はない．このように線維化期に入った炎症性皮膚疾患を真皮内の線維芽細胞・組織球の量，膠原線維の量，膠原線維の形態的，質的変化によって疾患を分類しておき，診断へのアプローチの指針とする．真皮乳頭の sclerosis は臨床的に皮膚を白色にみせるが，真皮網状層のそれはやや黄白色にみせる．真皮乳頭の硬化をきたす疾患では squamous cell carcinoma, basal cell carcinoma やまれに malignant melanoma を合併してくることがあるので注意を要する．

　その他，真皮内に粘液の貯留を主とし，やがては線維化で置き換わることも起こる疾患を myxoid type の fibrosing dermatitis と呼称した．代謝性疾患やその他原因不明のものがある．本分類では，びまん型と限局型に分けている．また，線維化のほかに石灰化や骨化を伴うものを calcified type の fibrosing dermatitis としている．

A. Collagenous

(1) Antecedents to Fibrosis

　　　Ulcers
　　　Granulation tissue
　　　　　Pyogenic granuloma

Chondrodermatitis nodularis helicis（an analogue of picker's nodule）, early lesions

(2) Fibrohistiocytic Proliferations
Dermatofibroma

Dermatomyofibroma

Juxta-articular node of syphilis

Histoid leprosy

Juvenile and adult xanthogranuloma, late lesions

Giant cell tumor

Nodular fasciitis

(3) Hypertrophic Fibroses
Hypertrophic scar

Keloid

Dermatofibroma

Chronic lymphedema

White fibrous papulosis of the neck

Connective tissue nevus

    Collagen type

      Collagenoma

      Shagreen patch

    Elastotic type

      Elastoma

    Proteoglycan type

      Nodules in Hunter's syndrome

Collagenosis nuchae

Secondary to Talwin abuse

Chondrodermatitis nodularis helicis, late leisons

(4) Atrophic Fibroses
Atrophic scar

Striae distensae

Macular atrophy

Anetodermas

Poikilodermas

Acrodermatitis chronica atrophicans, late lesions

(5) Hypertrophic Scleroses
Scleroderma

Fasciitis with eosinophils（eosinophilic fasciitis）

Scleredema of Buschke

Graft-versus-host reaction, sclerodermoid type

(6) Atrophic Scleroses
Lichen sclerosus et atrophicus

Chronic radiodermatitis
Necrobiosis lipoidica
Idiopathic atrophoderma of Pasini and Pierini (end stage of morphea)

cf. Perforating Disorders
Elastosis perforans serpiginosa
Reactive perforating collagenosis (including perorating disorder of renal failure)
Perforating folliculitis
Kyrle's disease
Pseudoxanthoma elasticum

B. Myxoid
(1) Diffuse
Generalized myxedema
Pretibial myxedema
Scleredema
Lichen myxedematosus (papular mucinosis, scleromyxedema)
Reticular erythematous mucinosis
Dermal mucinosis secondary to collagen vascular diseases and others

(2) Localized
Cutaneous focal mucinosis
Myxoid pseudocyst

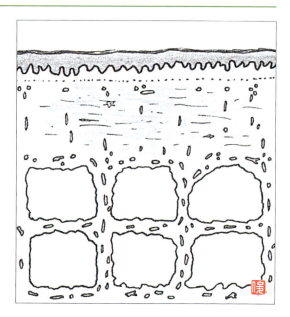

C. Calcified
Localized calcinosis cutis (including subepidermal calcified nodule)
Tumoral calcinosis
Systemic calcinosis cutis (including calciphylaxis involving blood vessels)
Pseudoxanthoma elasticum
Osteoma cutis
Dystrophic calcification associated with necrosis
Calcification associated with tumors (such as pilomatricoma)

21. Panniculitis: Septal panniculitis, mostly

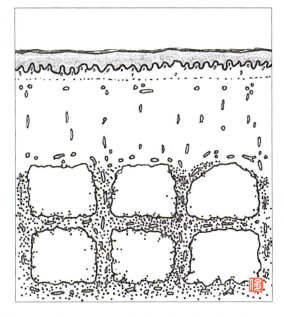

　皮下脂肪織を主座とする炎症性皮膚疾患をpanniculitisと総称する．panniculitisのうち，皮下脂肪織の小葉隔壁を中心とする炎症をseptal panniculitisと呼ぶ．もちろん，panniculitisは真皮に起こる炎症に伴って発生することもあるし，panniculitisで真皮に軽い血管周囲性の細胞浸潤を伴うことも多い．いずれにしても，皮下脂肪織に炎症病巣があるものはpanniculitisの範疇に入れられる．ただ，診断にはどちらのパターンから迫ってもよいし，両方重ね合せれば鑑別疾患数を減じることや病変の理解がよりよくいく．面白いことに，erythema nodosumでは表皮や真皮上部にはほとんど変化がみられないのに臨床的には紅斑として現れている．

　septal panniculitisも炎症の時期によって随分組織像が異なるので，比較的定型的な病変や最盛期の病変を採取してくることが大切である．一方，組織学的には診断に大切な所見（例えば血管炎像）が部分的に存在することもあり，炎症反応が脂肪織小葉内に進展していくことも多い．step sectionを用いて観察し見落としのないようにする必要がある．ただ，脂肪葉には隔壁の血管が分岐し侵入していっているので，隔壁に炎症があれば必ずといってよいほど小葉辺縁の血管の増生や拡張などの変化を伴っている．

　septal panniculitisを検索する場合，まず血管炎（vasculitis）の有無に注目する．血管炎がある場合には血管の大きさ，種類（動脈か静脈か）を調べる．血管炎がみられない場合には出現細胞の種類によってneutrophilic，eosinophilic，granulomatous，fibrosingに分けて考えていくとよい．血管炎を伴うものは血管炎の方からもアプローチすることもできる．

A. Without Vasculitis

(1) Neutrophils Prominent

Erythema nodosum

Behçet's disease

α1-antitrypsin deficiency

(2) Eosinophils Prominent

Eosinophilic fasciitis

Physical panniculitis (cold and traumatic panniculitis)

Factitial panniculitis

(3) Lymphocytes and Plasma Cells Prominent

Necrobiosis lipoidica

Scleroderma

(4) Histiocytes Prominent - Granulomatous Panniculitis

Erythema nodosum (including Behçet's disease)

Necrobiosis lipoidica

Necrobiotic xanthogranuloma

Subcutaneous granuloma annulare

Rheumatoid nodule

Factitial panniculitis

(5) Fibrosing Panniculitis

Scleroderma

Eosinophilic fasciitis, late stage

Erythema nodosum, late stage

Lupus erythematosus profundus

Varicose vein symptom complex (stasis dermatitis), late stage

Factitial panniculitis

(6) Fibrosing and Cellular Panniculitis

Nodular fasciitis

Proliferative fasciitis

Fibrous hamartoma of infancy

Lipofibromatosis (neoplastic lesion)

Plexiform fibrohistiocytic tumor (neoplastic lesion)

Hemosiderotic fibrolipomatous tumor (neoplastic lesion)

Dermatofibrosarcoma protuberans (neoplastic lesion)

B. With Vasculitis

(1) Small Vessels

Leukocytoclastic vasculitis

(2) Large Vessels

Subcutaneous polyarteritis nodosa

Multiple segmental (migratory) thrombophlebitis

Thrombophlebitis

22．Panniculitis: Lobular panniculitis, mostly

皮下脂肪織を主座とする炎症性皮膚疾患をpanniculitisという．このうち皮下脂肪織小葉を中心とする炎症をlobular panniculitisと呼ぶ．脂肪織小葉内の病変は必ずしも一様でなく，炎症反応の強さは部位によって異なる．これは炎症反応が脂肪織の微細小葉を単位として起こるためでもあろう．一方，lobular panniculitisは複数の小葉を含む広範な病巣を形成することも多い．また，真皮に起こる炎症から二次的に発生することもあり，その主座をよく確認する必要がある．逆にlobular panniculitisで真皮の炎症反応を伴うことも多いので注意すべきである．

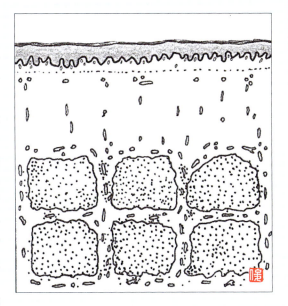

lobular panniculitisを検索していく場合，同様に，まず血管炎（vasculitis）の有無に注目する．血管炎が存在する場合には，炎症のある血管の大きさ，種類（動脈か静脈か）を確認する．血管炎を主体とする場合は，血管炎の組織パターンからもアプローチしていくこともできる．血管炎については本稿の9.の項目を参考にしてほしい．血管炎のない場合には，広範な壊死の存在があるか，あればどんな種類の壊死か，浸潤細胞の種類は何かによって，necrotizing（with fat necrosis, with coagulation necrosis），histiocytic, suppurative（neutrophilic），eosinophilic, lymphocytic, fibrosingに分けて考えていく．

A. Without Vasculitis

(1) Necrosis Prominent - Necrotizing Panniculitis

  a. With fat necrosis with needle shaped clefts

    Pancreatic panniculitis
    Sclerema neonatorum
    Subcutaneous fat necrosis of the newborn
    Poststeroid panniculitis

  b. With coagulation (and caseation) necrosis

    Lupus erythematosus profundus
    Physical panniculitis（cold and traumatic panniculitis）
    Ischemic panniculitis（including varicose vein symptom complex）

Nodular vasculitis (erythema induratum)

(2) Histiocytes Prominent - Histiocytic Panniculitis

a. With foamy histiocytes

Weber-Christian syndrome, if it is truly a disease sui generis

Traumatic panniculitis

Ischemic panniculitis

Cytophagic histiocytic panniculitis

Panniculitis-like T cell lymphoma

b. With granulomas – granulomatous panniculitis

Subcutaneous sarcoidosis

Traumatic fat necrosis

Lipodystrophy

Subcutaneous fat necrosis/poststeroid panniculitis

Weber-Christian syndrome, if it is truly a disease sui generis

α1-antitrypsin deficiency

Subcutaneous granuloma annulare (pseudorheumatoid nodule)

Necrobiosis lipoidica

Nodular vasculitis (erythema induratum)

Erythema nodosum, late stage of acute lesion; usually with septal panniculitis

Mycobacterial infection

Deep fungal infection

Parasitic infection

(3) Neutrophils Prominent - Suppurative (Neutrophilic) Panniculitis

a. Infectious

Bacterial infections, including factitious panniculitis

Fungal infections

b. Non-infectious

Weber-Christian syndrome, if it is truly a disease sui generis

Behçet's syndrome

Cold panniculitis

Pancreatic panniulitis

(4) Eosinophils Prominent

Physical panniculitis (cold and traumatic panniculitis)

Eosinophilic fasciitis

Wells' syndrome (eosinophilic cellulitis)

Parasitic infestation

(5) Lymphocytes Prominent

Systemic lupus erythematosus (lupus profundus)

Panniculitis-like T cell lymphoma

Cold panniculitis

Other malignant lymphomas

(6) Fibrosis Prominent - Fibrosing Panniculitis

Lupus erythematosus profundus

Factitial and traumatic panniculitis

Non-specific

B. With Vasculitis

(1) Small Vessels

Erythema nodosum leprosum

Lucio's phenomenon

(2) Large Vessels

Nodular vasculitis (erythema induratum)

Crohn's disease

T cell lymphoma

脱毛疾患のパターン分類

毛包の構造については，第Ⅰ章ですでに述べた．脱毛を起こすには，①毛包全体が破壊されている（多くの場合瘢痕組織となっている），②峡部よりやや下のバルジの底部に存在する幹細胞ニッチ領域が破壊される，③毛球部，特に毛母基が傷害，破壊されているかによる（**図Ⅹ-11**）．

脱毛性疾患の組織診断については，特別な検索方法が採用される．その方法については，第Ⅴ章で記載されている．一番推奨される方法は健常部と病巣部から各2個4 mmパンチ生検で組織を採取し，各部から採取した一方を通常の縦切 vertical section とし，他方を横切切片とし組織学的に比較検討するもので，できればこれが理想である．4個採取できない場合でも，病巣部から2個は採取すべきである．横切切片では，肉眼的に真皮・皮下脂肪境界線より1 mm程度上で横切し，それぞれのブロックから5レベルの薄切切片を作り顕微鏡的に観察すべきである．

まず，横切切片による「病変の毛包レベルでの浸潤細胞，その他の所見による脱毛疾患分類」を**表Ⅹ-4**にまとめておく．

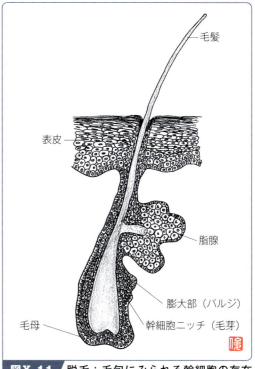

図Ⅹ-11 脱毛：毛包にみられる幹細胞の存在部位

毛包にみる幹細胞は膨大部下にある幹細胞ニッチにある．毛包可変部の構造や毛母はここで作られる．毛母が実際の毛髪を形成するところである．

表X-4 病変の毛包のレベルでの細胞浸潤，その他の所見による脱毛疾患の分類

infundibular level	
lichenoid reaction (interfollicular epidermis)	lupus erythematosus lichen planopilaris (1/3 of cases)
lymphocytic infiltrate ± fibrosis	lupus erythematosus lichen planopilaris idiopathic scarring alopecia
neutrophilic infiltrate ± fibrosis (+ lymphocytes and plasma cells)	dissecting cellulitis of the scalp folliculitis decalvans acne keloidalis infectious folliculitis
miniature hair shafts	androgenic alopecia
melanin casts	trichotillomania/traumatic alopecia
isthmus level	
lymphocytic infiltrate ± fibrosis	lupus erythematosus lichen planopilaris idiopathic scarring alopecia
miniature bulbs and follicles of varying diameter (non-inflamed)	androgenic alopecia alopecia areata (regrowth)
miniature bulbs (inflamed ± apoptosis)	alopecia areata lupus erythematosus
melanin casts/trichomalacia	trichotillomania/traumatic alopecia
hair bulb level	
fibrous tract and reduced number of follicles	alopecia areata lupus erythematosus lichen planus androgenic alopecia idiopathic scarring alopecia traction alopecia
inflamed hair bulbs ("swarm of bees")	active alopecia areata
'torn' catagen follicles ± hemorrhage	trichotillomania/traumatic alopecia

　また，縦切，横切切片の両方を検討しながら，毛包の密度（4 mmパンチ生検での毛包の個数で代用），毛包の方向性をみて異常があるか否かを調べる．異常があれば瘢痕性脱毛（scarring alopecia）の範疇（**図X-12**）であると考え，なければ非瘢痕性脱毛（non-scarring alopecia）の範疇の疾患（**図X-13**）を考えていく．次いで，前者では真皮網状層の異常の有無，炎症による毛包の破壊像をみて，あればどの種類の炎症細胞か出現しているかをみてとる（**表X-5，6**）．

　非瘢痕性脱毛では，成長期／休止期（休止期

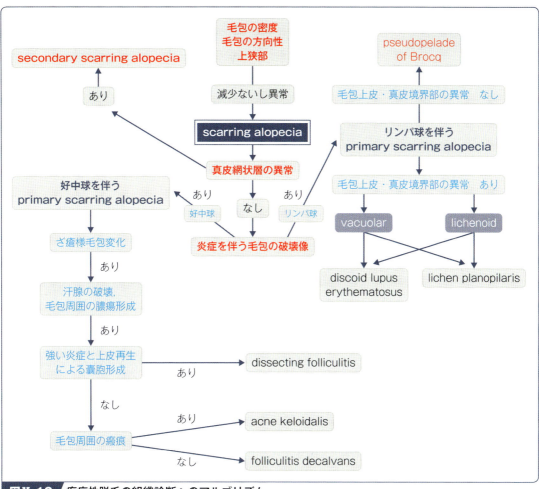

図X-12 瘢痕性脱毛の組織診断へのアルゴリズム

に退行期を含めてよい）比の逆転があるか，休止期毛球の数の増加があるか，剛毛包（終毛包）の小型化があるか，あるいは trichomalacia があるかをみていく．非瘢痕性脱毛の診断のポイントと疾患名を**表X-7**にまとめる．

表X-5 一次性瘢痕性脱毛（primary scarring alopecia）を起こす疾患

- lymphocyte-associated
  - discoid lupus erythematosus
  - lichen planopilaris
  - follicular degeneration syndrome (pseudopelade of Brocq)
  - alopecia mucinosa
- neutrophil-associated
  - dissecting cellulitis of the scalp (perifolliculitis capitis abscedens et suffodiens)
  - folliculitis decalvans
  - acne keloidalis
  - tinea capitis, kerion
- vesiculobullous disorders
  - cicatricial pemphigoid
  - epidermolysis bullosa

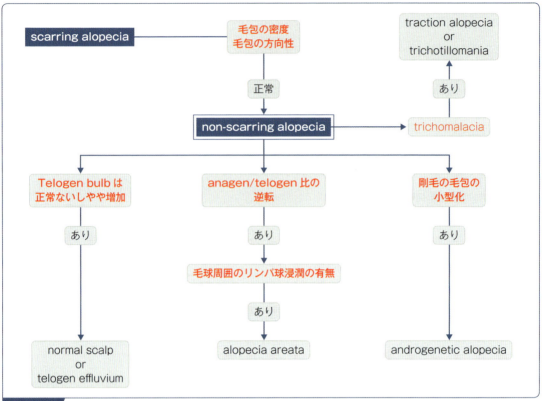

図 X-13 非瘢痕性脱毛の組織診断へのアルゴリズム

表 X-6 二次性瘢痕性脱毛（secondary scarring alopecia）を起こす疾患

- sclerosing disorders
    - morphea
    - sclerodermoid porphyria cutanea tarda
    - lichen sclerosus et atrophicus
    - Parry-Romberg syndrome
- physical/chemical agents
    - mechanical trauma, laceration
    - thermal burns
    - chemical burns
    - radiation dermatitis
- dermal infiltrative processes
    - tumors
        - basal cell carcinoma
        - squamous cell carcinoma
        - metastatic carcinoma
        - lymphoma
        - adnexal tumors
        - dermatofibrosarcoma protuberans
    - granulomatous inflammation
        - sarcoidosis
        - necrobiosis lipoidica
        - infections
    - amyloidosis

表 X-7 非瘢痕性脱毛の診断のポイントと疾患名

- 毛包の数は正常域にある
    - androgenetic alopecia
        - 剛毛の直径が減少
        - いろいろな直径の毛包が混在
    - early telogen effluvium
        - telogen 期の毛包の数が軽度ないし中等度増加
    - late telogen effluvium
        - telogen 期の毛包数は正常
    - traction alopecia と trichotillomania
        - telogen 期の毛包の数が軽度ないし中等度増加
        - trichomalacia; melanin casts
    - alopecia areata
        - anagen-telogen 比が逆転
- vellus (miniaturized) follicles が増加
    - androgenetic alopecia
    - alopecia areata, regrowth phase or long standing
- trichomalacia
    - trichotillomania
    - traction alopecia

第Ⅹ章 顕微鏡による皮膚病理組織の診断

5 腫瘍性皮膚疾患のパターン分類の構成

腫瘍とは

　腫瘍とは，正確にいえば新生物のことである．新生物とは，1つの分裂増殖能を持った細胞が，何らかの原因によってその増殖が進行性，不可逆性，あたかも自律的に増殖を続けていく新形成という現象によって，細胞や組織が増加し塊をなした状態をいう．そしてその塊を一般に腫瘤と呼んでいる．逆からいうと腫瘤を形成するものの多くが新形成という現象によってできた新生物つまり腫瘍である．

　腫瘍は腫瘍化した細胞が作り上げるものであり，腫瘍細胞が作ったり呼び寄せたりするものからも構成されている．1つの腫瘍細胞に由来するため，構成腫瘍細胞は各成熟段階のやや形態を異にする細胞の集合巣からなるが，単一性を示し，由来細胞の持つ形態や機能をいろいろな程度で保持している．腫瘍細胞の集まった部分を**腫瘍の実質**と呼び，腫瘍細胞によって呼び集められ腫瘍細胞間に存在する組織を**腫瘍間質**と称する．間質のなかには腫瘍細胞に酸素や栄養を運び与える血管なども存在している．

　人の身体に存在する細胞を大きく分けると，上皮性細胞と非上皮性細胞がある．いずれの細胞からも腫瘍は発生してくる．したがって，腫瘍を大きく上皮性腫瘍と非上皮性腫瘍に分けることができる．まれに両成分を含む混合性腫瘍がある．また，腫瘍のなかには，限局性に増殖するのみで周囲組織に押し入ることもしなければ遠く離れた臓器へ移動（転移）していかない良性腫瘍といわれるものと，周囲組織へ浸潤したり遠く離れた臓器へ転移し効果的な治療を行わない限り再発を繰り返したり，最終的にその宿主を死に至らしめる悪性腫瘍というものがある．

腫瘍の作るパターンとしての組織模様

　前項で述べた腫瘍の特徴を組織模様で示してみると，腫瘍は健常組織を破壊，圧排し腫瘤を形成する像を呈する．これを組織破壊性結節性病変と呼ぶと本章冒頭で紹介した．これが腫瘍性のパターンである．

1．上皮系腫瘍と非上皮系腫瘍のパターン

　上皮細胞には外界と身体内部をしっかりと分ける役割があり，それを上皮細胞同士の接着と基底膜による間質からの隔離という方法で行っている．上皮細胞には形態学的にいくつかの種類のものがある（**図Ⅹ-14**）．腫瘍細胞は，組織間質内に侵入し増殖しても分化・成熟が低くない限りは由来する細胞の性格を保持する．そのため，細胞は互いに接着し群がり集まって細胞の集塊つまり胞巣を形成してくる．単層の上皮細胞では腺管構造をつくる．重層する上皮細胞には，実際には，薄層重（多）層上皮と厚層重層上皮と呼ぶべきものがある．正常皮膚では前者はエクリン管やアポクリン管がその例であり，後者は表皮や毛包上皮，脂腺葉上皮に当たる．したがって，これらの細胞が間質へ侵入しても，やがて増殖してくると導管構造や充実性の胞巣が形成されてくるようになる（**図Ⅹ-15a**）．いずれにしても，胞巣形成がある腫瘍の形態あるいはその組織模様を**類器官パターン**（organoid pattern）や上皮性パターンと呼ぶ．一方，非上皮系の細胞では，多くの細胞で基底膜に当たる構造を持ってはいるが細胞全周を取り囲むものが多く，互いが密に接着・結合するものは少ない．したがって，腫瘍化し増殖してくると，胞巣を作ることなく間質内をばらばらに広がりながら全体として腫瘤を形成して

5　腫瘍性皮膚疾患のパターン分類の構成　345

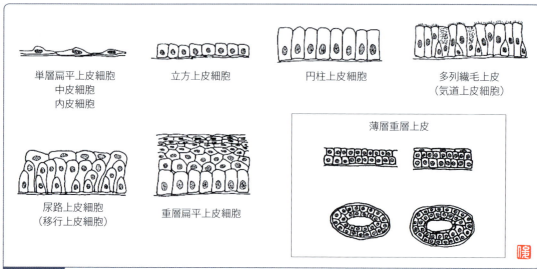

図X-14 被蓋上皮のいろいろ

被蓋上皮には，単層の扁平上皮，立方上皮，円柱上皮，多列線毛上皮と重層する尿路上皮，重層扁平上皮がある．導管上皮などでは被蓋上皮ほど厚くはないが重層する薄層重層上皮といえるものが存在している．

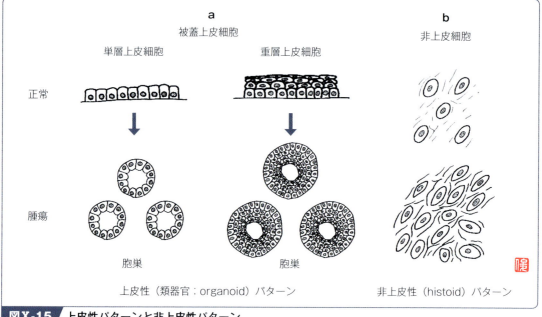

図X-15 上皮性パターンと非上皮性パターン

上皮系細胞の浸潤・増殖による胞巣の形成（a）と非上皮系細胞の浸潤による孤立性増殖（b）を示している．胞巣の形成が上皮性パターン，孤立性，散在性の広がりが非上皮性パターンといえる．

いくことになる．この胞巣を作ることなく腫瘍細胞が孤立性に増殖する形態（図X-15b）を**間質組織様パターン**（histoid pattern）や非上皮性パターンと呼んでいる．腫瘍の組織像をみた時に，例えば図X-16では，細胞胞巣のみられる図X-16a 真の腫瘍が上皮性，それを認めない図X-16b が非上皮性の腫瘍と弱拡大でも直ぐに認識できる．

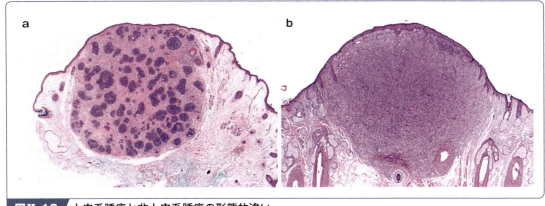

図X-16 上皮系腫瘍と非上皮系腫瘍の形態的違い

a, bとも組織破壊性結節性病変であるため腫瘍性疾患であるとわかる．a：胞巣形成があるため上皮性と判断される．
b：胞巣の形成がないため非上皮系腫瘍の可能性が高い．

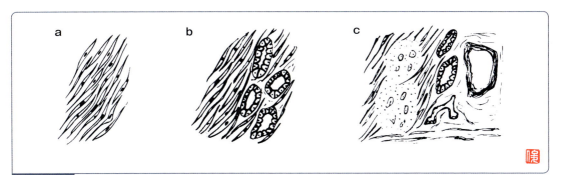

図X-17 腫瘍の単相性，二相性，多相性

腫瘍細胞が1つの系統の細胞からなる場合を単相性と呼ぶ．aは紡錘形細胞のみからなる場合を示している．bは紡錘形細胞と腺管を形成する上皮細胞からなり，二相性と呼ばれる．cのように紡錘形細胞，腺細胞のほかに，血管成分や軟骨，骨成分を混じるなど多種類の細胞が混在すると多相性という．

1つの上皮性腫瘍あるいは非上皮性腫瘍のなかに，2つあるいは3つ以上のやや性格を異にする成分が存在することがある．1種類の成分だけからなる腫瘍を**単相性（monophasic）**の腫瘍と称する（図X-17）．一方，2種類の成分からなるものを二相性（biphasic），3種類以上の成分からなるものを**多相性（polyphasic）**な腫瘍といい，その形態が認められた時には二相性，多相性のパターンがあると表現する．類器官パターンと組織様パターンがみられる場合は類器官・組織様パターンというが，それは二相性パターンの1つである．

2．上皮系腫瘍の作る組織構築パターンと細胞像

腺管や導管の構造が認められるものを**腺上皮パターン**と呼ぶが，そのなかには腺腔の大きさによって，腺房状（acinar），管状（tubular），濾胞状（follicular），囊胞状（cystic）と呼び分ける（図X-18）．もっとも囊胞状パターンは厚層の重層扁平上皮によっても形成され得る．被蓋上皮層では，乳頭状（papillary，papillomatous）や疣贅状（villous）に増殖する場合や，間質成分を含みポリープ状（polypoid），ドーム状（dome-like）の構造を示す場合もある（図X-19）．充実性胞巣を形成するものを**槽パターン（alveolar pattern）**

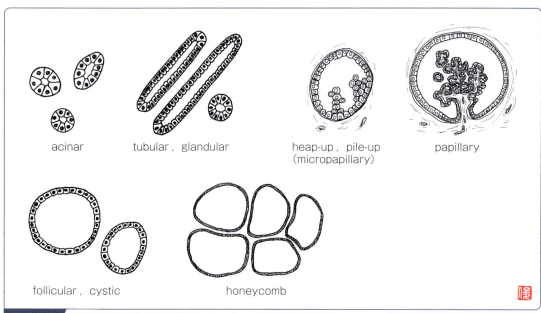

図X-18 上皮系腫瘍が作る組織構築パターン：腺管構造の形態

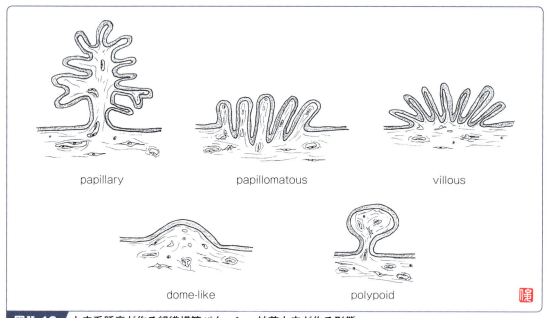

図X-19 上皮系腫瘍が作る組織構築パターン：被蓋上皮が作る形態

と呼んでいる．このなかには完全に密な細胞集簇巣からなる充実パターン（solid pattern），内部に壊死を伴うコメドパターン（comedo pattern），構成腫瘍細胞間が離開し腺管状にみえる偽腺管パターン（pseudoglandular pattern），棘融解パターン（acantholytic pattern）ないし偽槽パターン（pseudo-alveolar pattern）が含まれる（図X-20）．その他，配列の特徴によって，充実胞巣の辺縁部に最外層の細胞が間質に垂直に柵状に配列する**末梢細胞柵状配列**

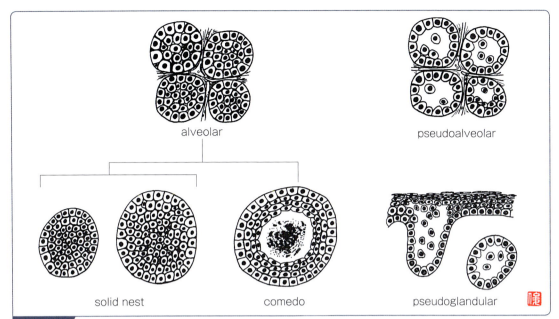

図X-20 上皮系腫瘍が作る組織構築パターン：胞巣の細胞密度による違い

(peripheral cellular palisading) や充実胞巣の内部の細胞の核が数層にわたって観兵式状に配列する**さざなみ状配列（ripple pattern）**がある．逆に，胞巣の内部領域で細胞間が大きく離開してエナメル上皮腫で特徴的な一見網目状の形態を示すエナメル上皮腫様構造（adamantiomatous pattern），充実胞巣内に腺腔様の内腔の形成をするようにみえるロゼット構造（rosette pattern）もある．充実胞巣内に扁平となった細胞が渦を巻くように重層配列するものがあり，これを渦巻き状（whorlやeddy）と呼んでいる．胞巣同士の関係からみて，これらの胞巣が密に集合し，互いが互いを圧迫しジグゾウパズル配列（jigsaw puzzle pattern）を形成することもある．注意しておくべきは，腺管構造を作るべき細胞が充実胞巣を形成してくることがあることである．腺腔内に乳頭状に突出したり，それが融合したような形でいくつかの腺腔を混じる構造があり，前者を乳頭状（papillary）や微小乳頭状（micropapillary），あるいは堆積（重積）状（heap-up, pile-up）と呼んでいる（図X-18）．

いくつかの腺腔を混じるものが篩状構造（パターン）（cribriform pattern）である．類似するが内部に基底膜構造などを周囲から取り込んで含んでいるようにみえるものは円柱腫状パターン（cylindromatous pattern）で実際には篩状パターンとは異なる（図X-21）．分化が低い場合は腺細胞でも充実性胞巣を形成してくる．逆に腺腔を形成しないが細胞がカラム（支柱）状あるいは束状，索状な構造を作ることがあり，これを**索状パターン（trabecular pattern）**という（図X-22）．このなかで，索状構造が時に融合することはありながら互いに平行に走行し，核の配列状態も互いに向き合うような形を作り，迷路のようにみえるものは迷宮パターン（labyrinthine pattern）と呼ばれている．既述のripple patternもこのlabyrinthine patternも上皮細胞が作る核の柵状配列，観兵式状配列であり，後述する非上皮系腫瘍細胞が形成するnuclear palisadingに類似するともいえる．これらの構造，パターンが，上皮性腫瘍細胞が作る組織構築の代表的，伝統的なもので，よく使われる名称である．

5 腫瘍性皮膚疾患のパターン分類の構成

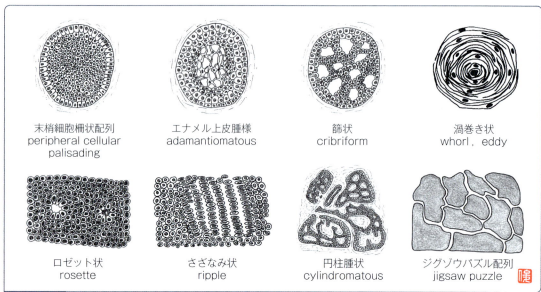

図X-21 上皮系腫瘍が作る組織構築パターン：胞巣における細胞の分布および胞巣の集簇形態の違い

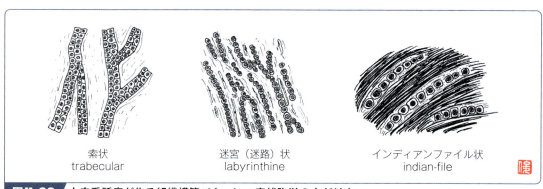

図X-22 上皮系腫瘍が作る組織構築パターン：索状胞巣の広がり方

　胞巣を形成する腫瘍細胞は，その由来細胞の機能や形態を示してくるので，特有の細胞形態を呈することが多い．これを細胞パターンと称することもできるが，通常細胞像（cell appearance）と呼んでいる．これら特有の細胞形態を認識，把握するのが，由来細胞を推定する時の基本である．それには正常組織の理解が不可欠である．由来が推測できないような細胞に関しては，その形態像がわかるような言葉で表現しておかざるを得ない．その表現方法については第Ⅱ章で述べた．

3．非上皮系腫瘍が示す組織構築パターンと細胞像

　非上皮系の腫瘍細胞が類器官パターンつまり上皮性のパターンやそれに類似したパターンを示すことはまれにある．胞巣状軟部肉腫（alveolar soft part sarcoma）や胞巣状型の横紋筋肉腫，悪性黒色腫，軟部組織の明細胞肉腫などがその代表である（図X-23）．一般に，非上皮系の細胞は腫瘍化しても胞巣構造は作らないし，特有の構築を示さないものも多いが，その由来細胞の機能や形態を模倣してくるので，特有の細胞形態や配列を呈することが多い．そ

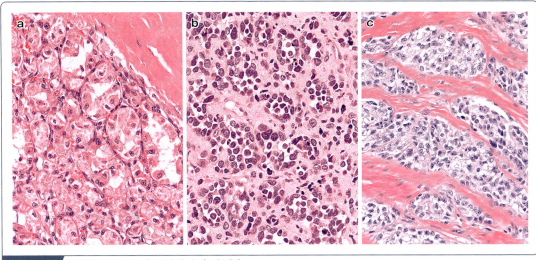

図X-23 類器官パターンを示す非上皮系腫瘍

a：胞巣状軟部肉腫，b：胞巣状型の横紋筋肉腫，c：軟部組織の明細胞肉腫．いずれも胞巣状構造を示すため癌腫と間違えやすい．

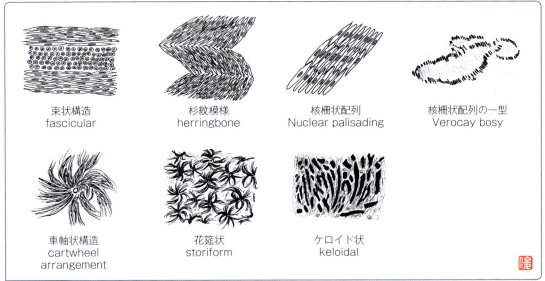

束状構造 fascicular / 杉紋模様 herringbone / 核柵状配列 Nuclear palisading / 核柵状配列の一型 Verocay bosy

車軸状構造 cartwheel arrangement / 花筵状 storiform / ケロイド状 keloidal

図X-24 非上皮系腫瘍が作る組織構築パターン

のため，細胞形態を見極めて由来細胞を推定せざるを得ない．ただ，明瞭ではないものの，それぞれの細胞の配列が独特の模様として認識できるものもあり，少なくともそのような配列を示す腫瘍を類推することも可能である．図X-24に示すように，同方向へ走る紡錘形細胞の束が多方向へ走る束と錯綜している束状配列（fascicular pattern）や，交錯配列（interlacing bundle pattern）と呼ばれるもの，紡錘形細胞が矢筈模様や杉綾模様を描くように走るherringbone pattern，紡錘形細胞の核が一列に並び観兵式状，柵状の配列を示すnuclear palisading，紡錘形細胞が血管あるいは無構造物を中心に，放射状，車軸状に走行する

5 腫瘍性皮膚疾患のパターン分類の構成 351

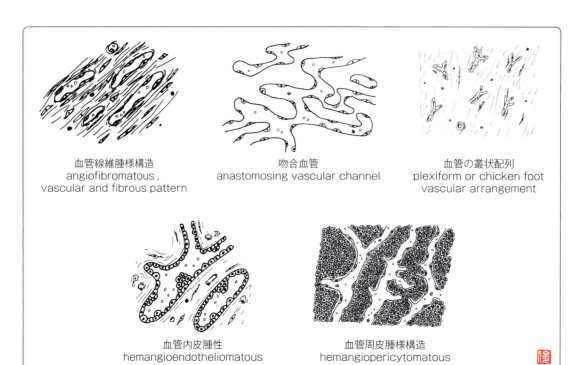

図X-25 非上皮系腫瘍が作る組織構築パターン

cartwheel arrangement 構造が多数密に集合して作る storiform pattern などがある．nuclear palisading で，列と列との間がやや開き膠原線維を比較的豊富な構造がヴェロツァイ小体（Verocay body）と呼ばれるものである（英語ではヴェロケイと発音．チェコ人の病理学者の名前）．その他，血管成分と線維成分からなる vascular and fibrous pattern ないし angiofibromatous pattern，複雑に吻合する血管からなる anastomosing vascular channel pattern や staghorn pattern，fishbone pattern など，それに血管内皮細胞の目立つ hemangioendotheliomatous pattern や血管を取り囲む細胞が多く目立つ hemangiopericytomatous pattern（図X-25），骨梁が著明で融合した構造を示す bony trabecular pattern なども特有の構造で腫瘍名を想起させるのに役立つ．非上皮系腫瘍が示す細胞像にもいくつかの表現様式がある．代表的なものを図X-26 に示す．

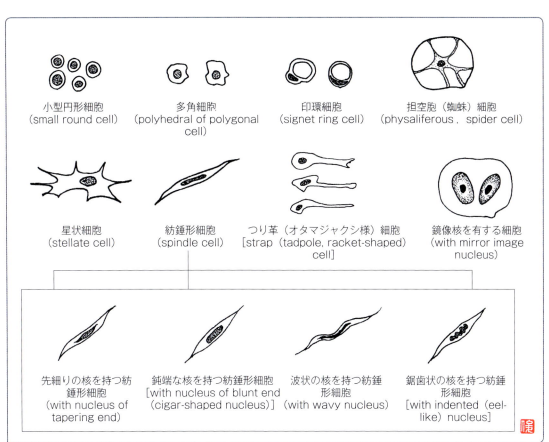

図X-26 非上皮系腫瘍が作る細胞形態

4．良性腫瘍と悪性腫瘍の作る腫瘤の輪郭と胞巣増殖パターン

　良性腫瘍では，増殖した腫瘍細胞の持つ能力は均一であることが多いようで，腫瘤内での増殖能はほぼ同一である．そのため腫瘍は膨張性，圧排性に発育し，その輪郭は平滑で境界明瞭，類円形であることが多い．上皮系の良性腫瘍では，腫瘤を構成する腫瘍細胞胞巣もほぼ同形態，同様の大きさからなるものが多い．非上皮系の良性腫瘍でも腫瘤内の細胞密度の分布はほぼ同様であるものが多い．これらの所見を**良性腫瘍パターン**と呼ぶことができる（図X-27a）．

　悪性腫瘍では，腫瘍内の腫瘍細胞の分裂増殖が盛んで遺伝子変異を起こすことが多いためか，個々の領域での増殖速度や腫瘍に対する組織の反応が異なることが多い．また，悪性腫瘍では浸潤能，転移能を獲得している．そのため，腫瘍はいわゆる浸潤性増殖といわれ，腫瘍境界が不整で不明瞭，左右非対称性で歪な形態を呈することが多い（図X-27b）．上皮系悪性腫瘍では，内在する腫瘍細胞胞巣の形や大きさにばらつきがあり，間質内での分布状態も不整である．リンパ球などの炎症細胞浸潤巣がみられるとすれば，それらも不整に分布する傾向がある．非上皮系の悪性腫瘍では腫瘍細胞の分布が不均一，不整となり，細胞密度が場所によって異なるため，組織切片でみた時に色合いの濃淡が著明で不整となる．これらの形態を**悪性腫瘍パターン**と称する．

　これら腫瘤の輪郭や構成成分の分布によるパターン認識は肉眼観察や顕微鏡弱拡大でも十分

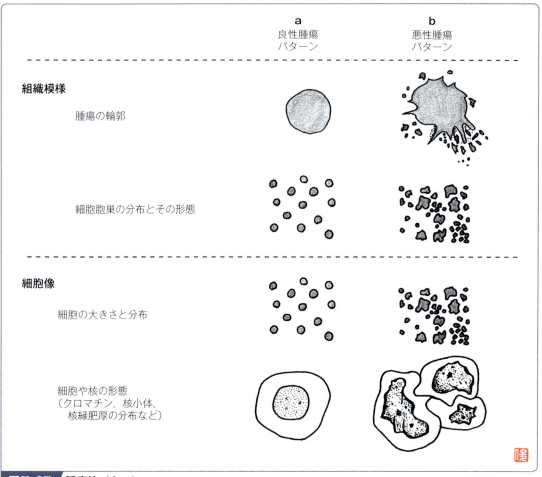

図X-27 腫瘍性パターン

5. 良性腫瘍，悪性腫瘍にみる腫瘍細胞の細胞所見と構造

　組織学的に腫瘍を観察し，良性・悪性の判定を行う際には「**自然は丸いものと規則正しいものを好む**」と覚えておくとよい．これは前節で述べたことにも当てはまる．

　細胞形態をみる場合もこれを応用することが可能である．細胞の形や核や核小体，クロマチンの形，あるいはクロマチンの分布も滑らかに丸く，均一であればあるほど，核縁の厚さも薄く均一であればあるほど，核小体の数が少なく複数であっても小さく均一であればあるほど良性で，反対に不整になればなるほど悪性を示唆する（図X-27）．これらは，伝統的に細胞異型と呼ばれていたものを，平易な言葉で，しかもパターンとして表現したものに過ぎない（図X-28）．ただ，本来細胞異型とは正常細胞と比較してみていく指標なので，腫瘍細胞の由来，成熟度が分からないと判定基準とはなりえないが，上記の原則を応用すればよいと考える．

　腫瘍細胞が作る構造や成熟の方向性の異常も良性・悪性の判定指標として使われる．図X-29によくみられる変化を示しておく．この他，良性・悪性の判定の指標としては，脈管侵襲像や核分裂像の多さ，異型核分裂の存在，壊死の存在がある．

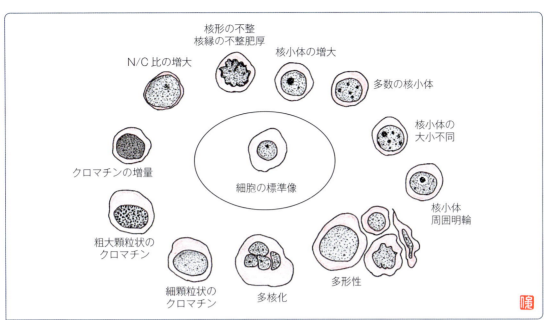

図X-28　細胞の異型性

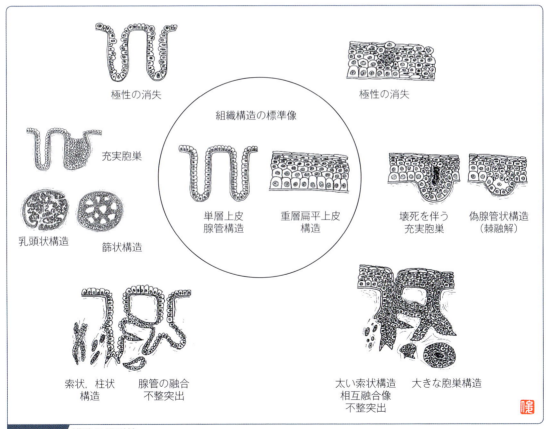

図X-29　構造の異型性

5　腫瘍性皮膚疾患のパターン分類の構成

6．腫瘍の由来細胞の同定法

　細胞にはそれぞれ名前がつけられている．それらは，通常一番成熟した細胞をみてその形態的特徴や機能を表現する形で命名されていることが多い．現在では，1つの成熟細胞にはその母細胞に当たる最終分化幹細胞つまり単能性幹細胞があること，これらの細胞は多分化能・複能性幹細胞からできてくるので，近隣の分化方向の幹細胞と関連が深いことが知られている．したがって，腫瘍をみた場合，単相性の腫瘍であれば単能性幹細胞が腫瘍化したものであり，二相性あるいは多相性腫瘍は多分化能・複能性幹細胞が腫瘍化し複数の成熟細胞ができあがったと考える．つまり，腫瘍の由来は成熟細胞を同定することで認識されるのである．そして異なる成熟細胞がいくつ存在するかによってその腫瘍化した細胞の発生発展段階のレベルを推測することができるのである．言い換えれば，正常成熟細胞を詳しく知り，認識できるようになっておき，腫瘍のなかでそれを識別していくのが由来細胞の同定法である．皮膚に存在する細胞の形態学的特徴と識別点に関しては第Ⅰ章にまとめた．その他，その細胞が作る特異な構造，構築を認識することも役に立つ．これらのいくつかについては前数項のなかで述べた．第Ⅸ章で表現型について取り上げたが，細胞の表現型には形態学的表現型，免疫組織学的表現型，遺伝子的表現型などがある．形態学的表現型で十分に把握できない場合は免疫組織学的表現型や遺伝子的表現型を利用する場合もある．また免疫組織学的表現型を調べる場合には，腫瘍の自己組織化に伴って集められる間質細胞の性格を知ることによって推測しようとする試みもある．皮膚付属器系細胞の分化の指標を**表Ⅹ-8**にまとめる．読者には，まず形態学的表現型を十分に把握できるようになって欲しいと願っている．

G．原発腫瘍と転移腫瘍の見分け方

　原発腫瘍か転移腫瘍かを見極めることは意外に難しいことがある．一般に，①腫瘍の主座が真皮の深層ないし皮下脂肪組織に存在する，②表皮および皮膚付属器との連続性に欠ける，③リンパ管や血管内に腫瘍の小集塊が多数認められる，④既知の皮膚腫瘍との類似性に欠ける，⑤あまりにも他臓器特有の腫瘍に類似しているなどの所見があれば，転移性腫瘍を考えることが勧められる．また，単発性であるか多発性であるかも参考となる．皮膚原発の悪性腫瘍であれば腫瘍の輪郭が不規則・不整で浸潤性の増殖を示すが，転移性のものは意外と輪郭が明瞭で円形のものが多いのも事実である．逆に，表皮内に腫瘍が存在するので原発であると考えるのも危険である．表皮向性転移（epidermotropic metastasis）という現象があり，真皮内転移巣を被蓋する表皮内に進展していくことがあるからである．

　一番大切なのは同一患者が担癌患者であるかの病歴を知ることで，担癌患者の場合は必ず転移腫瘍の可能性はないかを考えてみる必要がある．原発不明癌の可能性も否定はできないが，皮膚転移でみつかる原発不明癌は少ない．臍部では，Sister Mary Joseph's nodule が有名で，消化管や婦人科領域の癌が後で発見されることがある．

表Ⅹ -8	皮膚付属器への分化を示す組織学的指標

A. 毛包系に関係するもの

1. 毛包漏斗部への分化の指標

(1) 管腔や充実性胞巣形成
(2) 重層扁平上皮
(3) 細胞間隔
(4) 顆粒細胞層の存在
(5) 層をなす角質物

2. 毛包峡部への分化の指標

(1) 管腔や充実性胞巣形成
(2) 重層扁平上皮
(3) 確認し難い細胞間橋
(4) 豊富で暗桃色の細胞質を有する角化細胞
(5) 顆粒細胞層の欠如
(6) 凝集してみえる広基性で波状に走行する角質物

3. 内手根鞘，毛包球部と毛乳頭への分化の指標

(1) トリコヒアリン顆粒を有する細胞
(2) 青灰色の角質細胞（内毛根鞘細胞）の存在
(3) 細胞質の乏しい，ほとんどが核からなる細胞の集簇巣の存在
(4) 淡明ないし透明な細胞質を有する細胞の層の存在
(5) 淡明細胞は円柱状で柵状に配列
(6) 豊富な粘液調間質を伴う腫大した線維芽細胞に富む間質組織が上皮巣陥凹部に侵入する像

4. 毛母への分化の指標

(1) 円形でやや明調な（繊細なクロマチンを有する）好塩基性の核
(2) 1 ～ 2 個の明瞭な核小体
(3) 乏しい細胞質
(4) 単一性
(5) 多い核分裂像
(6) 孤細胞壊死の存在
(7) 時に樹状のメラノサイトの介在

5. 毛髪への分化の指標

(1) 陰影細胞（多角形の細胞でクロマチンの消失した核が残存する細胞）の存在
(2) 黄色からオレンジ色でしばしば屈折性，光輝性を示す角化細胞の存在
(3) 完成した毛の存在

6. 毛包球部基底膜への形成を示唆する所見

(1) 均一好酸性で細い線状の層が存在
(2) 上皮細胞胞巣に接する
(3) 縁取るように存在する細胞はしばしば円柱状で柵状に配列

7. 結合織性毛根鞘への分化の指標

(1) 繊細で線維状の膠原線維束がばらばらに，不規則不整に配列
(2) 波状の形態を示し卵円形ないし円形の核を有する線維芽細胞が散在
(3) 多数の毛細血管や細静脈が存在

8. 増殖期毛包下部での外毛根鞘への分化を示す指標

(1) 淡明ないし透明な細胞質を有する細胞
(2) 明瞭な細胞間橋のない淡好酸性の細胞（幹部の細胞）
(3) 細胞胞巣の辺縁部で細胞が柵状に配列
(4) 円柱状細胞の核は基底膜とは反対側に存在

Ⅹ

顕微鏡による皮膚病理組織の診断

5 腫瘍性皮膚疾患のパターン分類の構成 357

9. 退縮期初期の毛包への分化を示唆する指標

(1) 毛母基内に核分裂像がない
(2) 外毛根鞘部に壊死に陥った細胞が多い
(3) 毛母基や毛乳頭の収縮像をみる
(4) 毛乳頭のメタクロマジーの消失
(5) メラノサイトの樹状突起の退縮
(6) 毛乳頭部のメラノファージの存在
(7) 基底膜の肥厚の波状形態
(8) 結合織性毛根鞘の肥厚

10. 退縮期後期の毛包への分化の指標

(1) 卵円形の核, 乏しい細胞質を伴う胚細胞様細胞
(2) 淡円柱状ないし小球状の細胞集簇巣
(3) 突出する胚細胞様細胞の集簇巣直下に毛乳頭構造が明瞭に存在

11. 脂腺細胞への分化の指標

(1) 多空胞状ないし泡沫状の細胞質を有する細胞
(2) 核が細胞中央に存在
(3) 成熟細胞では陥凹した金平糖状の核の陥凹がみられる

12. 脂腺管への分化の指標

(1) 管状ないし嚢胞状の構造
(2) 内腔側辺縁が鋸歯状でギザギザとなっている
(3) ケラトヒアリン顆粒を混じる細胞が薄く辺縁部を取り囲む
(4) 密集した角質細胞が薄い層を形成

13. マントルへの分化の指標

(1) 分化・成熟の低い上皮細胞が索状に存在
(2) 毛包漏斗部から放出された時に互いに連結し有窓状となる
(3) 細胞索内に各成熟段階の脂腺細胞がみられる
(4) 細胞索内に脂腺管状の構造
(5) 周囲間質は線維芽細胞や粘液に富む
(6) 内部の膠原線維束はしばしば互いに平行に配列したり, 上皮細胞索に垂直に配列するリボン状構造を示す

14. アポクリン腺への分化の指標

(1) 腺管構造の内腔に沿って上皮細胞に断頭分泌像と考えられる snout の構造をみる
(2) 多角形, 形質細胞様, 粘液産生性, 淡明な細胞の存在
(3) 長い腺管構造
(4) 均一に好酸性の物質が腺管内腔に存在
(5) 腺管内への乳頭状構造や嚢胞状構造の存在

15. アポクリン管への分化の指標

(1) 腺管構造の形成
(2) 二層性を示す立方状細胞の存在
(3) 平滑な内腔面に小皮縁が存在

16. エクリン腺への分化の指標

17. アポクリン管, エクリン管の区別

形態学的に不可能

6 腫瘍性皮膚疾患におけるパターン分類による診断へのアプローチ

第X章 顕微鏡による皮膚病理組織の診断

　腫瘍性皮膚疾患のパターンも炎症性皮膚疾患のパターンと同様に表皮に存在するもの，と真皮に存在するものに分けられる（表X-2参照）．腫瘍では真皮に存在するものの多くは皮下脂肪織にまで進展していることが多い．したがって，主座の面あるいは局在の面からは表皮と真皮/皮下脂肪織の領域に分ける．勿論両者にまたがって存在するものもあるが，その場合は表皮に発生する腫瘍が多いことになるので表皮内腫瘍として考えればよい．

腫瘍の局在と構築のパターンからせまる（図X-30）

　表皮内腫瘍とは，表皮の健常構造が残存している，あるいはその形態から表皮の構造であることが窺え，腫瘍が表皮から発生し外方性あるいは内方性に増殖したと考えられるものである．腫瘍上部が潰瘍化し外部へ直接露出したり，健常な表皮が接して被蓋するように存在する場合は，元来真皮内の腫瘍であると捉える．表皮内腫瘍部の表面が平坦あるいはやや盛り上がる程度の病変を形成しているものを平坦型（flat pattern）と称する．このなかには，腫瘍細胞が孤立性あるいは集簇性に存在するものが

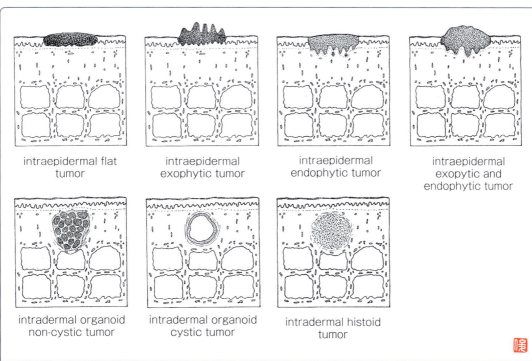

図X-30　腫瘍性皮膚疾患にみる主な組織増殖パターン

ある．腫瘍細胞の集簇巣は胞巣と捉えることができるので，これを胞巣型パターン（nested pattern）と亜分類する．また，このなかで，同じような胞巣構造がほぼ均等に散布されているものを表皮内上皮細胞腫状（intraepidermal epithelioma pattern）と呼ぶ人もいるが，同義と考えてよい．胞巣構造はないか，あっても明瞭でなく，孤立性の細胞が健常表皮細胞間に散布されているようにみえるものを散布型（scattered）あるいはパジェット様型パターン（pagetoid pattern）と呼ぶ．表皮内全体が腫瘍細胞で置き換わっている場合をびまん型（diffuse pattern）とする．

表皮の構造が皮膚表面へ突出しているものを**外方性パターン（exophytic pattern）**と総称する．このなかには乳頭状（papillated），あるいは乳頭腫状（papillomatous），表皮剥離性角化症様（epidermolytic acanthomatous）にみられる変化を伴うものを含めた疣贅型（verrucous type）と平坦ポリープ状（smooth polypoid type），皮角状（cutaneous horn type）になったものを含めた非疣贅型（non-verrucous type）に分ける．ここでいう乳頭型（papillated type）の増殖とは，病巣部の真皮乳頭層が周囲皮表表面を越えて上方へ乳頭状に突出する変化をほとんど伴わないにも関わらず，腫瘍細胞自体の増殖によって腫瘍表面に凹凸ができ，一見乳頭状構造を彷彿とさせるものをいう．このタイプのものでは，多かれ少なかれ真皮の方への内方性の増殖をも伴う．乳頭腫状型（papillomatous type）の増殖とは，細胞の増殖はそれほど強くなく，厚くなった真皮乳頭の外方への突出によって表皮表面が乳頭状になったものをいう．この場合，突出した真皮乳頭の先端が周囲皮表のレベルを越えて突出していることが特徴である．

逆に，表皮から下方の真皮に向かって突出する内方性増殖を示す**内方性パターン（endophytic pattern）**がある．これをさらに結節・小葉の形態を示す結節・小葉パターン（nodular and lobular type）と索状ないし束状となったりそれが癒合した索状・束状融合型（trabecular or reticulated and anastomosing type），そして腺様型（adenomatoid type）に分ける．

外方性および内方性に増殖するものがあり，これを**内方・外方型（exophytic-endophytic type）**と称する．これには表面が乳頭型となるものと表面が平坦なものがある．

腫瘍が真皮や皮下脂肪組織に局在するものを真皮内腫瘍パターンとする．細胞胞巣が認められるものは上皮性の腫瘍で，これを類器官様パターン（organoid pattern）と称する．胞巣が腺管や導管様の構造を示すものを腺管・導管型，充実性のものを充実性ないし結節・小葉型と称する．腺管・導管型のものでは，内腔が大きく拡張し嚢胞ようになったものがある．これを嚢胞型と称する．

胞巣構造のないものを**間質組織様パターン（histoid pattern）**を示すものとして捉える．このなかで腫瘍細胞に富み充実性にみえるものを solid/cellular type（pattern）と呼ぶ．細胞形態によって小円形細胞型，紡錘形細胞型，多角形（組織球様）細胞型，と多形細胞型に分ける．腫瘍細胞が脂肪細胞である場合は，富細胞性ではあるが，別に分けて捉える．細胞が少なく膠原線維に富むものを線維性（fibrous）と呼ぶ．粘液が多ければ粘液性（myxomatous）であると表現する．血管構造が多いと血管性あるいは血管形成性（vasoformative type）と呼ぶが，血管腫瘍の構造をとるもの（angiomatous pattern）と腫瘍細胞の集簇巣内に壁に乏しい毛細血管が直接接する血管周皮腫様構造を示すもの（hemangiopericytomatous pattern）がある．

細胞の由来を調べる

腫瘍の局在と構築像がわかると今度は腫瘍細胞の由来を探る．つまり，成熟したところがな

表X-9	腫瘍の良性・悪性の判定に使用される指標	良性	悪性
1．浸潤性の増殖はあるか（良性腫瘍は境界明瞭で膨張性に，悪性腫瘍は境界不明瞭で浸潤性に発育することが多い）		なし	あり
2．血管・リンパ管浸潤はあるか		なし	あり
3．腫瘍細胞の作る構築（または構造）に異型（形の不規則さ・不整さ）はあるか		なし	あり
4．細胞の異型性（atypism），多形性（pleomorphism）はあるか		なし	あり
5．核分裂像は多くみられるか，異型核分裂像はあるか		なし	あり
6．壊死は存在するか		なし	あり

いかに注意を払い，**腫瘍で一番成熟した部分をみて分化方向あるいは由来を確認する**．細胞の作る構築があるかないかにも注意を払い，あればどのような構造であるかをみることによっても分化方向や由来を知ることができる．さらには，腫瘍細胞の由来の識別度や構築の完成度によって腫瘍の成熟の度合い，分化段階（例えば，高分化，中分化，低分化）の判定ができるのである．

腫瘍が良性か悪性かを判断する

良性・悪性の判定基準を**表X-9**に示す．まず腫瘍の輪郭の形態をみる．膨張性の増殖か，浸潤性の増殖かに注意する．多くの場合これで良性・悪性の判定が可能であるので，悪性腫瘍の多くは弱拡大で先に診断がつくことも多い．細胞学的には前記の基準を使って判断する．非上皮性の腫瘍では，その種類によってその良性・悪性の判定基準である核分裂像の個数が異なるものがあるので，腫瘍細胞の由来が何であ

るかを先にみて判定基準を選択しなければならないこともある．個数の判定は400倍の倍率（HPF）で50視野を勘定し10視野中の個数に換算して表記する（○○個/10HPF）．また，$2\,mm^2$ の視野面積で表記を要求する場合もあるが，10強拡大視野の範囲が大体これに当たるのでほぼ同じと考えてよい．

もちろん，「例外のない規則はない」ので，基準に当てはまらないことも多い．総合的に判断する．

前節では腫瘍性皮膚疾患のパターン分類の構成を，本節では腫瘍性皮膚疾患におけるパターン分類による診断へのアプローチの仕方について述べてきた．これで，炎症性，腫瘍性皮膚疾患ともに診断へのアプローチの仕方を学んだ．次節では，腫瘍性皮膚疾患におけるパターン分類表を提示するが，1枚の組織切片を手にした時，今まで学んできたことをどう生かし診断に到達していけばよいのかを早く知りたいと思う読者は「8　組織診断の手順」の節に進んでほしい．

第X章 顕微鏡による皮膚病理組織の診断

7 腫瘍性皮膚疾患における パターン分類表

1. Epidermal tumors

A. Intraepidermal Flat Tumors

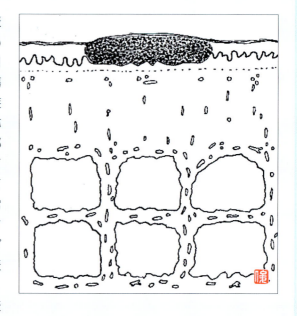

　表皮内に腫瘍細胞が存在するものの，表皮表面を盛り上げるような外方性の増殖も真皮内へ突出するような内方性の増殖も目立つほどに認められない平坦な病変で腫瘍細胞が表皮内にのみ局在する腫瘍性皮膚疾患を intraepidermal flat tumors と総称する．一般に，病巣部の表皮は周囲健常部皮表よりもわずかに盛り上がり，肥厚してみえることが多い．表皮内腫瘍といっても，その由来細胞にはいろいろあり，健常な表皮角化細胞を置き換えるように増殖するものである．形態学的には，このタイプの腫瘍では，腫瘍細胞が小集塊を形成し表皮角化細胞層の間に島状に散在するもの，所々で小集塊を形成しながらも孤立性に表皮のほぼ全層に亘って個々に散在し広がるもの，表皮全層を密に占めるものが存在する．それぞれを nesting type，pagetoid type，diffuse type と呼んでいる．

　構成する細胞には，表皮，エクリン腺，アポクリン腺，毛包，脂腺に由来するもののほか，メラノサイト，組織球，リンパ球に関連するものがある．さらに，いまだ由来がはっきりしないものや転移性の癌もこのパターンの広がりを示すことがある．各細胞の同定は，検者がいかにその形態に習熟しているかによることが多い．特殊染色や免疫染色を利用することもあるが，現在の技術，作製されている抗血清の質と種類およびその判定方法には限界があるといわざるを得ないし，これらの技術を使って確認するにも大雑把に形態像によってまず推測する必要がある．

　本パターン分類では，Bowen 病（Bowen disease）と脂漏性角化症（seborrheic keratosis）を毛包に関係する腫瘍として取り扱っている．それは Bowen 病が外毛根鞘の胚芽細胞や acrotrichium の多能性幹細胞から生じると考えられていることによる．事実，Bowen 病では，アポクリン腺や脂腺を含めいろいろな毛包に関係した細胞への分化を示すことがある．また，表皮層を広がる場合，表皮最下層に健常にみえる基底細胞の残存をみるこ

とが多く，起源が違うがゆえに腫瘍細胞が表皮角化細胞の基底細胞を残して広がっているようにみえるからである．脂漏性角化症では，手掌や足蹠には発生することがない，一部で basal cell carcinoma を合併することがある，脂腺やアポクリン腺の成分を混じることがある，いわゆる squamous eddies が脂腺管やアポクリン管への分化を彷彿とさせる，脂漏性角化症の基底細胞様細胞が分化成熟して顆粒細胞層，角化扁平細胞と角質物を含む小嚢胞状構造（pseudohorn cyst）を形成し毛包漏斗部の構造を摸倣しているようにみえる，ことなど毛包との関係が指摘されるからである．

　良性腫瘍，悪性腫瘍を問わず，intraepidermal flat tumor pattern を示すものが，後述する endophytic tumor pattern を示すようになったり，intradermal tumor, organoid type の形態へと移行することがある．悪性腫瘍の場合，表皮内悪性腫瘍の真皮内浸潤期とも解釈される．いずれにしても，異なるパターンを示す場合には両方のパターンから鑑別を行うとよい．

(1) Nesting Type (Intraepidermal Epithelioma Pattern)

a. Epidermis-related

　　Benign:　　Clear cell papulosis
　　Malignant:　Actinic keratosis, clonal type
　　　　　　　Squamous cell carcinoma (SCC) *in situ*, clonal type (so-called Bohst phenomenon of invasive SCC)

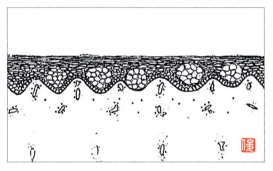

b. Eccrine-related

　　Benign:　　Hidroacanthoma simplex (intraepidermal eccrine poroma)
　　Malignant:　Malignant eccrine poroma *in situ* (porocarcinoma *in situ*)

c. Hair follicle-related

　　Benign:　　Seborrheic keratosis, clonal type
　　Malignant:　Bowen disease
　　　　　　　Malignant (Bowenoid) transformation of seborrheic keratosis, clonal type
　　　　　　　Bowen disease, clonal type
　　　　　　　Basal cell carcinoma, clonal and superficial type

d. Sebaceous-related

　　Benign:　　Reticulated acanthoma with sebaceous differentiation
　　Malignant:　Sebaceous carcinoma, epidermal spread

e. Apocrine-related

　　Malignant:　Paget disease

f. Melanocyte-related
　　Benign:　　Melanocytic nevus, junctional type
　　　　　　　　　(and others associated with this type)
　　Malignant:　Melanoma *in situ*

g. Histiocyte-related
　　Benign:　　Allergic contact dermatitis (inflammatory disease)
　　　　　　　　Other eczematous lesions (inflammatory disease)
　　Indeterminate:　Langerhans cell histiocytosis
　　Malignant:　Langerhans cell sarcoma

h. Lymphocyte-related
　　Malignant:　Mycosis fungoides (a type of lymphoma)
　　　　　　　　Adult T cell lymphoma/leukemia
　　　　　　　　Pagetoid reticulosis (a type of lymphoma)

i. Unknown
　　Benign:　　Intraepidermal epithelioma of Jadassohn
　　　　　　　　Clear cell papulosis
　　Malignant:　Merkel cell carcinoma

j. Metastatic
　　Metastatic adenocarcinoma (colon, urinary bladder, etc.)

(2) Pagetoid (Scattering) Pattern

a. Epidermis-related
　　Benign:　　Pagetoid dyskeratosis

b. Sebaceous-related
　　Malignant:　Sebaceous carcinoma

c. Apocrine-related
　　Malignant:　Paget disease

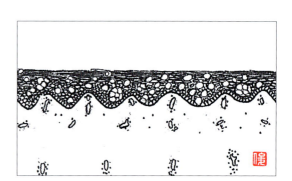

d. Melanocyte-related
　　Benign:　　Pagetoid melanocytosis
　　　　　　　　　in site-specific nevi
　　　　　　　　　[including MANIAC (melanocytic acral nevi with intraepidermal ascent
　　　　　　　　　of cells)]
　　　　　　　　Melanocytic nevus, junctional
　　Malignant:　Melanoma *in situ*

e. Lymphocyte-related
　　Malignant:　Malignant lymphoma (including pagetoid reticulosis)
　　　　　　　　Mycosis fungoides (a type of lymphoma)

f. Unknown
　　Malignant:　Merkel cell carcinoma

g. Metastatic
　　Metastatic adenocarcinoma

Metastatic melanoma
(3) Diffuse type
  a. Epidermis-related
  　　Benign:　　Clear cell acanthoma
  　　　　　　　Verruca plana
  　　　　　　　　（inflammatory
  　　　　　　　　　disease）
  　　　　　　　Large cell acanthoma
  　　　　　　　Bowenoid papulosis
  　　Malignant: Squamous cell
  　　　　　　　　carcinoma *in situ*
  　　　　　　（including arsenical keratosis and PUVA keratosis）
  　　　　　　　Actinic keratosis
  b. Follicle-related
  　　Basal cell carcinoma, superficial type, rare

B. Exophytic Verrucous Tumors

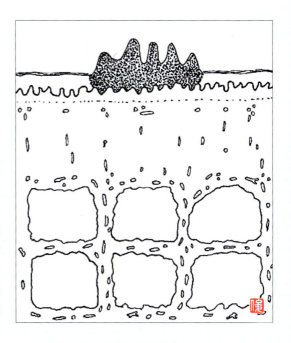

　表皮表面を外方性に乳頭状に盛り上げる腫瘍を exophytic verrucous tumor と呼ぶ."flat" と "exophytic" の区別をどこでつけるかについての基準はないが,一般に verrucous なものはいかに低くともこのタイプに入れて考えていく.ほとんどが表皮角化細胞に由来するものであるが,時に毛包に関係する細胞やエクリン管に関係する細胞に由来する.このリストで指定のない場合は表皮角化細胞に由来するものと考えてほしい.皮膚表面の外方性突出には,乳頭型と乳頭腫状型の増殖やわずかに突出し epidermolytic hyperkeratosis を示すものがある.ここでいう乳頭型(papillated type)の増殖とは,病巣部の真皮乳頭層が周囲皮表表面を越えて上方へ乳頭状に突出する変化をほとんど伴わないにも関わらず,腫瘍細胞自体の増殖によって表面に凹凸ができ一見乳頭状構造を彷彿とさせるものをいう.このタイプのものでは,多かれ少なかれ真皮の方への内方性の増殖をも伴う.一方,乳頭腫状型(papillomatous type)の増殖とは,表皮角化細胞の増殖はそれほど強くなく,厚くなった真皮乳頭の外方への突出によって表皮表面が乳頭状になったものをいう.この場合,突出した真皮乳頭の先端が周囲皮表表面を越えて突出していることが特徴である.しかし,acrokeratosis,acanthosis nigricans を除いてはいずれも両型どちらの形態かを区別することが難しい症例が多いため両者を一括して取り扱っておく方が実際には便利かもしれない．Bowen disease はオリジナルには plaque 状の病変を指しており，同じ組織・細胞形態を呈しても乳頭腫状に増殖するものは Bowen disease の範疇に入れるべきではないとの考えを示す研究者もいることは指摘しておかなければならない．軽い乳頭型の増殖を伴うが epidermolytic hyperkeratosis の組織所見が明瞭にみられるものを epidermolytic hyperkeratosis type と呼ぶ．この形態を示すものには，腫瘍性疾患だけではなく，炎症性疾患も含まれる．

(1) Papillated Type　(Papillomatous with Endophytic Growth)

a. Epidermis-related

　Benign:　　Verruca vulgaris
　　　　　　　Condyloma acuminatum
　　　　　　　Bowenoid papulosis
　Malignant:　Actinic keratosis
　　　　　　　Squamous cell
　　　　　　　　　carcinoma *in situ*

b. Follicle-related

　Benign:　　Seborrheic keratosis
　Malignant:　Bowen disease

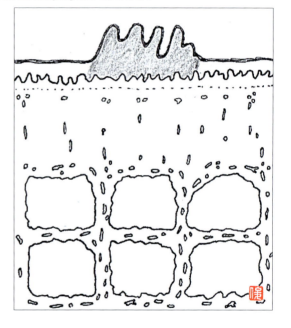

(2) Papillomatous Type
a. Epidermis-related
Benign: Epidermal nevi and other hamartomas (including nevus sebaceus)
Linear or unilateral verrucous epidermal nevus
Inflammatory linear verrucous epidermal nevus
Ichthyosis hystrix
Acanthosis nigricans
Confluent and reticulated papillomatosis
Acrokeratosis verruciformis
Condyloma acuminatum
Papillomatous overgrowth associated with melanocytic nevi

Malignant: Actinic keratosis
Arsenical keratosis
PUVA keratosis
Squamous cell carcinoma, *in situ* and invasive
Verrucous carcinoma

b. Follicle-related
Benign: Seborrheic keratosis, hyperkeratotic type

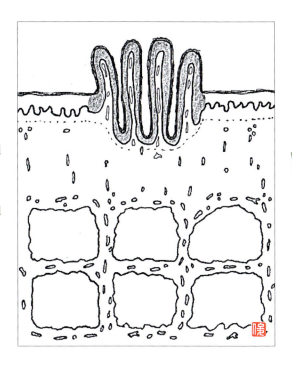

(3) Epidermolytic Hyperkeratosis Type

（1）Epidermis-related

    Benign: Bullous congenital ichthyosiform erythroderma
                  Ichthyosis hystrix
                  Epidermolytic acanthoma
    Malignant: Actinic keratosis

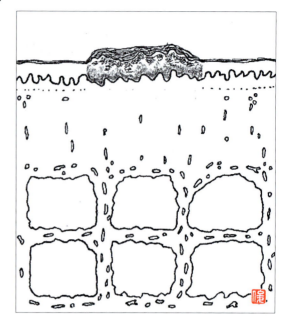

C. Exophytic Non-Verrucous Tumors

表皮表面を外方性に盛り上げるが，腫瘍表面の乳頭型，乳頭腫状型など疣贅状の増殖はないものを exophytic non-verrucous tumors と総称する．このカテゴリーの腫瘍のなかには全く異なった外方性増殖を示すものが含まれるが，いずれのタイプにも乳頭型，乳頭腫状型の増殖はみられない．1つには，表皮自体の外方性の増殖や内方性の増殖はわずかであるが，真皮の増生を伴い全体がポリープ状に表皮から盛り上がりその表面が平滑なものがある．これを smooth polypoid type と呼ぶ．このタイプに属するものは比較的少なく，fibroepithelial polyp や pedunculated type の seborrheic keratosis などが含まれるのみである．

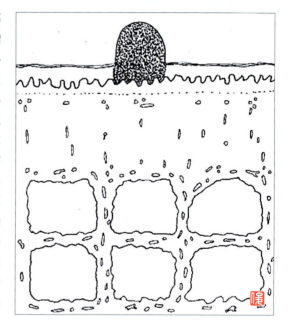

もう1つは腫瘍細胞の増殖そのものには疣贅状の外方性発育をみることが多いが，その上に存在する角質層が厚くなり突出して，その全体としての輪郭が平滑となったものを臨床形態になぞらえて cutaneous horn type（皮角型）の exophytic tumors とする．皮角（cutaneous horn）と呼ぶためには，腫瘍部の高さが基部の腫瘍の領域の幅の2倍以上とな

ることが条件である．この形態を示す病変には verruca vulgaris, seborrheic keratosis, solar（senile）keratosis, squamous cell carcinoma のほか inverted follicular keratosis も含まれ得るが，最後者は内方性の増殖も強いため，exophytic-endophytic tumor の形態像として捉えられるものがほとんどである．

（1）Smooth Polypoid Type（Fibroepithelial Type）

Benign: Fibroepithelial polyp
（skin tag, acrochordon）
Supernumerary
（accessory）digit
Accessory nipple and/or mamma
Acquired digital fibrokeratoma
Seborrheic keratosis, pedunculated type
Fibrous papule
Eccrine poroma, pedunculated type

Malignant: Basal cell carcinoma, superficial, and pedunculated type

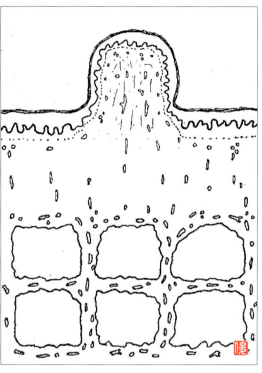

(2) Cutaneous Horn Type

  Benign: Clavus
        Callus
        Verruca vulgaris
        Seborrheic keratosis
  Malignant: Actinic (solar, senile)
         keratosis
        Squamous cell
         carcinoma

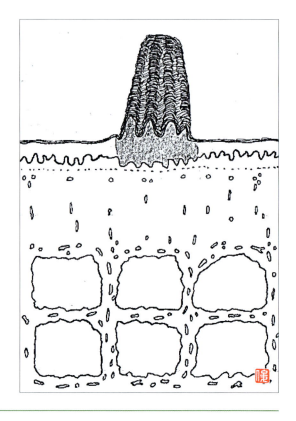

D. Exophytic-Endophytic Tumors

表皮または表皮に関連して発生する腫瘍のうち，外方性とともに内方性にも発育したり，内方性に発育するにも関わらず健常な表皮を押し上げて外方へ突出する腫瘍を exophytic-endophytic tumors と総称する．ここでいう endophytic (growth) とは，表皮内の腫瘍が下方へ進展し近傍の基底細胞層最下部より十分に越えた状態のものを指す．この進展には真皮乳頭層を押し広げるもののこの領域に限局するものや真皮網状層にまで及ぶものがある．外方性に盛り上がる部分では，その表面が疣贅状となるものがあり，papillated surface type と呼ぶ．このタイプのものは表皮由来のものが多く，表面は不規則で腫瘍細胞あるいは増殖細胞が直接露出している．

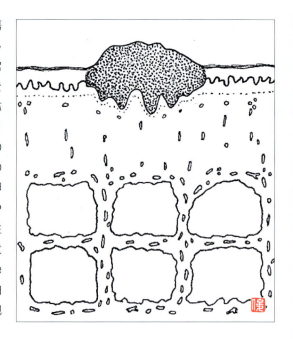

verruca vulgaris や squamous cell carcinoma でこの形態がみられる．一方，病変部表

面が平滑なものを smooth surface type と呼んでいる．腫瘍あるいは増殖細胞は付属器由来のものがほとんどで，表面を覆う表皮は菲薄化したり，腫瘍部と連結し開口したり，潰瘍化した所もみられるが，一般にその輪郭は平滑である．表皮由来の腫瘍でこの像を示し得るのは seborrheic keratosis の acanthotic type のみである．毛包に関係する腫瘍ないし腫瘍類似病変でこの形態を示すものの多くは，うまく病変中央部で薄切された組織切片をみるとコップ状の形態（cup-shape）を示してくる．keratoacanthoma，inverted follicular keratosis，warty dyskeratoma，molluscum contagiosum がその例である．

　molluscum contagiosum はウイルス感染症であるが，感染は毛包に起こることが多いためこの形態を示すようになる．表皮内エクリン管（acrosyringium）の上皮に関連すると考えられる腫瘍でこの組織形態を示すものには eccrine poroma，eccrine porocarcinoma がある．腫瘍細胞は poroid cell と呼ばれる基底細胞様の細胞が主体である．これらは，表皮角化細胞の基底細胞と比べてわずかに大きく円形で，やや好酸性の細胞質を有する．eccrine poroma と seborrheic keratosis との鑑別が問題となることがある．実際，seborrheic keratosis を表皮内毛包漏斗部の基底細胞由来の腫瘍と考える立場がある．この説をとるならば，この腫瘍を follicular poroma と呼ぶことも可能である．メラノサイトに関連した腫瘍にも表皮の exophytic-endophytic な増殖を示すものがある．papillomatous type の melanocytic nevus と臨床的に呼ぶものがこれに当たるが，その構造は seborrheic keratosis に酷似する．

（1）Papillated (and/or Papillomatous) Surface Type

a. Epidermis-related

　　Benign:　　Verruca vulgaris
　　　　　　　Epidermal change
　　　　　　　　associated with
　　　　　　　　melanocytic nevus
　　Malignant:　Squamous cell
　　　　　　　　carcinoma

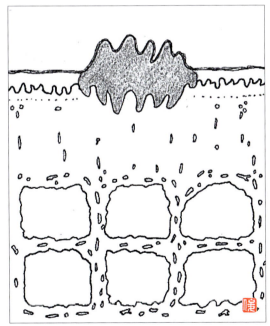

(2) Smooth Surface Type
   a. Epidermis-related
      Benign: Clear cell acanthoma
      Malignant: Actinic keratosis
                     Squamous cell carcinoma
   b. Follicle-related
      Benign: Seborrheic keratosis, acanthotic type
                     Keratoacanthoma
                     Inverted follicular keratosis
                     Warty dyskeratoma
                     Molluscum contagiosum（inflammatory disease）
      Malignant: Bowen's disease
                     Infundibulocystic（or infundibular）squamous cell carcinoma（rare）
   c. Eccrine duct-related
      Benign: Eccrine poroma
      Malignant: Porocarcinoma *in situ*
                     Porocarcinoma, invasive
   d. Melanocyte-related
      Benign: Melanocytic nevus（banal, Spitz nevus, Reed nevus, etc.）
      Malignant: Malignant melanoma

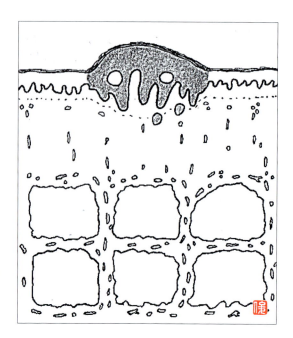

E. Endophytic Tumors

　表皮または表皮内構成細胞に関連して発生する腫瘍のうち，外方性の発育に乏しく，むしろ内方性の増殖が盛んな腫瘍を endophytic tumors と呼ぶ．内方性［endophytic (growth)］とは，表皮内の腫瘍が下方へ進展し近傍の健常基底細胞層最下部より十分に越えた深部にまで突出したものを指す．腫瘍表面は軽い盛り上がりを示すことが多いが，外方への突出は exophytic tumors ほど強くない．

　このタイプの腫瘍を，表皮から連続した大きな腫瘍胞巣が密にしかも小葉状に配列する nodular and lobular type と，腫瘍胞巣が細く索状あるいはコード状に配列し，所々で吻合し合う reticulated type および腫瘍胞巣内に複数の腺腔構造が存在する adenomatoid type に分ける．

　nodular and lobular に増殖する腫瘍のなかには表皮角化細胞由来と考えられるもの，毛包に関連したもの，汗管・汗腺に関連したもの，メラノサイト由来と考えられるものが存在する．表皮角化細胞に関連すると考えられるものでは，軽度 exophytic 特に verrucous に

発育する成分を含むことが多い．毛包に関連したものではコップ状（cup-shape）様の形態を示すものが含まれる．

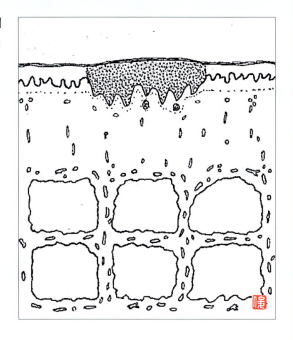

（1）Nodular and Lobular Type

a. Epidermis-related

- Benign: Clear cell acanthoma
  Epidermolytic acanthoma
  Acantholytic acanthoma
- Malignant: Actinic keratosis
  Squamous cell carcinoma

b. Follicle-related

- Benign: Seborrheic keratosis
  Keratoacanthoma
  Keratoacanthomatous verruca vulgaris
  Inverted follicular keratosis
  Warty dyskeratoma
  Molluscum contagiosum（inflammatory disease）
  Pilar sheath acanthoma
  Fibrofolliculoma
  Trichilemmoma
- Malignant: Malignant trichilemmoma（trichilemmal carcinoma）

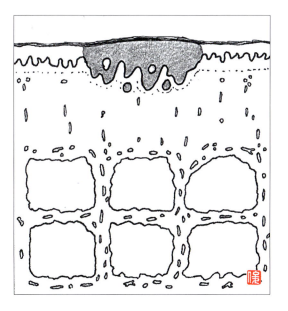

Keratoacanthomatous squamous cell carcinoma
Infundibulocystic squamous cell carcinoma
Basal cell carcinoma

c. Sebaceous gland-related

 Benign: Sebaceous hyperplasia
  Ectopic sebaceous gland, including Fordyce spot, Tyson gland, and Montgomery tubercles)
  Nevus sebaceous
  Sebaceous adenoma
 Malignant: Sebaceous carcinoma

d. Eccrine gland-related

 Benign: Clear cell hidradenoma, rare
 Malignant: Hidradenocarcinoma, rare

e. Eccrine and apocrine duct-related

 Benign: Poromas
 Malignant: Porocarcinoma

f. Melanocyte-related

 Benign: Melanocytic nevus, compound (including Spitz nevus)
 Malignant: Malignant melanoma

(2) Reticulated (Anastomosing) Type

a. Epidermis-related

 Benign: Lentigo simplex and actinic lentigo
  Pseudocarcinomatous hyperplasia and/or prurigo nodularis (a type of inflammatory disease)
  Clear cell acanthoma
  Epidermal proliferation associated with melanocytic nevi
 Malignant: Squamous cell carcinoma, acantholytic type

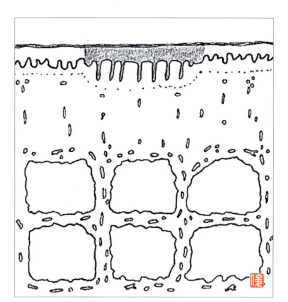

b. Follicle-related

 Benign: Seborrheic keratosis, reticulated (adenoid) type
  Basaloid follicular hamartoma
  Tumor of follicular infundibulum

Trichilemmoma
Malignant: Fibroepithelioma of Pinkus (basal cell carcinoma)
  c. Sebaceous-related
Benign: Sebaceous mantle hyperplasia
  d. Eccrine and apocrine duct-related
Benign: Fibroadenomas
Syringofibroadenoma
Syringofibroadenomatous hyperplasia or hamartoma
Tubular eccrine poroma
Acrosyringial nevus
Malignant: Syringomatous carcinoma

(3) **Adenomatoid Type**
  a. **Epidermis-related**
Malignant: Squamous cell carcinoma, acantholytic type
  b. **Follicle-related**
Benign: Seborrheic keratosis, with epithelial mucinosis
Syringocystadenoma papilliferum
Malignant: Basal cell carcinoma

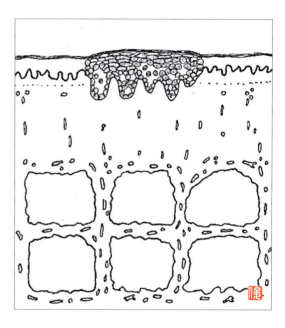

(4) Cup-Shaped Type (All Related to the Hair Follicle)

Dilated pore of Winer
Pilar sheath acanthoma
Epidermal cyst (follicular cyst)
Warty dyskeratoma
Molluscum contagiosum
Trichofolliculoma
Keratoacanthomatous verruca vulgaris
Keratoacanthoma
Proliferating trichilemmal tumor (proliferating follicular cystic neoplasm)
Squamous cell carcinoma, including actinic keratosis, rare

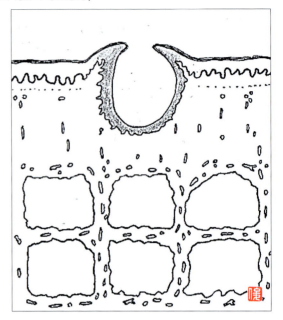

2. Intradermal tumors (including subcutaneous tumors)

A. Organoid

(1) Non-Cystic

表皮には変化がないか軽微で，真皮内に腫瘍塊の主体が存在するものを intradermal tumors と一括して呼ぶ．腫瘍細胞が間質組織によって囲まれた細胞集合巣つまり細胞胞巣を形成してみられるものが organoid type である．一方，明瞭な細胞集合巣を形成せず間質組織との区別が明らかでない腫瘍を histoid type という．前者のほとんどが上皮系腫瘍で，後者の多くが非上皮系腫瘍である．organoid tumors をみていく場合，まず囊胞（cyst）の形成に注目する．cyst，濾胞状（follicular）の構造と腺管（tubular，glandular）な構造との違いは他章を参照してほしい．cyst の形成がない場合，細胞胞巣内に明瞭な腔が認められ管状や腺管状となっているのか，あるいはこの構造が不明瞭であったり，むしろ充実性でやや大きな腫瘍胞巣が単独で，あるいは多結節状に存在しているのかをみる．前者を tubular and glandular type といい，後者を solid type ないし nodular and lobular type と呼ぶ．

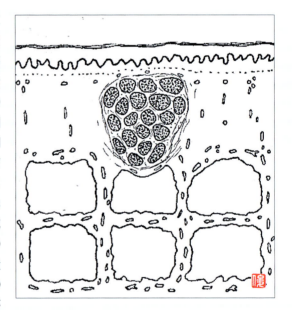

a. Tubular, and glandular tumors

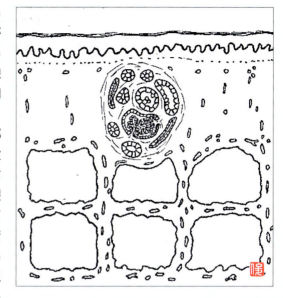

真皮内に腫瘍の主座が存在する intradermal tumor のうち，腫瘍細胞が間質組織によって囲まれた胞巣を形成する organoid pattern を呈し，その形態が腺管構造であるものを tubular and glandular tumors と呼ぶ．

まず腫瘤の輪郭に注意を払い，その輪郭からある程度良性・悪性の判定を行う．次には中・強拡大で細胞の由来ないし分化方向を把握し，さらに異型性の度合，核分裂像の質・量を調べ，組織診断名を付与してやればよい．各付属器成分への分化を何で判定するかについては前節で示している（表X-8参照）．その項で，エクリン腺以外は多少の特徴的所見があることを指摘した．しかし，皮膚付属器系の腫瘍ではいろいろな方向への分化を併せ持つものが少なくない．したがって，分化方向を1つに絞れない場合には，その本体が何であるかを考え，統一できればその診断名を主診断名とし，ほかにみられる分化方向の名称を付記するにとどめる．絞り込めない場合には，一般名として adnexal tumor の名称を使わざるを得ない．付属器腫瘍にはいろいろな形態像を示すものがあり，特定の名称や部位特異的な名称を用いているものがあるので，それぞれを知っておかないと総論的にのみ区別していくことができないのも事実である．また，芽細胞性腫瘍や癌を対象として，腫瘍細胞が未分化で分化方向や母細胞が何か不明な時にあえてどちらかに分類する必要はない．大切なのは分化度であり，これによって悪性度の指標が得られるからである．

転移腫瘍がこの増殖形態を示すことがあり，原発性腫瘍と見誤ることもある．皮膚腫瘍のみならず他臓器の腫瘍形態に長じておくこと，表皮との関係などを詳しくみることも大切である．まれであるが，転移腫瘍が表皮内に進展していくことがある事実は知っておく必要がある．これを表皮向性転移（epidermotropic metastasis）と呼んでいる．

① epidermis-related
    Malignant: Acantholytic (pseudoglandular) squamous cell carcinoma
② eccrine-related
    Benign: Eccrine nevus
               Syringoma
               Eccrine mixed tumor (including chondroid syringoma)
               Papillary eccrine adenoma
               Aggressive digital papillary adenoma

Malignant: Sclerosing sweat duct carcinoma (malignant syringoma, syringomatous carcinoma, well differentiated; microcystic adnexal carcinoma)

Eccrine adenocarcinoma (syringomatous carcinoma, poorly differentiated)

Squamoid eccrine ductal carcinoma

Polymorphous sweat gland carcinoma

Adenoid cystic carcinoma

Malignant mixed tumor with eccrine differentiation

③ apocrine-related

Benign: Apocrine nevus (hamartoma)

Hidradenoma papilliferum

Syringocystadenoma papilliferum

Apocrine (papillary, tubular, tubulopapillary) adenoma

Mixed tumor with apocrine differentiation

Erosive adenomatosis of the nipple (nipple adenoma)

Ceruminous adenoma (ceruminoma)

Malignant: Apocrine adenocarcinoma

Digital papillary adenocarcinoma

Hidradenocarcinoma

Ceruminous adenocarcinoma

Cribriform carcinoma, cutaneous

Mucinous carcinoma (including endocrine mucin-producing sweat gland carcinoma)

④ follicle and sebaceous-related

Benign: Trichoadenoma

Trichoepithelioma

Trichoblastoma

Hair follicle nevus

Trichofolliculoma

Sebaceous trichofolliculoma

Folliculosebaceous cystic hamartoma

Perifollicular fibroma (fibrous papule)

Malignant: Basal cell carcinoma with ductal differentiation (including morphea type)

Infundibulocystic (infundibular) squamous cell carcinoma

⑤ others

Benign: Cutaneous endometriosis and endosalpingiosis

Malignant: Metastatic carcinoma

SUPPLEMENT: Ductal and glandular tumors with structural characteristics
　　Tumors with cribriform and/or cylindromatous pattern
　　　Benign:　　Spiradenoma
　　　　　　　　Mixed tumor of the skin
　　　　　　　　Nodular hidradenoma
　　　　　　　　Cribriform trichoblatoma
　　　Malignant:　Hidradenocarcinoma
　　　　　　　　Mucinous carcinoma
　　　　　　　　Adenoid cystic carcinoma

　　　　　　　　Apocrine carcinoma
　　　　　　　　Basal cell carcinoma
　　　　　　　　Cribriform carcinoma

b. Solid (nodular, lobular and trabecular) tumors

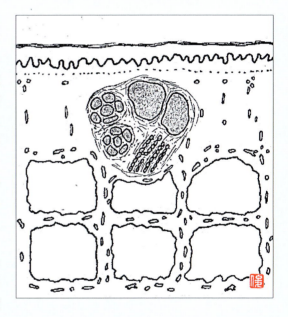

　真皮内に腫瘍の主座が存在するintradermal tumorsのうち，腫瘍細胞が間質組織によって囲まれた胞巣を形成するorganoid patternを呈し，cystの形成や，明らかな小腔を有する管状ないし腺管状の構造がなく充実性にみえるものをsolid tumorsないしnodular and lobular tumorsと総称する．腫瘍塊は1つの大きな胞巣からなることもあれば，いくつかが集まって多結節状となっているものもある．

　弱拡大で組織標本を観察し，intradermal solid (ないしnodular and lobular) tumorsとパターン分けされる場合も，その腫瘍全体の輪郭からある程度良性・悪性の判定をも行っておく．次に中・強拡大で細胞の由来ないし分化方向を把握するとともに，細胞異型の度合や核分裂像の有無，その異常を調べ，良性・悪性判定の最終判断の指標とする．各皮膚付属器成分への分化を何で判定するかについてはすでに少し述べた．しかし，皮膚付属器系腫瘍ではいろいろな方向への分化を合わせ示すことが少なくない．したがって，分化方向を1つに絞れない場合にはその本体が何であるかを考え，統一できればその診断名を主診断名とし，ほかにみられる分化の名称を付記するにとどめる．できない場合は，一般名としてadnexal tumorの名称を使わざるを得ない．付属器腫瘍にはいろいろな形態像を示すものがあり固有の名称で呼ばれているので，それぞれを熟知しておかないと，総論的にのみ分類できないのも事実である．部

位特異的な名称を用いる場合ものもある．分化の低い腫瘍では分化度を付記する必要がある．

転移腫瘍がこの増殖形態を示すことがあり，原発性腫瘍と見誤ることもある．皮膚腫瘍のみならず他臓器の腫瘍形態に長じておくこと，表皮との関係などを詳しくみることも大切である．まれであるが，転移腫瘍が表皮内に進展していく表皮向性転移（epidermotropic metastasis）を示すことがある．代表的なものに malignant melanoma の転移がある．この場合，solid で円形の細胞からなるものが多い．転移巣は円形（球形）となり，中央部に壊死を伴いやすい．面白いことに，表皮内進展部では真皮内の転移巣の範囲を越えての側方進展を示すことは少ない．

① eccrine-related

Benign: Dermal duct tumor（a type of poromas）

Poroid hidradenoma

Clear cell syringoma

Clear cell hidradenoma（eccrine acrospiroma, nodular hidradeoma）

Eccrine mixed tumor

Malignant: Aggressive digital papillary adenoma

Porocarcinoma

Malignant nodular hidradenoma

Eccrine spiradenocarcinoma

Eccrine adenocarcinoma

Mucinous eccrine carcinoma

Adenoid cystic carcinoma

② apocrine-related

Benign: Dermal cylindroma

Clear cell hidradenoma（nodular hidradenoma）

Tubular apocrine adenoma

Erosive adenomatosis of the nipple（nipple adenoma）

Apocrine mixed tumor（including myoepithelioma）

Malignant: Apocrine adenocarcinoma

Signet ring cell carcinoma of the eyelid

③ pilosebaceous-related

Benign: Follicular nevus

Nevus sebaceus

Pilosebaceous hyperplasia and hamartoma

Sebaceous hyperplasia

Sebaceous adenoma/sebaceoma

Basaloid follicular hamartoma

Trichofolliculoma

Trichoblastoma (including so-called trichoepithelioma)

Pilomatricoma

Panfolliculoma

Trichilemmoma

Follicular fibroma (trichodiscoma; fibrofolliculoma)

Perifollicular fibroma (fibrous papule)

Malignant: Proliferating trichilemmal tumor (proliferating follicular cystic neoplasm or proliferating tricholemmal cystic squamous cell carcinoma)

Pilomatrical carcinoma

Sebaceous carcinoma

Basal cell carcinoma

④ others

Benign: Melanocytic nevus (including Spitz nevus)

Cellular neurothekeoma

Others

malignant: Merkel cell carcinoma

Metastatic carcinoma

Epithelioid sarcoma

Clear cell sarcoma

Others

SUPPLEMENT: Solid tumors with structural characteristics

Tumors with peripheral palisading

Basal cell carcinoma

Eccrine spiradenoma

Trichoblastoma and trichoepithelioma

Basal cell adenoma of the salivary gland

Basaloid squamous cell carcinoma of the anus

Tumors with comedo pattern

Squamous cell carcinoma

Porocarcinoma

Ductal carcinoma of the skin

Tumors with indian-in-a-file pattern

Pleomorphic adenoma of the salivary gland and mixed tumor of the skin

Melanocytic nevus

Granuloma annulare

Undifferentiated carcinoma, including metastatic carcinomas

Invasive ductal and lobular carcinoma of the breast

Malignant lymphoma

Malignant melanoma

Tumors with adamantinomatous pattern

Trichoblastoma

Sebaceous tumors

Chordoma

Ameloblastoma of the jaw

Basal cell carcinoma

Squamous cell carcinoma

Tumors with rosette formation

Pleomorphic adenoma of the salivary gland

Syringomatous carcinoma, poorly differentiated

Merkel cell carcinoma

Small cell carcinoma

Tumors with keratin pearl formation

Trichoblastoma

Pilomatricoma

Calcifying epithelial odontogenic tumor (Pindborg tumor)

Squamous cell carcinoma

Basal cell carcinoma

Porocarcinoma

Tumors with perivascular fibrous whorl

Syphilis

Solitary fibrous tumor

Neurofibroma

Pacinian neurofibroma

Cutaneous meningioma

Tumors with perivascular cellular whorl

Glomus tumor

Myopericytoma

Angioleiomyoma

Solitary fibrous tumor

Cutaneous meningioma

Angiomatoid fibrous histiocytoma

Synovial sarcoma

c. Biphasic and polyphasic tumors (epithelial and stromal)

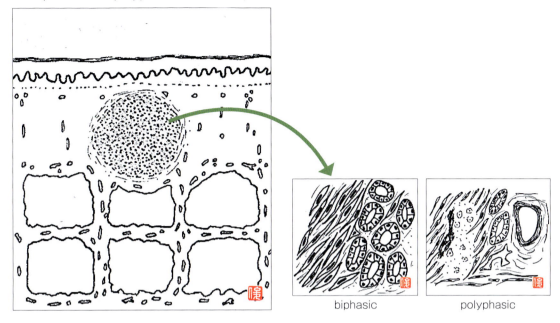

Benign: Fibrofolliculoma/trichodiscoma
          Trichoblastoma, some
          Perifollicular fibroma
          Mixed tumor of the skin (especially apocrine type)
          Adenolipoma
          Accessory mamma
          Neurofibroma and schwannoma with glandular components
          Cutaneous endometriosis
Malignant: Mucinous carcinoma
          Carcinosarcomatous tumors
          Basal cell carcinoma, some

(2) Cystic Tumors

表皮には変化がないかあっても軽微で，真皮内に上皮細胞層で囲まれた囊胞が存在する場合を intradermal cystic tumors と総称する．上皮の裏打ちのないいわゆる偽囊胞（pseudocyst）は炎症性疾患としての fibrosing dermatitis および intradermal histoid tumors の範疇の myxoid tumors 内で取り扱われる．

囊胞を縁取る上皮には立方上皮，円柱上皮，重層扁平上皮がある．立方上皮，円柱上皮からなるものにはエクリンやアポクリンへの分化をうかがわせるもののほか，線毛上皮を持つものがある．重層扁平上皮からなるものは大半が毛包・脂腺系に関連したものであるが，一部表皮に関連するものが含まれる．本書では，epidermal

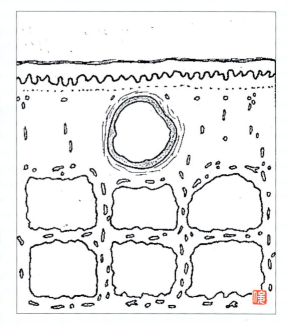

cyst，epidermoid cyst なる名称をあえて使わないことにした．それは由来の異なるいくつかの cyst を含むと考えられるからである．このなかには follicular cyst，vellus hair cyst，epidermal inclusion cyst そして小さい milium が含まれ，それぞれに分けて記載した．昔 sebaceous cyst と呼ばれていたものは pilar cyst，trichilemmal cyst と同義で，実際には follicle に関連する cyst である．現在では sebaceous cyst の名称は使わない．ここではなるべくその発生母地がわかるように分類した．したがって，毛包に関係するものを follicular cyst と総称し，その亜型として① infundibular cyst または follicular cyst of infundibular type と ② trichilemmal cyst または follicular cyst of isthmus-catagen type に分けた．infundibular cyst では顆粒細胞層が存在し basket-weave 状の角質を有するが，isthmus-catagen type cyst では顆粒細胞層の存在はなく均一な皺が寄ったようにみえる角質物質へと直接移行する点で，両者は組織学的に識別される．1つの囊胞に両方の形態を示すものがあり，ハイブリッドシスト（hybrid cyst）と呼ばれることもあるが，2つの毛包部位への分化がみられるに過ぎない．

今まで epidermal cyst と呼ばれていたものの多くが infundibular cyst で，pilar cyst が trichilemmal cyst に相当する．vellus hair cyst は特異な像を示すため独立させた．一方，epidermal inclusion cyst は概念的なもので表皮の陥入によってできたことを組織学的に知ることはできないので，参考として付記するに止めた．これらいずれの囊胞も組織学的に類似しており，実際には epidermal cyst あるいは epidermoid cyst としか呼べない場合も多いことは事実である．良性・悪性の判定には細胞異型も大切であるが，主腫瘍から不規則，浸潤性に増殖する形態を重視する必要がある．

follicular cyst においても，いろいろな被覆上皮の変化や合併病変を伴うことがある．内

腔への乳頭状の増殖，囊胞から突出するように isthmus の上皮が増殖進展することや，被覆上皮そのものに epidermolytic hyperkeratosis の所見や Darier 病様の acantholysis，あるいは lichen planus のような炎症性疾患を伴ったり，pilomatricoma，basal cell proliferation，基底細胞癌，浸潤性あるいは *in situ* の扁平上皮癌，melanocyte の増殖，melaocytic nevus や melanoma *in situ* の所見を伴うことがあることは知っておく必要がある．

a. **Epidermis-related**

Benign   epidermal inclusion cyst（possible）

b. **Eccrine-related**

Benign: Milium

          Eccrine hidrocystoma

          Poroid hidradenoma, mostly cystic, and solid and cystic

          Hidradenoma, cystic, and solid and cystic

Malignant: Hidradenocarcinoma, cystic

          Poroid hidradenocarcinoma, cystic

c. **Apocrine-related**

Benign: Apocrine cystadenoma

          Hidradenoma papilliferum

          Syrigocystadenoma papilliferum

Malignant: hidradenocarcinoma papilliferum

          Syringocystadenocarcinoma

d. **Pilosebaceous**

Benign: Follicular cyst（infundibular cyst, trichilemmal cyst）– so-called epidermal（or epidermoid）cyst

          Steatocystoma multiplex/simplex

          Dermoid cyst

          Pilar sheath acanthoma

          Trichofolliculoma

          Nevus comedonicus

          Proliferating trichilemmal cyst, early lesion

          Eruptive vellus hair cyst

          Epidermal inclusion cyst

Malignant: Follicular（infundibular, infundibulocystic）squamous cell carcinoma

          Basal cell carcinoma, cystic

e. Others
   Benign: Cutaneous bronchogenic cyst
             Cutaneous ciliated cyst
             Cutaneous endometriotic cyst
             Cutaneous endosalpingiosis

B. Histoid

(1) Solid (Cellular) Tumors

表皮にはほとんど変化はなく，真皮や皮下組織に腫瘍性の病変を形成するもののうち，細胞胞巣の形成なく腫瘍細胞が間質そのもののようにみえたり間質と密接に混じり合っているものを intradermal histoid tumors と呼ぶ．histoid tumors のなかには細胞密度が高く充実性にみえるものがあり，これを cellular ないし solid type という．また，主体をなす細胞の形態によって，これを small round cell または lymphocytoid cell，spindle cell，polyhedral ないし histiocytoid cell と pleomorphic cell に分類する．このうち small round cell tumors または lymphocytoid cell tumors とは，免疫芽細胞（immunoblast）から小型リンパ球位までの大きさで，細胞質に乏しく，細胞のほとんどが核で占められているような腫瘍細胞からなる腫瘍をいう．この組織ないし細胞パターンを示す腫瘍は，その構成細胞の均一性，または逆に多彩性によって monotonous (monomorphous) type と polymorphous type に分けて考えていくとよい．一般に細胞が均一であると悪性で，多彩であると良性疾患であることが多い．多彩な細胞像を示すものでは，次に細胞異型に注目して良性・悪性を判定することになる．

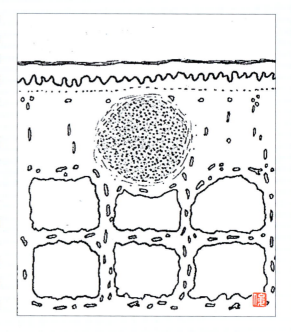

a. Small round cell tumors

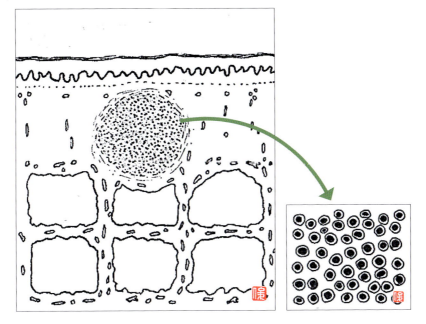

① monotonous

Melanocytic:
    Benign: Melanocytic (nevocellular) nevus, intradermal type
    Malignant: Malignant melanoma, metastatic and primary

Lymphocytic and histiocytic:
    Benign: Lymphocytoma cutis benigna
                 Lymphocytic infiltration of Jessner
                 Other pseudolymphomas
                 Regressive atypical histiocytosis
    Malignant: Cutaneous B cell lymphoma
                 Cutaneous T cell lymphoma
                 Plasmacytoma
                 Leukemia cutis, including myeloid (granulocytic) sarcoma

Mastocyte (mast cell):
    Indeterminate:
                 Mastocytoma/mastocytosis
    Others: Merkel cell carcinoma
                 Ewing's sarcoma/primitive neuroectodermal tumor (PNET)
                 Rhabdomyosarcoma
                 Synovial sarcoma
                 Metastatic tumors (undifferentiated carcinomas)

② polymorphous

Melanocytic:

    Benign: Melanocytic nevus
    Malignant: Malignant melanoma, metastatic and primary
  Lymphocytic:
    Benign: Lymphomatoid papulosis
         Pseudolymphoma
         Immunoblastic lymphadenopathy
    Malignant: Cutaneous T cell lymphoma
         Adult T cell lymphoma/leukemia
         Hodgkin's disease

b. Spindle cell tumors

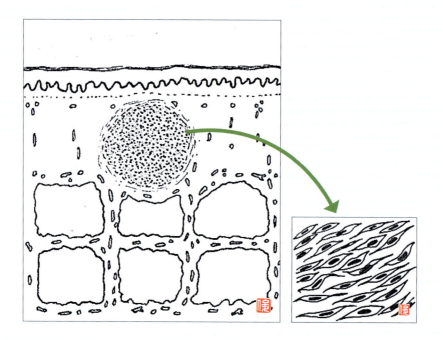

　表皮にはほとんど変化なく，真皮や皮下組織に腫瘍の形成を認める病変のうち，胞巣を作らず腫瘍細胞が間質そのもののようにみえたり，間質と密接に混じり合っているものをintradermal histoid tumors と呼ぶ．細胞密度の高い cellular type のもののなかには紡錘形細胞からなるものがあり，これを spindle cell tumors という．spindle cell のなかにはある程度特徴的な細胞像や組織構築を示すものがある．したがって，発生母細胞から分類するだけではなく，その細胞・組織学的特徴からも分類しておくと便利である．例えば，紡錘形核の両端が尖っているもの（tapering end）は線維芽細胞系でよくみられる．波打つように走行する紡錘形細胞は neurofibroma の時によくみる．核の両端が鈍で葉巻状にみえるもの（cigar-shaped，blunt-ended）や核に多数の陥凹が存在しうねりがみられる（eel-like）ものは平滑筋細胞系の腫瘍にみられる．核周囲の透明帯の存在も平滑筋細胞を示唆する所見である．核の柵状配列（nuclear palisading）は Schwann cell に，storiform 配列は線維芽細胞に，索状（fascicular）配列は平滑筋細胞や Schwann cell 系の細胞がよく作る

構造である．これらを基本としての分類も分類表に含めている．

　紡錘形細胞は非上皮系細胞のみにみられるものではなく squamous cell carcinoma でもよくみられる変化であり，malignant melanoma でもみられる所見である．

　良性・悪性の判定規準はその由来細胞の種類によって随分異なるが，腫瘍の形態，境界の明瞭さや平滑さ，細胞密度，異型性の度合い，核分裂像の数や異常，壊死像の存在等が一般的に使われる指標である．

① fibroblastic and histiocytic

Benign:　　Mycobacterial spindle cell pseudotumor（inflammatory disease）

Infantile digital fibromatosis

Infantile myofibromatosis

Fibromatosis

Dermatofibroma（fibroma, histiocytoma, sclerosing hemangioma）, cellular

Dermatomyofibroma

Intermediate:

Dermatofibrosarcoma protuberans

Inflammatory myofibroblastic tumor

Solitary fibrous tumor

Malignant:　Myxoinflammatory fibroblastic sarcoma

Atypical fibroxanthoma

Fibrosarcoma

Low grade fibromyxoid sarcoma［low grade fibrosarcoma with palisaded granuloma（giant rosettes）-like bodies］

Myxofibrosarcoma

② smooth muscle cells

Benign:　　Leiomyoma, cutaneous

Piloleiomyoma

Angioleiomyoma（vascular leiomyoma）

Genital leiomyoma

Areolar leiomyoma

Smooth muscle hamartoma

Angiomyolipoma

cf. skeletal muscle cells : Rhabdomyomatous mesenchymal hamartoma

Malignant:　Leiomyosarcoma

③ Schwann cells and perineurial cells

Benign　　　Dermal hyperneury

Schwannoma

Neurofibroma

Amputation neuroma

Palisaded encapsulated neuroma (circumscribed neuroma)

Sclerosing perineurioma

Malignant: Malignant schwannoma (malignant peripheral nerve sheath tumor)

④ melanocyte

Malignant melanoma, spindle cell variant

⑤ keratinocyte

Squamous cell carcinoma, spindle cell variant

⑥ unknown

Benign: Pleomorphic hyalinizing angiectatic tumor

Phosphaturic mesenchymal tumor

Malignant: Synovial sarcoma

SUPPLEMENT: Spindle cell tumors with structural characteristics

Spindle cell tumors with wavy configuration

Neurofibroma

Schwannoma

Fibromatosis

Desmoplastic fibroma (collagenous fibroma)

Leiomyoma, rare

Leiomyosarcoma

Low grade fibromyxoid sarcoma [low grade fibrosarcoma with palisaded granuloma (giant rosettes) -like bodies]

Malignant peripheral nerve sheath tumor

Spindle cell tumors with plump spindle and/or ovoid shape

Dermatofibroma, cellular variant

Solitary fibrous tumor

Fibromatosis

Calcifying aponeurotic fibroma

Angiomyofibroblastoma

Dermatofibrosarcoma protuberans

Leiomyosarcoma

Melanocytic nevus

Malignant melanoma

Spindle cell tumors with blunt-ended nuclei

Leiomyoma

Leiomyosarcoma

Schwannoma

Malignant peripheral nerve sheath tumor

Spindle cell tumors with eel-like (indented) nuclei

        Non-specific

        Leiomyoma

        Leiomyosarcoma

Spindle cell tumors with nuclear palisading

        Schwannoma

        Malignant peripheral nerve sheath tumor

        Meningioma

        Lciomyoma

        Nodular fasciitis

        dermatofibroma

        Myoepithelioma

        Trichoblastoma and basal cell carcinoma, partially

Spindle cell tumors with fascicular (interlacing bundle) pattern

        Scar

        Dermatofibroblastoma

        Fibrosarcoma

        Leiomyoma

        Leiomyosarcoma

        Malignant peripheral nerve sheath tumor

        Undifferentiated pleomorphic sarcoma

        Infantile digital fibromatosis

        Cellular blue nevus

Spindle cell tumors with herringbone pattern

        Synovial sarcoma

        Undifferentiated pleomorphic sarcoma

        Leiomyosarcoma

        Malignant melanoma

        Kaposi's sarcoma

        Fibrosarcoma

        Spindle cell squamous cell carcinoma

Spindle cell tumors with storiform pattern (cartwheel arrangement)

        Nodular fasciitis

        Dermatofibroma

        Solitary fibrous tumor

        Meningioma

        Schwannoma

        Perineurioma

        Dermatofibrosarcoma protuberans

        Undifferentiated pleomorphic sarcoma

Malignant peripheral nerve sheath tumor
Liposarcoma, pleomorphic
Giant cell tumor of tendon sheath

c. Polyhedral (polygonal) cell tumors (histiocytoid cell tumors)

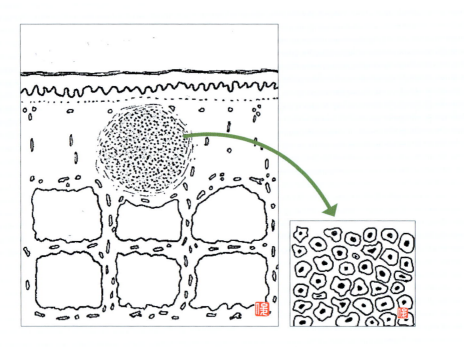

　表皮にはほとんど変化がなく，真皮や皮下組織に腫瘍の形成を認める病変のうち，胞巣を作らず腫瘍細胞が間質そのもののようにみえたり，間質と密接に混じり合っているものを intradermal histoid tumors と呼ぶ．細胞密度の高い cellular type のもののなかには細胞質に富む多角形の形態を示す細胞からなるものがある．これを polyhedral (polygonal) cell tumors という．細胞質は一般に淡好酸性に染まり組織球（histiocyte）にも似てみえるので histiocytoid cell tumor とも呼ぶ．histoid と histiocyte や histiocytoid cell は意味が違うので注意を要する．構成細胞は，一般に中等大で，それぞれほぼ類似した大きさと形態を示す．このなかには大型で多核の巨細胞が混在するものや泡沫状の細胞質を有するものも含まれ得る．histiocytoid cell の名称を冠するものの，腫瘍細胞は必ずしも組織球のみからなるものではない．線維芽細胞，Schwann 細胞，上皮性癌細胞，メラノーマ細胞，横紋筋細胞も同様の形態を呈し得る．良性・悪性の判定には腫瘍の輪郭，細胞異型，核分裂像の個数とその形態異常，壊死の有無等が役に立つ．

① histiocyte
　　Benign:　Xanthogranuloma
　　　　　　Xanthomas
　　　　　　Dermatofibroma, epithelioid type (cellular type, histiocytic type)
　　　　　　Progressive nodular histiocytoma

Reticulohistiocytosis

Histiocytosis X (Langerhans cell histiocytosis)

Tissue storage lipidoses, including Niemann-Pick disease, Gaucher's disease, and others

Malignant: Langerhans cell sarcoma

② fibroblast

Benign: Ischemic fasciitis (atypical decubital fibroplasia) (inflammatory disease) (inflammatory disease)

Proliferative myositis and fasciitis (inflammatory disease)

Malignant: Sclerosing epithelioid fibrosarcoma

Atypical fibroxanthoma

Undifferentiated pleomorphic sarcoma (formerly MFH)

③ Schwann cell

Benign: Epithelioid schwannoma

Malignant: Epithelioid sarcoma

Malignant peripheral nerve sheath tumor, epithelioid

④ endothelial cell

Benign: Epithelioid angiomatoid nodule

Malignant: Epithelioid angiosarcoma, solid

Granular cell angiosarcoma, solid

⑤ muscle cells

Benign: Rhabdomyoma

Malignant: Rhabdomyosarcoma

Leiomyosarcoma, epithelioid

⑥ melanocyte

Benign: Melanocytic nevus, esp. Spitz nevus

Malignant: Malignant melanoma

⑦ others

Neurothekeoma

Plexiform fibrohistiocytic tumor

Perivascular endothelioid cell tumor (PEComa)

Undifferentiated carcinoma

Malignant melanoma

d. Pleomorphic cell tumors

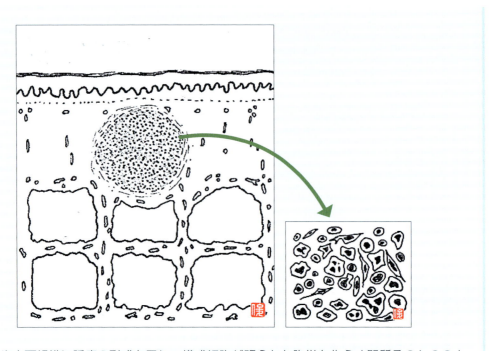

　真皮や皮下組織に腫瘤の形成を示し，構成細胞が明らかな胞巣を作らず間質そのもののようにみえたり，間質と密接に混じり合っているものを intradermal histoid tumor と呼ぶ．細胞密度の高い cellular type のなかには，多種類，あるいは多彩な細胞像を呈するものがある．炎症細胞の混入は腫瘍構成細胞そのものではないためこの範疇には入れない．多種類の細胞からなる腫瘍は多型細胞腫瘍（polymorphous cell tumors）であり，複数の明らかに異なる由来，細胞形態を示すものを取り扱い"二相性腫瘍（biphasic tumors）"あるいは"多相性腫瘍（polyphasic tumors）"の範疇にまとめられる．1つの由来細胞から発生する腫瘍のうち多彩な細胞像を示すものは多形性腫瘍（pleomorphic cell tumors）と呼ばれる．ただ，ここで注意しておくべきことがある．1種類の由来細胞の分裂増殖能をもった幼若細胞が分裂増殖し成熟していくと，各成熟段階で異なる形態を示すものがある．いずれの成熟段階の細胞も同じ由来細胞から起こる形態変化であるので，この形態の変化を多形性（pleomorphism）と認識すべきではないし，pleomorphic cell tumor の範疇には入れられない．あくまでも，正常ではみられない同一細胞の多彩な形態的変化を指す．多核巨細胞を混じることも多く，一般に悪性腫瘍にみられる細胞パターンである．

Rhabdomyosarcoma, pleomorphic type
Liposarcoma, pleomorphic type
Malignant melanoma
Pleomorphic undifferentiated sarcoma（malignant fibrous histiocytoma）-
　　UPS/MFH
Myxoinflammatory fibroblastic sarcoma

Metastatic undifferentiated carcinoma

Others

SUPPLEMENT: Pleomorphic tumors with multinucleated giant cells

Malignant tumors with multinucleated giant cells

Rhabdomyosarcoma, pleomorphic type

Undifferentiated pleomorphic sarcoma

Liposarcoma, pleomorphic type

Malignant peripheral nerve sheath tumor

Leiomyosarcoma

Myxoinflammatory fibroblastic sarcoma

Metastatic tumors

Giant cell carcinoma of the lung and pancreas

Hepatocellular carcinoma

Choriocarcinoma

Osteosarcoma

Anaplastic carcinoma

Benign tumors with multinucleated giant cells

Melanocytic nevus

Pleomorphic fibroma

Fibrous papule

Atypical leiomyoma

Plexiform fibrohistiocytic tumor

Giant cell angiofibroma

Giant cell fibroblastoma

Pleomorphic hyalinizing angiectatic tumor

Fibroepithelial stromal tumor, especially of the female genitalia

(2) Fibrous Tumors

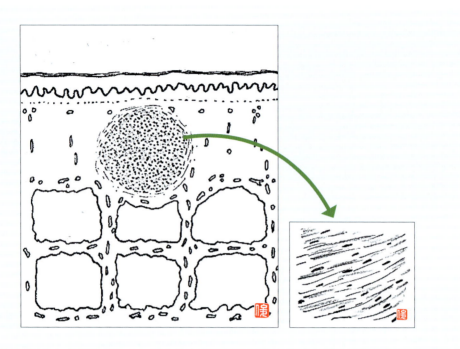

　表皮にはほとんど変化がなく，真皮や皮下組織に腫瘍の形成を認めるものをintradermal tumorsと呼ぶ．このうち，細胞胞巣の形成がみられず腫瘍細胞または増殖細胞が間質と密接に混じり合い，しかも細胞成分はむしろ目立たず間質の膠原線維の増加が著明なものをfibrous typeのhistoid tumorsあるいはfibrous tumorsという．増殖細胞には紡錘形細胞が多いが，多角（多稜）形細胞，星芒状細胞や多核の巨細胞をみることもある．fibrous tumorの組織パターンを示す疾患の多くは反応性増殖巣ないし良性腫瘍であるが，悪性腫瘍でdesmoplasiaの強いものもこの組織パターンとして認識されることがある．desmoplastic malignant melanomaがその例であろう．fibrous tumorsには限局性で小さいものから大きくかつ広範に広がるものがある．後者では臨床的にも良性・悪性の判定にも悩まされることがある．

a. Fibroblast

Benign:　　Fibromatosis and desmoid, including
　　　　　　　Infantile digital fibromatosis
　　　　　　　Infantile myofibromatosis
　　　　　　　Juvenile hyaline fibromatosis
　　　　Fibrous hamartoma of infancy
　　　　Dermatofibroma
　　　　Dermatomyofibroma
　　　　Sclerotic fibroma (storiform collagenoma)
　　　　Pleomorphic fibroma

Elastofibroma

Knuckle pad

Keloid

Hypertrophic scar

Skin tag (acrochordon, soft fibroma, fibroepithelial polyp)

Vulval fibroma

Gardner fibroma

Nuchal-type fibroma

Giant cell fibroblastoma

Nodular fasciitis

Ischemic fasciitis (atypical decubital fibroplasia)

Trichodiscoma

Melanocytic (nevocellular) nevus, desmoplastic

Angiofibromas

    Fibrous papule (including adenoma sebaceous)

    Pearly penile papule

    Plexiform hyalinizing telangiectatic tumor

    Angiofibroblastoma

    Cellular angiofibroma

    Others

Dermatofibroma (aneurysmal; angiomatoid)

Familial myxovascular fibroma

Malilgnant: Low grade fibromyxoid sarcoma

b. Others

Malignant melanoma, desmoplastic

SUPPLEMENT: Fibrous tumors with structural characteristics

    Tumors with keloidal collagenous pattern

        Keloid

        Hypertrophic scar

        Dermatofibroma

        Neurofibroma

        Elastofibroma

        Pseudoxanthoma elasticum

        Fibromatosis and desmoid tumor

        Solitary fibrous tumor

        Lichen amyloidosis (inflammatory disease)

        Colloid milium (inflammatory disease)

        Hyalinosis cutis (inflammatory disease)

        Malignant peripheral nerve sheath tumor

(3) Fatty Tumors (Fat Cell Tumors)

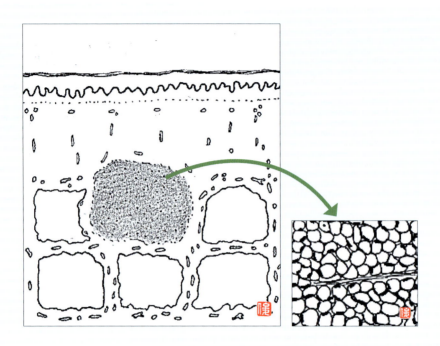

　表皮にほとんど変化がなく，真皮や皮下組織に腫瘤の形成を認める intradermal tumors のうち，増殖細胞が大きな空胞と辺縁部に圧迫された核を有する脂肪細胞からなるものを脂肪細胞腫瘍（fatty tumors あるいは fat cell tumors）と呼ぶ．nevus lipomatosus を除いて多くの fatty tumors は皮下組織に存在する．時に，melanocytic nevus で著しい脂肪置換（脂肪細胞化生）を示すものが一見真皮内に存在する脂肪腫様にみえることがあり，注意を要する．脂肪細胞成分はほかの腫瘍，例えば上皮系腫瘍や血管腫瘍のなかに混入してみられることがあるので，その腫瘍の本体が何であるかをまず見極める必要がある．

　また，lipoma と呼ばれる腫瘍のなかには粘液稠間質を多く混じたり，膠原線維成分や血管成分の豊富なもの，骨成分や軟骨成分を含むもの，紡錘形細胞，軽い異型を示す細胞や多核の巨細胞がみられるものがある．腺管構造を含む adenolipoma も存在する．これは実際には biphasic tumors の範疇にはいるが，初めは lipoma として認識されることが多い．軽い異型を示す脂肪細胞からなるものや多核の巨細胞を混じるものが本来良性であるのか悪性のものであるのかについてはいまだ議論のあるところであるが，ここでは従来通り良性型としての lipoma の範疇に含めておく．liposarcoma のなかには malignant fibrous histiocytoma（undifferentiated pleomorphic sarcoma）に類似するものや巨細胞が多数しかも密にみられるものがあり，また小型の円形細胞を主体とするものがあるなど，それぞれ pleomorphic cell tumors や small round cell tumors の細胞パターンとして認識され得るものをも含んでいる．どちらのパターンからアプローチしていってもよいが，lipoblast の存在を確認することが診断の決め手となる．

a. Benign:

① superficial

Nevus lipomatosus（multiple or solitary）

So-called soft fibroma with lipomatous element

Melanocytic nevus with marked fat cell replacement（adipose metaplasia）

② deep

Lipomas and lipomatosis

Myxolipoma

Fibrolipoma

Angiolipoma

Angiomyolipoma

Chondrolipoma

Osteolipoma

Spindle cell lipoma

Atypical lipoma

Pleomorphic lipoma

Lipoblastoma

Adenolipoma

Elastofibroma

Encapsulated fat necrosis of the subcutaneous tissue（inflammatory disease）

Hemosiderotic fibrolipomatous tumor

Hibernoma

b. Malignant:　Liposarcoma

(4) Myxoid Tumors

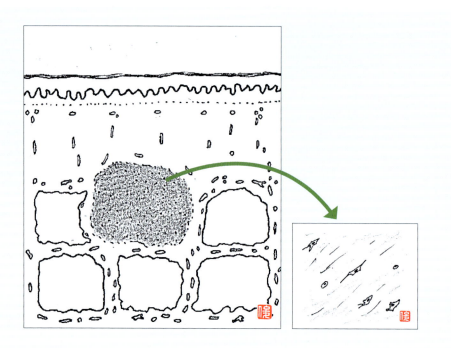

　真皮，皮下組織に存在する腫瘍形成性の病変で腫瘍間質が粘液に富むものを myxoid tumors と総称する．炎症性疾患に分類される dermal mucinosis や ganglion も myxoid tumor の組織パターンを示すことがある．前者は真皮に，後者は腱，筋膜や皮下組織に存在してみられる．myxomas の多くは皮下組織に存在するが，nerve sheath myxoma，neurothekeoma は真皮しかも上・中層にみられることが多い．上皮性の腫瘍のなかにも間質に粘液の貯留の目立つものがある．良性・悪性の判定は腫瘍の大きさ，境界の明瞭さ，細胞の豊富さ，異型性，核分裂像の多さによってなされることが多い．myxoid tumor で血管成分に富み，それが chicken foot vascular arrangement (plexiform vascular pattern) を示す時は myxoid liposarcoma や myxoid malignant fibrous histiocytoma (undifferentiated pleomorphic sarcoma) を考えるべきである．

　　a. Uncertain (fibroblast ?)
　　　　Benign:　　Dermal mucinosis (not neoplastic)
　　　　　　　　　　Generalized myxedema
　　　　　　　　　　Peritibial myxedema
　　　　　　　　　　Papular mucinosis
　　　　　　　　　　Scleromyxedema
　　　　　　　　　　Acral persistent papular mucinosis
　　　　　　　　　　Reticular erythematous mucinosis
　　　　　　　　　　Focal mucinosis
　　　　　　　　　　Digital mucous cyst

Perifollicular mucinosis

Myxomas (including cutaneous myxoma)

Mucous cyst (mucocele)

Lipoblastoma

Pseudocyst of the auricle

Superficial acral fibromyxoma

Nodular fasciitis, myxoid stage

Mixed tumor of the skin

Pseudocyst (ganglion cyst, metaplastic synovial cyst)

Malignant: Undifferentiated pleomorphic sarcoma (malignant fibrous histiocytoma) – UPS/MFH (myxoid variant)

Dermatofibrosarcoma protuberans, myxoid variant

Low grade fibromyxoid sarcoma [low grade fibrosarcoma with palisaded granuloma (giant rosettes) -like bodies]

Myxofibrosarcoma

Myxoinflammatory fibroblastic sarcoma

Synovial sarcoma

b. Schwann cells and perineurial cells

Benign: Neurofibroma

Nerve sheath myxoma

Neurothekeoma

Malignant: Malignant peripheral nerve sheath tumor, myxoid

c. Lipocyte

Benign: Myxolipoma

Spindle cell lipoma

Lipoblastoma

Lipoblstomatosis

Malignant: Liposarcoma, mixoid

d. Smooth muscle cell

Malignant: Leiomyosarcoma, myxoid variant

e. Others

Ganglia and ruptured bursal cyst

Ruptured mucocele

Chordoma

Parachordoma (myoepithelioma of the soft tissue)

Mucinous carcinoma

Metastatic chondrosarcoma

Myxoid tumors with chicken foot vascular arrangement

Aggressive angiomyxoma

Lipoblastoma and lipoblastomatosis
Liposarcoma, myxoid/round cell, and pleomorphic type
Undifferentiated pleomorphic sarcoma

(5) Fibro-Osseous Tumors

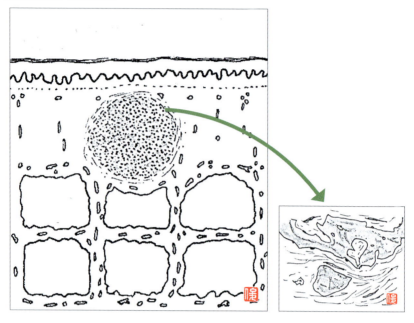

Fibro-osseous pseudotumor of the digit
Ossifying fibromyxoid tumor
Metastatic osteosarcoma

(6) Giant Cell Tumors

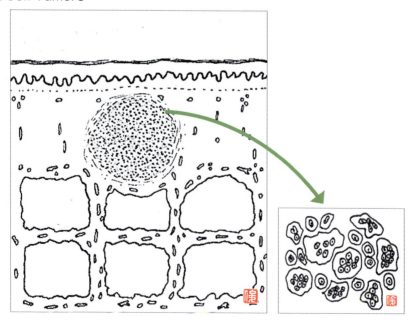

Benign:　Giant cell tumor of soft tissue

　　　　　Giant cell tumor of tendon sheath

　　　　　Dermatofibroma

　　　　　Pleomorphic fibroma

　　　　　Giant cell fibroblastoma

　　　　　See other tumors with giant cells

Malignant:　Undifferentiated pleomorphic sarcoma

　　　　　See other tumors with giant cells

（7）Vascular Tumors

　真皮，皮下組織に腫瘤を形成する病変のうち，血管やリンパ管の増殖を主体とするものを vascular tumors という．このうち内皮細胞で囲まれた管腔の増生を主体とし，この構造に接した間質細胞の増殖を伴わないものを hemangiomatous tumors と呼ぶ．"hemangiomatous" の名称を冠しているがリンパ管系の腫瘍も含まれる．hemangiomatous tumors のなかには，腫瘤の形成が明瞭でなく血管腔の拡張の方が目立つものがある．これを vascular malformation の概念に一括した．これに反し，血管構造の増加と腫瘤形成を示すものを angiomatous tumors として呼び分けた．このなかには実際には既存あるいは新生血管内にさらに小さい血管の増生を示すものも含まれている．intravascular papillary endothelial hyperplasia（intravascular PEH）等がこれに相当する．この変化は血管外でも起こり extravascular papillary endothelial hyperplasia と呼ばれている．入り組んだ吻合を形成する anastomosing vascular channel（fishbone）pattern は悪性を示唆する所見である．hemangiosarcoma，lymphangiosarcoma は組織学的に血管由来か，リンパ管由来かの判定をつけ難いものがあるので angiosarcoma と一括して呼ぶ．

　一方，毛細血管の増生を伴うものの，それ以上にこれに接した間質内の細胞の増殖が目立ち，腫瘍細胞がスリット状に介在する毛細血管によって分断されたり，逆に毛細血管周囲にとぐろを巻くように広がってみえるものを hemangiopericytomatous pattern と呼び，この所見を示す腫瘍を hemangiopericytomatous tumors と総称する．現在では，概念の変更が起こり，この形態を示す腫瘍細胞のほとんどが組織学的に確定されている pericyte の特徴を示すものではなく，他の細胞由来の腫瘍であるとされるようになっている．hemangiopericytoma という固有の腫瘍名は副鼻腔の sinonasal type hemangiopericytoma（glomangiopericytoma）を除いてはない．その多くが solitary fibrous tumor の範疇に入れられるようになっている．しかし，hemangiopericytomatous pattern を示す腫瘍はいろいろ存在している．この場合，細胞型やその他の組織パターンをみつけ診断へアプローチする方が得策な場合が多い．

a. Hemangiomatous tumors and tumor-like lesions

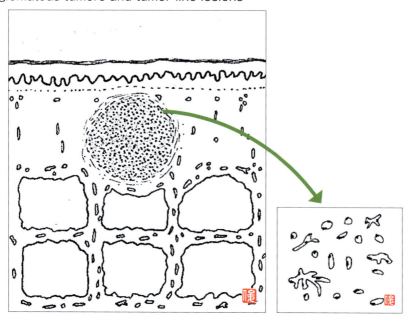

① vascular malformations
    Benign: Nevus flammeus (salmon patch, portwine stain)
                  Angioma serpiginosum
                  Traumatic vessel malformation
                  Arterio-venous malformation
                  Glomuvenous malformation (formerly glomangioma)

② angiomatous tumors
    Benign: Acroangiodermatitis (pseudo-Kaposi's sarcoma)
                  Intravascular papillary endothelial hyperplasia
                  Extravascular papillary endothelial hyperplasia
                  Pyogenic granuloma
                  Epithelioid hemangioma
                        Angiolymphoid variant
                        Hemangiomatous variant
                  Capillary hemangioma
                  Cavernous hemangioma
                  Arterio-venous (A-V) hemangioma
                  Acquired tufted angioma (angioblastoma)
                  Angiokeratoma
                  Glomus tumor and glomangiomyoma
                  Glomangiomatosis
                  Spindle cell hemangioendothelioma
                  Angiolipoma

　　　　　　Eccrine angiomatous hamartoma
　　　　　　Bacillary angiomatosis
　　　　　　Lymphangioma
　　　　　　Others
　　Intermediate:
　　　　　　Epithelioid hemangioendothelioma
　　　　　　Kaposiform hemangioedothelioma
　　　　　　Hobnail (Dabska-retiform) hemangioendothelioma
　　　　　　Epithelioid sarcoma-like hemangioendothelioma
　　　　　　Composite hemangioendothelioma
　　Malignant:　Angiosarcoma (including hemangiosarcoma, malignant
　　　　　　　　hemangioendothelioma, and lymphangiosarcoma)
　　　　　　Kaposi's sarcoma
　　　　　　Malignant glomus tumor
　SUPPLEMENT: Mimics of vascular tumors
　　　　　　Giant cell fibroblastoma
　　　　　　Infantile myofibromatosis
　　　　　　Melanocytic nevus (esp. Unna's nevus)

b. **Hemangiopericytomatous tumors and tumor-like lesions**

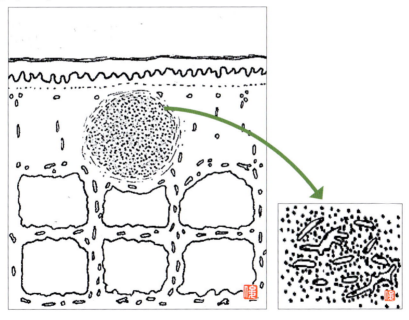

　　Benign:　　Solitary fibrous tumor
　　　　　　Glomus tumor and glomangiomyoma
　　　　　　Glomuvenous malformation (formerly glomangioma)
　　　　　　Glomangiomatosis
　　　　　　Myopericytoma

Infantile myofibromatosis

Cutaneous meningioma

Granulation tissue

Phosphaturic mesenchymal tumor

Malignant: Synovial sarcoma

Malignant peripheral nerve sheath tumor
(malignant schwannoma)

Undifferentiated pleomorphic sarcoma
(malignant fibrous histiocytoma) – UPS/MFH

Metastatic carcinoma

Malignant glomus tumor

Malignant solitary fibrous tumor

3．Subungual tumors

A. Organoid

Benign: Epidermal (implantation or inclusion) cyst

Lentigo and nevus

Blue nevus

Onychopapilloma

Onychomatricoma (fibroepithelial)

Keratoacanthoma

Malignant: Subungual Bowen disease (squamous cell carcinoma *in situ*)

Subungual squamous cell carcinoma, invasive

Basal cell carcinoma

Malignant melanoma

B. Histoid

Benign: Subungual fibroma and fibrokeratoma

Superficial acral fibromyxoma

Myxoid pseudocyst

Glomus tumor

Pyogenic granuloma

Subungual exostosis

8 組織診断の手順

第X章 顕微鏡による皮膚病理組織の診断

鑑別診断

これまで述べたような組織診断へ至る過程では，大きく異なる点で分けていき，さらに細かくみて分けていかなければならない疾患を大雑把に識別，抽出してきた．その手順をまとめたのが図X-31の上段である．なかには，このアルゴリズムを辿るだけで診断に到達する場合もあるだろう．しかし，よく似るが非なるものが存在する．これらの疾患を鑑別疾患といい，これから先はそれぞれの鑑別疾患をさらに振り分け除外していき正しい診断に到達することが求められる．この除外していく過程を鑑別診断といっている．鑑別診断を行うには，HE染色標本でもこれら鑑別疾患同士での鑑別のポイントやそれだけでは特異性はないがある疾患を示唆する細やかなカギ（clue）といった所見がある．これらについては次巻以降で述べられる．それは，その鑑別のポイントが症例ごとに異なるからである．また，HE染色標本だけで診断が難しい場合はどうすればよいかも考え，その手段を講じる必要もある．これらも鑑別のために大きな役割を果たす．これらによって，鑑別を繰り返し一番可能性の高い組織学的診断にたどり

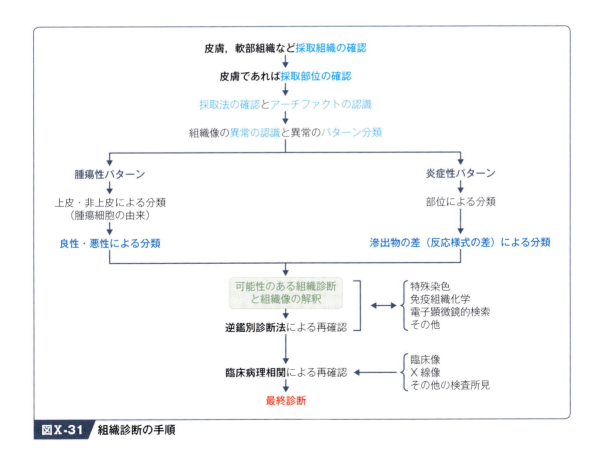

図X-31 組織診断の手順

着くようにする．これが鑑別診断の過程である．

鑑別診断の過程が終わると，こんどは確認作業に入る．これが，逆鑑別診断と臨床病理相関である．臨床病理相関には，診断以外の重要な役割もある．

逆鑑別診断

最終的に可能性のある組織診断名が挙げられると，今度は逆にその疾患を考えた場合に考えておかなければならない類似疾患が存在するので，それらを想起し，必ずそれではないという確認をとる操作を行う．これを逆鑑別診断法と呼んでいる．つまり，1つの疾患には，組織学的に経時的変化，患者個人の状態やその病変形成に関与する細胞の反応の程度や発生・成熟の方向性や度合いから多彩となる．今まで述べてきた鑑別診断の過程は，一時点での組織学的変化を基に，一方向からのアプローチであったので，どうしても見落とす可能性が出てくる．今度は逆からみていってこの疾患以外にないということを確認する過程が必要である．言葉を変えれば，必要条件は得られたが果たして十分条件をも満たしているかをもう一度考え，検証する過程がいるのである．この作業を怠ってしまうと診断を間違えることもあり得るし，自信をもって診断することができない．したがって，信頼のおける診断を下すためには，常にこの作業を実践しておくことが求められる．どの段階で何を指標として逆鑑別疾患を施行するのかが問題となることがあるが，それは症例ごとに異なる場合も多い．異なる段階や指標で複数回，繰り返して逆鑑別診断をすることが望ましい場合もある．ある疾患について鑑別すべきとされる疾患は，臨床事項をも含め皮膚病理学の成書に記載されているので，それを参考にするとよい．また，経験を積んでくるとこの場合にはこのような疾患も鑑別しないと前回のように間違

うことがあると思って鑑別疾患に加えることもある．ただ，HE染色による組織像から迫った場合には，パターンからアプローチした時の鑑別疾患と逆鑑別疾患として挙がってくる疾患はほぼ同様であることが多いので，その検証過程は実際には長くはかからない．免疫染色を利用して診断の確証を得たとした場合では，抗体の感度，特異度や同様に陽性となる疾患の想起，内因性コントロールなどの関与を十分に考慮する必要がある．これを振り返って確認することが大切である．これらを行うことによって，過誤を少なくすることができるし，診断の信頼度を高めることができる．

病態の把握と臨床病理相関

一応，組織学的診断が得られた場合には，組織学的にどのような病態にあるのかを推測する必要がある．これが組織像からみる病態の把握である．その後で，臨床所見と病理組織像，病理診断を突き合わせ，その正否を確かめる過程が臨床病理相関である．このなかには，①診断の正否を確認することのほかに，②臨床症状や所見の説明がつくかを考察すること，③その疾患の教科書的記載と照らし合わせること，④予後等が推測できるかを考察すること，⑤治療への指針が得られるかを考えることが含まれる．この臨床病理相関までの過程が終わって初めて組織診断をつけたことになる．これが病理診断としてのコンサルテーション業務における最終診断である．これらの過程をすべてこなすことは，初学者にとっては苦痛かもしれないが，この過程を繰り返し行うことで，次第に早く組織学的に病態をつかんだり診断に到達することができるし，ある疾患の全体像をつかむことができる．また，鑑別診断，逆鑑別診断の過程を繰り返すことによって，1例から多くの病気を学び，理解することができるようになる．

（真鍋俊明）

第X章 付録①

組織標本でみてわかる感染性病原微生物とみえない場合に感染症を推測させる所見

　ある病気がどの病原微生物の感染によって起こったものかを知るためには，コッホの原則を満たしていることを証明するほかはない．ただ，臨床の現場や病理組織学的検索では，肉眼的あるいは顕微鏡的に目でみえる外来（微）生物が存在し，それが知られている病原微生物であれば，形態学的に同定することによってある程度推定することができる．みえない種類の病原微生物であれば，組織の反応様式をみてどのような病原微生物が原因であるかをおおよそ推定することができる．その病原微生物の種類を同定するためには，別の組織を採取して培養するか，あるいは同じ組織切片を使ってということであれば，現在では免疫組織学的に，*in situ* hybridization ハイブリダイゼーションによって，そして電子顕微鏡学的に調べることができる．付録①では，HE染色標本でみてわかる病原微生物を紹介するとともに，組織パターンからどのような病原微生物による疾患であるかを推測する方法とその同定法について説明する．

A 組織標本でみてわかる感染性病原微生物

この項では，HE染色標本でみてわかる感染性病原微生物をアトラスとして示しておく．

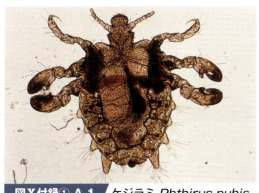

図X付録①-A-1　ケジラミ *Phthirus pubis* Linnaeus

体長，体幅はそれぞれ雄で1.3，0.8 mm，雌で1.5，1.0 mmである．3対の肢を有し，一見カニのような外観を呈する．主に不潔な性行為によって伝染し，陰毛に寄生する．

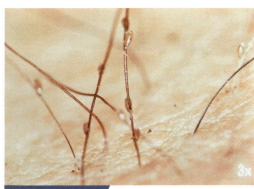

図X付録①-A-2　ケジラミ *Phthirus pubis* Linnaeus の虫卵

毛幹に数珠状に付着している．

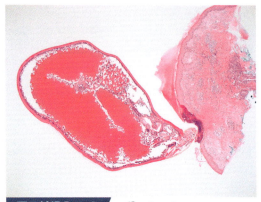

図X付録①-A-3 マダニ *Ixodes*

マダニが皮膚に咬着している．口器が表皮を貫通して真皮内に達しており，周囲では好酸球を含む高度の炎症反応が惹起されている．無理やり引き抜くと口器が残るため，切除される．SFTSウイルスによる重症熱性血小板減少症候群の原因となることがある．

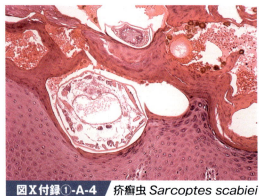

図X付録①-A-4 疥癬虫 *Sarcoptes scabiei*

半球状のダニで雄は0.2 mm，雌は0.4 mm大である．雌虫は角層内の隧道に存在している．右上の褐色の球状物は糞である．

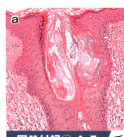

図X付録①-A-5 毛包虫 *Demodex folliculorum*

ニキビダニともいう．ヒトでは，毛包や脂腺に常在的に寄生する体長0.3 mm，幅0.05 mmの細長い芋虫状のダニである．組織切片では，縦に走る内部無構造で円柱状としてみえたり（a），bのダニでは，内部に好塩基性顆粒状物質を含み，角皮に周期的縞模様がみえる．➡は脚である．ちなみに，毛包腔上部にあるやや金色の円形物は毛髪である．ステロイドホルモン剤塗布，洗顔不足，免疫不全などが誘因で痤瘡などの皮膚症状を引き起こすことがある．

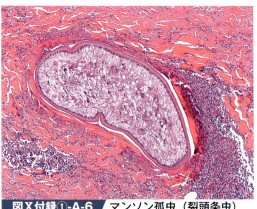

図X付録①-A-6 マンソン孤虫（裂頭条虫）*Sparganum mansoni*

イヌやネコを終宿主とするスピロメトラ属条虫．マンソン裂頭条虫が寄生したカエルや鳥をヒトが生食すると，この幼虫が腸管を穿通し腹腔に出た後，皮膚に移動性腫瘤を形成したり，眼球結膜下，脳，肺などの臓器に迷入して，重篤な疾患をきたす．

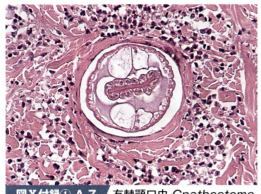

図X付録①-A-7　有棘顎口虫 Gnathostoma spinigerum

元来哺乳動物の胃壁に寄生する線虫である．第一中間宿主（ミジンコ）を経て第二中間宿主であるライギョ等の淡水魚内で第三期幼虫となり，ヒトに入った場合は皮膚内を匍行する（creeping eruption, larva migrans）．成虫は短円筒形で体長は雄虫16 mm，雌虫18 mm内外，頭部は半球状で前端に著明な肉質の口唇2個があり食道に接続する．頭球には8～11列の鉤があり体表では前半に小棘が密生している．

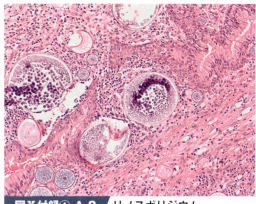

図X付録①-A-8　リノスポリジウム Rhinosporidium

鼻腔にリノスポリジウム症が形成されている．重層扁平上皮下の間質内に大小かつ円形の胞子嚢が存在する．厚い被膜を有し，内部には多数の内生胞子が存在している．成熟した胞子嚢は100～350 μmの大きさである．現在は Rhinosporidium seeberi と呼ばれるこの病原体は真菌あるいは藻類に属すると考えられている．

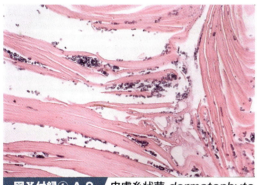

図X付録①-A-9　皮膚糸状菌 dermatophyte

好んでケラチン組織に寄生する真菌である．Trichophyton，Microsporum，Epidermophyton の3属が存在する．図は Trichophyton の例である．表皮角層内に卵円形～円形のspore が集合性に存在する．

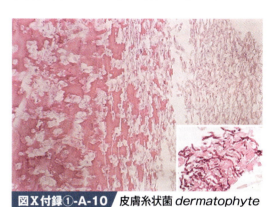

図X付録①-A-10　皮膚糸状菌 dermatophyte

爪に寄生し，爪白癬（tinea unguium）を形成している．インセットはPAS染色.

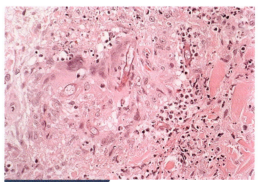

図X付録①-A-11　ムコール Mucor

ケカビ目の真菌による感染症（mucormycosis）である．菌糸幅5～15 μmと厚く，無隔性で分岐するものは約90度の角度をなす．ヘマトキシリン好性でHE染色標本でもみえやすい．

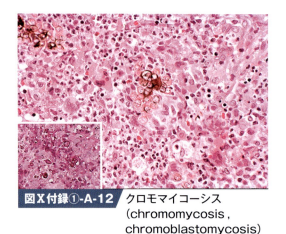

図X付録①-A-12 クロモマイコーシス（chromomycosis, chromoblastomycosis）

chromoblastomycosis を引き起こす真菌には Phialophora verrucosa, Fonsecaea pedrosoi, F. compactum, F. dermatitidis, Cladosporium carrionii がある．これらを組織学的に鑑別することはできない．栗色〜褐色で円形，しばしば隔壁を有する．5〜15μm径で，その壁は厚く硬化細胞（sclerotic cell）と呼ばれる．グループをなして存在することが多い．

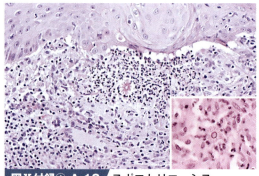

図X付録①-A-13 スポロトリコーシス（sporotrichosis）*Sporothrix schenckii*

組織では円形から卵円形ないし楕円形の分芽胞子としてみられる．HE染色標本では認め難いが，時として菌体周囲に放射状に好酸性物質が沈着してできる星状体（asteroid body）がありそれと認識される．インセットはPAS染色での星状体．中央に3〜5μm大，円形の菌体が認められる．周囲の星状体はPAS陰性である．

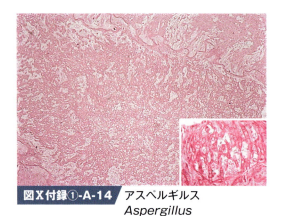

図X付録①-A-14 アスペルギルス *Aspergillus*

幅3〜5μmの菌糸がみられる．隔壁（septum）を有し，分岐型では約45度の角度で二分岐している．インセットはPAS染色．

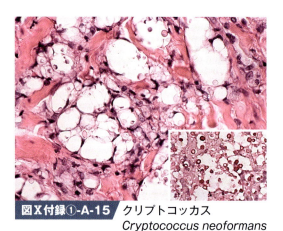

図X付録①-A-15 クリプトコッカス *Cryptococcus neoformans*

球形ないし卵円形の壁の厚い2.5〜20μm大（平均4〜7μm）の真菌で，HE染色では全くみえないか不透明な球状物としてみられる．グルクロノキシロマンナンを主成分とする莢膜はクリプトコッカスに特有で，mucicarmine染色で赤く染め出され，他の真菌にはみられない所見である．莢膜を欠損している場合はPAS染色やmucicarmin染色に陰性であるが，Fontana-Masson染色で陽性になることがあり，capsule-deficient variantと呼ばれる．

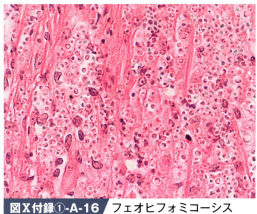

図X付録①-A-16　フェオヒフォミコーシス phaeohyphomycosis

Wangiella dermatitidis, Exophiala jeanselmei による黒色真菌感染症で，免疫不全がある場合に発生する．メラニン色素を含有しているためにやや褐色の酵母様真菌が認められる．

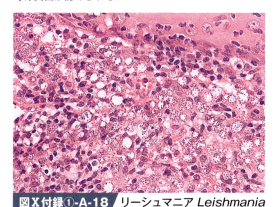

図X付録①-A-18　リーシュマニア Leishmania

円形～卵円形の protozoa で，大きさは 2～4 μm である．HE 染色では図のように好塩基性点状物としてみえる．内部に大きな主核と短桿状の副核を有する．Giemsa 染色でこれら主核や副核は赤く染まる．

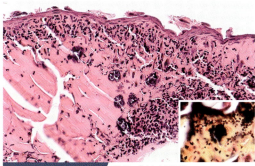

図X付録①-A-20　黄色ブドウ球菌 Staphylococcus aureus

膿痂疹にみられた黄色ブドウ球菌の菌塊．図には6個の紫色で顆粒状の菌塊がみられる．インセットはGram 染色で，陽性となっている．菌塊周囲には点状にみえる球菌が孤立性に認められる．

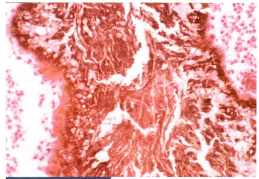

図X付録①-A-17　マヅレラ Madurella grisea

菌腫（mycetoma）を形成する真菌である．内部に不透明な菌糸が認められる．

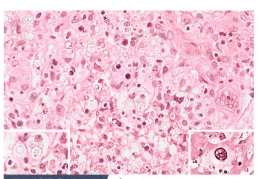

図X付録①-A-19　プロトテカ Prototheca

組織球の細胞質内に不透明な単球形あるいは多空胞状にみえるプロトテカが存在している．プロトテカは葉緑素（chlorophyll）を失ったクロレラの近縁菌と考えられている．前菌種は球形，亜球形の 1～13 μm 大の細胞からなり，大きなものでは壁は袋状（胞子嚢）となって内部に内生胞子あるいは胞子嚢胞子と呼ばれる子細胞を有し，桑実状にみえるのが特徴である．ヒトに感染するのは P. wickerhamii が最も多い．右インセットは PAS 染色．

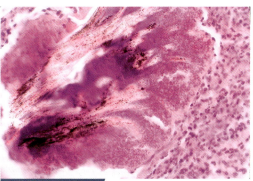

図X付録①-A-21　黄色ブドウ球菌 Staphylococcus aureus

暗紫色の点状物が黄色ブドウ球菌である．黒色点状物を含み斜めに走る不透明な構造物は変性した毛である．

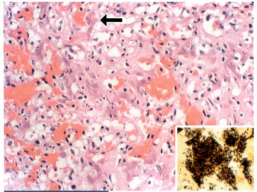

図X付録①-A-22 バルトネラ（*Bartonella quintana*）の感染による桿菌性血管腫症（bacillary angiomatosis）

HE染色標本で，紫色の顆粒状物質が集まった斑状巣（➡）が存在するのがわかる．これが*Bartonella*のコロニーである．細胞外に存在する．菌はWarthin-Starry染色で黒色に染色される（インセット）．桿菌性血管腫症はHIV感染の続発症として知られ，血管の過形成を引き起こし，真皮，皮下脂肪織に多発性の結節を形成する．

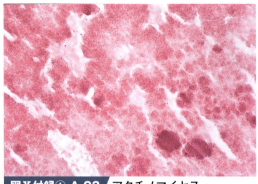

図X付録①-A-23 アクチノマイセス *Actinomyces israelii*

線維状分岐性細菌で，Gram陽性，非運動性，非被膜性，非胞子型である．HE染色では赤紫色に染まり，その構造は不明瞭である．Gram染色では青紫色で線維状にみえる．

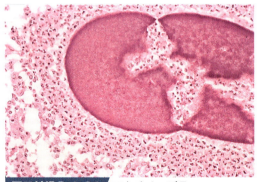

図X付録①-A-24 アクチノマズラ *Actinomadura*（*Streptomyces*）*pelletieri*

actinomycotic mycetomaを形成する細菌である．好気性で，Gram陽性，分岐する非抗酸性糸状細菌．

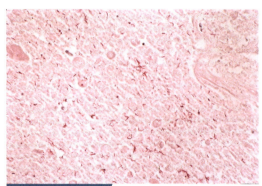

図X付録①-A-25 結核菌 *Mycobacterium tuberculosis*

HE染色標本では認識できない．図はZiehl-Neelsen染色でみたもので，赤く線状の桿菌が結核菌である．抗酸菌とも呼ばれる．非定型抗酸菌やレプラ菌も抗酸性を示し，Ziehl-Neelsen染色で同様に染まる．肉芽腫や壊死の存在などで抗酸菌の関与を疑い，特殊染色で確認する必要がある．

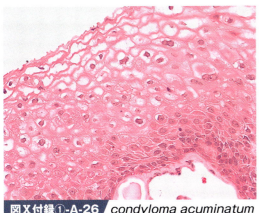

図X付録①-A-26 condyloma acuminatum にみる koilocytosis

human papillomavirus（HPV）が重層扁平上皮の中層・表層でウイルス粒子の自己複製を行うため，有棘細胞の核が腫大し，核の大小不同，核形の不整，泥状化（smudgy）と呼ばれる様相を示す．核周囲の細胞質は透明となり，ハロが形成されている．この所見をコイロサイトーシス（koilocytosis）と呼ぶが，ウイルスそのものをみているのではない．HPV の感染を示唆する所見である．

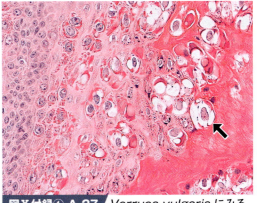

図X付録①-A-27 Verruca vulgaris にみる koilocytosis

腫大した核周囲の細胞質が透明で豊かとなり腫大した細胞（➡）がコイロサイト（koilocyte）である．紫色の細顆粒がケラトヒアリン顆粒，赤い細顆粒や斑状物がトリコヒアリン顆粒である．

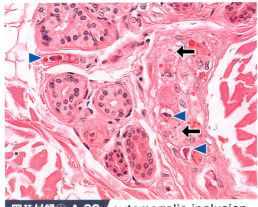

図X付録①-A-28 cytomegalic inclusion disease

cytomegalovirus の封入体が血管内皮細胞の核内で認められる（▶）．封入体は大型かつ好酸性ないし両染性で，周囲の核質が抜けてみえるため，フクロウの目（owl eye）のようにみえる．細胞質内の小さい顆粒（➡）は細胞質内封入体で，CMV では両方に封入体を形成するのが特徴である．

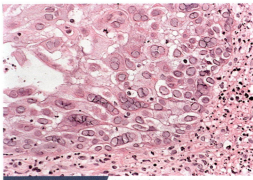

図X付録①-A-29 単純疱疹ウイルス herpes simplex virus

細胞の多核化，すりガラス状の核内封入体の形成，丸い好酸性の核内封入体（Cowdry type A）の形成を起こす．図では前二者の変化が明瞭である．

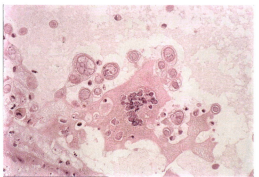

図X付録①-A-30 水痘・帯状疱疹ウイルス varicella-zoster virus

多核巨細胞を形成している．丸い好酸性の核内封入体や核全体が淡好酸性ですりガラス状となったものがみられる．本質的には形態学上 herpes simplex virus と区別できない．

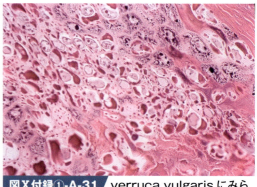

図X付録①-A-31 verruca vulgaris にみられるヒト乳頭腫ウイルス human papillomavirus

核内に淡好酸性の封入体がびまん性に存在している．好塩基性の円形線状物で囲まれ淡く抜けてみえるのが核である．紫色の顆粒状物がケラトヒアリン顆粒．赤い斑状物がトリコヒアリン顆粒である．

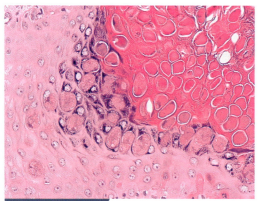

図X付録①-A-32 伝染性軟属腫［molluscum contagiosum（皮膚）］

肥厚した表皮と角質層内でウイルス粒子で構成される好酸性の細胞質内封入体（molluscum body あるいは Henderson-Patterson body）が認められる．本疾患はいわゆる水いぼと呼ばれ，小児に発生するが，成人でも免疫不全がある場合に発生する．

B 組織パターンから迫る感染症

以下，組織パターンからみた感染症病変の特徴をまとめてみる．

1. Superficial perivascular dermatitis

組織パターン

表皮に変化なく
真皮上層に血管周囲性の軽度リンパ球浸潤を伴う
superficial perivascular dermatitis without epidermal change のパターン

➡

考えられる感染症

癜風（tinea versicolor）
図X付録①-B-1

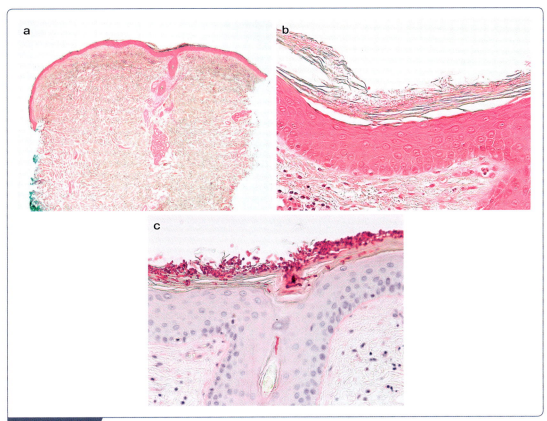

図X付録①-B-1 癜風の組織像

a．弱拡大像：表皮内には変化がないようにみえる．浅層血管叢には軽いリンパ球浸潤を伴う．superficial perivascular dermatitis のパターンである．
b．強拡大像：表皮マルピギー層に変化をみない．角質層に不透明な小球状体が多数存在する．錯角化は認められない．皮膚糸状菌の存在が示唆される．
c．DPAS 染色：DPAS 染色を行うと単菌糸と酵母が互いに絡まるように存在している．これを spaghetti and meatball と表現することがある．dermatophytosis（tinea vesicolor）と診断される．

表皮にほとんど変化なく，真皮上層にリンパ球の血管周囲性浸潤がある場合は，癜風を疑い，菌糸や胞子がないかを角質層内を丹念に探す．カンジダとは異なり錯角化を伴わない．DPAS染色を用いると観察しやすい．短菌糸と酵母が角質層内や毛孔に混在し，"spaghetti and meatball"状と称されることがある．手掌や足底部の角質層内にさまざまな大きさや形の空隙がみられる場合は黒癬（tinea nigra）を考え，空隙内あるいは連続した別の角質層内に菌糸を探すようにするとよい．

組織パターン	考えられる感染症
表皮に海綿状変化を伴い真皮上層に血管周囲性に軽度のリンパ球浸潤を伴う superficial perivascular dermatitis (spongiotic dermatitis) のパターン	皮膚糸状菌症（dermatophytosis）

表皮に軽い海綿化があり，真皮上層の血管周囲性にリンパ球浸潤を伴う場合は皮膚糸状菌症を考える．皮膚糸状菌症の組織像はさまざまで，化膿性毛包炎のパターンを示したり，錯角化や表皮内好中球浸潤を伴い，乾癬に類似した像を示すことがある．皮膚糸状菌（dermatophyte）とは，皮膚表層性感染症をきたす真菌で，小胞子菌属（*Microsporum*），白癬菌属（*Trichophyton*），表皮糸状菌属（*Epidermophyton*）の3属に分類される．ヒトに感染するもの（ヒト好性皮膚糸状菌）としては，紅色白癬菌（*Trichophyton rubrum*）や有毛表皮糸状菌（*Epidermophyton floccosum*）等が挙げられる．ケラチン分解能を有し，皮膚，毛髪，爪等の角化組織に成育する．激しい炎症はきたさず慢性に経過する．HE染色でも観察可能であるが，PAS染色やGrocott染色で主に角質層内にのみ菌糸と胞子が観察される．猩紅色菌は，毛嚢内にみられることがある．

実際にHE染色標本で皮膚糸状菌をみつけ出すことは困難であるが，基底層の角化細胞の入れ替わり速度が速い結果として出現する錯角化層では定着しづらくこの部位には存在しない．むしろ，整角化の部分や，毛幹内あるいは毛根鞘漏斗部の角質，錯角化層と整角化層の間（この間に挟まれて存在する様子をsandwich signと呼んでいる）を探してみるとよい．なお，カンジダは錯角化層部分でみつけやすい．

組織パターン	考えられる感染症
乾癬型の表皮突起の延長を伴い真皮上層に血管周囲性に軽度のリンパ球浸潤を伴う superficial perivascular dermatitis (psoriasiform dermatitis) のパターン	カンジダ症，皮膚糸状菌症，第2期梅毒（secondary syphilis）

真皮上層にリンパ球の血管周囲性浸潤があり，表皮突起の延長が著明な表皮の過形成を伴い，角質内好中球の存在をみる場合はカンジダ症，皮膚糸状菌症を考える．乾癬との鑑別のためにもPAS染色などでこれら真菌の有無を確認しなければならない．表皮突起の延長に加え，表皮下真皮の帯状のリンパ球浸潤をみる場合は第2期梅毒を考える．類似の組織パターンを示す代表的なものとして菌状息肉症（mycosis fungoides）があるが，出現している浸潤細胞の種類に着目して鑑別を行うとよい．リンパ球優位である菌状息肉症に対し，梅毒では形質細胞や組織球が優位に出現し，真皮上層で血管内皮の腫大を伴う血管の増生と拡張が認められる．

2. Superficial and deep perivascular dermatitis

組織パターン	考えられる感染症
表皮に変化なく 血管周囲性あるいは血管周囲性・間質性にリンパ球主体あるいはリンパ球，形質細胞浸潤を伴う superficial and deep perivascular dermatitis without epidermal change のパターン	慢性遊走性紅斑（erythema chronicum migrans） ［ライム病（Lyme disease）］

　この組織像を呈する感染性疾患は多く，そのため細胞浸潤の分布（血管周囲性のみか間質まで及ぶ炎症か）と，主体となる出現細胞の種類を調べて，さらに分けて考えていくとよい．

　真皮浅層，深層の血管叢およびそれらの交通枝の血管周囲性の炎症で表皮の変化を伴わずに，主にリンパ球，形質細胞が出現している場合はライム病を考える．

　Spirochetes は Gram 陰性細菌で，Spirochaetaceae 科と Treponemataceae 科に分類される．ヒト伝染性疾患は後者に限られ，梅毒は *Treponema pallidum*，ライム病は *Borrelia burgdorferi* による．*Treponema pallidum* は，直径 0.15 μm，長さ 10～13 μm で，規則的な 8～14 巻きのらせん菌である．4～8 本の鞭毛を用いて長軸方向に回転運動をして組織内に侵入する．組織学的には，Warthin-Starry 染色で，表皮真皮境界部の表皮内や真皮乳頭層の血管周囲に多くみられる．*Borrelia burgdorferi* は径 0.2～0.3 μm，長さ 11～30 μm のらせん菌で，7～11 本の鞭毛を有している．菌は表皮，真皮いずれにも認められるが，Warthin-Starry 染色で確認できるのは 1/4 の症例程度である．病変の辺縁での同定が比較的容易とされている．抗体も市販されているため免疫染色も利用可能である．

組織パターン	考えられる感染症
表皮に変化なく リンパ球，組織球を主体とする多彩な細胞浸潤をみる superficial and deep perivascular dermatitis, lymphocytes and histiocytes predominate のパターン	ハンセン病（未定型期）［leprosy (indeterminate stage)］ （図X付録①-B-2，3）

　superficial and deep perivascular dermatitis のパターンで，表皮の変化を伴わず，組織球が主にみられるのはまずハンセン病（leprosy）と考えてよい．この時，血管周囲・神経束周囲に密なリンパ球浸潤と少しでも肉芽腫の存在がみられる場合も，ハンセン病を示唆する重要な所見である．組織球性細胞の増殖が特徴であるが，寄生体の細胞免疫状態によって違った病変を形成し，免疫が不十分である時期のものを未定型期（indeterminate stage），やがて免疫が確立されていくと免疫力の強さによって類結核型（tuberculoid），境界型（borderline），らい腫型（lepromatous）とよばれる病変をつくる．リンパ球，形質細胞，線維芽細胞もそれぞれの時期に応じて種々の程度に混在する．類結核型ではサルコイドーシスに似た乾酪壊死のない類上皮細胞からなる肉芽腫を認め，この時期

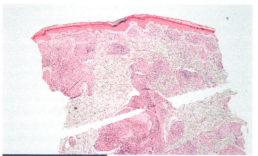

図X付録①-B-2-a ハンセン病の組織像（弱拡大）

真皮には浅層から深層にかけて，主に血管周囲性に細胞浸潤がある．細胞浸潤はやや紫にみえるリンパ球とやや好酸性にみえる組織球であると推測される．superficial and deep perivascular dermatitis, mixed cell infiltration with lymphocytes and histiocytes の像である．下 1/3 に横走してみえる裂隙はアーチファクトである．

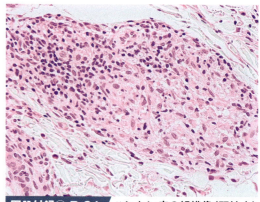

図X付録①-B-2-b ハンセン病の組織像（弱拡大）

細胞浸潤はリンパ球と組織球で，組織球は集合性に存在し，肉芽腫を形成している．lepromatous type の leprosy を考えさせる所見である．

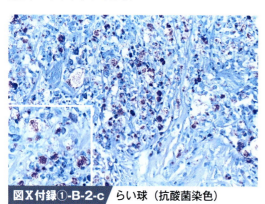

図X付録①-B-2-c らい球（抗酸菌染色）

Wade-Fite 染色を行うと，抗酸菌（*Mycobacterium leprae*）が集簇性に球状の塊となって認められる．これがらい球である．lepromatous type の leprosy と診断される．

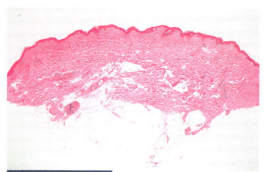

図X付録①-B-3-a ハンセン病の組織像（弱拡大）

表皮にほとんど変化なく，真皮には浅層から深層に至るまで血管周囲性のリンパ球を主とする浸潤がみられる．リンパ球主体の superficial and deep perivascular dermatitis のパターンである．

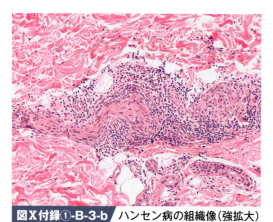

図X付録①-B-3-b ハンセン病の組織像（強拡大）

拡大を上げてみると血管だけでなく，神経周囲にリンパ球浸潤を認め，一部に肉芽腫が存在している．indeterminate type の leprosy を強く疑わせる所見である．

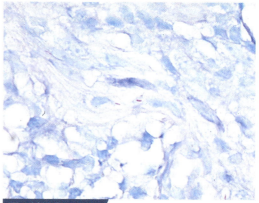

図X付録①-B-3-c ハンセン病の組織像（抗酸菌染色）

Ziehl-Neelsen 染色を行うと，ごく少数の抗酸菌が神経線維束内に存在するのが確認された．indeterminate type の leprosy である．

は未定型期と同様に菌はみつけ難い．

　らい菌（*Mycobacterium leprae*）とは，抗酸菌の一種で径 0.3 ～ 0.5 μm，長さ 4 ～ 7 μm で形態的には結核菌と類似しているが抗酸性が弱いため通常の Ziehl-Neelsen 染色より脱パラフィンにヒマシ油などを用いる Wade-Fite 染色の方が優れている．診断のための皮膚生検組織は 1.5 cm の長さで神経も含んだ皮下組織が採取されるようなるべく深く採取されることが望まれる．らい腫型の場合は神経周囲に集簇する泡沫細胞の集簇巣がみられる．この時の泡沫細胞は通常の脂質を含むマクロファージと比較して，より豊富できめ細やかな顆粒状，灰色を帯びた細胞であることが特徴の 1 つである．この細胞をウイルヒョウ細胞（Virchow cell）と呼んでいるが，抗酸菌染色で細胞質空胞内に束状，塊状の菌が多数認められる．多数の菌が集塊状にみられるため，これをらい球（globi）という．

3. Superficial and deep perivascular/interstitial dermatitis

組織パターン		考えられる感染症
表皮に変化を伴わず 血管周囲性および間質性に 好中球を主体とする多彩な浸潤細胞を伴う superficial and deep perivascular/ interstitial dermatitis, neutrophils predominate のパターン	→	蜂窩織炎（cellulitis） 丹毒（erysipelas），ダニ刺咬症（tick bite），ノミ刺咬傷（flea bite）

　superficial and deep perivascular dermatitis のパターンで表皮の変化を伴わず，好中球を主体とした炎症細胞浸潤を血管周囲および間質にも認める場合は細菌感染によることが多く，ブドウ球菌や A 群 β 溶連菌（*Streptococcus pyogenes*）等が原因となって起こる蜂窩織炎や丹毒が考えられる．その他，ダニやノミによる虫刺症がある．

組織パターン		考えられる感染症
表皮に変化なく 好酸球を主体とする多彩な細胞浸潤（蜂窩織炎様）を伴う superficial and deep perivascular/ interstitial dermatitis, eosinophils predominate のパターン	→	虫刺症（insect bite），疥癬（scabies），寄生虫病［住血吸虫症（schistosomiasis），皮膚爬行症（creeping disease），その他］ （図X付録①-4）

　superficial and deep perivascular dermatitis のパターンで表皮の変化を伴わず，好酸球を主体とした炎症細胞浸潤を血管周囲および間質にも認める場合は，マダニ，疥癬，シラミ症等の虫刺症のほか，顎口虫，鉤虫，条虫等の皮膚爬行症を考える．大抵の場合，表皮の変化を伴うことが多いので，詳細は下記の項目を参照していただきたいが，ここで強調したいのはどのような皮膚病変でも，真皮全層にわたる血管周囲および間質に好酸球の強い浸潤がみられる場合は，寄生虫疾患や皮膚爬行症をまず考えることが大切である．

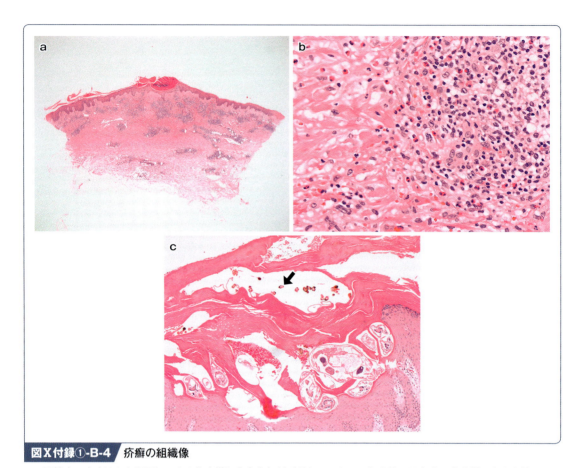

図X付録①-B-4 疥癬の組織像

a．弱拡大：表皮はやや肥厚し，やや乾癬様に表皮突起が延長してみえる．部分的に過角化や痂皮様の変化を伴っている．真皮には，浅層から深層にかけて，血管周囲性および間質性のリンパ球浸潤が認められる．superficial and deep perivascular dermatitis のパターンである．psoriasiform dermatitis のパターンと解釈してもよい．浸潤は血管周囲のみならず間質にも及んでいると推測される．
b．強拡大：拡大を上げてみるとリンパ球のみならず，好中球に加え好酸球が目立つ．mixed cell infiltration, eosinophils predominate の像である．
c．中拡大：切片を切り込んでいくと，角質層内にヒゼンダニおよびその糞塊（図上部の隧道内の褐色球状物質：➡）がみられる．疥癬と診断される．

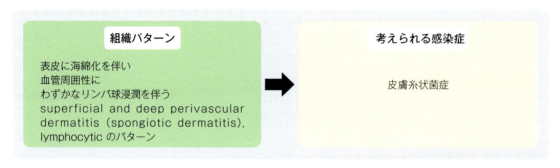

superficial and deep perivascular dermatitis のパターンのうち，表皮に海綿化を伴うものがあれば，皮膚糸状菌症を考える．これは，上記の superficial perivascular dermatitis のパターンの項目でも説明しているのでそちらを参考にしていただきたい．

組織パターン	考えられる感染症
乾癬型の表皮突起の延長を伴い血管周囲性に軽度のリンパ球浸潤を伴う superficial and deep perivascular dermatitis (psoriasiform dermatitis), lymphocytic のパターン	疥癬（scabies） 第2期梅毒（secondary syphilis）

　superficial and deep perivascular dermatitis パターンを示す疾患のうち表皮突起の等長性延長を示す皮膚感染症の代表例はヒゼンダニ（*Sarcoptes scabiei* hominis）によるものがあり，この場合好酸球の浸潤を伴うことが多い．

　ヒゼンダニの雌は体長0.3～0.45 mmで4対の脚を有し，雄は交尾後に死亡するため表皮内には存在しない．疥癬トンネル（隧道）は角化層と有棘層の間にみられ，中に雌の虫体や卵，糞が認められることがある．これらは好酸性均一で複屈折性を示し，PAS強陽性の体壁や殻で光顕上認識できる．一方，表皮突起の延長に加え表皮真皮境界部の帯状リンパ球浸潤を伴っている時は第2期梅毒を考える．この場合は形質細胞浸潤が著明に認められる．

　ヒゼンダニは，角質層内の0.2 mm程の空隙内に虫体や卵殻をみつける．空隙はピラミッド状をしていることが多くこれも手がかりの1つとなる．虫体はトンネル盲端の角質層直下にいて，栄養を吸収するため頭部のみ有棘層に刺さっている．虫体をみつけられない場合でも，角質層内に褐色の微小球状物（糞塊）が存在する場合は，パラフィンブロックを切り込んで検索してみるとよい．毛孔内に存在している毛包虫（*Demodex folliculorum*）と誤認しないよう注意が必要である．

4. Nodular dermatitis

組織パターン	考えられる感染症
表皮変化のいかんに関わりなく真皮に比較的境界明瞭な壊死性（類結核型）肉芽腫を伴う nodular dermatitis, histiocytes predominate, tuberculoid granulomatous のパターン	結核（tuberculosis），リーシュマニア症，類結核型および二形型のハンセン病，ブルセラ症（brucellosis），第2期の晩期梅毒 （図X付録①-B-5）

　tuberculoid 肉芽腫とは比較的境界明瞭な類上皮細胞肉芽腫のうち，中央に壊死巣を伴うものを指す．代表的疾患は結核であるが，肉芽腫の局在部位が神経の走行に沿ってみられたり，壊死巣がなくフィブリン析出がみられる場合はハンセン病を考える．梅毒の場合は形質細胞浸潤が著明であったり，血管が豊富で，内皮細胞の腫大を伴う血管壁の肥厚がみられることも特徴である．リーシュマニア症の場合は，形質細胞のほか，泡沫組織球もみられ，そのなかに Leishman-Donovan 小体が観察されることがある．ブルセラ症では，皮下のリンパ節から上行性に肉芽腫が形成されていく像がみられ，化膿性肉芽腫の像を示す．同様の像はもちろん結核でもみられる．リーシュマニア（*Leishmania*）とは，サシチョウバエによって媒介される鞭毛虫で，皮膚疾患としては皮膚リーシュマニア症および皮膚粘膜リーシュマニア症がある．サシチョウバエ内や培地では鞭毛を有する前鞭

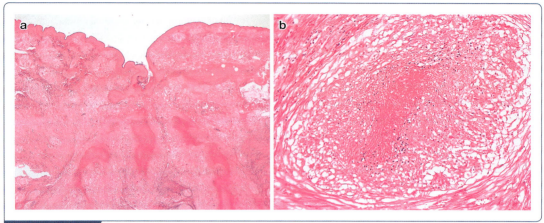

図X付録①-B-5 非定型抗酸菌症

a．弱拡大：表皮には軽い肥厚と表皮突起の延長，さらにはより深く進展する棍棒状の構造が認められる．上皮の異型や極性の乱れはない．真皮には多数の大小さまざまの結節状の構造がみられ，多核の巨細胞を混じてみえる．下部のものでは中央に壊死を伴っている．nodular dermatitis のパターンで，壊死を伴う肉芽腫性病変である．atypical mycobacteriosis の像である．
b．強拡大：壊死性の肉芽腫は乾酪壊死様で，少数の好中球を混じる tuberculoid からやや suppurative を伴っている．Ziehl-Neelsen 染色で少数の抗酸菌が観察された．結核と診断された．

毛虫（promastigote）として存在するが，哺乳類，例えばヒトの皮膚に感染すると鞭毛を有さない無鞭毛虫体（amastigote）として存在し，マクロファージに取り込まれる．マクロファージ内で増生するとマクロファージは破裂し原虫は放出される．これを他のマクロファージが貪食することで，次々とマクロファージ内を移動する．したがって，光顕的には原虫はマクロファージ内に同定される．Giemsa 染色を用いたスメアで観察しやすいが，HE 染色ではマクロファージ内に径 2〜4 μm の球形あるいは卵円形の小顆粒として認められ，中央部に 1 μm の好塩基性核（好塩基性点状物）がみられる．ギムザ染色では核に隣接する小桿状の副核（paranucleus）[運動気質（kinetoplast）]がみられるが，これを HE 染色で同定することは難しい．

ブルセラ属（*Brucella melitensis*，*B. abortus*）とは，グラム陰性好気性小桿菌で，ヤギ，ウシ，ブタなどにも感染し人畜共通感染症で，生乳やチーズなどの汚染食品を介したり，経皮的に感染する．

組織パターン		考えられる感染症
表皮変化のいかんに関わりなく真皮に比較的境界明瞭な異物を含む（異物型）肉芽腫を伴う nodular dermatitis, histiocytes predominate, foreign body granulomatous のパターン		表皮嚢腫（毛包嚢腫）の破裂と二次感染，毛包炎の破壊と二次感染，異物の刺入と二次感染（図X付録①-B-6）

　異物巨細胞を伴う肉芽腫の形成がみられる場合は，表皮嚢腫や毛包炎が破裂したことが考えられる．この時には角質物をみつけることが手がかりとなる．また好中球浸潤が主にみられる場合は，毛包を経由して感染した毛包炎や汗腺炎による膿瘍の形成も考慮に入れ，周囲に毛包の存在がないかを確認する．ただ，表皮嚢腫の破裂によって起こる肉芽腫には非感染性のものが多いことも知っ

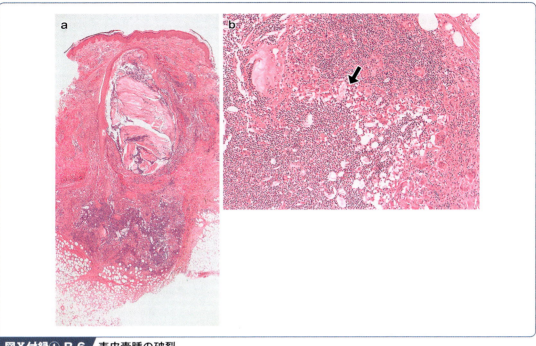

図X付録①-B-6　表皮嚢腫の破裂

a．弱拡大：表皮にはほとんど変化はない．真皮上部から下部にかけて重層扁平上皮で囲まれた嚢胞が存在している．周囲には結節状に細胞浸潤巣が認められる．周囲の炎症巣は nodular dermatitis のパターンを示すと捉えることができる．
b．中拡大：肉芽腫の形成がみられ，内部に角質物が散在している（➡）．一種の異物を含む，いわゆる keratin granuloma である．ruptured epidermal cyst と診断される．一般に無菌性のものが多いが，感染性粉瘤と呼ぶ人もいまだ多い．

ておく必要がある．いずれにしても，何らかの肉芽腫に遭遇した場合は，まず異物（角質や縫合糸，シリカ等）を探すと同時に特殊染色を行って真菌や抗酸菌の有無を確認することが重要である．

5. Diffuse dermatitis

組織パターン	考えられる感染症
表皮の偽癌性増殖を伴い真皮に好中球，組織球を主体とする反応（化膿性肉芽腫性）を伴う diffuse dermatitis, with pseudocarcinomatous epidermal hyperplasia, neutrophils and histiocyte predominate (suppurative granulomatous) のパターン	深在性真菌感染症［スポロトリコーシス（sporotrichosis），カンジダ症（candidiasis），クロモブラストミコーシス（chromoblastomycosis），ヒストプラズマ症（histoplasmosis），その他］疣状皮膚結核（tuberculosis verrucose cutis）非定型抗酸菌症（atypical mycobacteriosis）放線菌症やノカルジア症などのまれな細菌感染症 （図X付録①-B-7）

真皮にびまん性の細胞浸潤があり，浸潤細胞が主に好中球で膿瘍を形成し，周囲に肉芽腫の存在をみるいわゆる化膿性肉芽腫（suppurative granuloma）を認めるもの，また表皮が不規則に肥厚し

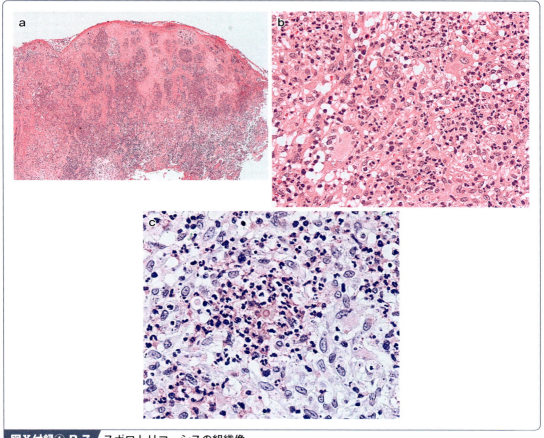

図X付録①-B-7 スポロトリコーシスの組織像

a．弱拡大：表皮は著しく肥厚し，偽癌性過形成の像を示している．真皮には全層にわたり，また切片左右全体にわたって浸潤細胞で埋め尽くされている．diffuse dermatitis のパターンで，表皮の偽癌性増殖を伴うものである．
b．強拡大：拡大を上げてみると，好中球のほかに組織球，多核の巨細胞を伴う suppurative granuloma の形成があることがわかる．さらによくみると，組織球の中に不透明な球状物が存在しているようにみえる．
c．DPAS 染色：DPAS 染色を行うと真菌と思われる胞子状構造が認められ，なかにはそれから放射状に広がる構造物（asteroid body）を伴うものがある．sporotrichosis と考えられる．

　偽癌性増殖（pseudocarcinomatous hyperplasia）を示す代表的疾患の大半は，真菌感染症，非定型抗酸菌症であるといえる．したがって，これらの像をみた場合には PAS 染色または抗酸菌染色を行い菌を検索する必要がある．

　スポロトリコーシスは，中央に小膿瘍を形成する疣状結節で，ときに明瞭な肉芽腫を形成することもある．リンパ管に沿って広がる典型例では，中心に化膿性炎症帯，その外側に類結核帯，および最外部に類梅毒帯（円形細胞帯）の3層構造が認められる．*Sporothrix schenckii* は径 4～6 μm の球形，卵円形の胞子を認める真菌の一種である．その胞子を同定することは難しく，DPAS 染色を用いても約 20% の症例で認められるのみであるが，免疫染色では約 80% の陽性率が得られるという．中心の膿瘍内に球状の菌胞子がみられ，真菌に対する免疫複合体が真菌周囲に沈着することで形成されるという径 20 μm 程度の星芒体（asteroid body）の存在が特徴的である．本菌は，土壌，腐木にみられ，一般に外傷後感染しヒトからヒトへの感染はない．クロモブラストミコーシスも外傷後感染で，黒色の真菌感染である．表皮肥厚やさまざまな炎症細胞浸潤と同時に乾酪壊死のない

肉芽腫を形成し，その中心には2重壁を有する黄褐色類円形の胞子がHE染色でもみられ，硬化細胞（sclerotic cell）として確認される．疣状皮膚結核は結核菌の感染によるもので，結核疹とは異なる．非定型抗酸菌症も壊死性肉芽腫の形成が明瞭であるが，両者ともZiehl-Neelsen染色が必須である．放線菌症は，球形，卵円形の大きさ300μmまでの菌塊（sulfur grains）の形成が特徴的で，菌塊辺縁では放射状に幅1μm以下の細い菌が密に並び中央に母体が認められる．HE染色でもその大きさから菌塊の同定は容易である．ノカルジア菌は日和見感染をきたすことが多い好気性Gram陽性桿菌で，菌の形態は放線菌に類似するが放線菌のような菌塊を形成することはない．抗酸性ではあるが，通常のZiehl-Neelsen染色では陰性で，Wade-Fite法で陽性を示す．HE染色での同定は難しいが，Grocott染色ではっきりする．

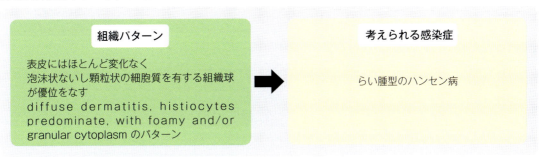

diffuse dermatitis, histiocyte predominate の項目を参照していただきたい．

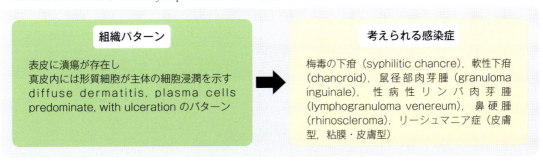

diffuse dermatitis のパターンで形質細胞を主体とした炎症細胞浸潤がみられる場合，潰瘍形成の有無で分けると便利である．しかし，潰瘍形成の有無は切片作製時の切れ方によってそれらしくみえることがあるので注意を要する．潰瘍化を伴うものには，第1期梅毒（chancre），軟性下疳菌 *Haemophilus ducreyi* による軟性下疳（chancroid），*Klebsiella granulomatis* のGram陰性桿菌から起こる鼠径肉芽腫（granuloma inguinale），*Chlamydia trachomatis* を病原体とする性病性リンパ肉芽腫（lymphogranuloma venereum），*Klebsiella rhinoscleromatis* による鼻硬腫（rhinoscleroma），リーシュマニアによって起こる皮膚リーシュマニア症がある．

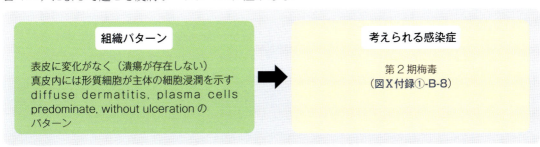

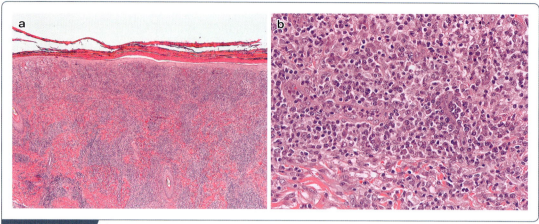

図Ⅹ付録①-B-8　第2期梅毒の組織像

a．弱拡大：表皮には過角化と表皮突起の延長を認める．表皮直下から強い細胞浸潤が認められ，表皮内にも侵入するlichenoidなパターンである．真皮には全層にわたって同様の細胞浸潤を認める．lichenoid dermatitisとdiffuse dermatitisのパターンといえる．
b．強拡大：真皮には著しい形質細胞の浸潤と血管の増生，内皮細胞の腫大が認められる．この症例の場合，Warthine-Starry染色では菌の確定が困難で，偽陽性とされたが，血清反応，臨床像，治療効果等でsyphilisと診断された．

　diffuse dermatitisで形質細胞を主体とした炎症細胞浸潤がみられ，潰瘍化のない疾患は限られていて，感染症では第2期梅毒である．前記のように血管の増生や内皮の腫大が特徴であり，Warthin-Starry染色を行い梅毒トレポネーマ *Treponema pallidum* を同定することが必要である．

組織パターン	考えられる感染症
表皮の変化のいかんに関わらず真皮内には好酸球主体の細胞浸潤を示すdiffuse dermatitis, eosinophils predominateのパターン	クリーピング病（creeping disease）

　superficial and deep perivascular/interstitial dermatitis eosinophis predominateの項目を参照してほしい．

6. Intraepidermal vesicular dermatitis

組織パターン	考えられる感染症
好中球浸潤と海綿化による小水疱を伴うintraepidermal vesicular dermatitis, with spongiosis and eosinophilsのパターン	皮膚糸状菌症（初期病変），カンジダ症（初期病変）

　海綿化のために表皮内水疱を形成し，水疱内に好中球浸潤をみる時は皮膚糸状菌症などの感染症

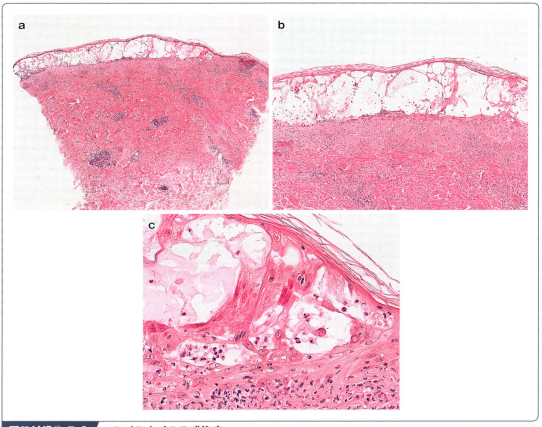

図X付録①-B-9 ヘルペスウイルス感染症

a．弱拡大：切片右では，表皮は比較的保たれているが，右3/4を占める領域では表皮細胞はほとんどなく，網目状に線維様構造が広がっている．intraepidermal vesicular dermatitisで風船状変化を伴うパターンである．真皮では血管周囲性から間質にかけて，主に浅層から中層にかけて細胞浸潤がみられる．
b．中拡大：拡大を上げてみると表皮角化細胞は，部分的に基底細胞，下部有棘細胞層が残存するものの，欠損するところがあり，有棘層から顆粒細胞層の角化細胞は，網状の構造物を残すのみで水疱状となっている．この中には棘融解細胞が少数浮遊しているようにみえる．herpesvirusの感染を疑わせる所見である．
c．強拡大：水疱となっている部分の辺縁部では，角化細胞には多核化，核のすりガラス状変化，壊死に陥った角化細胞が認められる．ヘルペスウイルス感染症である．

が考えられる．コゴイの海綿状膿疱となっている場合は乾癬を考慮するが，鑑別のためにはDPAS染色，Grocott染色が必須である．

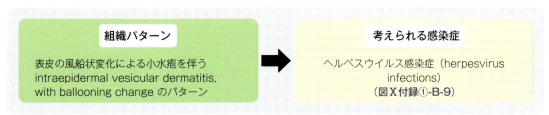

表皮内水疱形成のうち細胞内浮腫が強くなって水疱を形成するものを示す．表皮内の風船状変化（ballooning）は1個の細胞で起こる変化であり普通有棘層に発生するが，進行すると細胞膜が破壊され網状変性といわれる状態となる．代表的疾患にはヘルペスウイルス（herpesvirus）感染が挙げ

られる．組織所見では核内封入体，すりガラス状核，多核細胞，角化細胞の壊死像の存在が特徴的であるが，炎症細胞浸潤の程度は疾患の時期と重症度によって異なる．表皮内水疱性病変をみたらまず特徴的所見を探し，もしなくてもさらに切片を切って調べる努力を行うのが望ましい．

7. Intraepidermal (intracorneal or subcorneal) pustular dermatitis

　表皮内に好中球の浸潤が強く膿疱を形成したものをいう．好中球の存在部位によって角質層内（intracorneal），角質層下（subcorneal），有棘層内（intraspinous）の3つに分けられるが，これらは真皮乳頭の毛細血管から出て表皮に侵入した好中球が，基底層から有棘層を経て角質層へ達する経時的変化を観察しているとも考えられる．

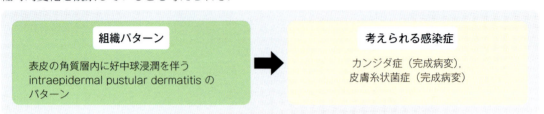

　次項とほぼ同様であるので割愛するが，粘膜組織で錯角化層が厚く少数でも好中球を含んでいればカンジダの感染を考えるべきである．また，表皮内で過角化があり，少数の好中球を認める場合は皮膚糸状菌症を念頭に置いて検索すべきである．

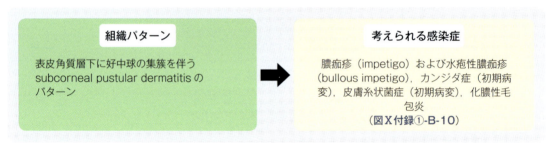

　pustular dermatitis のパターンを示している場合は，感染症をまず考えるべきで，Gram 染色，PAS 染色または Grocott 染色等の特殊染色を試みる必要がある．特に角質内に好中球浸潤をみたらまずカンジダを探してみる．さらに subcorneal pustular dermatitis を鑑別する時には膿疱の部位にも注目してみる．付属器感染でも膿疱を形成してみられることがあり，もし膿疱が毛包上や汗管上にあれば，毛包炎や汗疹（miliaria）を疑うべきである．カンジダとはヒトに感染する酵母型真菌の一種である．口腔，消化管，腟に常在するカンジダ・アルビカンス（*Candida albicans*）が主な病原菌で，種々の表在性あるいは深在性真菌症をきたす．カンジダに対しては好中球が反応することから，好中球浸潤を伴う炎症巣が観察されたら PAS 染色あるいは Grocott 染色を追加する必要がある．直径5～6 μm の酵母型と種々の長さの径が2～4 μm の菌糸型が混在してみられる．菌糸型は菌体外側縁が互いに平行でないことから偽性菌糸（pseudohyphae）と呼ばれる．よく鑑別が必要となるアスペルギルスは，酵母型がみられず，菌体外側縁が互いに平行で，45度の角度で分岐することを特徴とする．また，ムコール（*Mucor*）は菌糸の幅が5～15 μm と厚く，無隔性で，分岐するものは約90度に分岐し，好塩基性の弱々しい壁を特徴とする．

　蚊や南京虫，ダニ等の虫刺症でも表皮内水疱の形成がみられる．おもしろいことに水疱形成の仕

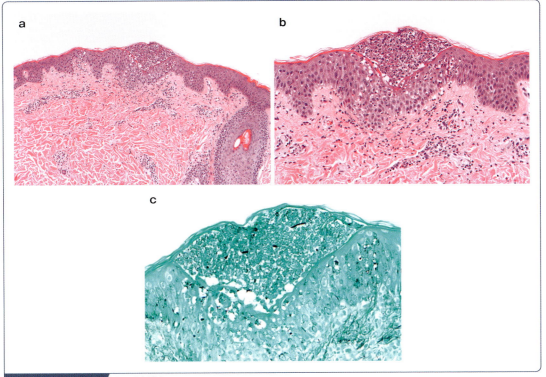

図Ⅹ付録①-B-10 カンジダ症

a．弱拡大：表皮は軽く肥厚している．一部に角質下に好中球の集簇を認め膿疱となっている．好中球はさらに下層の有棘層上部にまで進展している．真皮には血管周囲，わずかに間質にリンパ球の浸潤をみる．superficial perivascular dermatitis で，subcorneal pustular dermatitis のパターンである．pustular psoriasis 様であるが，まず真菌感染症を疑い，特殊染色で証明するか除外する必要がある．
b．中拡大：subcorneal pustular dermatitis の像と確認される．いわゆる spongiform pustule of Kogoj の所見である．HE 染色標本では，カンジダや皮膚糸状菌の存在は明らかでない．
c．Grocott 染色：Grocott 染色を行うと，嚢胞内に真菌の胞子や菌糸がみられる．壁はやや膨隆・突出し，*Candida* と考えられる．

方にも特徴がある．小水疱（vesicle）は，大体において前述した下方へ向かう楔状（wedge-shaped）の真皮内細胞浸潤病巣の中央に形成され，その水疱は多房性で，病巣中央の水疱が最も大きく，両側周囲にいくにつれて次第に小さくなる"trailing off"のパターンを示す．

8. Exophytic verrucous intaepidermal tumor

組織パターン	考えられる感染症
外方性に乳頭状の表皮増殖をみる exophytic verrucous tumor, papillated のパターン	human papilloma virus infection［尖圭コンジローマ（condyloma acuminatum），尋常性疣贅（verruca vulgaris）］

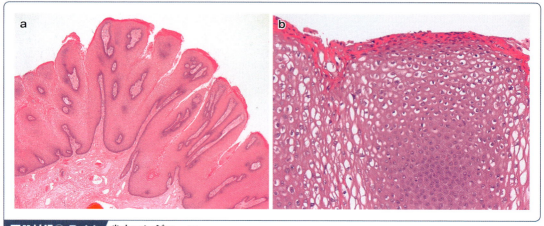

図X付録①-B-11 尖圭コンジローマ

a．**弱拡大**：外方性に突出する乳頭腫状の増殖がみられる．乳頭の先端は平坦となっている．上皮層の上部に透明感が強い．
b．**中拡大**：上皮層の上部では角化細胞の核はその大きさが保たれ，いわゆる成熟が認められない．また核形は歪で，細胞質は透明となっている．コイロサイトーシスの像で，ヘルペスウイルスの感染をうかがわせる．

組織パターン	考えられる感染症
外方性に乳頭腫状の表皮増殖を示す exophytic verrucous tumor, papillomatous のパターン	human papilloma virus infection［尖圭コンジローマ（condyloma acuminatum）］（図X付録①-B-11）

　表皮の肥厚があり，表面は波打っているが真皮乳頭の上方への陥入のないものをいう．この像をみた場合には尖圭コンジローマや尋常性疣贅を考える．いずれも，ヒト乳頭腫ウイルス（human papillomavirus）による感染で起こる．

　尖圭コンジローマの場合，乳頭腫状外方性増殖ではあるが，乳頭増殖先端は幅が広く平坦で，表皮突起も厚く下方へ比較的まっすぐに伸展しているようにみえることが多い．時期によっては角化細胞に空胞性変化（koilocytotic change）をみることがあるのが特徴である．尋常性疣贅は，時期によって所見は異なるが，①表皮突起が左右対称性に病巣中央の真皮下部に向かい彎曲するように延長すること，②多顆粒細胞症をみること，③トリコヒアリン顆粒をみること，④核内封入体がみられる（古い疣贅ではみられない）こと，等が特徴として挙げられる．乳頭増殖の先端は尖っていることが多い．先端には固化した漿液や出血，凝血が存在することが多い．これら疾患は上記特徴を押さえていても脂漏性角化症（seborrheic keratosis）などとの鑑別に常に悩まされる．

　その他ウイルス感染症として，ポックスウイルスに似た軟属腫ウイルスの感染によって起こる伝染性軟属腫（molluscum contagiosum）があり，肉眼的には境界明瞭で中央に臍窩のくぼみのある半球状小結節を示す．組織学的には，表皮が分葉状に真皮内に増殖し，いわゆるcup-shape状を呈している．中央に軟属腫小体（mulluscum body）がみられ，圧迫すると出てくるのが特徴である．

9. Non-leukocytoclastic vasculitis

組織パターン		考えられる感染症
表皮変化の有無に関わらず真皮の血管・血管周囲に好中球浸潤を伴うが核破砕のない血管炎（non-leukocytoclastic vasculitis）のパターン		細菌あるいは真菌感染による敗血症（sepsis）（図X付録①-B-12）

　血管炎と思われ，しかも好中球の浸潤をみながらその核破砕像がみられない場合には，敗血症に伴う血管炎を考える．原因菌はさまざまであるが，髄膜炎菌（meningococcus）の菌体をみることがあるので注意しておく必要がある．

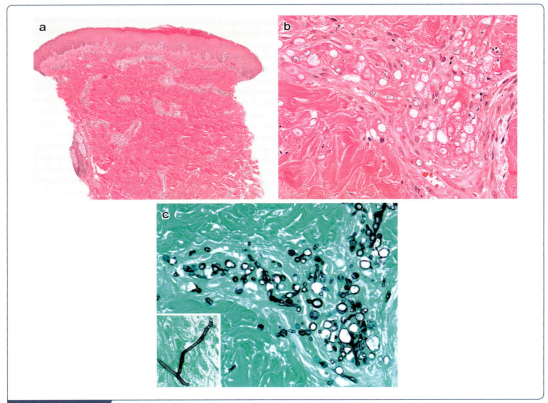

図X付録①-B-12　アスペルギルスによる血管炎

a．弱拡大：表皮は肥厚し，過角化，棘細胞症がみられる．真皮上層から中層にかけて血管周囲が浮腫状に拡張し，細胞浸潤を伴っている．血管腔は拡大し，血栓を形成したようにみえるところがある．vasculitis のパターンがうかがわれる．
b．強拡大：血管内皮細胞は腫大し，血管内腔は円形で空虚となった構造物とフィブリン血栓によって充満している．この標本では，Aspergillus や Mucor の感染が疑われる．血管内に存在しているということは，敗血症となっている可能性が高い．
c．Grocott 染色：Grocott 染色で胞子，菌糸状の真菌が確認された．血管内では膨化した真菌が多いが，他の領域では隔壁を有する菌糸も存在し，45度の角度で菌糸が放出される様相がみられたため，Aspergillus と考えられた．

（真鍋俊明，香月奈穂美）

第X章 付録②

組織標本でみえる外因性および内因性異物

付録②では，HE染色標本でみてわかる外因性，内因性異物をアトラスとして示しておく．

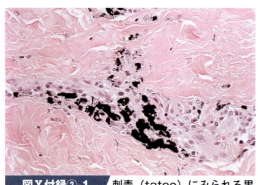

図X付録②-1 刺青（tatoo）にみられる黒色色素

黒い色素の成分はニッケルや鉄であるという．ちなみに，赤は水銀，カドミウムや鉄が含まれているらしい．

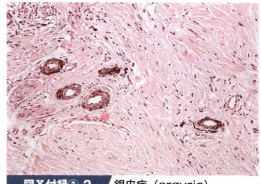

図X付録②-2 銀皮症（argyria）

銀含有製剤の塗布，摂取，内服により皮膚が青灰色に変色する状態を銀皮症という．銀は殺菌作用があるとして医薬品や医療機器に使われていた．銀皮症の皮膚では，黒色の銀粒子が血管，汗腺，毛包，脂腺などの基底膜に沈着している．

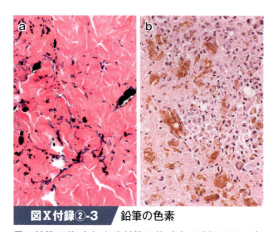

図X付録②-3 鉛筆の色素

黒い鉛筆の芯（a）と赤鉛筆の芯（b）の刺入による色素の沈着巣である．bでは異物反応もみられる．一般に，鉛筆の芯は黒鉛と粘土を混合し焼き固めている．一方，色鉛筆は黒鉛ではなく，絵の具の主成分である顔料を粉末にし水や油を加えて練り込み乾燥させてある．

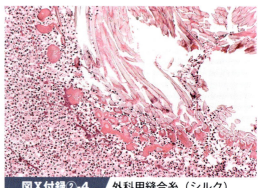

図X付録②-4 外科用縫合糸（シルク）

図右半分を占めるほどに存在する不透明な繊維状構造が縫合糸である．下部では好酸性のタンパク質と思われる物質が付着している．周囲には，好中球を主体とする炎症反応がみられる．縫合糸は偏光をかけると白色に光る．

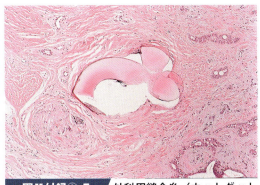

図X付録②-5　外科用縫合糸（カットグットないしクロミックカット）

ヒツジやヤギなどの動物の腸から作る天然素材の糸で，クロム酸で処理し耐久性を持たせている．以前は手術でよく用いられていた．

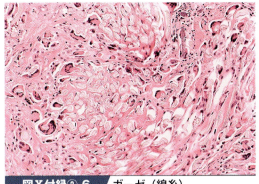

図X付録②-6　ガーゼ（綿糸）

綿糸はC字状の形をした不透明な物質としてみえる．偏光をかけると白くみえるようになる．図では，著しい異物巨細胞の反応がみられる．

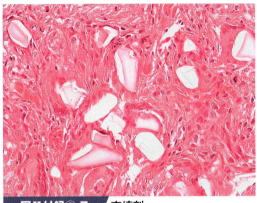

図X付録②-7　充填剤

美顔術として充填剤［hyaluronic acid/polyhydroxyethylmethacrylate（HEMA）/ethylmethacrylate（EMA）］が注入されている．そして，これらに対する肉芽腫性反応が起こることがある．充填剤肉芽腫（fillers granuloma）という．充填剤は製品によって少しみえ方が異なるのかもしれない．この症例は「下眼瞼へHEMA注入」とされていた．不透明，光輝性の不整形物質としてみえる．

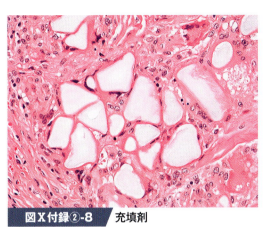

図X付録②-8　充填剤

本症例は「アクリルハイドロジェル（DermaLive）注入」とされていた．DermaLiveは商品名である．不透明でわずかに好酸性の三角形，長方形，台形などの構造物としてみえる．図X付録②-7の充填剤とはやや異なった形状をしている．

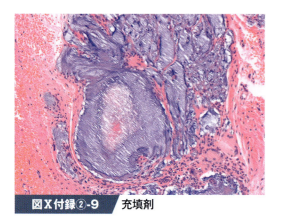

図X付録②-9　充填剤

「ヒアルロン酸注入」とされていた．これが一般的なヒアルロン酸の組織所見である．Hylaform，Restylane，Juvederm などの商品名で販売されている．これに他の化合物を添加して販売しているものがあるようである．好塩基性の無構造物としてみえる．組織反応は少ないようであるが，他の充填剤と同じような肉芽腫反応がみられる．

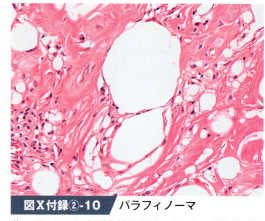

図X付録②-10　パラフィノーマ

昔，パラフィンなどを美容整形のために，顔や乳房に注入していた．これに対して肉芽腫反応を起こし腫瘤を形成することがある．これをパラフィノーマ（paraffinoma）と呼ぶ．組織学的には，大小の組織内空胞が認められる．泡沫細胞（マクロファージ）や多核の巨細胞を伴うことが多い．

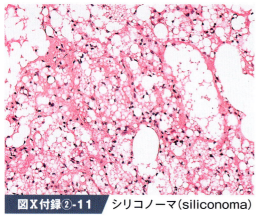

図X付録②-11　シリコノーマ（siliconoma）

シリコーン（silicone）は有機酸化珪素のポリマーで重合度によって液体，ゲルまたは固体となる．豊胸目的で体内埋入剤として使用される．パラフィノーマと異なり，小さな泡沫状の空胞を示すことが多い．

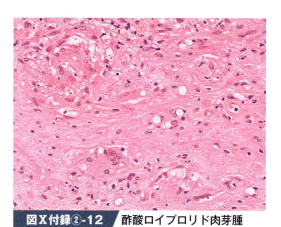

図X付録②-12　酢酸ロイプロリド肉芽腫

前立腺癌に対しリュープリン皮下注射を行うことがある．皮膚刺入部に限局して，小空胞や泡沫細胞，多核巨細胞を伴う肉芽腫を形成することがある．薬剤そのものによるというよりも基質に入っているものによって起こると考えられている．

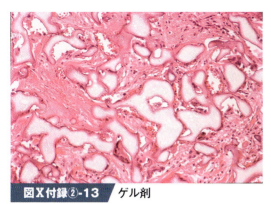

図X付録②-13　ゲル剤

透明な膠質分散剤で，不整形，淡両染性の物質としてみえる．止血，皮膚表面に塗布，乾燥を防ぐものとして利用される．

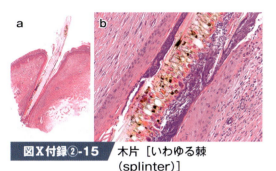

図X付録②-15　木片［いわゆる棘（splinter）］

aは突き刺さった状態で切除されている．中央に斜めに走る不透明物質が棘である．bのように植物細胞をみることも多い．棘周辺は表皮に連続する重層扁平上皮で囲まれている．再生変化で，一種の経表皮性排除の機構が働いている．棘には細胞壁がみられる．真菌や細菌の感染を伴うことがある．

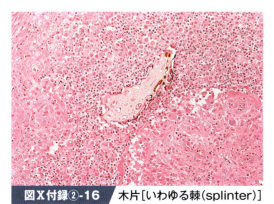

図X付録②-16　木片［いわゆる棘(splinter)］

中央の不透明な輪が密接集合した物質が棘である．棘に対して，好中球やマクロファージの反応，肉芽腫の形成がみられる．

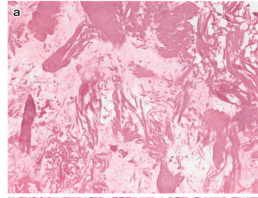
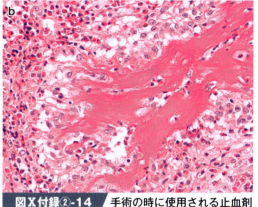

図X付録②-14　手術の時に使用される止血剤アビテン（牛膠原線維）

ウシなどから得られた膠原線維である．アビテン（Avitene）やインテグランが市販されている．血小板がコラーゲンに粘着し，次いで血小板内の各種凝固因子が放出され血小板が凝集する．やがてフィブリンが形成され凝固止血されるという．赤い好酸性線維状構造物がアビテンである．

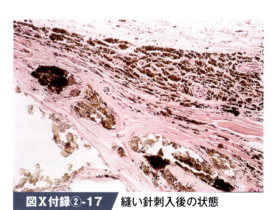

図X付録②-17　縫い針刺入後の状態

左下に刺入針抜去後の空洞が存在する．周囲に黒色および淡褐色の結晶状物質が存在する．鉄分を含んでいる．

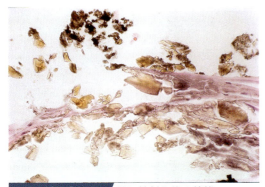

図X付録②-18 縫い針刺入後の状態

図X付録②-17の強拡大写真である．不透明，黒色および淡褐色の結晶状物質が存在する．

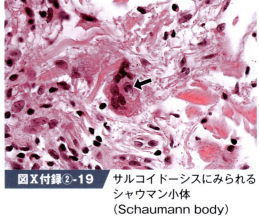

図X付録②-19 サルコイドーシスにみられるシャウマン小体（Schaumann body）

深青色同心円状の封入体（➡）が巨細胞内に存在する．内因性の代謝産物と考えられており，カルシウムとタンパク質からなる．寄生虫や真菌と間違えることがあるので注意を要する．

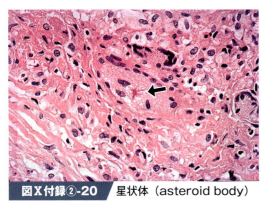

図X付録②-20 星状体（asteroid body）

巨細胞内に好酸性星芒状の封入体が存在する（➡）．変性した膠原線維に由来する構造物と考えられている．サルコイドーシス，ベリリウム症などの肉芽腫性病変でよくみられる．

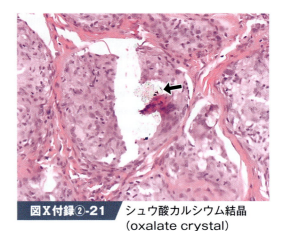

図X付録②-21 シュウ酸カルシウム結晶（oxalate crystal）

マクロファージ内にシュウ酸カルシウムの結晶が形成されることがある（➡）．細胞内代謝産物と考えられている．

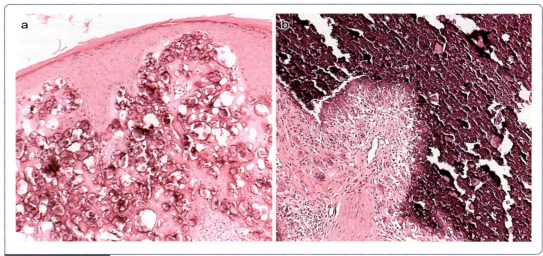

図X付録②-22　カルシウム

HE 染色標本で，濃い紫色にみえるのがカルシウムである．カルシウムの沈着巣を石灰化巣とも呼ぶ．a が表皮下石灰化小結節，b が腫瘤様石灰沈着症である．b では肉芽腫の形成が明瞭である．

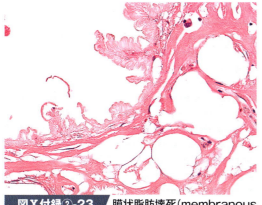

図X付録②-23　膜状脂肪壊死（membranous fat necrosis）

写真では，脂肪細胞が破壊され，数個が融合して大きな空隙を形成し，その周囲を淡好酸性の襞状，膜様物質が付着しているようにみえる．これを膜状脂肪壊死と呼んでいる．リン脂質からなり，Kluver-Barrera の Luxor fast blue 染色で染まる．

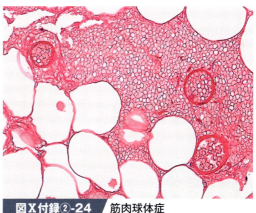

図X付録②-24　筋肉球体症（myospherulosis）

円形で濃い好酸性の囊胞状，被膜状構造内に 7 μm 径の小球状物が充満した構造体が認められる．これが，筋肉球体（myospherule）である．発見当時筋肉内に認められたためこの名称が付けられたが，筋肉とは関係ない．皮下の出血・壊死巣に多くみられ，脂肪と変性した赤血球からできるとされている．

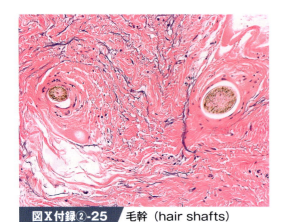

図X付録②-25　毛幹（hair shafts）

円形あるいは卵円形の淡黄色不透明な構造体で，内部に黒褐色顆粒状物を含んでいるようにみえるのが毛（毛幹）である．長く真皮内に存在していたとみえ，周囲には硝子化したような膠原線維が取り囲んでいる．

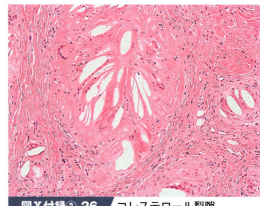

図X付録②-26　コレステロール裂隙（cholesterol clefts）

針状の空隙（白く抜けたところ）が1つのコレステロール結晶を表しているとされている．標本作製過程でコレステロールは有機溶媒で融解されているので，切片内には存在していない．実際にはコレステロールがないので，形態学的に針状裂隙（acicular cleft）と表現すべきという専門家も多い．周囲には多核の巨細胞もみられ，肉芽腫が形成されている．これをコレステロール肉芽腫（cholesterol granuloma）と呼ぶ．

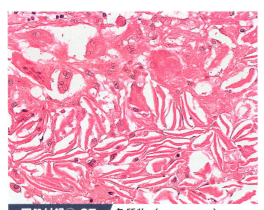

図X付録②-27　角質物（squames）

好酸性，線状の物質が角質物である．重層扁平上皮の角質層に由来するものであるが，この角質物は皮膚の真皮内や身体内部組織に入ると生体からは異物とみなされ，炎症反応が惹起される．左上には，組織球や多核巨細胞を伴う肉芽腫反応がみられる．一種の異物肉芽腫で，ケラチン肉芽腫（keratin granuloma）とも呼ばれる．

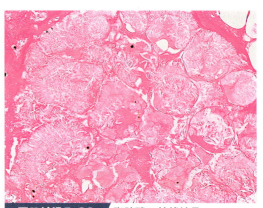

図X付録②-28　脂肪酸の針状結晶

膵炎などで脂肪分解酵素であるリパーゼが組織中に放出されると，脂肪細胞内の中性脂肪（グリセロール）がその酵素作用によって分解され，多量の脂肪酸を作る．これが結晶化すると，細かい針状の結晶となる．これが血中に漏れると，運ばれてきたリパーゼが皮下脂肪織を分解し同じような変化を示すことがある．これが膵炎性皮下脂肪織炎である．図中，多数の爪で引っ掻いたような透明な棘状の空隙が脂肪酸の結晶である．コレステロールと同様，標本作製中に溶解・抽出され，この標本内には実際には存在しない．

（真鍋俊明）

■参考文献
1) Molina-Ruiz AM, et al: Cutaneous deposits. Am J Dermatopathol **36**: 1-48, 2014
2) Fernandez-Flores A, et al: Pigmented Deposits in the Skin. Am J Dermatopathol **40**: 307-328, 2018

第Ⅹ章 付録❸

組織標本に現れるアーチファクトのいろいろ

付録❸では，HE染色標本に現れる人工的変化（アーチファクト）をアトラスとして紹介する．

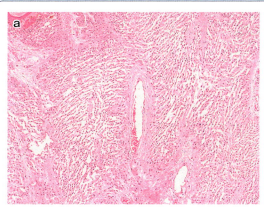
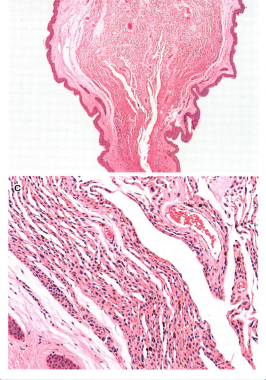

図Ⅹ付録❸-1　偽血管腫様変化

a．圧挫による組織のスダレ模様ないし偽血管腫様変化：Unna型の母斑細胞母斑で，切除時等に圧迫を加えられると細胞が扁平化し，圧迫が解放されると細胞間が離開してすだれないし血管腫様にみえることがある．
b．Unna型の母斑細胞母斑にみる偽血管腫様変化：aと同一標本であるが，挫滅を受けて変化していく様子がよくわかる．
c．bの強拡大．

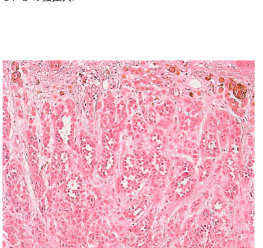

図Ⅹ付録❸-2　Unna型の母斑細胞母斑にみる偽血管腫様変化

この母斑では，それほど強い挫滅が加わらなくとも偽血管腫様の変化をきたすことがある．この母斑は軟らかい結合織からなる真皮乳頭層に存在するため，また母斑細胞同士の接着性がほとんどないため，胞巣内細胞同士が離開し空隙を形成してくる．

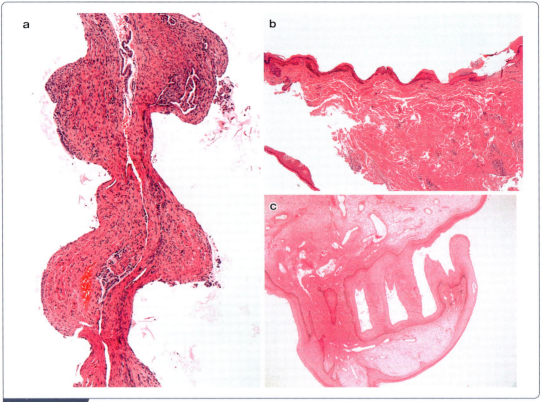

図X付録③-3　鉗子によるアーチファクト

a・b．鉗子で組織が潰れた組織：組織片の左右に突起部と陥凹部が交互にできている（a）．鉗子先端の溝と突起のかみ合わせでできたものと思われる変化である．bは切除断端であるが，鉗子でつまみ引っ張り上げるとこのような形のアーチファクトが現れる．
c．鉗子によってできた階段状構造：ポリープ状の病変の茎の部分を鉗子で押さえるとcのような穴が開いてみえることがある．鉗子先端の溝と突起のかみ合わせでできたものと思われる変化である．嚢胞と間違えることがある．

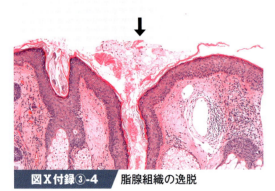

図X付録③-4　脂腺組織の逸脱

強く皮膚をつまむと，脂腺組織が毛包内腔に押し出され，さらに皮膚表面に逸脱することがある（➡）．毛包内部に脂腺組織が残存する場合を sebaceous cast と呼ぶこともある．

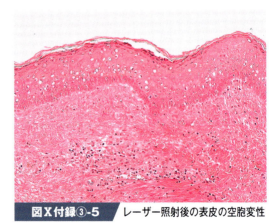

図X付録③-5　レーザー照射後の表皮の空胞変性

核周囲が膨らみ空胞化している．

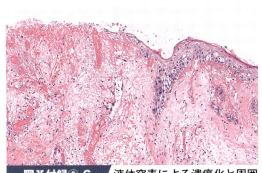

図X付録③-6 液体窒素による潰瘍化と周囲表皮の海綿化

写真左半分では，表皮が欠損し，フィブリンの析出と血管に富む浮腫性間質がみられる．毛細血管内には血栓も形成されている．右側の残存表皮では海綿化と小空胞の形成がみられる．

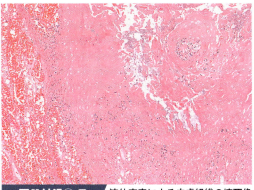

図X付録③-7 液体窒素による皮膚組織の壊死像

コンジローマに塗布された液体窒素による壊死像である．陰影として重層扁平上皮の形が認識でき，コイロサイトーシスの所見がうかがえる．

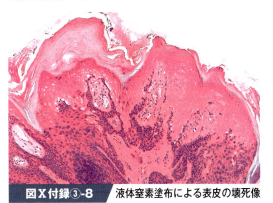

図X付録③-8 液体窒素塗布による表皮の壊死像

塗布の程度と塗布後の経過時間が短いせいか表皮壊死の所見が表皮上部に限局している．この組織所見は，外部から傷害因子が加わったことを示唆しており，強い圧迫によっても同様の変化がみられることがある．

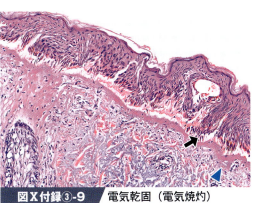

図X付録③-9 電気乾固（電気焼灼）electrodesiccation

表皮基底細胞層，有棘層の細胞が細長く皮表に垂直に走ってみえる（➡）．基底膜は肥厚してみえる（▶）．同様の変化は浅層の毛包（写真左下）や脂腺にもみられることがある．

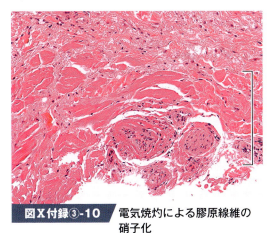

図X付録③-10 電気焼灼による膠原線維の硝子化

電気焼灼による変化は血管にも，膠原線維にも認められる．図の上部では膠原線維が健常に保たれているが，下部では凝集し肥厚・変性，硝子化してみえる（]）．この部が電気焼灼を受けた部位である．

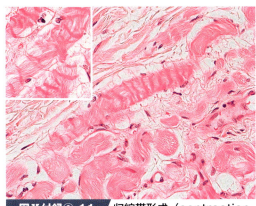

図X付録③-11 収縮帯形成（contraction bands）

電気メスがあたるなどして横紋筋が強度に収縮すると，微細構造が崩れ，強く収縮したところが強い好酸性を示し縦紋状構造を形成する．引き伸ばされたところはやや白く抜けミオフィラメントの細線維がみられる．

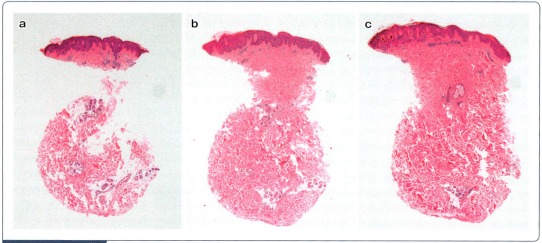

図X付録③-12 標本の切り込み不足

a～cとも同じパラフィン包埋組織ブロックから薄切されたものである．固定後，生検組織片の表皮は硬いため，そのままの幅と形態をとどめるが，真皮は軟らかで水分に富むため収縮してくる．そのため，もともとの幅の表皮に比べ表皮直下からの真皮組織が両側少し窪んでくる．ブロックの切り込みが足りないと，aのように2つの分かれた組織片のように薄切されることがある．このような場合は，もっと深くブロックを切り込んでもらう必要がある．bとcと比較すると，組織の出方が違うことがわかる．組織切り込み不足の標本は，必ず技師に頼んで深く切り込んでもらう必要がある．

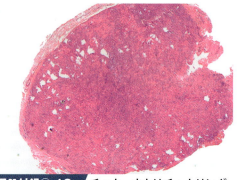

図X付録③-13 チャターまたはチャタリング

縞状あるいは波状，すだれ状に何層にもわたって組織の欠損（透明に抜けた穴）が認められる．この所見や現象をチャターやチャタリングと呼んでいる．ミクロトームの刃が微妙に振動するために生じる．ミクロトームの整備不良，刃の不十分な装着，ブロックの固定不良，組織の硬さの不均一さ，薄切切片が厚すぎる，薄切速度が速い場合などに起こる．ミクロトームの刃は，平行に走る線状空隙に垂直にあてられている．病変がみえないことがあるので，再度薄切を依頼する．

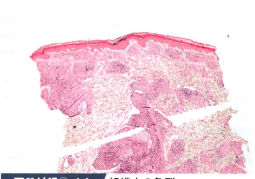

図X付録③-14 組織内の亀裂

下1/3にやや斜めに横走する組織のない透明な裂隙がある．この裂隙内にあったはずと想定される組織がないので，この部分が削り取られたもの（アーチファクト）であるとわかる．薄切前パラフィンブロックの面出し時にミクロトーム刃があたって食い込んだ場合や，薄切後刃の上に残った切片を取る際に，誤って薄切切片を刃のエッジにあて削り取った可能性がある．

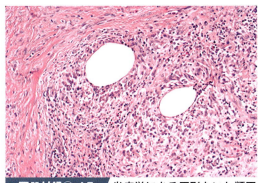

図X付録③-15 炎症巣にある円形ないし類円形の空隙

多くの場合，異物があったことを意味する．本症例の場合は，毛包炎に伴ってみられたもので，この空隙内に毛髪が存在していたことが示唆される．時に逸脱した脂肪もこのような形態を示す．

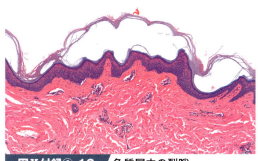

図X付録③-16 角質層内の裂隙

角質層内に水疱があるわけではないのに裂隙がみられ，水疱の存在が疑われることがある．裂隙上下の組織を，押しつぶして重ねてやるとどうなるかを想像し，相補的にかみ合うような場合は，標本作製時のアーチファクトと考える．合わない場合や炎症細胞，漿液の滲出を伴う場合は本当に存在していたものとしてよい．

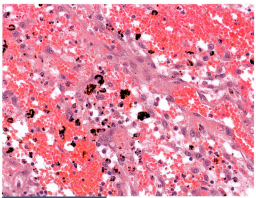

図X付録③-17 ホルマリン色素（formalin pigments）

黒い色素が組織標本作製時にできてくることがある．メラニン色素や炭粉などと間違うことがある．酸性化したホルマリンに長期浸漬した標本によくみられる．出血巣やその周囲に出現することが多いので，赤血球の多い場所にみる黒色色素はまずこれと疑う．ホルマリン色素は遊離したヘモグロビンにホルマリンが作用しメトヘモグロビンとなったものとされている．アルカリ溶液とアルコール溶液の混合液で消失させることができる．

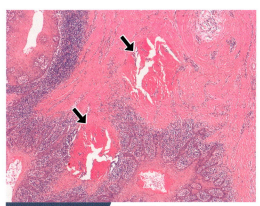

図X付録③-18 組織の浮き上がり

中央に好酸性の円形領域が2つ存在している（➡）．この部分には気泡が存在していたと考えられる．組織標本作製時，薄切後組織切片を水槽に浮かせた後に，それをスライドガラスに拾い上げ貼り付ける．この時スライドガラスとの間に気泡が混入していると，その部分だけ浮き上がり，しっかり貼り付ける時に組織が破れ，遊離した状態となる．その部分の染色性は低下したり，逆に色素を混じたままになっていることがある．特殊な構造として悩んだり，この部分に診断上必要な変化があり観察できないこともある．

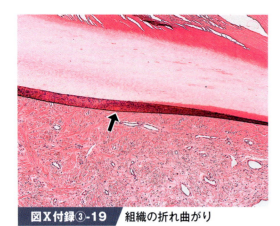

図X付録③-19　組織の折れ曲がり

組織の硬さの違いが大きいような所では，境界部で組織片が折れ曲がり，重なり合って，組織構造がみえなくなることがある．図は爪の部分を示したものである．上の白い部分が爪甲で，爪下の血管結合織との間に（図中央に横走してみえる）暗両染性の束状物が折れ曲がったところで，ちょうど爪床の部分が隠れてしまっている（➡）．

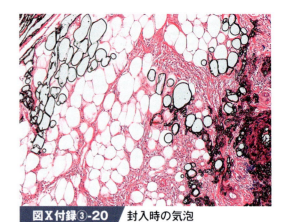

図X付録③-20　封入時の気泡

スライドガラスに組織片を貼り付け，パラフィンを取り除く操作の後に染色し，それをカバーガラスで覆う．この操作を封入という．その時に気泡が入ることがある．図中，不透明でやや黒っぽい類円形の領域の内部が空気が入ったところである．あまりに多いと，右端のように組織形態が全くみえなくなる．

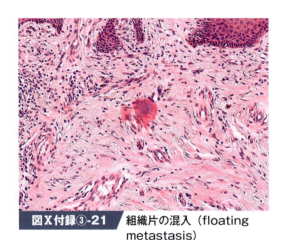

図X付録③-21　組織片の混入（floating metastasis）

中央の赤い部分がほかの組織片が迷入してきたものである．顕微鏡のフォーカスを上げ下げすると，背景とは焦点が違っていることがわかる．時に明らかに他臓器の癌組織が迷入することがあり，診断に苦慮することもある．前述の薄切後組織切片を水槽に浮かせ，採取する段階で，以前に同様の操作を行った時に残っていた組織片をも拾い上げてしまうことがある．このような混入の仕方を浮遊性転移（floating metastasis）などと揶揄している．

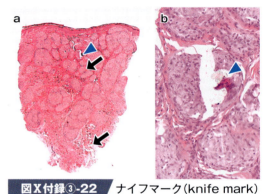

図X付録③-22　ナイフマーク（knife mark）

技術のある技師が薄切した組織切片に刃傷のような裂隙（aの➡で示された区間）がある場合は，異物が存在している可能性を考えさせる．bのようにシュウ酸カルシウム（▶）が存在し，これが刃を傷つけていることがわかる．

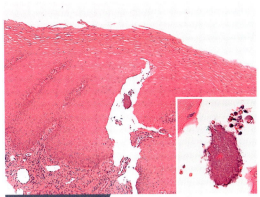

図X付録③-23 組織片の混入（cutting board metastasis）

組織片の混入が切り出しの段階で起こることがある．図中央部には，重層扁平上皮層に亀裂が入っている．その中に紫色の球状物が存在するのがみえる．インセットの拡大をみるとそれがアクチノマイセスの菌塊であることがわかる．周囲組織片には炎症反応はない．切り出し時に迷入してきたことが考えられる．これには切り出し台転移（cutting board metastasis）というあだ名が付けられている．混入物質は同じ標本内の他の部位からくることもあれば，他の検体切り出し時に切り出し台に取り残されたものが混入することもある．

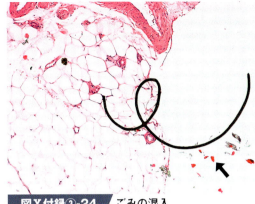

図X付録③-24 ごみの混入

封入前の過程で周囲のごみが舞い込み，一緒に封入されることがある．図中のEの字型の線状構造物は衣料の繊維である．背景に散在する赤い小斑状物（➡）は皮膚の角質細胞で，スライドガラスを素手で触った時に付着したものの可能性がある．

（真鍋俊明，原田大輔，伊藤僚子）

索引

欧文索引

A

abscess	64
acantholysis	77
acinus	28
acne	67
acrosyringeal keratinocyte	11
acrotrichial keratinocyte	11
adnexal keratinocyte	11
A-fringe	35
alopecia	85
amyloid deposition	101
angiogenesis	4
aphtha	64
areolar gland	53
areolar gland (gland of Montgomery)	38
asteroid body	438
atrophy	65, 75
atypical hyperplasia	72
axon	25

B

ballooning	76
basal melanocytosis	83
basal melanosis	82
basement membrane	20
basophil	89
B-fringe	35
Birbeck granule	16
blister	62, 139
blue gray corneocyte	36
brown fat cell	28
brown fat change	108
bulla	62, 80, 139

C

calcinosis	99
callus	65
caterpillar nuclei	124
cell nest	83
ceruminous gland	42
chancre	64
cholesterol clefts	440

Churg-Strauss granuloma	102
cicatrix	65
clear cell	7
clear cell metaplasia	87
cleft	80
club hair	37
colloid keratosis	77
comedo	67
connective tissue sheath	34
contraction bands	443
corneocyte	13
cornoid lamella	148
crust	64, 148
cyst	63

D

dark cell	7
dermal hyperneury	104
dermal hyperplasia	104
dermal hypoplasia	104
dermal melanocytosis	99
dermal melanosis	99
dermal mucinosis	97
dermis	21
dyskeratosis	77
dysplasia	73

E

ectoderm	2
eczema	138
edema	97
electrodesiccation	80
enanthema	60
eosinophil	89
epidermal clear cell	11
epidermal cyst	151
epidermal hyperplasia	71
epidermal hypoplasia	75
epidermal keratinocyte	11
epidermal-dermal junction	20, 82
epidermis	11
epidermolytic hyperkeratosis	70
epidermopoiesis	11

epithelial hair sheath	34
epithelial mucinosis	76
erosion	63, 84, 149
eruption	60
erythema	60, 127
erythroderma	66
exanthema	60
excoriation	63
exocytosis	80

F

fat necrosis	106
fibrinoid degeneration	96
fibroblast	90
fibrosis	97
fibrous sheath	34
fissure	64
flaccid bulla	143
flame figure	101
floret cell	119
foam cell	120
follicular germ	5
follicular mucinosis	85
follicular sebaceous cast	87
Fordyce spot	38
foreign body giant cell	118

G

germinative layer	2
glassy membrane	34
glomus apparatus	24
granular cell	121
granular degeneration	70

H

hair bulb	31
hair disc	15
hair matrix	35
hair papilla	35
hair root	31
hair shaft	31
hemorrhage	95
herpes	67
hyalinization	97

hyalinization of vascular wall	95	
hypergranulosis	70	
hyperkeratosis	68	
hypertrophy	75	
hypodermis	27	
hypogranulosis	71	

I

ichthyosis	66
impetigo	67
inclusion	79
indeterminate hair	31
infiltration	67
infundibulum	35
interstitial granuloma	102
isthmus	35
itch	145

K

keratinization	55
keratinocyte	11
keratogenous zone	31
keratolysis	75
keraton	11
koilocytosis	415
Krause's corpuscle	57

L

lamellar fibrosis	98
laminated collagen	98
Langerhans cell	4, 11, 90
langerin	16
Langhans giant cell	118
lanugo	5, 83
leukoderma	60, 129
lichen	66
lichen planus	134
lichenification	66, 151
lichenoid infiltration	92
livedo	66
lymphocyte	11, 90

M

macrophage	89
macule	60
mantle	40
mast cell	89

matrical cell	32
Meibomian gland	38
Meissner's corpuscle	4, 25
melanin cast	85
melanocyte	2, 11
melanosis	66
membranous fat necrosis	439
Merkel cell	3, 11
mesoderm	2
microabscess	81
microlobule	28
miliaria	86, 87
mirror image	124
Moll gland	42
monocyte	89
monomorphism	93
monomorphous	93
Montgomery's gland	53
Montgomery's tubercle	38
mucinous degeneration	108
mucinous metaplasia	86
myelin sheath	25
myoid cell	120
myospherulosis	108, 439

N

nail matrix	45
neoplasia	74
neoplasm	74
neurilemma	25
neuroectoderm	2
neutrophil	89
nodular infiltration	93
nodule	61
nuclear cap	56

O

oncocyte	121
osteoclastic type giant cell	119

P

papilloma	67, 102, 136
papillomatosis	102
papule	60, 134
parakeratosis	69
percutaneous absorption	57
periadnexal connective tissue	21

periderm	2
perivascular connective tissue	21
perivascular infiltration	91
perivasculitis	94
physaliferous cell	120
pigmented pseudoparakeratosis	83
pigmented spot	60, 130
plaque	60
plasma cell	90
poikiloderma	66
polymorphism	94
polymorphous	94
poroid cell	7
pruritus	67
punch biopsy	190
purpura	60, 128
pustule	62, 81, 139

R

Ranvier's node	26
red cell extravasation	95
Riehl's melanosis	131
Ruffini corpuscle	15, 57

S

scale	64, 146
scalpel biopsy	191
scar	65
scattered infiltration	91
scattering	91
Schaumann body	439
Schwann's sheath	25
sclerosis	65, 97
sebaceous hyperplasia	86
seborrheic keratosis	134
secondary hair germ	37
serous atrophy	108
shadow cell	32
shave biopsy	191
smooth muscle hamartoma	104
smooth muscle hyperplasia	104
solar (actinic) elastosis	50, 102
spider cell	120
spindle cell	121
spongiosis	75

索引 449

stellate cell	123	
storiform fibrosis	98	
storiform pattern	98	
strap cell	123	
subcutaneous fat tissue	27	
Sucquet-Hoyer canal	24	
sudamina	86	
supramatrical cell	32	
swelling of endothelium	95	
syringosquamous metaplasia	87	

T

telangiectasia	95
tense bulla	143
terminal hair	30
thickening of basement membrane	82
thrombosis	95

Toker cell	11
Touton giant cell	119
transepithelial elimination	57
trichohyalin granule	35
tumor	61
tylosis	65
Tyson's gland	38

U

ulcer	64, 84, 149
urticaria	144

V

vacuolar degeneration (alteration or change)	78
vascular proliferation	94
vascular wall infiltration (vasculitis)	91

vasculitis	94
vasculogenesis	4
Vater-Pacini corpuscle	4, 25
vellus hair	30
verruca vulgaris	134
vertical streak of collagen fibers	98
vesicle	62, 80

W

wheal	62, 144

X

xanthomatosis	134
xerosis	66

Y

yellow orange corneocyte	32

和文索引

あ

アクチノマイセス	414
アクチノマズラ	414
アスペルギルス	412
アフタ	64
アポクリン腺	7, 86, 42
アミロイド沈着症	101
暗調細胞	7

い

異角化症	77
異型細胞過形成	72
異形成	73
萎縮	65
異常角化	77
異物巨細胞	118
疣状皮膚結核	425
陰影細胞	32

う

うおの目（鶏眼）	65

え

エクリン腺	7, 44, 87

炎症細胞	88
炎状構造	101

お

黄色腫症	134
黄色ブドウ球菌	413
黄橙色角質細胞	32

か

外縁部A点	35
外縁部B点	35
外耳道腺	42
疥癬	421, 423
外胚葉	2
海綿化	75
海綿状態	75
潰瘍	64, 84, 114, 149
過角化（症）	68
寡顆粒細胞症	71
角化	55
角化細胞	11
角質形成帯	31
角質細胞	13, 55
角質増生	68
角質溶解	75

核帽	56
褐色脂肪細胞	28
褐色脂肪変化	108
化膿性毛包炎	430
痂皮	64, 114, 148
かゆみ	145
顆粒細胞	121
顆粒層肥厚	70
顆粒層減少	71
顆粒変性	70
革ひも細胞	123
汗管扁平上皮化生	87
汗孔細胞	7
カンジダ症	418, 425, 428, 430
間質性肉芽腫	102
汗疹	86, 87
疥癬虫	410
乾癬	115, 147
乾皮症	66, 115

き

偽血管腫様変化	441
基底層部メラノサイト増殖症（メラノサイトーシス）	83

基底層メラニン沈着症		結合織性毛根鞘	34	軸索	25
（メラノーシス）	82	結合織の硬化	97	脂腺	7, 38, 86
基底膜	20	結合織の硝子化	97	脂腺外套	40
基底膜肥厚	82	結合織の線維化	97	脂腺過形成	86
丘疹	60, 112, 134	結節	61, 112	湿疹	138
鏡像核	124	結節状浸潤	93	紫斑	60, 111, 128
峡部	35	血栓症	95	脂肪壊死	106
局面	60, 112	毛虫（キャタピラ）様核	124	シャウマン小体	439
棘融解	77	ケラチン	55	住血吸虫症	421
魚鱗癬	66, 116	ケラトン	11	収縮帯形成	443
亀裂	64	原始内皮細胞	4	終毛	30
筋状細胞	120	原発疹	60	出血	95
筋肉球体症	108, 439			腫瘤	61, 112
銀皮症	434	**こ**		シュワン細胞	3
緊満性水疱	143	好塩基球	89	シュワン鞘	25
		硬化	65, 115	漿液萎縮	108
く		膠原線維の垂直状走行	98	小花状（フローレット）細胞	
空胞変性	78	膠原線維の層状走行	98		119
クモ状細胞	120	好酸球	89	硝子化	443
クラウス小体	57	好酸性顆粒細胞	121	硝子膜	34
クリーピング病	428	口唇メラノーシス	130	小水疱	62, 80, 113
クリプトコッカス	412	好中球	89	上皮性毛根鞘	34
グロムス装置	24, 57	紅斑	60, 111, 127	上皮層内ムチン沈着症	76
クロモマイコーシス	412	紅皮症	66, 116	上毛母細胞	32
クロモブラストミコーシス	425	黒子	83	シリコノーマ	436
		黒皮症	66, 116	脂漏性角化症	134
け		コレステロール裂隙	441	神経	25
毛	30	コロイド角化症	77	神経外胚葉	2
鶏眼様層板	148	根（棍）毛	37	新形成	74
蛍光抗体法	231			浸潤	67
形質細胞	90	**さ**		尋常性天疱瘡	141
経上皮性排除現象	57	細胞浸潤	106	尋常性疣贅	134, 431
経皮吸収	57	細胞胞巣	83	新生物	74
下疳	64	細葉	28	真皮	21
ケジラミ	409	錯角化	69	真皮過形成	104
血痂	114	錯角化性円柱	148	真皮神経過形成	104
結核	423	痤瘡	67, 117	真皮低形成	104
結核菌	414	散在性細胞浸潤	91	真皮ムチノーシス	97
血管	23	産毛	5, 31	真皮ムチン沈着症	97
血管炎	94			真皮メラニン沈着症	99
血管拡張	95	**し**		真皮メラノーシス	99
血管周囲炎	94	シェイブ生検	191	真皮メラノサイトーシス	99
血管周囲結合織	21	紫外線	56	真皮メラノサイト増殖症	99
血管周囲性浸潤	91	弛緩性水疱	143	蕁麻疹	144
血管増生	94	色素細胞	2		
血管壁性浸潤（血管炎）	91	色素性偽錯角化症	83	**す**	
血管壁の硝子化	95	色素斑	60, 111, 130	髄鞘	25

索引　451

水痘・帯状疱疹ウイルス	416		
水疱	62, 80, 113, 139		
水疱性天疱瘡	142		
水疱性膿痂疹	430		
スーケー・ホイアー管	24		
スポロトリコーシス	412, 425		

せ

青灰色角質細胞	36
星状体	438
性病性リンパ肉芽腫	427
星芒状細胞	123
毳毛（産毛）	5, 31
石灰（カルシウム）沈着症	99
線維芽細胞	90
尖圭コンジローマ	432

そ

爪母	45
搔痒症	67
続発疹	63
鼠径部肉芽腫	427

た

体温調節	57
胎児表皮	2
苔癬	66, 115
苔癬化	66, 115, 151
苔癬様細胞浸潤	92
苔癬様浸潤	92
タイソン腺	38
多顆粒細胞症	70
多型性	94
多形皮膚萎縮（ポイキロデルマ）	116
多形皮膚萎縮症	66
たこ	65
脱毛症	85
ダニ刺咬傷	421
単一細胞性	93
単球	89
担空胞細胞	120
単純疱疹ウイルス	415
丹毒	421
淡明細胞化生	87

ち

知覚	56
チャーグ・ストラウス肉芽腫	102
中胚葉	2
虫刺症	421

つ

ツートン巨細胞	119
爪	9, 45

て

電気乾固	80, 443
電気焼灼	443
伝染性膿痂疹	141
伝染性軟属腫	416
癜風	417

と

凍瘡	142
トーカー細胞	11, 18
トリコヒアリン顆粒	35

な

内皮細胞腫大	95
軟性下疳	427
軟毛	30

に

二次毛芽	37
日光性弾力線維症	50, 102
乳線	19
乳頭腫	67, 102, 113, 136
乳頭腫症	102
乳輪腺	38, 53

ね

粘液細胞化生	86
粘液性変化	108
粘膜	47
粘膜疹	60

の

膿痂疹	67, 430
囊腫	63, 113
囊胞	63

膿疱	62, 81, 113, 139
膿瘍	64, 113
ノカルジア症	425
ノミ刺咬傷	421

は

バーベック顆粒	16
敗血症	433
胚細胞層	2
梅毒	418, 423, 427
白斑	60, 111, 129
破骨細胞型巨細胞	119
花むしろ状構造	98
花むしろ状線維化	98
パラフィノーマ	436
バルトネラ	414
斑	60
瘢痕	65, 114
ハンセン病	419, 423, 427
パンチ生検	190

ひ

皮下脂肪織	27
鼻硬腫	427
粃糠疹	115
粃糠様	146
微細小葉	28
微小膿瘍	81
ヒストプラズマ症	425
非定型抗酸菌症	425
ヒト乳頭腫ウイルス	416
皮膚呼吸	57
皮膚糸状菌	411
皮膚糸状菌症	418, 422, 428, 430
皮膚爬行症	421
肥満細胞	89
表皮	11
表皮角化細胞	11
表皮過形成	71
表皮形成	11
表皮細胞（角化細胞）萎縮	75
表皮細胞（角化細胞）肥大	75
表皮真皮境界部	20, 82
表皮低形成	75
表皮内浸潤	80
表皮内明細胞	11

表皮囊腫	151, 424	マダニ	410	**ゆ**	
表皮剝離	63	末端汗管部角化細胞	11	有棘顎口虫	411
表皮融解性角質増殖症	70	末端毛包部角化細胞	11		
びらん	63, 84, 114, 149	マヅレラ	413	**ら**	
		慢性遊走性紅斑	419	ライム病	419
ふ		マンソン孤虫	410	ランヴィエ絞輪	26
ファーター・パチーニ小体		マントル	40	ラングハンス型巨細胞	118
	4, 25, 56			ランゲリン	16
フィブリノイド変性	96	**み**		ランゲルハンス細胞	
風船様変性	76	ミエリン鞘	25		3, 11, 16, 90
封入体	79	脈管形成	4		
フェオヒフォミコーシス	413			**り**	
フォーダイス斑	38	**む**		リーシュマニア	413
浮腫	97	ムコール	411	リーシュマニア症	423, 427
付属器角化細胞	11			リール黒皮症	131
付属器周囲結合織	21	**め**		リノスポリジウム	411
不定毛	30	明調細胞	7	リベド	66, 116
ブルセラ症	423	メス生検	191	鱗屑	64, 114, 146
プロトテカ	413	メラニン	14, 56, 130	リンパ管	27
		メラニン円柱	85	リンパ球	11, 18, 90
へ		メラニン芽細胞	3		
平滑筋過形成	104	メラノサイト	2, 11, 14, 56, 130	**る**	
平滑筋過誤腫	104	メルケル細胞	3, 11, 15, 56	ルフィニ小体	15, 57
ヘーリー・ヘーリー病	141	免疫組織化学	218		
ヘルペスウイルス感染症		面皰	67, 85, 117	**れ**	
	141, 429			裂隙	80
胼胝	65	**も**		裂頭条虫	410
扁平苔癬	134	毛芽	5		
		毛幹	31		
ほ		毛球	31		
蜂窩織炎	421	毛根	31		
疱疹	67	毛細血管拡張	112		
膨疹	62, 112, 144	毛周期	36		
紡錘形細胞	121	毛乳頭	35		
放線菌症	425	毛包	4, 30, 84		
膨大細胞	121	毛包炎	424		
泡沫細胞	120	毛包円盤	15		
ボーエン病	146	毛包過形成	84		
黒子	83	毛包性ムチン沈着症	85		
発疹	60	毛包虫	410		
		毛包内脂腺円柱	87		
ま		毛包漏斗部	35		
マイスナー小体	4, 25, 56	毛母基	35		
マイボーム腺	38	毛母細胞	32		
膜状脂肪壊死	439	モル腺	42		
マクロファージ	89	モントゴメリー結節	38		
マスト細胞	89	モントゴメリー腺	53		

索引　453

検印省略

皮膚病理のすべて　I

基礎知識とパターン分類

定価（本体 12,000円＋税）

2019年6月3日　第1版　第1刷発行

編　者　真鍋 俊明・安齋 眞一・宮地 良樹
発行者　浅井 麻紀
発行所　株式会社 文光堂
　　　　〒113-0033　東京都文京区本郷7-2-7
　　　　TEL （03）3813 - 5478（営業）
　　　　　　 （03）3813 - 5411（編集）

ⓒ真鍋俊明・安齋眞一・宮地良樹, 2019　　　　印刷・製本：壮光舎印刷

乱丁, 落丁の際はお取り替えいたします.

ISBN978-4-8306-3469-7　　　　　　　　　　Printed in Japan

・本書の複製権, 翻訳権・翻案権, 上映権, 譲渡権, 公衆送信権（送信可能化権
　を含む）, 二次的著作物の利用に関する原著作者の権利は, 株式会社文光堂が
　保有します.
・本書を無断で複製する行為（コピー, スキャン, デジタルデータ化など）は,
　私的使用のための複製など著作権法上の限られた例外を除き禁じられています.
　大学, 病院, 企業などにおいて, 業務上使用する目的で上記の行為を行うことは,
　使用範囲が内部に限られるものであっても私的使用には該当せず, 違法です.
　また私的使用に該当する場合であっても, 代行業者等の第三者に依頼して上記
　の行為を行うことは違法となります.
・ JCOPY 〈出版者著作権管理機構 委託出版物〉
　本書を複製される場合は, そのつど事前に出版者著作権管理機構（電話03-
　5244-5088, FAX 03-5244-5089, e-mail：info@jcopy.or.jp）の許諾を得てください.